中医药畅销书选粹·名医传薪

历代中医治则精华

主　编　　周超凡

副主编　　金香兰　王左原　周长发

编　者　　丁京生　彭　锦　刘艳芳　李瑞泉　潘丽萍

中国中医药出版社·北京

图书在版编目（CIP）数据

历代中医治则精华/周超凡主编. —2版. —北京：中国中医
药出版社，2013.4（2022.1 重印）

（中医药畅销书选粹. 名医传薪）

ISBN 978 - 7 - 5132 - 1377 - 6

Ⅰ.①历… Ⅱ.①周… Ⅲ.①中医学 – 临床医学 – 经验 –
中国 – 古代 Ⅳ.①R249.1

中国版本图书馆 CIP 数据核字（2013）第 051436 号

中国中医药出版社出版

北京经济技术开发区科创十三街31号院二区8号楼

邮政编码 100176

传真 010-64405721

三河市同力彩印有限公司印刷

各地新华书店经销

*

开本 880×1230 1/32 印张 15 彩插 0.25 字数 390 千字

2013 年 4 月第 2 版 2022 年 1 月第 2 次印刷

书 号 ISBN 978 - 7 - 5132 - 1377 - 6

*

定价 49.00 元

网址 www.cptcm.com

出版者的话

　　中国中医药出版社作为直属于国家中医药管理局的唯一国家级中医药专业出版社，自创办以来，始终定位于"弘扬中医药文化的窗口，交流中医药学术的阵地，传播中医药文化的载体，培养中医药人才的摇篮"，不断锐意进取，实现了由小到大、由弱到强、由稚嫩到成熟的跨越式发展，短短的20多年间累计出版图书3600余种，出书范围涉及全国各级各类中医药教材和教学参考书；中医药理论、临床著作，科普读物；中医药古籍点校、注释、语译；中医药译著和少数民族文本；中医药政策法规汇编、年鉴等。基本实现了"只要是中医药书我社最多，只要是中医药教材我社最全，只要是中医药书我社最有权威性"的目标，在中医药界和社会上产生了广泛的影响。2009年我社被国家新闻出版总署评为"全国百佳图书出版单位"。

　　为了进一步扩大我社中医药图书的传播效应，充分利用优秀中医药图书的价值，满足更多读者，尤其是一线中医药工作者的需求，我们在努力策划、出版更多更好新书的同时，从早期出版的专业学术图书中精心挑选了一批读者喜欢、篇幅适中、至今仍有很高实用价值和指导意义的品种，以"中医药畅销书选粹"系列图书的形式重新统一修订、刊印。整套图书约 100 种,根据内容大致分为七个专辑:"入门进阶"主要是中医入门、启蒙进阶类基础读物;"医经索微"是对中医经典的体悟、阐释;"名医传薪"记录、传承名医大家宝贵的临证经验;"针推精华"精选针灸、推拿临床经验;"特技绝活"展现传统中医丰富多样的特色疗法;"方药存真"则是中药、方剂的精编和临床应用;"临证精华"汇集临床各科精妙之法。可以说基本涵盖了中医各主要学科领域,对于广大读者学习中医、认识中医和应用中医大有裨益。

今年是"十二五计划"的开局之年,我们将牢牢抓住机遇,迎接挑战,不断创新,不辱中医药出版人的使命,出版更多、更好的中医药图书,为弘扬、传播中医药文化知识作出更大的贡献。

中国中医药出版社

2011 年 12 月

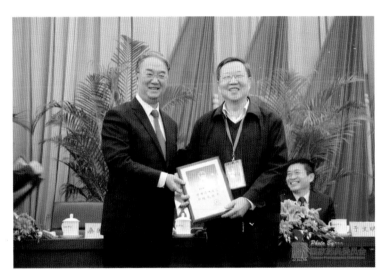

2010 年全国人大副委员长桑国卫院士给周超凡颁奖

内 容 提 要

　　中医治则治法是关于疾病治疗原则、方法及临床应用的理论概括。本书精选了从先秦至晚清 300 余部医籍中关于治则治法的内容，为了方便读者参阅本书，特系统地分总则、辨证治则和辨病治则三部分。该书内容丰富，引文精当，文字精炼，出处明确，查阅方便。为文献资料性质的中医专业工具书，适于中医药教学、科研、临床工作者参阅。

前　言

　　中医治则是治疗疾病的法则，中医治则学是一门关于疾病治疗原则、方法以及临床应用的理论概括。中医治则有广义与狭义之分。广义的治则，是在中医理论指导下制定的，对保持和恢复健康、祛除疾病具有普遍指导意义的防病治病规律，也是预防、养生、治疗都必须遵循的准则。狭义的治则，主要是指治疗原则，即对中医治病、立法、选方、用药都具有指导作用的规律。

　　中医治则发端于《内经》、《难经》、《伤寒杂病论》诸书，《素问·移精变气论》称治则是"治之大则"，《内经》还把治则比拟为匠人之规距和绳墨。金元四大家的理论创新，使治则理论得到丰富和完善。刘完素在主火论的指导下对"寒凉法"的发挥，李杲在"内伤脾胃"学说指导下提出了"甘温除大热"的治疗原则。明清温病学家如吴有性、叶天士、吴鞠通创立了温病的卫气营血和三焦辨证，创立了对温病的治法。又如唐容川和王清任对中医瘀血理论的发展，使活血化瘀理论及治法得到提升，成为当今治疗心脑血管疾病的重要治法。我认为中医理论的创新与突破，就是治疗观念的转变，即治则的转变，这充分说明治则是治病的关键所在，从医者必须认真学习，熟练掌握。

　　在编撰本书时，我室科研人员先后查阅中医书籍3000余种，在有关中医著作中反复比较、琢磨、推敲，在类似著作里认真选择、提炼的基础上，从中选取了300余种医籍。主要博录纵论中医治则的珠玉，采撷汇集中医治则医论之精华。对于治疗方法，对中医临床有重要指导意义者，也适当选取。对于部分医籍，论述治则篇幅较大者，摘取最精彩的段落和重要的语句，尽量节省篇幅。为了方便读者阅读，对一些较难理解的字句作了简要的注释。为了使全书眉目清楚，便于阅读，对中医治则作了分类，如治疗总则、辨证治则、辨病治则。在编排次序上，对于同一类治则，从时间上看，采用了由远及近的方法，使读者阅后，对某类治则的发展有较好的概貌。

中医治则理论博大精深，为了满足广大读者的要求，我们在编写中也作了相应的改进。由于水平所限，不妥之处诚望广大读者指正，以便再版时得到改进。中国中医药出版社编辑积极配合，使本书顺利脱稿打印，特此致谢

周超凡
2013 年 3 月于中国中医科学院基础理论研究所

序

中国的中医古籍达 13000 种之多，这是中国人贡献给全人类的巨大财富，其中既有医学经验的总结、本草知识的积累，更有理性思维的光芒，及对人类生命科学的认知、医学理论的梳理、疾病规律的探索及治则治法的形成，这一切组成了理法方药的有机整体。对治则治法的研究，应该是中医学的基础课程之一。

中医药学是理法方药俱全的伟大医学。若将中医比作皇冠，方药只是它的珍珠，理法是它的金线。如果我们只重视方药，不重视理法，犹如皇冠上的金线断了，珍珠也就散落了。可惜我们尚处在一个另售珍珠，丢失皇冠的时代。

周超凡研究员 1963 年毕业于上海中医学院（现为上海中医药大学），先后在中国中医研究院中药所、广安门医院工作过，为中医中药的学术研究作了铺垫。1985 年调中医基础理论研究所组建中医治则治法研究室，并任主任。由此开始中医治则治法的系统研究。培养中医研究生、进修生 21 人，徒弟 5 人。主编出版过《历代中医治则精华》、《中医治则学》，为姐妹篇。他还担任中华人民共和国药典委员会五、六、七、八、九届药典委员执行委员，十届药典委员会特别顾问，并曾任全国政协七、八、九、十届政协委员，1992 年享受国务院特殊津贴。这些工作和经历也为中医治则治法研究提供丰富的资料和思路，帮助完成这个学术著作。

《历代中医治则治法精华》早在 1991 年出版至今已 20 多年了，先后再版重印过 5 次，深受广大读者的欢迎。我祝贺《历代中医治则精华》重新出版，还医学之原旨，循中医之理法，尽方药之功能，故乐于作序。

国家中医药管理局原副局长　诸国本
2013 年 2 月 28 日

凡　例

一、本书是为中医和中西医结合的临床、科研、教学工作者提供有关中医治则（包括部分治疗大法）医论的中医文献资料选编。

二、本书辑录的古医籍资料，一般到清代为止。凡是有一定学术价值和影响的，或医论自成一家的，对中医治则研究有参考价值的文献资料，均依原文摘录，以便读者对中医治则的历史沿革能有一个系统而全面的了解。对于日本、朝鲜的中医著作中的治则医论，也作了相应的采集，以供读者参阅。

三、为便于读者查阅，本书将引用的医学文献资料，进行分门别类的编排。每一类别原则上按成书年代（或刊行年代）依次编排。对于秦汉以前的有些文献，引用时酌加注释，对部分阙缺错简，也附校勘于后。

四、对原文解释性文字，冠以〔注释〕。

五、本书选用的治则医论，都标出原书的篇名或标题，只有极少数标题为编者所加，目的是为了便于分类与查阅。

六、本书采用简体字横排形式排版。原引用文献中指示位置的"右"字，一律改为"上"字。引用文献资料，均以现代标点符号断句。

七、本书书末附有"引用书目"与《黄帝内经素问》、《难经》注释主要参考书目二个附录，供读者参考。

八、后引用的原文中有出现与前文重复的语句、治则，即略去。

目 录

一、总　则

（一）治未病

是故圣人不治已病。治未病。不治已乱。治未乱。此之谓也。夫病已成而后药之。乱已成而后治之。譬犹渴而穿井。斗而铸锥。不亦晚乎。

《黄帝内经素问·四气调神大论》

故邪风之至，疾如风雨，故善治者治皮毛，其次治肌肤，其次治筋脉，其次治六腑，其次治五脏。治五脏者，半死半生也。

《黄帝内经素问·阴阳应象大论》

虚邪者，八正之虚邪气也。正邪者，身形若用力，汗出，腠理开，逢虚风，其中人也微，故莫知其情，莫见其形。上工救其萌芽，必先见三部九候之气，尽调不败而救之，故曰上工。下工救其已成，救其已败。救其已成者，言不知三部九候之相失，因病而败之也，知其所在者，知诊三部九候之病脉处而治之，故曰守其门户焉，莫知其情，而见邪形也。

《黄帝内经素问·八正神明论》

肝热病者，左颊先赤；心热病者，颜先赤；脾热病者，鼻先赤；肺热病者，右颊先赤；肾热病者，颐先赤。病虽未发，见赤色者刺之，名曰治未病[1]。

《黄帝内经素问·刺热》

[注释]

[1] 张介宾注："病虽未见，而赤色已见于五部，则为病之先兆，当求其脏而预治之。所谓防于未然也。"

黄帝曰：候其可刺奈何？伯高曰：上工，刺其未病者也。

其次，刺其未盛者也。其次，刺其已衰者也。下工，刺其方袭者也，与其形之盛者也，与其病之与脉相逆者也。故曰，方其盛也，勿敢毁伤，刺其已衰，事必大昌。故曰，上工治未病，不治已病，此之谓也。

《灵枢经·逆顺》

是故上工之取气，乃救其萌芽；下工守其已成，因败其形。

《灵枢经·官能》

经言上工治未病，中工治已病者，何谓也？然：所谓治未病者，见肝之病，则知肝当传之与脾，故先实其脾气，无令得受肝之邪，故曰治未病焉。中工者，见肝之病，不晓相传，但一心治肝，故曰治已病也。

《难经·第七十七难》

调神气，慎酒色，节起居，省思虑，薄滋味者，长生之大端也。

《中藏经·卷上·劳伤论》

问曰：上工治未病，何也？师曰：夫治未病者，见肝之病，知肝传脾，当先实脾，四季脾旺不受邪，即勿补之。中工不晓相传，见肝之病，不解实脾，惟治肝也夫肝之病，补用酸，助用焦苦，益用甘味之药调之。酸入肝，焦苦入心，甘入脾。脾能伤肾，肾气微弱，则水不行；水不行，则心火气盛，则伤肺；肺被伤，则金气不行；金气不行，则肝气盛。故实脾，则肝自愈。此治肝补脾之要妙也。肝虚则用此法，实则不在用之。经曰：虚虚实实，补不足，损有余，是其义也。余藏准之。

《金匮要略·脏腑经络先后病脉证》

又凡人有少病，苦似不如平常，则须早道，若隐忍不疗，冀望自瘥，须臾之间，以成痼疾小理，以时早疗，鲜有不愈者，患人忍之数日，乃说邪气入脏则难可制，此虽和缓，亦无能为也，痈疽疔肿尤为其急，此自养之至要也。

《千金》论曰：凡始觉不佳，即须救疗，迄至于病愈，汤食竞进，折其毒热，自然而差。

《外台秘要·卷第一·诸论伤寒八家合一十六首》

凡作汤药，不可避晨夜，觉病须臾，即宜便治，不等早晚，则易愈矣。

若或差迟，病即传变，虽欲除治，必难为力。

《注解伤寒论·卷二·伤寒例》

暑月食物，尤要节减，使脾胃易于磨化，戒忌生冷，免有脏腑之疾。虽盛夏冒暑，难为全断饮食，但克意少饮，勿与生硬果菜、油腻、甜食相犯，亦不至生病也。

《医说·卷六·脏腑泄痢·当暑勿食生冷》

病不早治，治不对证，迷邪谤正，顺同恶异，病淹日久，因乃求医，纵得良医，活者几希。

《小儿病源方论·病宜早治》

肚者是胃也，为水谷之海，若冷则物不腐化，肠鸣、腹痛、呕哕、泄泻等疾生焉。《经》云：胃热能消谷，必能饮食，故肚宜暖。

《小儿病源方论·养子十法》

仲景《伤寒论》曰：凡人有疾，不时即治。隐忍冀瘥，以成痼疾。小儿女子，益以滋甚，时气不和，便当早言。若不早治，真气失所。邪方萌动，无惮劬劳，不避晨夜而即治之，则药饵针艾之效，必易为之。不然，患人忍之，数日乃说，邪气极盛而病极，成而后施治，必难为力。昔桓侯怠以皮肤之微疾，以至骨髓之病，虽悔何及。戊午春，桃李始华，雨雪寸许，一园叟遽令举家执梃击树，尽堕其雪，又焚束草于其下以散其寒，使冲和之气未伤而复。是年他家果皆不成熟，独此园大熟。噫，果木之病，治之尚有不损，况人之有病，可不早治乎？故《金匮玉函》云：生候长存，形色未病，未入腠理，针药及时，脉浮调节，委以良医，病无不愈者矣。

《卫生宝鉴·卷二十四·病宜早治》

　　与其救疗于有疾之后，不若摄养于无疾之先，盖疾成而后药者，徒劳而已。是故已病而不治，所以为医家之法；未病而先治，所以明摄生之理。夫如是则思患而预防之者，何患之有哉？此圣人不治已病治未病之意也。尝谓备土以防水也，苟不以闭塞其涓涓之流，则滔天之势不能遏；备水以防火也，若不以扑灭其荧荧之光，则燎原之焰不能止。其水火既盛，尚不能止遏，况病之已成，岂能治欤？故宜夜卧早起于发陈之春，早起夜卧于蕃秀之夏，以之缓形无怒而遂其志，以之食凉食寒而养其阳，圣人春夏治未病者如此。

　　或曰：见肝之病，先实其脾脏之虚，则木邪不能传；见右颊之赤，先泻其肺经之热，则金邪不能盛，此乃治未病之法。今以顺四时，调养神志，而为治未病者，是何意邪？盖保身长全者，所以为圣人之道；治病十全者，所以为上工术。不治已病治未病之说，著于《四气调神大论》，厥有旨哉！昔黄帝与天师难疑答问之书，未尝不以摄养为先，始论乎天真，次论乎调神。既以法于阴阳，而继之以调于四气；既曰食饮有节，而又继之以起居有常。谆谆然以养生为急务者，意欲治未然之病，无使至于已病难图也。厥后秦缓达乎此，见晋侯病在膏肓，语之曰不可为也；扁鹊明乎此，视齐侯病在骨髓，断之曰不可救也。噫！惜齐晋之侯不知治未病之理。

　　　　　　　　　　　《丹溪心法·不治已病治未病》

　　故在圣人则常用意于未病未乱之先，所以灾祸不侵，身命可保。

　　　　　　　　　　　　　　《类经·一卷·摄生类》

　　救其萌芽，治之早也。救其已成，治之迟也。早者易，功收万全；迟者难，反因病以败其形，在知与不知之间耳，所以有上工、下工之异。

　　　　　　　　　　　　　《类经·十九卷·针刺类》

　　凡人有感冒外邪者，当不时即治，速为调理，若豫隐忍，数日乃说，致使邪气入深，则难为力矣。

《景岳全书·卷之七·病宜速治》

欲求最上之道，莫妙于治其未病。大凡疾病虽发于一朝，已实酿于多日；若于未发之先必呈于形色，遇明眼人预为治疗，可期消患于未萌也。

《证治心传·卷一·证治总纲》

大凡客邪贵乎早治，乘人气血未乱，肌肉未消，津液未耗，病患不至危殆，投剂不至掣肘，愈后亦易平复。欲为万全之策者，不过知邪之所在，早拔去病根为要耳。但要量人之虚实，度邪之轻重，察病之缓急，揣邪气离膜原之多寡，然后药不空投，投药无太过不及之弊。

《温疫论·上卷·注意逐邪勿拘结粪》

治肝虚者，直补其肝，以御外侮；治肝实者，先实脾土，以防滋蔓，此正治也。

《吴医汇讲·金匮"上工治未病"一节辨 唐大烈》

《金匮》论治肝补脾，肝虚则用此法，此指肝之阳虚而言，非指肝之阴虚火旺而言也。肝阳虚而不能上升，则胃乏生发之气，脾无健运之力；而水无土制，肾水之阴寒得以上制心阳，周身阴盛阳衰，而纯乎降令，则肺阴之金气盛行，肝阳之生气愈病矣。必得补土之阳，以制肾水之阴寒，则心阳无水以克而火盛，火盛则肺金阴气不行，不至阴肃降令，从右行左，以伤发生之气，则肝木之阳气自必畅茂条达矣。古方用逍遥散治木郁土中，以宣阳气，是肝木阳虚，而用治肝补脾之法者也。乃后人用以治阴虚火旺之肝病，则以升令之太过者而复升之，宜其有升无降，而至厥逆矣。盖一阴一阳，可不明辨哉。其治阴虚火旺之肝病，如血虚宜滋水，虚则补其母也；火旺则苦泄，实则泻其子也；气升上逆则降气，以金制木也，其与治肝补脾之法正相反，岂可混治耶？

《吴医汇讲·卷四·治肝补脾论》

（二）治病求本

阴阳者，天地之道也，万物之纲纪，变化之父母，生杀之本始，神明之腑也。治病必求于本[1]。

《黄帝内经素问·阴阳应象大论》

[注释]

[1] 吴崑注："天地万物，变化生杀而神明者，皆本于阴阳，则阴阳为病之本可知。故治病必求其本，或本于阴，或本于阳，必求其故而施治也。"

论曰：疟母者，病疟不瘥，结为癥瘕是也。邪伏于阴，故久而成形，不治其母，虽或时瘥，已而复发，其本未除故也，治宜以破结削瘕之剂，除其病本。

《圣济总录·卷第三十五·疟母》

论曰：察病机之要理，施品味之性用，然后明病之本焉。故治病不求其本，无以去深藏之大患，故掉眩收引，䐜郁肿胀，诸痛痒疮，皆根于内。夫百病之生也，皆生于风寒暑湿燥火，以之化之变也。《经》言盛者泻之，虚者补之，余锡以方士，而方士用之，尚未能十全，余欲令要道必行，桴鼓相应，犹拔刺雪污，工巧神圣，可得备闻。

《素问病机气宜保命集·病机论》

将以施其疗疾之法，当以穷其受病之源。盖疾疢之原，不离于阴阳之二邪也，穷此而疗之，厥疾弗瘳者鲜矣。良工知其然，谓夫风热火之病，所以属乎阳邪之所客。病既本于阳，苟不求其本而治之，则阳邪滋蔓而难制。湿燥寒之病，所以属乎阴邪之所客。病既本于阴，苟不求其本而治之，则阴邪滋蔓而难图。诚能穷原疗疾，各得其法，万举万全之功，可坐而致也。治病必求于本，见于《素问·阴阳应象大论》者如此。夫邪气之基，久而传化，其变证不胜其众也。譬如水之有本，故能游至汪洋浩瀚，而趋下以渐大，草之有本，故能荐生茎叶实秀，而在上以渐蕃。若病之有本，变化无穷。苟非必求其本而治之，欲去深感之患，不可得也。

《丹溪心法·治病必求于本》

见病医病，医家大忌。盖病有标本，多有本病不见而标病见者，有标本相反不相符者，若见一证，即医一证，必然有失。惟见一证，而能求其证之所以然，则本可识矣。如头痛发热恶寒，筋骨疼痛，此外感实证也。然阳虚则恶寒，阴虚则发热，血虚则筋骨枯而多疼痛，胃虚、肝虚、肾虚，皆有头痛之证。如默默不语，四肢无力，气短身寒，此内伤虚证也。然胃实脾不运，而默默不语者有之，阴气升腾，阳不得令，而身寒者有之。种种变幻，实似虚，虚似实，外似内，内似外，难以枚举，皆宜细心求其本也。本必有因，或因寒热，或因食气，或因虚实，或兼时令之旺衰，故治寒者温之，热者清之，食者消之，气者通之，实者平之，虚者补之，再兼时令之味，而病已矣。

《慎斋遗书·卷二·辨证施治》

本者，原也，始也，万事万物之所以然也。世未有无源之流，无根之木，澄其源而流自清，灌其根而枝乃茂，无非求本之道。故黄帝曰：治病必求于本。孔子曰：其本乱而末治者否矣。此神圣心传出乎一贯，可见随机应变，必不可忽于根本，而于疾病尤所当先，察得其本，无余义矣。惟是本之一字，合之则唯一，分之则无穷。所谓合之唯一者，即本篇所谓阴阳也，未有不明阴阳而能知事理者，亦未有不明阴阳而能知疾病者，此天地万物之大本，必不可不知也。所谓分之无穷者，有变必有象，有象必有本，凡事有必不可罔顾者，即本之所在也。姑举其略曰，死以生为本，欲救其死，勿伤其生。邪以正为本，欲攻其邪，必顾其正。阴以阳为本，阳存则生，阳尽则死。静以动为本，有动则活，无动则止。血以气为本，气来则行，气去则凝。证以脉为本，脉吉则吉，脉凶则凶。先者后之本，从此来者，须从此去。急者缓之本，孰急可忧，孰缓无虑。内者外之本，外实者何伤，中败者堪畏。下者上之本，滋苗者先固其根，伐下者必枯其上。虚者实之本，有余者拔之无难，不足者攻之何忍。真者假之本，浅陋者只知观在，精妙者疑似独明。至若医家之本在学力，学力不到，安能格物致知？而尤忌者，不畏难而自足。病家之本在知医，遇士无礼，不可以得贤，而尤忌者，好杂用而自专。凡此者，虽未足以尽求本之妙，而一隅三反，从可类推。总之求本之道无他也，求勿伤其生而已。列子曰：圣人不察存亡，而察其所以然。淮南子曰：所以贵扁鹊者，知病之所从生也。所以贵圣人者，知乱之所由起也。

《类经·十二卷·论治类》

所谓真阴之治者，凡乱有所由起，并有所由生，故治病必当求本。盖五脏之本，本在命门；神气之本，本在元精，此即真阴之谓也。王太仆曰："壮水之主，以制阳光；益火之源，以消阴翳。"正此谓也。许学士曰："补脾不若补肾。"亦此谓也。

《类经附翼·卷三·求正录》

万事皆有本，而治病之法，尤惟求本为首务。所谓本者，唯一而无两也。盖或因外感者，本于表也。或因内伤者，本于里也。或病热者，本于火也。或病冷者，本于寒也。邪有余者，本于实也。正不足者，本于虚也。但察其因何而起，起病之因，便是病本，万病之本，只此表里寒热虚实六者而已。知此六者，则表有表证，里有里证，寒热虚实，无不皆然。六者相为对待，则冰炭不同，辨之亦异。凡初病不即治，及有误治不愈者，必致病变日多，无不皆从病本生出，最不可逐件猜摸，短觑目前。经曰：众脉不见，众凶弗闻，外内相得，无以形先。是诚求本之至要也。苟不知此，必庸流耳。故明者独知所因，而直取其本，则所生诸病，无不随本皆退矣。至若六者之中，多有兼见而病者，则其中亦自有源有流，无弗可察。然惟于虚实二字总贯乎前之四者，尤为紧要当辨也。盖虚者本乎元气，实者由乎邪气。元气若虚，则虽有邪气不可攻，而邪不能解，则又有不得不攻者，此处最难下手。但当察其能胜攻与不能胜攻，或宜以攻为补，或宜以补为攻，而得其补泻于微甚可否之间，斯尽善矣。且常见有偶感微疾者，病原不甚，斯时也，但知拔本，则一药可愈，而庸者值之，非痰曰痰，非火曰火，四路兜拿，茫无真见，而反遗其本。多致轻者日重，重者日危，而殃人祸人，总在不知本末耳。

《景岳全书·卷之二·传忠录·求本论》

医诊治法有曰：见痰休治痰，见血休治血，无汗不发汗，有热莫攻热，喘生休耗气，精遗不涩泄，明得个中趣，方是医中杰。行医不识气，治病从何据？堪笑道中人，未到知音处。观其诗意，皆言不治之治，正《内经》求本之理耳，诚格言也。

《景岳全书·卷之一·传忠录·论治篇》

凡看病施治，贵乎精一。盖天下之病，变态虽多，其本则一。天下之方，活法虽多，对证则一。故凡治病之道，必确知为寒，则竟散其寒，确知为热，则竟清其热，一拔其本，诸证尽除矣。故《内经》曰：治病必求其本。是以凡诊病者，必须先探病本，然后用药。若见有未的，宁为少待，再加详察，既得其要，但用一味二味便可拔之，即或深固，则五六味七八味亦已多矣。然虽用至七八味，亦不过帮助之，导引之，而其意则一也，方为高手。今之医者，凡遇一证，便若观海望洋，茫无定见，则势有不得不为杂乱而用广络原野之术。盖其意谓虚而补之，则恐补之为害，而复制之以消；意谓实而消之，又恐消之为害，而复制之以补。其有最可哂者，则每以不寒不热，兼补兼泻之剂，确然投之，极称稳当，此何以补其偏而救其弊乎？又有以治风、治火、治痰、治食之剂兼而用之，甚称周备，此何以从其本而从其标乎？若此者，所谓以药治药尚未遑，又安望其及于病耶？即使偶愈，亦不知其补之之力，攻之之功也。使其不愈，亦不知其补之为害，消之为害也。是以白头圭匕，而庸庸没齿者，其咎在于无定见，而用治之不精也。

使其病浅，犹无大害，若安危在举动之间，即用药虽善，若无胆量勇敢而药不及病，亦犹杯水车薪，尚恐弗济，矧可以执两端而药有妄投者，其害又将何如？耽误民生，皆此辈也，任医者，不可不深察焉。

《景岳全书·卷之一·传忠录·论治篇》

经曰：治病必求于本。本之为言根也，源也。世未有无源之流，无根之本。澄其源而流自清，灌其根而枝乃茂，自然之经也。故善为医者，必责根本。而本有先天后天之辨。先天之本在肾，肾应北方之水，水为天一之源。后天之本在脾，脾为中宫之土，土为万物之母。

……

治先天根本，则有水火之分。水不足者，用六味丸壮水之主，以制阳光；火不足者，用八味丸益火之源以消阴翳。治后天根本，则有饮食劳倦之分。饮食伤者，枳术丸主之；劳倦伤者，补中益气主之。每见立斋治症，多用前方，不知者妄议其偏，惟明于求本之说，而后可以窥立斋之微耳。

《医宗必读·卷之一·肾为先天本脾为后天本论》

治病必穷其本，见病治病，岂为良医！

治病必以脾胃为本，东垣、立斋之书，养生家当奉为蔡者也。

伤风虽小病，最不可不慎者，故补脾保肺乃养生家第一要义。

胃为水谷之海，六腑之大原也，故人生以胃气为本。善养生者，勿轻伤胃气，苦寒之药不可多服，致损化源。

《折肱漫录·医药篇》

人之有生，初生两肾，渐及脏腑，五脏内备，各得其职，五象外布，而成五官，为筋、为骨、为肌肉皮毛、为耳目口鼻躯设形骸，然究其源，皆此一点精气，神递变而凝成之也。犹之混沌未分，纯一水也，水之凝成处，为土、为石、为金，皆此一气化源，故水为万物之源，土为万物之母。然无阳则阴无以生，故生人之本，火在水之先也；无阴则阳无以化，故生人之本，水济火之次也。《经》所谓：阳生阴长，而火更为万物之父者此耳。是以维持一身，长养百骸者，脏腑之精气主之。充足脏腑，固注元气者，两肾主之。其为两肾之用，生生不尽，上奉无穷者，惟此真阴真阳二气而已，二气充足，其人多寿：二气衰弱，其人多夭；二气和平，其人无病；二气偏胜，其人多病；二气绝灭，其人则死，可见真阴真阳者，所以为先天之本，后天之命。两肾之根，疾病安危，皆在乎此。学人仅知本气，而不知乘乎内虚；仅知治邪，而不知调其本气：仅知外袭，而不知究其脏腑；仅知脏腑，而不知根乎两肾；即知两肾，而不知由乎二气，是尚未知求本者也。何况仅以躯壳为事，头疼救头，脚疼救脚，而不知头脚之根，在脏腑者，何以掌司命之任，而体好生之道欤？真由缘木求鱼者也。

《冯氏锦囊秘录·杂症大小合参卷一·诸病求源论》

夫不取化源，而逐病求疗者，犹草木将萎，枝叶蜷挛，不知固其根蒂，灌其本源，而但润其枝叶，虽欲不槁，焉可得也！故《经》曰：资其化源。又曰：治病必求其本。又曰：诸寒之而热者，取之阴；热之而寒者，取之阳，所谓求其属也。垂训谆谆，光如日月，无非专重源本耳。苟舍本从标，不惟不胜治，终亦不可治。故曰：识中标，只取本治，千人无一损。如脾土虚者，温暖以益火之源；肝木虚者，濡润以壮水之主；肺金虚者，甘缓以培土之基；心火虚者，酸收以滋木之宰；肾水虚者，辛润以保金之宗，此治之本也。

《冯氏锦囊秘录·杂症大小合参卷一·化源论》

凡病偏着于一处，必有致病之本，在于脏腑之中，宜求其本而治之，非可泛治也。即如鼻生息肉，手指麻木胀痛，症虽见于极杪，根乃发于至深。何则？以其气行于专经而不旁及也。若外邪所伤，岂能如是之专乎？亦有外邪伤于专部而为病者，此必滞入血脉，发为肿痛，则有之。若气分之病，而偏着不移，久而不愈，或时愈时发者，未有不根于内者也。或邪气由脏腑而溢于本经，或脏腑不足，以致经气不充，而邪气乘虚中之也。各视兼证，以辨虚实而治之。凡由内脏外溢者，大致于神明之间必有变动，或饮食、二便有异也。

《读医随笔·卷四·证治类·未病尤当治本》

如善医者，必先审胃气，然后用药攻邪……盖行军以粮食为先，用药以胃气为本，军无粮食必困，药非胃气不行。

《医学集成·卷一·用药如用兵》

（三）调整阴阳

帝曰：其有不从毫毛而生，五脏阳以竭也，津液充郭，其魄独居，精孤于内，气耗于外，形不可与衣相保，此四极急而动中，是气拒于内，而形施于外，治之奈何？岐伯曰：平治于权衡[1]，去菀陈莝[2]，微动四极，温衣，缪刺其处，以复其形。开鬼门，洁净府[3]，精以时服，五阳已布，疏涤五脏，故精自生，形自盛，骨肉相保，巨气乃平。

《黄帝内经素问·汤液醪醴论》

[注释]

[1] 吴崑注："平治之法，当如权衡，阴阳各得其平，勿令有轻重低昂也。"

[2] 张介宾注："宛，积也。陈，久也。莝，斩草也。谓去其水气之陈积，欲如斩草而渐除之也。"

[3] 张志聪注："鬼门，毛孔也。开鬼门，发表汗也。洁净府，泻膀胱也。开鬼门，则肺窍通而水津布，所谓外窍开则里窍通，上窍通则下窍泄矣。"

无形而痛者，其阳完阴伤之也，急治其阴，无攻其阳；有形而不痛者，其阴完而阳伤之也，急治其阳，无攻其阴。

《灵枢经·寿夭刚柔》

和气之方，必通阴阳，五脏为阴，六腑为阳，传之后世，以血为盟，敬之者昌，慢之者亡，无道行私，必得夭殃……

阴盛而阳虚，先补其阳，后泻其阴而和之，阴虚而阳盛，先补其阴，后泻其阳而和之……

　　病先起阴者，先治其阴，而后治其阳，病先起阳者，先治其阳，而后治其阴。

《灵枢经·终始》

　　少气者，脉口人迎俱少而不称尺寸也。如是者，则阴阳俱不足，补阳则阴竭，泻阴则阳脱。如是者，可将以甘药，不可饮以至剂。

《灵枢经·终始》

　　何谓补泻？当补之时，何所取气？当泻之时，何所置气？然：当补之时，从卫取气[1]；当泻之时，从荣置气[2]。其阳气不足，阴气有余，当先补其阳，而后泻其阴；阴气不足，阳气有余，当先补其阴，而后泻其阳。荣卫通行，此其要也。

《难经·第七十六难》

　　[注释]

　　[1] 当补之时，从卫取气：《难经集注》虞注："肺行五气，溉灌五脏，通注六经，归于百脉，凡取气须自卫取气，得气乃推内针于所虚之经脉，浅深分部之，所以补之。故曰：当补之时，从卫取气，此之谓也。"

　　[2] 当泻之时，从荣置气：《难经难注》注："邪在荣分，故内针于所实之经，待气引针而泻之。"

　　病起于五脏者，皆阴之属也。其发也，或偏枯，或痿躄，或外寒而内热，或外热而内寒，或心腹膨胀，或手足蜷挛，或……如斯之候，备出于阴。阴之盛也，阳必不足；阳之盛也，阴必不盈。古前论云：阳不足则助之以火精，阴不足则助之以水母者是也。

《中藏经·卷上·火法有五论》

　　所谓病者，悉由乎阴阳之偏也。仲景治病诸法，第就其阴阳之偏胜者，剂其偏而病自已。故有时阳气亢极，但用纯阴之剂，不杂一毫阳药，非毗于阴也，育阴正以剂阳；有时阴气盛极，但用纯阳之剂，不杂一毫阴药，非毗于阳也，扶阳正以剂阴。其有阴阳气虽偏胜，而尚未至于偏极者，阳药方中，必少加阴药以存津，阴药方中，必少加阳药以化气，虽有时寒热互投、补泻兼进，似乎处方之甚杂，其实原乎阴阳互根之理，剂其偏胜以协于中。

《伤寒寻源·上集·脉分阴阳死生论》

万古一阴阳耳，阴盛者，扶阳为急；阳盛者，扶阴为先。此二语实为治病金针，救生宝筏，惜乎人之不得其要耳。

《医法圆通·卷四·申明阴盛扶阳，阳盛扶阴的确宗旨》

马元仪曰：阴虚有三：肺胃之阴，则津液也；心脾之阴，则血脉也；肝肾之阴，则真精也。液生于气，唯清润之品可以生之，精生于味，非黏腻之物不能填之；血生于水谷，非调中州不能化之。

《存存斋医话稿·卷二·阴虚》

凡治病不外先天、后天，故以脾、肾为主矣。然后天脾胃一阴一阳宜分；先天肾命，一水一火须别。盖肾水亏则生火，而脾胃亦必枯槁；肾火亏即生寒，而脾胃亦必湿润。非调补后天即宜温燥，补先天即宜滋润也。

《医法心传·阴阳不可偏补论》

（四）以平为期

夫气之胜也，微者随之，甚者制之[1]。气之复也，和者平之，暴者夺之[2]。皆随胜气，安其屈伏，无问其数，以平为期，此其道也[3]。

《黄帝内经素问·至真要大论》

［注释］

［1］张介宾注："微者随之，顺其气以安之也。甚者制之，制以所谓也。"

［2］高世栻注："复气和者，平以治之；复气暴者，夺以治之。"

［3］张志聪曰注："但随胜气以治，则屈伏之气自安矣。

然不必问期胜复之展转，惟以气平为期，此其治胜复之道也。"

帝曰：以候奈何？岐伯曰：必先度其形之肥瘦，以调其气之虚实，实则泻之，虚则补之。必先去其血脉而后调之，无问其病，以平为期。

《黄帝内经素问·三部九候论》

凡病若发汗，若吐，若下，若亡血、亡津液，阴阳自和者，必自愈。

《伤寒论·辨太阳病脉证并治》

大抵治病，当求其所因，察何气之胜，取相克之药平之，随其所利而利之，以平为期，此治之大法也。

《证治准绳·杂病·第六册·泄泻滞下总论》

（五）扶正祛邪

郁之甚者，治之奈何？岐伯曰：木郁达之[1]，火郁发之[2]，土郁夺之[3]，金郁泄之[4]，水郁折之[5]，然调其气，过者折之，以其畏也，所谓泻之[6]。

《黄帝内经素问·六元正纪大论》

[注释]

[1] 高世栻注："五行之气，贵得其平，故木郁则达之。达，通达也。"

[2] 张介宾注："发，发越也。凡火郁之病。为阳为热之属也。其脏应心、小肠、三焦，其主在脉络，其伤在阴分，凡火所居，其有结聚敛伏者，不宜蔽遏，故当因其势而解之，散之，升之，扬之，如开其窗，如揭其破，皆谓之发，非独止于汗也。"

[3] 张介宾注："夺，直取之也。凡土郁之病，湿滞之属也。其脏应脾胃，其主在肌肉四肢，其伤在胸腹，土畏壅滞，凡滞在上者夺其上，吐之可也；滞在中者夺其中，伐之可也；滞在下者夺其下，泻之可也。凡此皆谓之夺，非独止于

下也。"

[4] 张介宾注："凡金郁之病，为敛为闭，为燥为塞之属也，其藏应肺与大肠，其主在皮毛声息，其伤在气分，故或解其表，或破其气，或通其便。凡在表在里，在上在下，皆可谓之泄也。"

[5] 张介宾注："折，调制也。凡水郁之病，为寒为水之属也。水之本在肾，水之标在肺，其伤在阳分，其反克在脾胃，水性善流，宜防泛溢。凡折之之法，如养气可以化水，治在肺也；实土可以制水，治在脾也；壮水可以胜水，治在命门也，自强可以帅水，治在肾也；分利可以治水，治在膀胱也。凡此皆谓之折，岂独抑之而已哉。"

[6] 高世栻注："虽曰达之发之夺之泄之折之，然必调其正气，若郁之过者，则逆其气而折之。折，折抑也。折之以其所畏也。折之而畏，所谓实则泻之也。"

无实无虚，损不足而益有余，是谓甚病，病益甚[1]。

《灵枢经·九针十二原》

[注释]

[1] 张介宾注："无实者，无实实也。无虚者，无虚虚也。反而为之，不惟不治病，适所以增病。"

诸小者，阴阳形气俱不足，勿取以针，而调以甘药也。

《灵枢经·邪气脏腑病形》

黄帝曰：形气之逆顺奈何？岐伯曰：形气不足，病气有余，是邪胜也，急泻之。形气有余，病气不足，急补之。形气不足，病气不足，此阴阳气俱不足也，不可刺之，刺之则重不足，重不足则阴阳俱竭，血气皆尽，五脏空虚，筋骨髓枯，老者绝灭，少者不复矣。形气有余，病气有余，此谓阴阳俱有余也，当泻其邪，调其虚实。故曰有余者泻之，不足者补之，此之谓也。

《灵枢经·根结》

经脉为里，支而横者为络，络之别者为孙。盛而血者疾诛之，盛者泻之，虚者饮药以补之。

《灵枢经·脉度》

治此诸邪奈何？岐伯曰：先其脏腑，诛其小过，后调其气，盛者泻之，虚者补之，必先明知其形志之苦乐，定乃取之。

《灵枢经·大惑论》

《经》言无实实虚虚[1]，损不足而益有余。是寸口脉耶？将病自有虚实耶？其损益奈何？然：是病非谓寸口脉也，谓病自有虚实也。假令肝实而肺虚，肝者木也，肺者金也，金木当更相平，当知金平木。假令肺实而肝虚，微少气，用针不补其肝，而反重实其肺，故曰实实虚虚[2]，损不足而益有余。此者中工之所害也。

《难经·第八十一难》

［注释］

［1］无实实虚虚：《难经经释》注："无实实虚虚。"

［2］实实虚虚：《难经本义》注："若肺实肝虚，则当抑金而扶木也。用针者，乃不补其肝，而反重其肺，此所谓实其实而虚其虚，损不足而益有余。"

《素问》曰：实则泻之，虚则补之，不虚不实，以经调之，此其大略也。凡有脏腑积聚，无问少长，须泻则泻；凡有虚损，无问少长，须补即补，以意量度而用之。

《备急千金要方·卷一·服饵》

先去邪而后议补。

《伤寒发微论》

良工之治病者，先治其实，后治其虚，亦有不治其虚时。粗工之治病，或治其虚，或治其实，有时而幸中，有时而不中。谬工之治病，实实虚虚，其误人之迹常着，故可得而罪也。惟庸工之治病，纯补其虚，不敢治其实，举世皆曰平稳，误人而不见其迹。渠亦自不省其过，虽终老而不悔，且曰："吾用补药也，何罪焉？"病患亦曰："彼以补药补我，彼何罪焉？"虽死而亦不知觉。夫粗工之与谬工，非不误人，惟庸工误人最深，如鲧湮洪水，不知五行之道。夫补者人所喜，攻者人所恶。医者与其逆病患之心而不见用，不若顺病患之心而获利也，岂复计病者之死生乎？呜呼！世无真实，谁能别之？今余着此吐汗下三法之诠，所以该治病之法也，庶几来者有所凭借耳。夫病之一物，非人身素有之也。或自外而入，或由内而生，皆邪气也。邪气加诸身，速攻之可也，速去之可也，揽而留之，何也？虽愚夫愚妇，皆知其不可也。及其闻攻则不悦，闻补则乐之。今之医者曰："当先固其元气，元气实，邪自去。"世间如此妄人，何其多也！夫邪之中人，轻则传久而自尽，颇甚则传久而难已，更甚则暴死。若先论固其元气，以补剂补之，真气未胜，而邪已交驰横骛而不可制矣。惟脉脱、下虚、无邪、无积之人，始可议补；其余有邪积之人而议补者，皆鲧湮洪水之徒也。今予论吐、汗、下三法，先论攻其邪，邪去而元气自复也。况予所论之法，谙练日久，至精至熟，有得无失，所以敢为来者言也……故天邪发病，多在乎上，地邪发病，多在乎下，人邪发病，多在乎中。此为发病之三也。处之者三，出之者亦三也。诸风寒之邪，结搏皮肤之间，藏于经络之内，留而不去，或发疼痛走注，麻痹不仁，及四肢肿痒拘挛，可汗而出之。风痰宿食，在膈或上脘，可涌而出之。寒湿固冷，热客下焦，在下之病，可泄而出之。《内经》散论诸病，非一状也；流言治法，非一阶也。《至真要大论》等数篇言运气所生诸病，各断以酸苦甘辛咸淡以总括之。其言补，时见一二；然其补非今之所谓补也。文具于补论条下，如辛补肝，咸补心，甘补肾，酸补脾，苦补肺。若此之补，乃所以发腠理，致津液，通血气。至其统论诸药，则曰：辛甘淡三味为阳，酸苦咸三味为阴。辛甘发散，淡渗泄。酸苦咸涌泄，发散者归于汗，涌者归于吐，泄者归于下。渗为解表，归于汗，泄为利小溲，归于下。殊不言补。乃知圣人止有三法，无第四法也。然则圣人不言补乎？曰：盖汗下吐，以若草木治病者也。

补者，以谷肉果菜养口体者也。夫谷肉果菜之属，犹君之德教也；汗下吐之属，犹君之刑罚也。故曰：德教，兴平之粱肉；刑罚，治乱之药石。若人无病，粱肉而已；及其有病，当先诛伐有过。病之去也，粱肉补之，如世已治矣，刑措而不用。岂可以药石为补哉？必欲去大病大瘵，非吐汗下未由也已。然今之医者，不得尽汗下吐法，各立门墙，谁肯屈己之高而一问哉？且予之三法，能兼众法，用药之时，有按有跷，有揃有导，有减有增，有续有止。今之医者，不得予之法，皆仰面傲笑曰："吐者，瓜蒂而已矣；汗者，麻黄、升麻而已矣；下者，巴豆、牵牛、朴硝、大黄、甘遂、芫花而已矣。"既不得其术，从而诬之，予固难与之苦辩，故作此诠。所谓三法可以兼众法者，如引涎、漉涎、嚏气、追泪，凡上行者，皆吐法也；灸、蒸、熏、渫、洗、熨、烙、针刺、砭射、导引、按摩，凡解表者，皆汗法也；催生下乳、磨积逐水、破经泄气，凡下行者，皆下法也。以余之法，所以该众法也。然予亦未尝以此三法，遂弃众法，各相其病之所宜而用之。以十分率之，此三法居其八九，而众所当才一二也。或言《内经》多论针而少论药者，盖圣人欲明经络。岂知针之理，即所谓药之理。即今着吐汗下三篇，各条药之轻重寒温于左。仍于三法之外，别着《原补》一篇，使不预三法。恐后之医者泥于补，故置之三篇之末，使用药者知吐中有汗，下中有补，止有三法。

《儒门事亲·卷二·汗下吐三法该尽治病诠》

凡经血不足，当补以食，大忌有毒之药，偏胜而成夭阏。

《儒门事亲·卷六·热形·妇人二阳病五十九》

内伤脾胃，乃伤其气；外感风寒，乃伤其形。伤外为有余，有余者泻之，伤内为不足，不足者补之。汗之、下之、吐之、克之，皆泻也；温之、和之、调之、养之，皆补也。内伤不足之病，苟误认作外感有余之病而反泻之，则虚其虚也。《难经》云：实实虚虚，损不足而益有余，如此死者，医杀之耳！然则奈何？曰：惟当以甘温之剂，补其中，升其阳，甘寒以泻其火则愈。《内经》曰："劳者温之"，"损者温之"。盖温能除大热，大忌苦寒之药，泻胃土耳。今立补中益气汤。

《内外伤辨惑论·卷中·饮食劳倦论》

夫治病之道，有三法焉，初、中、末也。

初治之道，法当猛峻者，谓所用药势疾利猛峻也。缘病得之新暴，感之轻，得之重，皆当以疾利猛峻之药急去之。

中治之道，法当宽猛相济，为病得之非新非久，当以缓疾得中之养正去邪相兼济而治之。养正去邪者，假令如见邪气多，正气少，宜以去邪药多，正气药少。凡加减药法，如此之类，更以临时对证消息，增减用药，仍根据时令行之无忌也，更加针灸，其效甚速。

末治之道，法当宽缓。宽者谓药性平善，广服无毒，惟能养血气安中。盖为病证已久，邪气潜伏至深，而正气微，治故以善药广服，养正多而邪气自去。更加以针灸，其效必速。夫疗病之道，有五治法焉，和、取、从、折、属也。

《此事难知·卷下·三法五治论》

凡治病之道，要须药病相应，效同神圣，仍在泻实补虚，调治脏腑，方得痊愈。

《世医得效方·卷第九·痨瘵》

攻击宜详审，正气须保护。

《格致余论·张子和攻击注论》

凡治病，必先固正气。

《丹溪心法·拾遗杂论》

夫外感重者，宜先攻而后补（攻者汗下之类）；内伤重者，宜先补而后攻；二证俱重，宜攻补兼施。或曰：劳倦饮食二者俱甚而为大热之证，欲补则饮食填塞胸中，恐愈增饱闷，欲消导则恐元气愈虚而病益甚，其将何法以处治乎？曰：此正王安道所论不足中之有余证也，必宜攻补兼施，以补中益气汤，间与丹溪导痰补脾饮，加神曲、麦芽之属，甚者以东垣枳实导滞丸之类，与补中益气汤间而服之，食去而虚证亦除，是亦攻补兼施之法也。医者诚能斟酌权宜而处治之，无有不安之理也。

《医学正传·卷之一·医学或问》

设有人焉，正已夺而邪方盛者，将顾其正而补之乎？抑先其邪而攻之乎？见有不的，则死生系之，此其所以宜慎也。夫正者本也，邪者标也，若正气既虚，则邪气虽盛，亦不可攻。盖恐邪未去而正先脱，呼吸变生，则措手无及，故治虚邪者当先顾正气，正气存则不致于害，且补中自有攻意。盖补阴即所以攻热，补阳即所以攻寒，世未有正气复而邪不退者，亦未有正气竭而命不倾者。如必不得已，亦当酌量缓急，暂从权宜，从少从多，寓战于守，斯可矣，此治虚之道也。若正气无损者，邪气虽微，自不宜补，盖补之则正无与而邪反盛，适足以借寇兵而资盗粮，故治实证者，当直去其邪，邪去则身安，但法贵精专，便臻速效，此治实之道也。要之能胜攻者，方是实证，实者可攻，何虑之有？不能胜攻者，便是虚证，气去不返，可不寒心。此邪正之本末，有不可不知也。惟是假虚之证不多见，而假实之证最多也；假寒之证不难治，而假热之治多误也。然实者多热，虚者多寒，如丹溪曰：气有余便是火，故实能受寒。而余续之曰：气不足便是寒，故虚能受热。世有不明真假本末，而曰知医者，则未敢许也。

《医门法律·卷一·先哲格言》

衰者速培，犹恐弗及。然必细审孰者已亏，孰者能益生气，孰者能损生气。孰者宜先攻病气，以保生气；孰者宜先固生气，以御病气。

《杂病源·命门》

虚证宜补，实证宜泻，尽人而知之者。然或人虚而证实，如弱体之人，冒风伤食之类；或人实而证虚，如强壮之人，劳倦亡阳之类；或有人本不虚，而邪深难出；又有人已极虚，而外邪尚伏。种种不同。若纯用补，则邪气益固；纯用攻，则正气随脱。此病未愈，彼病益深，古方所以有攻补同用之法。疑之者曰：两药异性，一水同煎，使其相制，则攻者不攻，补者不补，不如勿服。若或两药不相制，分途而往，则或反补其所当攻，攻其所当补，则不惟无益，而反有害，是不可不虑也。此正不然。盖药之性，各尽其能，攻者必攻强，补者必补弱，犹掘坎于地，水从高处流下，必先盈坎而后进，必不反向高处流也。如大黄与人参同用，大黄自能逐去是坚积，决不反伤正气；人参自能充益正气，决不反补邪气。盖古人制方之法，分经别脏，有神明之道焉。如疟疾之小柴胡汤，疟之寒热往来，乃邪在少阳，木邪侮土，中宫无主，故寒热无定。于是用柴胡以驱少阳之邪，柴胡必不犯脾胃；用人参以健中宫之气，人参必不入肝胆。则少阳之邪自去，而中土之气自旺，二药各归本经也。如桂枝汤，桂枝走卫以祛风，白芍走荣以止汗，亦各归本经也。以是而推，无不尽然。试以《神农本草》诸药主治之说细求之，自无不得矣。凡寒热兼用之法，亦同此义，故天下无难治之症。后世医者不明此理，药唯一途。若遇病情稍异，非顾此失彼，即游移浮泛，无往而非棘手之病矣。但此必本于古人制方成法，而神明之。若竟私心自用，攻补寒热，杂乱不伦，是又杀人之术也。

《医学源流论·卷下·攻补寒热同用论》

　　凡病人或体虚而患实邪，或旧有他病与新病相反，或一人兼患二病，其因又相反，或外上下各有所病，医者踌躇束手，不敢下药，此乃不知古人制方之道者也。古人用药，惟病是求。药所以制病，有一病，则有一药以制之。其人有是病，则其药专至于病所而驱其邪，决不反至无病之处，以为祸也。若留其病不使去，虽强壮之人，迁延日久，亦必精神耗竭而死，此理甚易明也。如怯弱之人，本无攻伐之理。若或伤寒而邪入阳明，则仍用硝黄下药，邪去而精气自复。如或怀妊之妇，忽患癥瘕，必用桃仁、大黄以下其瘕，瘀去胎自安。或老年及久病之人，或宜发散，或宜攻伐，皆不可因其血气之衰，而兼用补益。如伤寒之后，食复、女劳复，仲景皆治其食，清其火，并不因病后而用温补。惟视病之所在而攻之，中病即止，不复有所顾虑，故天下无束手之病。惟不能中病，或偏或误，或太过，则不病之处亦伤，而人危矣。俗所谓有病病当之。此历古相传之法也。故医者当疑难之际，多所顾忌，不敢对症用药者，皆视病不明，辨证不的，审方不真，不知古圣之精义者也。

《医学源流论·卷下·治病不必顾及论》

至于疾病之人，若元气不伤，虽病甚不死；元气或伤，虽病轻亦死。而其中又有辨焉。有先伤元气而病者，此不可治者也；有因病而伤元气者，此不可不预防者也；亦有因误治而伤及元气者；亦有元气虽伤未甚，尚可保全之者，其等不一。故诊病决死生者，不视病之轻重，而视元气之存亡，则百不失一矣……

若夫有疾病而保全之法何如？盖元气虽自有所在，然实与脏腑相连属者也。寒热攻补，不得其道，则实其实而虚其虚，必有一脏大受其害。邪入于中，而精不能续，则元气无所附而伤矣。故人之一身，无处不宜谨护，而药不可轻试也。若夫预防之道，惟上工能虑在病前，不使其势已横而莫救，使元气克全，则自能托邪于外；若邪盛为害，则乘元气未动，与之背城而一决，勿使后事生悔，此神而明之之术也。

《医学源流论·卷上·元气存亡论》

疾病虽多，不越内伤外感。不足者补之，以复其正；有余者去之，以归于平，是即和法也，缓治也。毒药治病去其五，良药治病去其七，亦即和法缓治也……

欲求近效，反速危亡。

天下无神奇之法，只有平淡之法，平淡之极乃为神奇。

《医醇賸义·自序》

凡病皆宜攻也，而有时兼补者，以其内虚也。内虚之义有二：一为内之正气自虚也；一为邪气在表，其表为实，邪未入里，其内尚虚也。新病邪浅，加补气血药于攻病剂中，故病去而无余患；若久病正气受伤，邪已内陷，一加补药，便与邪值，而攻药不能尽其所长矣。故华元化、张仲景、孙真人书中，治久病诸方，反重用攻击，不佐以补者，为邪气在里故也。此法率以丸而不以汤者，急药缓服也。待至攻去其邪，里邪势杀，而后以补药尽其余焰，故效捷而亦无余患也。后人识力不及，每谓风寒初起，正气未亏，无庸兼补，更有谓邪气在表，兼补即引邪入里者，往往攻药不得补药之力，邪气纠缠不尽，或攻伤正气，邪转内陷者，其弊由于不识古人急补之义也。及治久病，邪气胶固，反夹杂补药，更有专补不攻，谓正气充足，病自渐瘳者，殊不知邪气盘踞于里，补药性力皆走里而守中，其气正与邪气相值，不能与正气相接也，往往使邪气根株愈牢，坚不可拔，迁延不救者，其弊由于不识古人急攻之义也。大凡攻补兼施者，须详虚处有邪无邪，为第一要义；虚处有邪，则补虚之药，不免固邪矣。此施治之最棘手者。古人补母泻子之法，殆起于此。如肺气既虚，而又有风热或痰饮之实邪，此宜补脾而攻肺，不得补肺与攻肺并用也。

《读医随笔·卷四·新病兼补久病专攻》

孙真人曰：凡欲服五石诸大汤丸补益者，先服利汤，以荡涤肠胃痰涎蓄水也。初亦赞此法之善，乃今益有味乎其言也。凡人服人参、白术、黄芪、地黄而中满者，皆为中有邪气也。盖服此药之人，总因虚弱，虚弱之人，中气不运，肠胃必积有湿热痰水，格拒正气，使不流通；补药性缓守中，入腹适与邪气相值，不能辟易邪气，以与正气相接也，故反助邪为患矣。故凡服补益者，必先重服利汤，以攘辟其邪，以开补药资养之路也；或间攻于补，必须攻力胜于补力，此非坏补药之性也。如人参、白术，合槟榔、厚朴用，即初力大损，合黄柏、茯苓、桃仁、木香用，乃分道扬镳，清湿热以资正气者也。抑又有要焉，胃中痰水，不先涤去，遽行健脾补气，气力充壮，将鼓激痰水四溢，窜入经络，为患更大。每见有服补药，反见遍身骨节疼痛；或有块大如桃李，行走作痛；或肢节忽然不便；或皮肤一块肿麻木，冷痛如冰，如刺如割；或脉伏结不调；人以为补药将痰补住，非也，是补药将痰鼓出也。张石顽谓：有一种肥盛多痰之人，终日劳动，不知困倦，及静息，反困倦身痛者，是劳动之时气鼓痰行，静息即痰凝阻其气血也。夫痰饮既已窜入经络，断不能复化精微，从此败痰流注，久郁腐坏，而痈痿、瘫缓、痹痛、偏枯不遂之根基此矣。不知者，以为补药之祸，非也，不肯攻泄之祸也。喻嘉言亦谓：痰盛之人，常须静息，使经络之痰退返于胃，乃有出路，不宜贪服辛热之剂，反致激痰四溃，莫由通泄也。然但禁辛热，不如用苦涩沉降之剂，轻轻频服，以吸摄膜络之浊恶，挟之而俱下，斯胃中常时空净，而可受温补，亦不妨辛热矣。凡药味辛麻者，最能循筋而行，亦最能引痰入络也。

《读医随笔·卷四·发明欲补先泻夹泻于补之义》

若夫补泻之法之妙，则莫详于《素问》及《阴阳应象大论》，而越人、仲景各从而发明之。《脏气法时论》本五脏苦欲之性，以明补泻。其文曰：肝苦急，急食甘以缓之；心苦缓，急食酸以收之；脾苦湿，急食苦以燥之；肺苦气上逆，急食苦以泄之；肾苦燥，急食辛以润之，开腠理，致津液，通气也。肝欲散，急食辛以散之。用辛补之，酸泻之；心欲软，急食咸以软之，用咸补之，甘泻之，脾欲缓，急食甘以缓之，用苦泻之，甘补之；肺欲收，急食酸以收之，用酸补之，辛泻之；肾欲坚，急食苦以坚之，用苦补之，咸泻之。《至真要大论》本司天在泉六气之胜复，以明补泻。其文甚详……揆厥大义，无非制其胜，安其复而已。如木之胜也，金虚寡畏，而乘土矣，于是补金以制之，扶土以逆之。又以胜气不可直折也，导之以补火之味，以开木气资生之路，使其气有所发而不郁，所谓泻也，是已妙之至矣。然自此金进木退，而土寡于畏，恐又将克水也，于是平之，以补水之味以滋木之元神，使不致受邪于反侮也。此治当令之胜气也。若夫反胜者，乃虚邪鬼气，不当令者也。彼反胜则此郁，郁之发也必暴，尤当预有以防之。复气即郁气之发也。一发无余。其治又有再安复胜之法，审其脉证而调之。故曰：所谓胜至，报气伏屈而未发也；复至，则不以天地异名，皆如复气为法也。又曰：大复其胜，则主胜之，故反病也。又曰：必折其郁气，资其化源，无翼其胜，无赞其复，是谓至治。此之谓也。

　　……其言曰：五脏之病，实者传人，而虚者不传。是未明虚实之义者也。夫实者传人，此事理之常，不待上工而知也。虚者亦能传人，此事理之微，故中工不能知之。凡经言虚实者，皆当从五行气化推之。肝属木，其气温升；心属火，其气热散；脾属土，其气湿重；肺属金，其气清肃；肾属水，其气寒沉。此五脏之本气也。本气太过，谓之实；本气不及，谓之虚。虚实皆能为病，《金匮》之义，就其虚者言之也。肝失其温升，而变为寒降，则为虚矣。肝寒传脾，肝不上举，脾寒下陷，将下利不止而死矣。补用酸，助用焦苦，益用甘者，皆就其性之温者用之，非酸寒、甘寒、苦寒之用也。脾能伤肾，肾气微弱则水不行，是寒气辟易也。肺被伤则金气不行，是清气屈伏也。金气不行则肝气盛，是肝遂其温升之性也。所谓肾与肺者，俱指其气化，非指其正体、正用也。肾即肝中之寒气，肺即肝中之清气。金气不行、水气不行云者，肝中之寒气、清气不得肆行也。只是肝受寒邪，失其本性，不可专于泻肝，当补肝之本体，而温土以养其气耳！若肝热者，多见痉厥，不专传脾，而兼传心矣，是为有余，为实邪。治之但直泻其本宫，或兼泻心脾矣；不得用焦苦助心实脾法也，故曰实则不在用之。旧注于"虚实"二字，囫囵读过，遂致难通。《难经》曰：从后来者为虚邪，从前来者为实邪。此虚实之旨也。肝之后为肾，肾属寒水，肝挟寒水之势，欲反侮脾，故实脾之中，即寓制肾以治其本，肝脾温润腾达，而清寒之邪自退矣。此之谓伤肾、伤肺也，即伤肝中之寒邪、清邪也。东垣谓：凡言补之以辛甘温热之药者，助春夏升浮之气，即是泻秋收冬藏之气也。若《内经》谓：肾受气于肝，传之于心，至脾而死；肝受气于心，传之于脾，至肺而死；此气之逆行也，是言实邪之相传也。事与此殊，义可对勘。肝受气于心，是从前来者，为实邪，当泻心、肝，而补脾、肺矣；肾受气于肝，当泻肝、肾，而补心、脾矣。不得肝有病，反补用酸也。至《内经》以酸为泄，《金匮》以酸为补，此体、用之别也，前贤已论之矣。夫肝实之治，《内经》有曰：风淫于内，治以辛凉，是其义也。此皆补泻之大经大法也。

　　其他，则汗、吐、下，皆泻也；温、清、和，皆补也。有正补，正泻法，如四君补气，四物补血是也。有隔补、隔泻法，如虚则补母，实则泻子是也。有兼补、兼泻法，如调胃承气、人参白虎是也。有以泻为补、以补为泻法，如攻其食而脾自健、助其土而水自消是也。有迭用攻补法，是补泻两方，早晚分服，或分日轮服也。此即复方，谓既用补方，复用泻方也。有并用补泻法，与兼补、兼泻不同，是一方之中，补泻之力轻重相等。此法最难，须知避邪，乃无隐患。钱仲阳曰：肺有邪而虚不可攻者，补其脾而攻其肺也。尤有要者，病在气分而虚不任攻者，补其血而攻其气；病在血分而虚不任攻者，补其气而攻其血。如是则补药之力不与邪相值，不致连邪补着矣。又叶天士谓：久病必治络。其说谓病久气血推行不利，血络之中必有瘀凝，故致病气缠延不去，必疏其络而病气可尽也。徐灵胎、陈修园从而讥之；然刘河间力发玄府之功用；朱丹溪治久病，必参用郁法；滑伯仁谓每用补剂，参入活血通经之品，其效更捷；史载之之方之多用三棱、莪术；王清任之方之多用桃仁、红花。不皆治络之胄耶？且《内经》之所谓升降出入，所谓守经隧，所谓疏气令调，所谓去菀陈莝，非此义耶？《内经》又曰：寒之而热者求之水，热之而寒者求之火，所谓求其属也。又曰：治病必求其本。受病为本，见证为标；先病为本，后病为标。有客气，有同气。间者并行，甚者独行。此皆补泻参用之大义也……

　　日本元坚，字廉夫者，尝论列虚实夹杂之证治，甚为明备。其文曰：为医之要，不过辨病之虚实也已。虚实之不明，妄下汤药，则冰炭相反，坐误性命，是以临处之际，不容毫有率略矣。盖尝考之，厥冷、下利，人皆知大虚宜补；潮热、谵语，人皆知大实宜泻。此则其病虽重，而诊疗之法，莫甚难者矣。如夫至虚有盛候，大实有羸状者，诚医之所难也。虽然，此犹难乎辨证，而不难乎处治。何者？假证发露，抑遏真情，自非至心体察，则不能辨其疑似而认其真；然既认其真也，纯补纯泻，一意直到而病可愈矣，岂有他策耶？唯医之所最难者，在真实真虚，混淆糅杂者而已。何者？其病视为虚乎，挟有实证；视为实乎，兼有虚候，必也精虑熟思，能析毫厘，而其情其机，始可辨认。及其施治，欲以补之，则恐妨其实；欲以泻之，则恐妨其虚。补泻掣肘，不易下手，必也审之又审，奇正攻守，着着中法，而后病可起矣。此岂非辨认难而处治亦难者乎？岐伯有五有余、二不足之说，而仲景之经，所云难治者，概此之谓也。盖虚实之相错，其证不能一定，其治不能各无其别也。区而论之，有虚实相兼者焉。病本邪实，当汗如下，而医失其法；或用药过剂，以伤真气，病实未除，又见虚候者，此实中兼虚也。治之之法，宜泻中兼补，倘虚甚者，或不得已，姑从于补，虚复而后宜议泻矣。其人素虚，阴衰阳盛，一旦感邪，两阳相搏，遂变为实者，此虚中兼实也。治之之法，不清凉无由解热，不转刷无由逐结，然从前之虚不得罔顾，故或从缓下，或一下止服。前哲于此证，以为须先治其虚，后治其实，此殆未是也。大抵邪不解则不受补，有邪而补，徒增壅住；且积日之虚，岂暂补所能挽回乎？考之经文，如附子泻心、调胃承气，即泻中兼补之治也。阳明病至，循衣摸床，微喘直视，则既属虚惫，而犹用承气者，以实去而阴可回；纵下后顿见虚候，其实既去，则调养易施也。扩充触长，无适而不可矣。此虚实之相兼，大较如此。如夫虚实之相因而生，是亦不可不辨也。有人于此焉，脾气亏损，或久吐，或久利，中气不行，驯至腹满、溺闭，此自虚而生实也。至其满极，则姑治其标，主以疏导，然不以扶阳为念，则土崩可待也。又有人焉，肾阴不足，下亏上盈，或潮热、心烦，或血溢、痰涌，亦是虚生实者也。至其火亢，则姑治其标，专主清凉，然不以润养为念，则真元竭绝矣。有人于此焉，肠赤，腹痛后重，如其失下，则病积依然，而津汁日泄，羸劣日加，此自实而生虚也。治法或姑从扶阳，然不以磨积为先，则邪胜其正，立至危殆。又有人焉，肝气壅实，妄言妄怒，既而脾气受制，饮食减损，日就委顿，亦是实生虚者也。治法或姑从补中，然不兼以清膈，则必格拒不纳矣。在仲景法，则汗后胀满，是自虚而实，故用且疏且补之剂。五劳虚极，因内有干血，是自实而虚，宿食脉涩，亦自实而虚，故一用大黄蟅虫丸，一用大承气汤。盖干血下而虚自复，宿食去而胃必和也。此虚实相因而生之大略也。要之，相兼者与相因者，病之新久，胃之强弱，尤宜参伍加思，亦是诊处之大关钥也。更论虚实之兼挟，则表里上下之分，又不可不知也。实在表而里虚者，补其中而病自愈，以病之在外，胃气充盛，则宜托出，且里弱可以受补，如发背、痘疮之类是也。实在里而兼虚者，除其实而病自愈，以病之属热，倘拦补之，必助其壅，如彼虚人，得胃实与瘀血、宿食之类是也。病上实素下寒者，必揣其脐腹，而后吐、下可用；病下虚素上热者，必察其心胸，而后滋补可施。此表里上下之例也。虽然，今此所论，大概就病之属热者而立言已。如病寒之证，亦不可不辨焉。经云：气实者热也，气虚者寒也。盖胃强则热，胃弱则寒，此必然之理也，故寒病多属虚者。然有如厥阴病之上热下寒，此其上热虽未必为实，而未得不言之犹有阳存，故凉温并用，方为合辙矣。寒病又有阳虽虚而病则实者，固是胃气本弱，然关门犹有权，而痼寒宿冷僻在一处，或与邪相并，或触时气而动，以为内实也。倘其初起满闭未甚者，须温利之；满闭殊剧者，攻下反在所禁，唯当温散之。盖以寒固胃之所畏，其实之极，必伤胃气，遂变纯虚耳！观仲景太阴病及腹满、寒疝之治，而其理可见也。然则病寒之实，必要温补，固不可与病热之虚，犹宜清涤者一例而论矣。《玉函经》曰：寒则散之，热则去之。可谓一言蔽之已。是寒热之分，诚虚实证治之最吃紧也。病之虚实，药之补泻，各有条例，其略如此，而微甚多少之际，犹有不可计较者，实如张景岳氏之言焉。夫虚实之不明，补泻之不当，而栩栩然欲疗极重极险之病者，岂足与语医哉！

要之，病之实，实有百也；病之虚，虚有百也。实之泻，泻有百也；虚之补，补有百也。而大旨总视胃气之盛衰有无，以为吉凶之主。《内经》曰：五实死，五虚死……其时有生者，何也？曰：浆粥入胃，泄注止，则虚者活；身汗得后利，则实者活。全注云：此皆胃气之得调和也。趋哉言乎！缪仲淳曰：谷气者，譬国家之饷道也。饷道一绝，则万众立散；胃气一败，则百药难施。若阴虚，若阳虚，或中风，或中暑，乃至泻利、滞下、胎前、产后、疔肿、痈疽、痘疮、瘃疹、惊疳，靡不以保护胃气、补养脾气为先，务本所当急也。故益阴宜远苦寒，益阳宜防增气，祛风勿过燥散，消暑毋轻下通，泻利勿加消导，滞下之忌芒硝、巴豆、牵牛，胎前泄泻之忌当归，产后寒热之忌黄连、栀子，疔肿痈疽之未溃忌当归，痘疹之不可妄下。其他内外诸病应投药物之中，凡与胃气相违者，概勿施用。夫治实者，急去其邪；治虚者，治专于补。其顾胃气，人所易知也，独此邪盛正虚，攻补两难之际，只有力保胃气，加以攻邪，战守具备，敌乃可克。昔人谓孕妇患病，统以四物，加对治之药。此固不足为训，然其意可师，推而行之，保胃气以攻邪，其理正如是也。

《读医随笔·卷一·虚实补泻论》

王安道云：治虚邪者，当顾正气，正气存则不致有害，世未有正气复而邪不退者，亦未有正气竭而命不倾者。

《治病法轨·阐虚不用补》

善用兵者，必先囤粮，善治邪者，必先养正，其有邪实正虚之证，不去邪正不得复，不养正邪不得解，妙在去邪不伤正，扶正不助邪。斯得法矣。

《经历杂论·疼痛辨》

（六）标本缓急

知标与本，用之不殆，明知逆顺，正行无问。此之谓也。不知是者，不足以言诊，足以乱经。故《大要》曰：粗工嘻嘻，以为可知，言热未已，寒病复始，同气异形，迷诊乱经，此之谓也，夫标本之道，要而博，小而大，可以言一而知百病之害，言标与本，易而勿损，察本与标，气可令调，明知胜复，为万民式，天之道毕矣。

《黄帝内经素问·至真要大论》

黄帝问曰：病有标本，刺有逆从，奈何？岐伯对曰：凡刺之方，必别阴阳，前后相应，逆从得施[1]，标本相移[2]。故曰：有其在标而求之于标，有其在本而求之于本，有其在本而求之于标，有其在标而求之于本[3]，故治有取标而得者，有取本而得者，有逆取而得者，有从取而得者。故知逆与从，正行无问，知标本者，万举万当，不知标本，是谓妄行。

《黄帝内经素问·标本病传论》

[注释]

[1] 张介宾注："或逆或从，得施其法。"

[2] 马莳注："以移标本之病。"

[3] 马莳注："故病有在后来而为标者，乃止治其标，而不治其本，然亦有不求之于标而必求之于本者。病有先而为本者，乃止治其本而治其标，然亦有不求于本而必求于标者。故治有取标而愈，有取本而愈，有逆取而愈，有顺取而愈。"

治反为逆，治得为从[1]。先病而后逆者治其本，先逆而后病者治其本，先寒而后生病者治其本，先病而后生寒者治其本，先热而后生病者治其本，先热而后生中满者治其标，先病而后泄者治其本，先泄而后生他病者治其本，必且调之，乃治其他病，先病而后生中满者治其标，先中满而后烦心者治其本[2]。人有客气，有同气。小大不利治其标，小大利治其本。病发而有余，本而标之，先治其本，后治其标；病发而不足，标而本之，先治其标，后治其本。谨察间甚，以意调之，间者并行，甚者独行[3]。先小大不利而后生病者，治其本。

　　　　　　　　　　《黄帝内经素问·标本病传论》

　　［注释］

　　［1］高世栻注："不知标本，治之相反，则为逆；识其标本，治之得宜始为从。"

　　［2］张介宾注："诸病皆先治本，而惟中满者先治其标。盖中满为病，其邪在胃，胃者藏府之本也，胃满则药食之气不能行，而藏府皆失其所禀，故先治此者，亦所以治本也。"

　　［3］张介宾注："病浅者可以兼治，故曰并行。病甚者难容杂乱，故曰独行。"

　　本发汗，而复下之，此为逆也。若先发汗，治不为逆；本先下之，而反汗之，为逆；若先下之，治不为逆。

　　　　　　《伤寒论·辨太阳病脉证并治中第九十条》

　　伤寒，医下之，续得下利，清谷不止，身疼痛者，急当救里；后身疼痛，清便自调者，急当救表，救里宜四逆汤，救表宜桂枝汤。

　　　　　　《伤寒论·辨太阳病脉证并治中第九一条》

　　病发热、头痛，脉反沉，若不瘥，身体疼痛，当救其里，四逆汤方。

　　　　　　《伤寒论·辨太阳病脉证并治中第九二条》

　　太阳病，先下而不愈，因复发汗。以此表里俱虚，其人因致冒，冒家汗出自愈。所以然者，汗出表和故也。里未和，然后复下之。

　　　　　　《伤寒论·辨太阳病脉证并治中第九三条》

　　太阳病不解，热结膀胱，其人如狂，血自下，下者愈。其外不解者，尚未可攻，当先解其外；外解已，但少腹急结者，乃可攻之，宜桃核承气汤。

《伤寒论·辨太阳病脉证并治中第一十六条》

下利腹胀满，身体疼痛者，先温其里，乃攻其表；温里宜四逆汤，攻表宜桂枝汤。

《伤寒论·辨太阳病脉证并治中第三七二条》

病有急当救里救表者，何谓也？师曰：病，医下之，续得下利清谷不止，身体疼痛者，急当救里；后身体疼痛，清便自调者，急当救表也……

夫病痼疾，加以卒病，当先治其卒病，后乃治其痼疾也。

《金匮要略·脏腑经络先后病脉证》

夫病有深浅，治有缓急。若急病而用缓药，是养杀人也；缓病而用药急药，是逼杀人也。

《扁鹊心书·卷上·要知缓急》

治病当知标本矣。然尤不可不治标中之标、本中之本。如脾胃虚而生湿热，是虚为本，湿热为标也。致湿热下流，膀胱之气化不利，是湿热为标，气化不利为标中之标。至气化不利，逆而上行，嗌塞喘逆，又标中之标也。推此逆求之，则本中之本亦可得矣。

《医经秘旨·卷上·治病必求其本》

夫病有新久，新则势急，宜治以重剂，久则势缓，宜调以轻剂。一切内外伤，邪气已退，药宜间服，当以饮食调之，于中有缓急之意存焉。若服药过度，反伤其气，病益绵延不愈，或者反致增添新病。医须识此，庶无虚虚之害矣。

《慎斋遗书·卷三·缓》

受邪为本，现证为标；五虚为本，五邪为标。譬夫腹胀由于湿者，其来必速，当利水除湿，则胀自止：是标气于本也，当先治其标。若因脾虚，渐成胀满，夜剧昼静，病属于阴，当补脾阴，夜静昼剧，病属于阳，当益脾气：是病从本生，本急于标也。当先治其本。举一为例，余可类推矣。

《本草经疏·卷一·治法提纲》

病之有标本，犹草之有根苗，拔茅须连其茹，治病必求其本，标本不明，处方何据？所谓瞑目夜行，无途路而可见矣。

《伤寒六书·卷之五·伤寒标本证治》

病有标本者，本为病之源，标为病之变。病本唯一，隐而难明，病变甚多，显而易见。故今之治病者，多有不知本末，而惟据目前，则最为斯道之大病。且近闻时医有云：急则治其标，缓则治其本，互相传诵，奉为格言，以为得其要矣。予闻此说而详察之，则本属不经而亦有可取。所谓不经者，谓其以治标治本对待为言，则或此或彼，乃可相参为用矣。

由此观之，则诸病皆当治本，而惟中满与小大不利两证当治标耳。盖中满则上焦不通，小大不利则下焦不通，此不得不为治标以开通道路，而为升降之所由。是则虽曰治标，而实亦所以治本也。自此以外，若以标本对待为言，则治标治本当相半矣。故予谓其为不经者此也。然亦谓其可取者，则在缓急二字，诚所当辨。然即中满及小大不利二证，亦各有缓急。盖急者不可从缓，缓者不可从急。此中亦自有标本之辨，万不可以误认而一概论也。今见时情，非但不知标本，而且不知缓急。不知标本，则但见其形，不见其情。不知缓急，则所急在病，而不知所急在命。故每致认标作本，认缓作急，而颠倒错乱，全失四者之大义，重命君子，不可不慎察于此。

《景岳全书·卷之二·标本论》

凡治病不明标本之律？凡病有标本，更有似标之本，似本之标。若不明辨阴阳逆从，指标为本，指本为标，指似标者为标，似本者为本，迷乱经常，倒施针药，医之罪也。

万事万变，皆本阴阳。而病机药性，脉息论治，则最切于此。故凡治病者，在必求于本，或本于阴，或本于阳，知病所繇生而直取之，乃为善治。若不知求本，则茫如望洋，无可问津矣。今世不察圣神重本之意，治标者常七八，治本者无二三，且动称急则治标，缓则治本，究其所为缓急，颠倒错认，举手误人，失于不从明师讲究耳。所以凡因病而致逆，因逆而致变，因寒热而生病，因病而生寒热者，但治其所生之本原，则后生诸病，不治自愈。所以得阴脉而见阳证者，本阴标阳也。得阳脉而见阴证者，本阳标阴也。若更治其标，不治其本，则死矣，为医而可不知求本哉？

中道而行，无所疑问，不有真见，安能及此？粗工妄谓道之易知，故见标之阳，辄从火治；假热未除，真寒复起。虽阴阳之气若同，而变见之形迥异，粗工昧此，未有不迷乱者矣。

百病之起，多生于本。六气之用，则有生于标者，有生于中气者。太阳寒水，本寒标热；少阴君火，本热标寒，其治或从本，或从标，审寒热而异施也。少阳相火，从火化为本；太阴湿土，从湿化为本，其治但从火湿之本，不从少阳太阴之标也。阳明燥金，金从燥化，燥为本，阳明为标；厥阴风木，木从风化。风为本，厥阴为标，其治不从标本而从乎中，中者中见之气也。盖阳明与太阴为表里，其气互逆于中，是以燥金从湿土之中气为治。厥阴与少阳为表里，其气互通于中，是以风木从相火之中气为治，亦以二经标本之气不合，故从中见之气以定治耳。若夫太阳少阴，亦互为中见之气者，然其或寒或热，标本甚明，可以不求之于中耳。至于诸病，皆治其本，惟中满及大小二便不利，治其标。盖中满则胃满，胃满则药食之气不能行，而脏腑皆失所禀，故无暇治其本。先治其标，更为本之本也。二便不通，乃危急之候，诸病之急，无急于此，故亦先治之，舍此则无有治标者矣。至于病气之标本，又自不同。病发而有余，必累及他脏他气，先治其本，不使得入他脏他气为善。病发而不足，必受他脏他气之累，先治其标，不使累及本脏本气为善。又如病为本，工为标，工不量病之浅深，病不择工之臧否，亦是标本不得也。缘标本之说，错出难明，故此述其大略云。

《医门法律·卷一·申明内经法律》

用药如用兵，补泻寒热之间，安危生死之所系也，可不慎与？虽云目病非热不发，非寒不止，此言夫火之大概耳。内有阴虚、冷泪、昏眇、脱阳等症，岂可独言是火，而用寒凉也今之庸医，但见目病，不识症之虚实寒热，辨别气血，惟用寒凉治之，殊不知寒药伤胃损血，是标未退而本先伤，至胃坏而恶心，血败而拘挛。尚不知省，再投再服，遂令元气大伤而变症日增，必虚寒之症已的，始可投以温和之药，否则有抱薪救火之患。设是火症，投以热药，其害犹速，不可不慎，大抵燥赤者清凉之，炎秘者寒凉之，阴虚者温补之，脱阳者温热之，然热药乃回阳之法，寒药乃救火之方，皆非可以常用者。外障者养血去障，内障者滋胆开郁，故治火虽用芩、连、知、柏之类，制之必以酒炒，庶免寒润泄泻之患，而寒热补泻之间，又宜量人禀受之浓薄，年力之盛衰，受病之轻重，年月之远近，毋使太过不及，当于意中消息，如珠之走盘，如权之走秤，不可拘执，是为良医。

《审视瑶函·卷一·用药寒热论》

病属于虚，宜治以缓。虚者，精气夺也。若属沉痼，亦必从缓。治虚无速法，亦无巧法。盖病已沉痼，凡欲施治，宜有次第，故亦无速法。病属于实，宜治以急。实者，邪气胜也。邪不速逐，则为害滋蔓，故治实无速法，亦无巧法。此病机缓急一定之法也。

《神农本草经疏·治法提纲》

病有当急治者，有不当急治者。外感之邪，猛悍剽疾，内犯脏腑，则元气受伤，无以托疾于外，必乘其方起之时，邪入尚浅，与气血相乱，急驱而出之于外，则易而且速。若俟邪气已深，与气血相乱，然后施治，则元气大伤，此当急治者也。若夫病机未定，无所归着，急用峻攻，则邪气益横。如人之伤食，方在胃中，则必先用化食之药，使其食渐消，由中焦而达下焦，变成渣秽而出，自然渐愈；若即以硝黄峻药下之，则食尚在上焦，即使随药而下，乃皆未化之物，肠胃中脂膜与之全下，而人已大疲，病必生变，此不当急治者也。以此类推，余病可知。至于虚人与老少之疾，尤宜分别调护，使其元气渐转，则正复而邪退。医者不明此理，而求速效，则补其所不当补，攻其所不当攻。所服之药不验，又转求他法，无非诛伐无过；至当愈之时，其人已为药所伤，而不能与天地之生气相应矣。故虽有良药，用之非时，反能致害。缓急之理，可不讲哉！

《医学源流论·卷下·治病缓急论》

一病而当分治者，如痢疾腹痛胀满，则或先治胀满，或先治腹痛。即胀满之中亦不同，或因食，或因气；或先治食，或先治气。腹痛之中亦不同，或因积，或因寒；或先去积，或先散寒。中不同，皆当神其轻重而审察之。以此类推，则分治之法可知矣。有当合治者，如寒热腹痛，头疼，泄泻，厥冒，胸满，内外上下，无一不病，则当求其因何而起，先于诸症中择最甚者为主。而其余症，每症加专治之药一二味以成方，则一剂而诸症皆备。以此类推，则合治之法可知矣。若亦有分合焉，有一病而合数药以治之者，阅古圣人制方之法自知；有数病而一药治之者，阅本草之主治自知。为医者，无一病不穷究其因，无一方不洞悉其理，无一药不精通其性。庶几可以自信，而不枉杀人矣。

《医学源流论·卷下·治病分合论》

两感伤寒一症，俞氏求原固确，惟救里救表，其间先后缓急，当消息之。如下利不止，肢冷筋吊者，则先救里。若下利尚微，足筋不吊，而头身剧痛，发热恶寒者，宜先解表，随证权变可也。

仲景谓两感病俱作，治有先后，朱南阳谓宜先救里，以四逆汤，后救表，以桂枝汤。

《通俗伤寒论·两感伤寒》

凡病可以意料也，而不可以意逆，料则任彼之情形，逆则执己之臆见。有如素实者，而有一时之虚，则暂理其虚。素虚者，而有一时之实，则微解其实，此机之从缓者也。实症而攻之过甚，宜峻补以挽之。虚症而补之太骤，宜平剂以调之，此机之从急者也。热者清之，及半即止，继以益阴。寒者热之，大半即安，继以调和，此机之从权者也。实证久而似虚，其中有实，不任受补。虚证发而似实，其原本虚，不任受克，此机之从经者也。病在上，下取之，阳根于阴。病在下，上取之，阴从于阳，此机之从本者也。表证见，本质虽虚，犹解其表。里证见，元气纵弱，犹攻其里，此机之从标者也。况乎病之来也无方，而我之应之也亦无方，千变而出之以万虑，有能遁其情者无之。

　　　　　　　　　　　《古今医彻·卷之四·应机》

　　治病如弈棋，当先救急。急者何？救其重而略其轻也。

　　　　　　　　　《仁斋直指方·卷二·治病当先救急》

（七）正治反治

　　平气何如？岐伯曰：谨察阴阳所在而调之，以平为期，正者正治，反者反治[1]。

　　　　　　　　　　《黄帝内经素问·至真要大论》

　　[注释]

　　[1] 吴崑注："阴阳，脉证之阴阳也。不知阴阳所在，则以得失，以逆为从，故谨察之也。调，治也。以平为期，勿令过也。正者正治，谓阳病见阳脉，阴病见阴脉，则以寒治热，以热治寒，治之正也。如阳证见阴脉，阴证见阳脉，则以热治热，以寒治寒，治之反也。"

　　帝曰：论言治寒以热，治热以寒，而方士不能废绳墨而更其道也。有病热者寒之而热，有病寒者热之而寒，二者皆在，新病复起，奈何治？岐伯曰：诸寒之而热者取之阴，热之而寒者取之阳，所谓求其属也[1]。帝曰：善。服寒而反热、服热而反寒，其故何也？岐伯曰：治其王气，是以反也[2]。

　　　　　　　　　　《黄帝内经素问·至真要大论》

　　[注释]

　　[1] 王冰注："言益火之源，以消阴翳，壮水之主，以消

阳光，故曰求其属也。夫粗工褊浅，学未精深，以热攻寒，以
寒疗热，治热未已而冷疾已生，攻寒日深而热病更起，热起而
中寒尚在，寒生而外热不除，欲攻寒则惧热不前，欲疗热则思
寒又止，进退交战，危亟已臻，岂知藏府之源，有寒热温凉之
主哉。取心者不必齐以热，取肾者不必齐以寒；但益心之阳，
寒亦通行；强肾之阴，热之犹可。观斯之故，或治热以热，治
寒以寒，万举万全，孰知其意，思方智极，理尽辞穷。"

[2]"王"，即"旺"，"旺气"，为亢盛之气。张介宾注：
"治其旺气者，谓病有阴阳，治之者不知补阴以配阳，而专用
苦寒治火之旺，岂知苦寒皆沉降，沉降皆亡阴，阴愈亡则火愈
盛，故服寒而反热者，阴虚不宜降也。又如阳衰阴盛者，气弱
生寒也，治之者不知补阳以消阴，而专用辛温治阴之旺，岂知
辛温多耗散，耗散则亡阳，阳愈亡则寒愈甚，故服热而反寒
者，阳虚不宜耗也。此无他，皆以专治旺气，故其病反如此。
又如夏令本热，而伏阴在内，故每多中寒，冬令本寒，而伏阳
在内，故每多内热。设不知此而必欲用寒于夏，治火之旺，用
热于冬，治寒之旺，则有中寒隔阳者，服寒反热，中热隔阴
者，服热反寒矣。是皆治旺之谓，而病之所以反也。春秋
同法。"

帝曰：何谓逆从？岐伯曰：逆者正治，从者反治，从少从
多，观其事也。

气调而得者何如？岐伯曰：逆之从之，逆而从之，从而逆
之，疏气令调，则其道也[1]。

《黄帝内经素问·至真要大论》

[注释]

[1] 张介宾注："气调而得者，言气调和而偶感于病，则
或因天时，或因意料之外者也。若其治法，亦无过逆从而已，
或可逆者，或可从者，或先逆而后从者，或先从而后逆者，但
疏其邪气而使之调和，则治道尽矣。"

治之奈何？岐伯曰：高[1]者抑之，下者举之，有余折之，

不足补之[2]，佐以所利，和以所宜，必安其主客，适其寒温，同者逆之，异者从之[3]。

《黄帝内经素问·至真要大论》

[注释]

[1] 张志聪注："高者抑之，谓主气之逆于也。"

[2] 张介宾注："高者抑之，欲其降也。下者举之，欲其升也。有余者折之，攻其实也。不足者补之，培其虚也。"

[3] 吴崑注："佐以所利者，顺其升降浮沉也。和以所宜者，酌其气味厚薄也。安其主客者，各归其所宗之谓也。适其寒温者，用寒无犯，用温无犯也，同者逆之，谓主客同气，用逆治也。异者从之，谓主客异气，用从治也。"

帝曰：反治何谓？岐伯曰：热因寒用，寒因热用[1]，塞因塞用，通因通用[2]，必伏其所主，而先其所因[3]，其始则同，其终则异，可使破积，可使溃坚，可使气和，可使必已[4]。

《黄帝内经素问·至真要大论》

[注释]

[1] 马莳注："热以治寒而佐寒药，乃热因寒用也。寒以治热而佐以热药，乃寒因热用也。"

[2] 张介宾注："塞因塞用者，如下气虚乏，中焦气壅，欲散满则更虚其下，欲补下则满甚于中。治不知其本而先攻其满，药入或减，药过依然，气必更虚，病必渐甚。乃不知少服则资壅，多服则宣通，峻补其下以疏启其中，则下虚则实，中满自除，此塞因塞用之法也。通因通用者，如大热内蓄，或大寒内凝，积聚留滞，泻利不止。寒滞者以热下之，热滞者以寒下之，此通因通用之法也。"

[3] 张介宾注："伏其所主者，制病之本也。先其所因者，求病之由也。"

[4] 张介宾注："气调而得者，言气调和而偶感于病，则或因天时，或因意料之外者也。若其治法，亦无过逆从而已，

或可逆者，或可从者，或先逆而后从者，或先从而后逆者，但疏其邪气而使之调和，则治道尽矣。"

是故百病之起，有生于本者，有生于标者，有生于中气者，有取本而得者，有取标而得者，有取中气而得者，有取标本而得者，有逆取而得者，有从取而得者[1]。逆，正顺也。若顺，逆也[2]。

《黄帝内经素问·至真要大论》

[注释]

[1] 张介宾注："取，求也。病生于本者，必求其本而治之。病生于标者，必求其标而治之。病生于中气者，必求中气而治之。或生于标，或生于本者，必或标或本而治之。取有标本，治有逆从。以寒治热，治真热也。以热治寒，治真寒也。是为逆取。以热治热，治假热也；以寒治寒，治假寒也，是为从取。"

[2] 吴崑注："言所谓逆从者，正是顺治。若所谓顺者，乃逆治也。如以寒治热，以热治寒，以药逆病，正顺治也。以寒治寒，以热治热，以药顺病，乃用之反治，谓之逆也。"

补上下者从之，治上下者逆之，以所在寒热盛衰而调之[1]。故曰：上取下取，内取外取，以求其过。能毒者以浓药，不胜毒者以薄药。此之谓也。气反者，病在上，取之下；病在下，取之上；病在中，旁取之。治热以寒，温而行之；治寒以热，凉而行之；治温以清，冷而行之；治清以温，热而行之。故消之削之，吐之下之，补之泻之，久新同法。

《黄帝内经素问·五常政大论》

[注释]

[1] 张介宾注："此下者皆言治法也。补者补其不足，治者治其有余，上为司天，下为在泉，从之谓同谓同其气，"

病有小大，则以感于邪者。有浅有深，治有逆从，则以达于理者，有正有权，盖微者逆之，逆者正治，此理之正也，甚者从之。从者反治，此理之权也。假有疾势未甚，要在折其气而排去之，惟能知治寒以热，治热以寒，则相为制伏者，易为功。假有疾势过甚，要在顺其性而调和之，惟能知热因寒用，寒因热用，则气体相求者，得其宜。

《圣济总录·卷第四·治法》

寒热真假，不可不知；正治逆治，岂可不辨！假如热病服寒药热不退，反用热药而热方退；假如寒病服热药而寒不退，后用寒药而寒方退者，此为从治也，从治者，反治也；治热病以寒药而愈，治寒病以热药而愈者，逆治也，逆治者，正治也。

《伤寒六书·论伤寒正治逆治反攻寒热辨》

以寒治热，治真热也，以热治寒，治真寒也，是为逆取。以热治热，治假热也，以寒治寒，治假寒也，是为从取。

《类经·十卷·标本论》

以寒治热，以热治寒、逆其病者，谓之正治。以寒治寒，以热治热，从其病者，谓之反治。

愚按：治有逆从者，以病有微甚；病有微甚者，以证有真假也。寒热有真假，虚实亦有真假，真者正治，知之无难，假者反治，乃为难耳。

诸寒之而热者，谓以苦寒治热而热反增，非火之有余，乃真阴之不足也。阴不足则阳有余而为热，故当取之于阴，谓不宜治火也，只补阴以配其阳，则阴气复而热自退矣。热之而寒者，谓以辛热治寒而寒反甚，非寒之有余，乃真阳之不足也。阳不足则阴有余而为寒，故当取之于阳，谓不宜攻寒也，但补水中之火，则阳气复而寒自消也。故启玄子注曰：益火之源，以消阴翳；壮水之主，以制阳光。故治虚邪者，当先顾正气，正气存则不致于害。且补中自有攻意，盖补阴即所以攻热，补阳即所以攻寒，世未有正气复而邪不退者，亦未有正气竭而命不倾者。如必不得已，亦当酌量缓急，暂从权宜，从少从多，寓战于守斯可矣，此治虚之道也。若正气无损者，邪气虽微，自不宜补，盖补之则正无与而邪反盛，适足以借寇兵而资盗粮。故治实证者，当直去其邪，邪去则身安，但法贵精专，便臻速效，此治实之道也。要之，能胜攻者，方是实证，实者可攻，何虑之有？不能胜攻者，便是虚证，气去不返，可不寒心。此邪正之本末，有不可不知也。

《类经·十二卷·论治类》

治法有逆从，以寒热有假真也，此《内经》之旨也。经曰：逆者正治，从者反治。夫以寒治热，以热治寒，此正治也，正即逆也。以热治热，以寒治寒，此反治也，反即从也。如以热药治寒病而寒不去者，是无火也，当治命门，以参、熟、桂、附之类，此王太仆所谓益火之源以消阴翳，是亦正治之法也。又如热药治寒病而寒不退，反用寒凉而愈者，此即假寒之病，以寒从治之法也。又如以寒药治热病而热不除者，是无水也，治当在肾，以六味丸之类，此王太仆所谓壮水之主以镇阳光，是亦正治之法也。又有寒药治热病而热不愈，反用参、姜、桂、附、八味丸之属而愈者，此即假热之病，以热从治之法也，亦所谓甘温除大热也。第今人之虚者多，实者少，故真寒假热之病为极多，而真热假寒之病则仅见耳。

《景岳全书·卷之一·论治篇》

寒药热服，借热以行寒；热药寒服，借寒以行热。皆反佐变通之法。因势利导，故易为力，亦小小从治之意也。

《医门法律·卷一·申明内经法律》

……热因寒用者，沉寒内结，当以热药治之，第寒甚格热，热不能前，则以热药冷服，下咽之后，冷性既消，热性便发，情且不违，而致大益；寒因热用者，如大热在中，以寒攻治则不入，以热攻治则病增，乃以寒药热服，入腹之后，热性既消，寒性遂行，情且协和，而病日以减也。

《杂病源·反佐法》

阴寒之邪，在人之阳分，故走人身阳分之阳药，以治阴邪，阳热之邪，在人身阴分，故以走人身阴分之阴药，以治阳邪。皆为正治之法也。

《医门棒喝·卷之二·方制药妙论》

（八）同病异治 异病同治

有病颈痛者，或石治之，或针灸治之，而皆已，其真安在？岐伯曰：此同名异等者也。夫痈气之息者，宜以针开除去之；夫气盛血聚者，宜石而写之。此所谓同病异治也。

《黄帝内经素问·病能论》

……西北之气散而寒之，东南之气收而温之，所谓同病异治也。故曰：气寒气凉，治以寒凉，行水渍之。气温气热，治以温热，强其内收，必同其气。可使平也，假者反之。

《黄帝内经素问·五常政大论》

因方之制，因其可因者也。凡病有相同者，皆可按证而用之，是谓因方。如痈毒之起，肿可敷也；蛇虫之患，毒可解也；汤火伤其肌肤，热可散也；跌打伤其筋骨，断可续也，凡此之类，皆因证而可药者也。然因中有不可因者，又在乎证同而因不同耳。盖人之虚实寒热，各有不齐，表里阴阳，治当分类。故有宜于此而不宜于彼者，有同于表而不同于里者。所以病虽相类，而但涉内伤者，便当于血气中酌其可否之因，不可谓因方之类，尽可因之而用也。因之为用，有因标者，有因本者，勿因此因字而误认因方之义。

《景岳全书·卷之五·因略》

丹溪云：诸痛不宜补气。夫实者，固不宜补，岂有虚者而亦不宜补乎？……是以治表虚痛者，阳不足也，非温经不可；里虚痛者，阴不足也，非养荣不可；上虚而痛者，心脾受伤也，非补中不可；下虚而痛者，脱泄亡阴也，非速救脾肾温补命门不可。凡属诸痛之虚者，不可以不补也。有曰"通则不痛"，又曰"痛随利减"。人皆以为不易之法，不知此为治实痛者言也。故王海藏解"痛利"二字，不可以"利"为"下"，宜作"通"字训。此说甚善。

《质疑录·论诸痛不宜补气》

异治者，一病而异治之也。如人病中湿也，或用开鬼门之法，或用泄净府之法是也。虽同是水症，何以各施治法而皆效？盖开鬼门者，开人毫毛之孔窍也；泄净府者，泄大小之二便也。治法虽殊，而理归一致。其一致何也？盖水肿之症，原是土气之郁，土郁则水自壅滞而不流，开鬼门者，如开支河也，泄净府者，如开海口也，故异治之而皆效也。方已备载前文，兹不再谈。愿人即此以悟其余之异治耳！

《石室秘录·卷三·异治法》

同治者，同是一方，而同治数病也。如四物可治吐血，又可治下血；逍遥散可治木郁，又可治数郁；六君子汤可治饮食之伤，又可治痰气之积。然而方虽同，而用之轻重有别，加减有殊，未可执之以治一病，又即以治彼病耳。如吐血宜加麦冬、甘草，便血宜加地榆、黄芩之类于四物汤中也。如丹皮、栀子，宜加于木郁之中，黄连宜加火郁之中，黄芩、苏叶宜加于金郁之中，石膏、知母宜加于土郁之中，泽泻、猪苓宜加于水郁之中也。伤肉食，宜加山楂；伤米食，宜加麦芽、枳壳；伤面食，宜加萝卜子之类于六君子汤内也。同治之法，可不审乎？

《石室秘录·卷三·同治法》

（九）随证治之

故曰：病之始起也，可刺而已；其盛，可待衰而已。故因其轻而扬之，因其重而减之，因其衰而彰之。形不足者，温之以气；精不足者，补之以味。其高者，因而越之；其下者，引而竭之；中满者，写之于内；其有邪者，渍形以为汗；其在皮者，汗而发之；其慓悍者，按而收之；其实者，散而写之。审其阴阳，以别柔刚，阳病治阴，阴病治阳，定其血气，各守其乡，血实宜决之，气虚宜掣引之。

《黄帝内经素问·阴阳应象大论》

病之中外何如？岐伯曰：调气之方，必别阴阳，定其中外，各守其乡。内者内治，外者外治，微者调之，其次平之，盛者夺之，汗之下之，寒热温凉，衰之以属，随其攸利，谨道如法，万举万全，气血正平，长有天命。帝曰：善。

《黄帝内经素问·至真要大论》

故《大要》曰：谨守病机，各司其属，有者求之，无者求之，盛者责之，虚者责之，必先五胜，疏其血气，令其调达，而致和平，此之谓也。

《黄帝内经素问·至真要大论》

寒者热之，热者寒之，微者逆之，甚者从之，坚者削之，客者除之，劳者温之，结者散之，留者攻之，燥者濡之，急者缓之，散者收之，损者温之，逸者行之，惊者平之，上之下之，摩之浴之，薄之劫之，开之发之，适事为故。

《黄帝内经素问·至真要大论》

治诸胜复，寒者热之，热者寒之，温者清之，清者温之，散者收之，抑者散之，燥者润之，急者缓之，坚者软之，脆者坚之，衰者补之，强者写之，各安其气，必清必静，则病气衰去，归其所宗，此治之大体也。

《黄帝内经素问·至真要大论》

帝曰：病在中而不实不坚，且聚且散，奈何？岐伯曰：悉乎哉问也！无积者求其藏，虚则补之，药以祛之，食以随之，行水渍之，和其中外，可使毕已。

《黄帝内经素问·五常政大论》

病起于六腑者阳之系也。阳之发也，或上或下，或内或外，或留在中行之极也。有能歌笑者，有能悲泣者，有能奔走者，有能呻吟者，有自委曲者，有自高贤者，有寐而不寐者，有能食而不便利者，有不能食而便自利者，有能言而清者，有不能言而声昧者，状各不同，皆生六腑也。喜其通者因以通之，喜其塞者因以塞之，喜其水者以水济之，喜其冰者以冰助之。病者之乐慎勿违背，亦不可强抑之也。如此从顺，则十生其十，百生其百，疾无不愈矣。

《中藏经·卷上·水法有六论》

太阳病三日，已发汗，若吐，若下，若温针，仍不解者，此为坏病，桂枝不中与之也。观其脉证，知犯何逆，随证治之。桂枝本为解肌，若其人脉浮紧，发热汗不出者，不可与之也。常须识此，勿令误也。

《伤寒论·辨太阳病脉证并治上第一六条》

后重则宜下，腹痛则宜和，身重则除湿，脉弦则去风。血脓稠粘，以重药竭之，身冷自汗，以毒药温之，风邪内缩，宜汗之则愈，溏为痢，当温之。又云：在表者发之，在里者下之，在上者涌之，在下者竭之，身表热者内疏之，小便涩者分利之。又曰：盛者和之，去者送之，过者止之，兵法云：避其来锐，击其惰归，此之谓也。

《素问病机气宜保命集·卷中·泻论》

为医善用方，如将善用兵。善于水者，涉海潜波，瞒津扑浪；善于陆者，穿山越岭，附葛攀藤，奇偶者，鼓舞飞扬；蹊径者，浮沉钻凿。弱者可守，强者当敌，此为将得兵用兵之大法也。如为医者，理皆仿此。其要在知人之强弱，识病之内外，究病之浅深，察时之顺逆，然后可汗、可攻、或吐、或下，或宜和解，或宜补益，又知某汤善汗，某散善攻，某丸善和，某丹善补，因其病而用其方，如矢发机投之必中，中之必胜，胜之则病无不愈之理。此为医得方，用方之大法也。又如望、闻、问、切，神、圣、工、巧亦可兼之，所谓望其形而通其神，闻其声而明其圣，问其由而得其工，切其脉而续其巧。此四者，诚为初学之绳墨也。

善养生者，节饮食，调寒暑，戒喜怒，省劳役，此则不损其脾胃也。如不然，则精神气血由此而日亏，脏腑脉络由此而日损，肌肉形体由此而日削，所谓调理一失，百病生焉。

且如人之病有新久，势有缓急，如受病之初，元气未弱，治当随症迎刃而解。若惧行霸道猛剂，定不能决效于危急时也。但要中病即已，故谓药不瞑眩，厥疾不瘳。且如表症盛者，用万灵丹大加表散；里症急者，以内疏黄连汤急与通行。

又如受病日久，邪正相拒，其元气未有不衰弱者，纵有余症、杂症、坏症，俱当先固其本，而后调之、和之、散之，使病气渐退，元气渐醒，饮食渐进，根本渐实，则余患再无不愈之理。所谓势孤则守，本立道生。常见治者，不论病之新久，本之盛衰，又不悟因虚致病，因病致虚，其中又有虚热、虚寒之别，一例妄行攻治，如盲人骑瞎马，半夜临深池，岂不致危哉。

《外科正宗·卷之一·痈疽门·痈疽治法总论》

盖方之治病有定，而病之变迁无定，知其一定之治，随其病之千变万化。而应用不爽，此从流潮源之法，病无遁形矣。至于用药，则名有条理，解肌发汗，攻邪散痞，逐水驱寒，温中除热，皆有主方，其加减轻重，又各有法度，不可分毫假借。

《伤寒论类方·自序》

古谚有："不服药为中医"之说自宋以前已有这。盖因医道失传，治人多误，病者又不能辨医之高下，故不服药；虽不能愈病，亦不至为药所杀。况病苟非死症，外感渐退，内伤渐复，亦能自愈，故云中医。此过于小心之法也。而我以为病之在人，有不治自愈者，有不治难愈者，有不治竟不愈而死者。其自愈之疾，诚不必服药；若难愈及不愈之疾，固当服药。乃不能知医之高下，药之当否，不敢以身尝试，则莫若择平易轻浅，有益无损之方，以备酌用。小误亦无害，对病有奇功，此则不止于中医矣。如偶感风寒，则用葱白苏叶汤，取微汗。偶伤饮食，则用山楂、麦芽等汤消食。偶感暑气，则用六一散、广藿汤清暑。偶伤风热，则用灯心竹叶汤清火。偶患腹泻，则用陈茶佛手汤和肠胃。如此之类，不一而足。即使少误，必无大害。又有其药似平常，而竟有大误者，不可不知。如腹痛呕逆之症，寒亦有之，热亦有之，暑气触秽亦有之。或见此症，而饮以生姜汤，如果属寒，不散寒而用生姜热性之药，至寒气相斗，已非正治，然犹有得效之理。其余三症，饮之必危。曾见有人中暑，而服浓姜汤一碗，覆杯即死。若服紫苏汤，寒即立散，暑热亦无害。盖紫苏性发散，不拘何症，皆能散也。故虽极浅之药，而亦有深义存焉。此又所宜慎也。凡人偶有小疾，能择药性之最轻淡者，随症饮之，则服药而无服药之误，不服药而有服药之功，亦养生者所当深考也。

《医学源流论·卷下·轻药愈病论》

病有经有纬，有常有变，有纯有杂，有正有反，有整有乱。并有从古医书所无之病，历来无治法者，而其病又实可愈。既无陈法可守，是必熟寻《内经》、《难经》等书，审其经络脏腑受病之处，及七情六气相感之因，与夫内外分合，气血聚散之形，必有凿凿可征者，而后立为治法。或先或后，或并或分，或上或下，或前或后，取药极当，立方极正。而寓以巧思奇法，深入病机，不使撑格。如庖丁之解牛，虽筋骨关节之间，亦游刃有余。然后天下之病，千绪万端，而我之设法亦千变万化，全在平时于极难极险之处参悟通澈，而后能临事不眩。否则一遇疑难，即束手无措，冒昧施治，动辄得咎，误人不少矣！

《医学源流论·卷下·出奇制病论》

春温、夏热、秋凉、冬寒，时之正也，而风实应之。凡治感冒，取用表散，自宜随时制方；若应热反凉，病随时变，施治尤贵圆通。至久晴久雨，燥湿异宜，临症更宜留心，不可概执常例。

凡外感病，挟食者颇多，当思食为邪裹，散其邪则食自下，若杂消导于发散中，不专达表，胃汁复伤，因而陷闭者有之。至若风多挟暑、湿、寒，或挟燥、火，或恼怒，或劳倦，或房事，及肝气、宿痰、诸血症，皆外感病之不无有挟者，所贵随症制宜，斟酌尽善，庶无差误也。

凡内伤病，损上、损下、损及中州，在气、在血、在腑、在脏，用药补救，宜专任，宜的对，无论已，设或挟有外感，最当留心，补腻即不可施，当以轻剂调停，庶不致粗疏误事。

其有上损宜治下，下损宜治上，或砥柱中流，或作隔二、隔三之治，古人具有良法可师，不敢多赘。

病变无常，方难执一，然无定之中，自有一定之法，此即中无定体，随时而在之道也。盖离规矩不可以为方圆，执规矩亦不可以为方圆。每见前人用古，师其意而不泥其方，或采取其二三，或减增其一二，得心应手，方推能事……

寒、热、温、凉，有一定之药，无一定之治。入腑、入脏，或补、或攻，其气味与性，不可不细按也。故有正用，亦有反用，有独用，又有兼用，并有活用、借用之不同。如用寒可以治热，反用可以入寒，独用寒而热可除，兼用寒而热可制，微行消导，大可和中，稍借清滋，自能表汗，隔反焉而取资无尽矣。

外感、内伤，为证治两大关键，然去其所本无，复其所固有，两言可尽之也。盖六淫外袭，身中气血，日失和平，一切外感有余之症，有须汗、吐、下、和之治，皆是去其所本无也。若七情受伤，腑脏有损，身中气血，日就亏耗，一切内伤不足之症，有须滋填培补之治，皆是复其所固有也。

《吴医汇讲·卷三·管见刍言（傅学渊）》

凡用药调理病人，如浇灌花木，然有宜清水者，有宜肥壮者，既得其宜，而又浇灌适中，无太过不及之弊，自然发旺异常。调理病人亦然，有宜清养者，有宜峻补者，有宜补气者，有宜补阴者，必求其当而后有效，不可蒙混施治也，即如有求速效者，以为人参补气，既服人参，何气尚不足？熟地补阴，既服熟地，何阴尚不足？不知用药培养，亦如浇灌花木之道，浇灌得宜，则花木借以易长，非所浇灌者，即是花木也。即如芍药最宜稠粪，多以稠粪加之，岂即变为芍药乎？是故气虚者，宜参，则人之气易生，而人参非即气也；阴虚者，宜地，服地则人之阴易生，而熟地非即阴也。善调理者，不过用药得宜，能助人生生之气，若以草根树皮，竟作血气用，极力填补，如花木之浇肥太过，反遏其生机矣。我辈用药，总要轻重得宜，不可呆泥。况善用补者，补中有开，譬如作文，尽填实字，无一虚字，可能成文乎？

《知医必辨·杂论》

古语云：对病发药。然则，药之当中乎病也，明矣。夫病有寒热虚实，即药有温凉攻补，汗吐和下。苟中乎病，病自去矣。从未有不究病因，不问病状，而概以不着痛痒，无甚寒温之笼统十数药，一例投之，可望去病者。乃病家习闻其说，以为此稳当之方也。医者乐藏其拙，以售其欺，亦以此为稳当之方也。于是乎桑、丹、栀、豉等味，不待摇笔，而已毕集于腕下矣。不知此数味者，病轻者可服，而亦可不服，即不病者服之，亦无害也。倘病必以药愈者，而仅以此投之，迁延日久，使病益深，愈治愈坏，至不可起，谁执其咎。无如积习既深，牢不可破，即有对病之药，怯者惊焉，愚者惑焉，妄者议焉，忌者谤焉。此病之所以不可治也……

于是乎有当用不用以致误者，不当用而用以致误者，有当用而轻用以致误者，有不当用反重用以致误者。误之浅深不同，其为不识病情则一也。今夫病名不同，则治病之方与药，自不得而同。倘谓病寒者不可温。病热者不可凉，病虚者不可补，病实者不可攻，通乎不通。倘谓病寒者反宜凉，病热者反宜温，病虚者反宜攻，病实者反宜补，通乎不能。倘谓病无论寒热虚实，我将以不温、不凉、不攻、不补之药，约略治之，而可尽去其攻补温凉之味，通乎不通。乃不通之论，在不通者闻而信之，原不足为奇。最奇者，号为通人，而亦信不通之语。则无怪乎不通之论充塞乎宇宙，而日杀不辜，无人顾问也。

《市隐庐医学杂著·苦口婆心语》

凡风、寒、湿、热，散漫于周身之腠理者，无聚歼之术也，则因其散而发之；痰、血、水、食，结积于胃与二肠、膀胱之内者，已属有形，势难消散，则因其聚而泄之、渗之；邪在上脘，愠愠欲吐，是欲升不遂也，则因而吐之；邪在大肠，里急后重，是欲下不畅也，则因而利之。此顺乎病之势而利导之之治也。

湿热无形，散处于肠胃膜络之中，既不外越，又不内结，则以酸敛入泄剂，撮其邪而竭之；瘀血有形，结聚于肠胃膜络之中，其质凝滞，不能撮而去也，则以辛温入攻血剂，温其血而化之。肾气不纳，根本浮动，喘、呕、晕眩，酸咸重镇，高者抑之，中气虚陷，泄利无度，呼吸不及，固涩升补，下者举之。此矫乎病之势而挽回之之治也。

凡病误降者，欲救之，不可急升也；误升者，欲救之，不可急降也；误寒者，欲救之，不可急以大热也；误热者，欲救之，不可急以大寒也。寒、热犹或可急也，升、降断不可急也。尝见先以承气误下，中气下陷，急以参、芪升之，虚气上越，喘逼不能食而死矣。此当健中涩下，不可升提其上也。

东垣谓参、术补脾，非以防风、白芷行之，则补药之力不能到。慎斋谓：调理脾胃，须加羌活，以散肝结。此皆发表散气之品也，是能运补药之力于周身，又能开通三焦与经络之滞气也。此外尚有川芎、乌药、香附、降香、白檀香、郁金，皆可选用，以皆芳香，有通气之功也。防风、秦艽，尤为散中之润。若味辛者，不可混用，味辛则燥，能耗津液矣。

滑伯仁谓再加行血药于补剂中，其效倍捷。行血之药，如红花、桃仁、茜草、归须、茺蔚子、三棱、莪术之属皆是也。叶天士亦谓热病用凉药，须佐以活血之品，始不致有冰伏之虞。盖凡大寒、大热病后，脉络之中必有推荡不尽之瘀血，若不驱除，新生之血不能流通，元气终不能复，甚有传为劳损者。又有久病气虚，痰涎结于肠胃，此宜加涤痰之品，如蒌皮、焦楂、蒲黄、刺蒺藜、煅牡蛎、海蛤粉、海浮石、青黛、煅石膏，皆可随寒热而施之。行血之药，以水蛭为上，虻虫、蛰虫、蛴螬次之。坏痰之药，以硼砂为上，礞石、皂荚次之，今人已不敢用矣。痰本血液，非津水之类也，世以茯苓、泽泻利之；血属有形，瘀积膜络曲折之处，非潜搜默剔不济也，世以大黄、芒硝下之，大谬。

《读医随笔·卷四·证治类》

　　伤寒皆先汗后下；温热或先下后汗：法之别也。然而汗则麻、葛，下则硝、黄；伤寒之汗、下以是，温热之汗、下亦以是。非药之无别者乎？由是推之，伤寒虽因于寒，一经化热，舍黄连、石膏，更用何药以凉之？温热虽已为热，倘或过治，舍干姜、附子，更用何药以温之？人生之患，纵有万端，本草之数，止此一定，药可通用，方何独不可通用？近之解《伤寒论》者，执其中之白虎、黄芩等汤，以证此书之兼出温热治法。彼将谓伤寒病始终不宜寒药，温热病始终不宜温药乎？

《研经言·卷一·伤寒温热分治论》

　　拙著已告竣矣！首先论证，其次立法，其次成方，又其次治案，医者能于此熟玩，自然融会贯通。弗执定某证之常，必施某法，某证之变，必施某法，临证时随机活法可也。姑先论其常而通其用，如初起因于风者，宜以解肌散表法；因于寒者，宜以辛温解表法；因于暑者，宜以清凉涤暑法；因于湿者，宜以增损胃苓法；因于燥者，宜以苦温平燥法；因于火者，宜以清凉透邪法。此皆言初患六气之常证，通用之定法也。至于反常之变证，不定之活法，则又不可不知。如春温条中，有舌绛齿燥，谵语神昏，手足瘛疭，昏愦不语之变；湿温条中，有或笑或痉，撮空理线，舌苔黄刺，或转焦黑之变。然而亦非一定之变也，须知春温亦有湿温之变证，湿温亦有春温之变证，论中不能印定，须活法而通治之。此又不特春温、湿温可以会通，而暑温、冬温，以及诸病，皆有等证之变，悉可以通治之。又如诸病，见有舌绛齿燥，热伤于阴者，清热保津法可通用之。谵语神昏，热乱神明者，祛热宣窍法可通用之。手足瘛疭，热极生风者，清离定巽法可通用之。昏愦不语，痰袭心包者，宣窍导痰法可通用之。及至发笑之证，皆由邪袭于心；发痉之证，皆系风乘虚入；或至撮空理线，循衣摸床等证，皆当审其虚实，通其活法，则不但治时病可以融会，即治杂病亦有贯通之妙耳！

《时病论·附论·治时病常变须会通论》

人皆谓夹证与兼证难治，丰独曰无难也。曷为夹证？譬如受风便是伤风，宜桂枝汤之属；受寒便是伤寒，宜麻黄汤之属；倘风寒两伤者，即为夹证。盖风宜散，寒宜温，温散之方，宜桂麻各半汤之属。倘或暑邪夹湿，湿宜利，暑宜清，清利之方，宜天水散之属。倘或燥气夹火，火宜凉，燥宜润，凉润之方，宜清燥救肺汤之属。其余风暑、风湿、风燥、风火，皆系夹证，其治法皆可仿此。至于兼证奈何？假如少壮遗精，当分梦之有无，有者宜坎离既济汤之类，无者金锁固精丸之类，此定法也。或被湿热所触者，便为兼证，利湿必伤其阴，补阴必滞其湿，思利湿而不伤阴者，如猪苓汤、六味丸之类；若湿邪甚者，又当先治其湿，湿邪一化，再涩其精可也。又如老年虚损，当分证之浅深，浅者宜六君、四物之类，深者宜固本、大造之类，此定法也。倘被风邪所客者，便为兼证，散风益虚其正，补正必关其邪，思散邪而不损正者，如参苏饮、补中益气之类；若风邪甚者，又当先散其风，风邪一解，再补其损可也。又如女子经事当行，必审其或先或后，先则为血热，宜丹栀四物之流；后则为血寒，宜香砂四物之流，此为定法。或被寒邪所触者，即兼证也，考诸方能散寒且能调经，如香苏饮之流，若过盛者，必须先散其寒，再调其经则可矣。又如妇人产后发热，必辨其属虚属实，虚则宜补益，如加味四物之流；实则宜破瘀，如生化、失笑之流，此为定法。设被暑邪所感者，即兼证也，考诸方能清暑且治产后，如竹皮大丸之流，若过盛者，必须先清其暑，再治产后则可矣。医者能于如此圆变，则治夹证兼证，何难之有！

《时病论·附论·夹证兼证论治》

方药治病，始于伊尹。六淫之邪在表在肌在营卫在六腑者，宜用汤剂。邪在表者宜汗，在肌者宜解，在营卫者宜和，入于六腑，在膈上者宜吐，在肠胃者宜下，在脏则非汤剂所能尽主之知矣。如肺病多有用散者，以肺居最高用药宜轻，心肝脾有或宜丹或宜丸者，以其地位深幽，治之宜缓。肾则多虚少实，故或宜于丸，或宜于膏。内经云，肾藏精，精不足者，补之以味。故肾虚者，宜气浊味厚之品，或血肉有情之物，为膏为丸，同类相感，乃克有济。如病在经络，或疼痛流注，或拘挛弛纵，必用微针以调其外，更佐药酒以和其内，则经络和而隧道通，而疾愈矣。徒事药饵，病必不愈。如小儿惊风，二十四种，惊病必用按摩，更用灸法以治之，小儿丹毒及大人恶血留阻，须用砭法，砭去恶血，一切沉寒痼冷之久病痞积，以及溃疡虚寒，年久不敛，肌肉黑陷者，非用灸法，不能回春。肿疡疼痛癥瘕等病，俱宜薄贴。但证有阴阳，而药分寒热耳。如历节痛风筋骨疼痛，须用熏蒸以提其毒。是以病分肌表营卫经络筋骨气血脏腑上中下之部署，而治法则各有所主。先圣立法，一定不易，后世医者，不能通晓，每以方剂通治百病，治之不愈，延为终身之疾者多矣。故为医者必当深考古法博览群书，然后能操纵在手，运用如神也。

《一得集·方药针灸按摩薄帖熏蒸各有所宜论》

然又有火盛阴虚，热重血分者，其腹虽胀而不甚大，按之益坚，小便赤黄，大便秘涩，其脉数实细小，不可误作食积、湿热治。盖消导则阴愈伤，去湿则津愈涸矣。宜用苦寒之药，如当归龙荟丸……

《杂病广要·内因类·胀满》

（十）三因治宜

故治不法天之纪，不用地之理，则灾害至矣。

《黄帝内经素问·阴阳应象大论》

凡解利、伤寒、时气疫疾，当先推天地寒暑之理，以人参之。南陲之地多热，宜辛凉之剂解之；朔方之地多寒，宜辛温之剂解之；午未之月多暑，宜辛凉解之；子丑之月多冻，宜辛温解之；少壮气实之人，宜辛凉解之；老耆气衰之人，宜辛温解之；病人因冒寒、食冷而得者，宜辛温解之；因役劳、冒暑而得者，宜辛凉解之；病人禀性怒急者，可辛凉解之；病人禀性和缓者，可辛温解之；病人两手脉浮大者，可辛凉解之；两手脉迟缓者，可辛温解之。如是之病，不可一概而用。偏热寒凉及与辛温，皆不知变通者。夫地有南北，时有寒暑，人有衰旺，脉有浮沉，剂有温凉，服有多少，不可差玄。

《儒门事亲·卷一·立诸时气解利禁忌式》

人禀天地之气以生，即感天地之气以病，亦必法天地之气以治……《经》曰：必先岁气，无伐天和。俗谓外感为时气，时之为义，大矣哉！若以一定之成方，治无定之时邪，其不知时之甚者哉！然不独当因时也，尤当因地。西北地高，燥气胜；东南地卑，湿气胜。不独当因地也，尤当因人。六气伤人，因人而化：阴虚体质，最易化燥，燥固为燥，即湿亦化为燥；阳虚体质，最易化湿，湿固为湿，即燥亦必夹湿。燥也，湿也，固外感百病所莫能外者也。

《医原·卷上·百病提纲论》

因时制宜

中古之治，病至而治之，汤液十日，以去八风五痹之病，十日不已，治以草苏草荄之枝，本末为助，标本已得，邪气乃服。暮世之治病也则不然，治不本四时，不知日月，不审逆从，病形已成，乃欲微针治其外，汤液治其内，粗工凶凶，以为可攻，故病未已；新病复起。

《黄帝内经素问·移精变气论》

帝曰：夫子言春秋气始于前，冬夏气始于后，余已知之矣。然六气往复，主岁不常也，其补写奈何？岐伯曰：上下所主，随其攸利，正其味，则其要也，左右同法。《大要》曰：少阳之主，先甘后咸；阳明之主，先辛后酸；太阳之主，先咸后苦；厥阴之主，先酸后辛；少阴之主，先甘后咸；太阴之主，先苦后甘。佐以所利，资以所生，是谓得气。

《黄帝内经素问·至真要大论》

　　用凉远凉，用寒远寒，用温远温，用热远热，食宜同法。假者反之，此其道也，反是者病也。

　　……何谓远？岐伯曰：热无犯热，寒无犯寒，从者和，逆者病，不可不敬畏而远之，所谓时与六位也。帝曰：温凉何如？岐伯曰：司气以热，用热无犯，司气以寒，用寒无犯，司气以凉，用凉无犯，司气以温，用温无犯，间气同其主无犯，异其主则小犯之，是谓四畏，必谨察之。帝曰：善。其犯者何如？岐伯曰：天气反时，则可依时，及胜其主则可犯，以平为期，而不可过，是谓邪气反胜者。故曰：无失天信，无逆气宜，无翼其胜，无赞其复，是谓至治。

　　　　　　　　　　《黄帝内经素问·六元正纪大论》

　　治之奈何？岐伯答曰：察其所痛，以知其应，有余不足，当补则补，当泻则泻，毋逆天时，是谓至治。

　　　　　　　　　　　　《灵枢经·百病始生》

　　顺天之时，而病可与期，顺者为工，逆者为粗。

　　　　　　　　　　《灵枢经·顺气一日分为四时》

　　凡治病服药，必知时禁、经禁、病禁、药禁。

　　失时禁者，必本四时升降之理，汗、下、吐、利之宜。大法春宜吐，象万物之发生，耕耨科斫，使阳气之郁者易达也。夏宜汗，象万物之浮而有余也。秋宜下，象万物之收成，推陈致新，而使阳气易收也。冬周密，象万物之闭藏，使阳气不动也。经云：夫四时阴阳者，与万物浮沉于生长之门，逆其根，伐其本，坏其真矣。又云：用温远温，用热远热，用凉远凉，用寒远寒，无翼其胜也。故冬不用白虎，夏不用青龙，春夏不服桂枝，秋冬不服麻黄，不失气宜。如春夏而下，秋冬而汗，是失天信，伐天和也。有病则从权，过则更也。

　　　　　　　　　　《脾胃论·卷上·用药宜禁论》

　　胃欲热饮，肠欲寒饮，虽好恶不同，春夏先治标，秋冬先治本。衣服"寒无凄怆，暑无出汗"，"热无灼灼，寒无怆怆，寒温中适，故气将持，乃不致邪僻也。"

此规矩法度，乃常道也，正理也，揆度也，当临事制宜。以反常合变也。

《脾胃论·卷中·凡治病当问其所便》

申治病不本四时之律　　凡治病，而逆四时生长化收藏之气，所谓违天者不祥，医之罪也。

不本四时者，不知四时之气，各有所本，而逆其气也。春生本于冬气之藏；夏长本于春气之生；长夏之化，本有夏气之长；秋收本于长夏之化；冬藏本于秋气之收。如冬气不藏，无以奉春生；春气不生，无以奉夏长；不明天时，则不知养藏养生之道，从何补救？

阳气不能鼓动而生出，内郁于肝，则肝气混揉，变而伤矣。肝伤则心火失其所生，故当夏令而火有不足，寒水侮之，变热为寒也。

《医门法律·卷一·申明内经法律》

申治病不先岁气之律　　凡治病，不明岁气盛衰，人气虚实，而释邪攻正，实实虚虚，医之罪也。

《医门法律·卷一·申明内经法律》

经云：升降浮沉而顺之，寒热温凉则逆之。谓春宜用升，以助生气；夏宜用浮，以助长气；秋时宜降，以顺收令；冬时宜沉，以顺封藏。此药性之宜顺四时者也。春气温，宜用凉；夏气热，宜用寒；秋气凉，宜用温；冬气寒，宜用热。此用气之宜逆四时者也，而病亦如之。然时气、病气，由皆有常有变，知其常变，反其逆从，可以把握阴阳，裁成造化矣。

《侣山堂类辨·卷下·四气逆从论》

冬气通于肾，伤寒为肾病；夏气通于心，暑温为心病。热病初期只治腑，不治脏。肾之腑为膀胱，足太阳也；心之腑为小肠，手太阳也，故同是发热，冬之伤寒以发汗解肌为主；夏之暑温则以利小便为主。足太阳之邪从肌解表；手太阳之邪从溲溺解，《内经》所谓"心邪从小肠泻"也。以故暑湿即使无汗，亦用香薷。得汗之后，即当注意利小便。伤寒之特效药是麻、桂、青龙诸汤；暑温之特效药是六一散、甘露消毒丹等方，病与伤寒不同，药亦完全与伤寒不同。

《温病明理》

因地制宜

医之治病也，一病而治各不同，皆愈何也？岐伯对曰：地势使然也。故东方之域……其病皆为痈疡，其治宜砭石，故砭石者，亦从东方来。西方者……其病生于内，其治宜毒药，故毒药者，亦从西方来。北方者……藏寒生满病，其治宜灸焫，故灸焫者，亦从北方来。南方者……其病挛痹，其治宜微针，故九针者，亦从南方来。中央者……故其病多痿厥寒热，其治宜导引按跷，故导引按跷者，亦从中央出也。故圣人杂合以治，各得其所宜，故治所以异而病皆愈者，得病之情，知治之大体也。

《黄帝内经素问·异法方宜论》

凡用药皆随土地所宜，江南岭表，其地暑湿，其人肌肤薄脆，腠理开疏，用药轻省。关中河北，土地刚燥，其人皮肤坚硬，腠理闭塞，用药重复。世有少盛之人，不避风湿，触犯禁忌，暴竭精液，虽得微疾，皆不可轻以利药下之。一利大重，竭其精液，困滞着床，动经年月也。凡长宿病，宜服利汤，不须尽剂，候利之足则止。病源未除者，于后更合耳。稍有气力堪尽剂，则不论也。病源须服利汤取除者，服利汤后，宜将丸散时时助之。

凡病服利汤得瘥者，此后慎不中服补汤也。若得补汤，病势还复成也，更重泻之，则其人重受弊也。若初瘥，气力未甚平复者，但消息之，须服药者，当以平药和之。夫常患之人，不妨行走，气力未衰，欲将补益。冷热随宜丸散者，可先服利汤，泻除胸腹中壅积痰实，然后可服补药也。夫极虚劳应服补汤者，不过三剂即止。若治风病应服治风汤者，皆非三五剂可知也。自有滞风洞虚，即服十数剂，乃至百余日可瘥也。故曰：实则泻之，虚则补之。

《备急千金要方·卷一·诸论·治病略例》

申治病不审地宜之律，凡治病，不察五方风气，服食居处，各不相同，一概施治，药不中窍，医之过也。

《医门法律·卷一·申明内经法律》

四方风土各异，人之禀受亦殊。西北方人，冬月表邪无汗之证，须羌活、麻黄、荆芥、防风、葱、姜之类，乃能发汗；若自汗之证，须白芍、桂枝、黄芪等药止之；若有积滞、内热、便闭等证，须芒硝、大黄、枳实、厚朴等药乃能下之。东南方人，冬月表证无汗，但用紫苏、薄荷，足以发汗，仍加白芍、北沙参、甘草等味固其本；自汗之证，须白芍、北沙参、麦冬、浮小麦、生牡蛎、甘草等药，止汗而兼固本；若内热，但宜白芍、黄芩、麦冬、生地、知母、石斛等药；若大便闭，但宜当归、麻仁、蜂蜜、瓜蒌皮、山楂等药；小便结，宜车前、萹蓄等药；有积滞，宜枳、朴、楂、曲等药。西北方人感冒，多属风寒；东南方人感冒，多兼瘟疫。

《王氏医存·卷三·四方之人证治不同》

人禀天地之气以生，故其气体随地不同。西北之人，气深而厚，凡受风寒，难于透出，宜用疏通重剂；东南之人，气浮而薄，凡遇风寒，易于疏泄，宜用疏通轻剂。又西北地寒，当用温热之药，然或有邪蕴于中，而内反热，则用辛寒为宜；东南地温，当用清凉之品，然或有气邪随散，则易于亡阳，又当用辛温为宜。至交广之地，则汗出无度，亡阳尤易，附桂为常用之品。若中州之卑湿，山陕之高燥，皆当随地制宜。故入其境，必问水土风俗而细调之，不但各府各别，即一县之中风气亦有迥殊者。并有所产之物，所出之泉，皆能致病，土人皆有极效之方，皆宜详审访察。若恃己之能，执己之见，治竟无功，反为土人所笑矣！

《医学源流论·卷下·治法·五方异治论》

因人制宜

不适贫富贵贱之居，坐之薄厚，形之寒温，不适饮食之宜，不别人之勇怯，不知比类，足以自乱，不足以自明，此治之三失也。

《黄帝内经素问·微四失论》

古之善用针艾者，视人五态乃治之，盛者泻之，虚者补之。

《灵枢经·通天》

阳明病，不能食，攻其热必哕。所以然者，胃中虚冷故也。以其人本虚，攻其热必哕。

《伤寒论·辨阳明病脉证并治第一九四条》

贫贱䘏莶之人病疟，以饮食疏粝，衣服寒薄，劳力动作，不可与膏粱之人同法而治。

《儒门事亲·疟》

尝读张子和《儒门事亲》，其所用药，惟大攻大伐，其于病也，所在神奇。又读薛立斋十六种，其所用药，惟大温大补，其于病也，亦所在神奇。何两公之用药相反，而收效若一耶？此其说在《内经·征四失论》曰：不适贫富贵贱之居，坐之薄厚，形之寒温，不适饮食之宜，不别人之勇怯，不知比类，足以自乱，不足以自明。大抵富贵之人多劳心，贫贱之人多劳力。富贵者膏粱自奉，贫贱者藜藿苟充。富贵者曲房广厦，贫贱者陋巷茅茨。劳心则中虚而筋柔骨脆，劳力则中实而骨劲筋强。膏粱自奉者脏腑恒娇，藜藿苟充者脏腑恒固。曲房广厦者，玄府疏而六淫易客，茅茨陋巷者，腠理密而外邪难干。故富贵之疾，宜于补正；贫贱之疾，利于攻邪。易而为治，比之操刃。子和所疗多贫贱，故任受攻；立斋所疗多富贵，故任受补。子和一生岂无补剂成功，立斋一生宁无攻剂获效？但著书立言则不之及耳！有谓子和北方宜然，立斋南方宜尔，尚属偏见。虽然贫贱之家亦有宜补，但攻多而补少；富贵之家亦有宜攻，但攻少而补多。是又当以宜为辨，禀受为别，老壮为衡，虚实为度，不得胶于居养一途，而概为施治也。

《医宗必读·富贵贫贱治病有别论》

常见年高疾患，将同少年混投汤药，妄行针灸，务欲速

愈。殊不知老年之人，血气已衰，精神减耗，至于视听不至聪
明，手足举动不随其志，身体劳倦，头目昏眩，宿疾时发，或
秘或泄，或冷或热，皆老人之常也。勿紧用针药，急求痊愈，
往往因此别致危殆。且攻病之药，或汗或吐，或解或利。缘衰
老之人不同年少，年少者真气壮盛，虽汗吐转利，未致危殆。
其老弱者汗之则阳气泄，吐之则胃气逆，下之则元气脱，立致
不可救。此养老之大忌也。大率老人药饵，止用扶持，只可温
平顺气，进食补虚，中和之剂，不可用市肆购买，他人惠送，
未识方味者与之服饵，切须详审。若有宿疾时发，则随其疾
状，用和平汤剂调顺，三朝五日，自然痊退，惟是调停饮食，
随其食性变馔治之。此最为良法也。

《寿世青编·老人论治》

　　能长年者，必有独盛之处。阳独盛者，当补其阴；阴独盛
者，当益其阳。然阴盛者十之一二，阳盛者十之八九。而阳之
太盛者，不独当补阴，并宜清火以保其阴。故老人无不头热、
耳聋、面赤、便燥，现种种阳症。乃医者为老人立方，不论有
病无病，总以补阳为主，热盛生风，必生类中等病，是召疾
也。若偶有风寒痰湿等因，尤当急逐其邪，盖老年气血不甚流
利，岂堪补住其邪，以与气血为难。故治老人之有外感者，总
与壮年一例，或实见其有虚弱之处，则用轻淡之品而量为补
托。若无病而调养，则当审其阴阳之偏胜而损益使平。盖千年
之木，往往自焚；阴尽火炎，万物尽然也。故治老人者，断勿
用辛热之药，竭其阴气，助其亢阳，使之面红、目赤、气塞、
痰壅、脉洪、肤燥，当耆艾之年，而加以焚如之惨也。

《慎疾刍言·老人治则》

　　天下有同此一病，而治此则效，治彼则不效，且不惟无效而
反有大害者，何也？则以病同而人异也。夫七情六淫不感不殊，
而受感之人各殊。或气体有强弱，质性有阴阳，生长有南北，性
情有刚柔，筋骨有坚脆，肢体有劳逸，年力有老少，奉养有膏粱
藜藿之殊，心境有忧劳和乐之别，更加天时有寒暖之不同，受病

有深浅之各异。一概施治，则病情虽中，而于人之气体，迥乎相反，则利害亦相反矣！故医者心细审其人之种种不同，而后轻重缓急、大小先后之法。因之而定。《内经》言之极详，即针灸及外科之治法尽然。故凡病者，皆当如是审察也。

《医学源流论·病同人异论》

夫医为性命所系，治病之要，首当察人体质之阴阳强弱，而后方能调之使安。察之之道，审其形气色脉而已。形气色脉，《内经》论之详矣，然未窥其蕴者，莫得其端绪。诸家方书，但论病证方药，而察形色以辨阴阳之要者，多略而不讲。无怪后学执成方以治病，每不能合。因其病虽同而人之体质阴阳强弱各异故也。虽丹溪略举其概、叶氏医案每论其端，而散见各条，人多忽之。今述其大略，由是类推审察，则论治制方，稍有准则也。假如形瘦色苍，中气足而脉多弦，目有精彩，饮食不多，却能任劳，此阳旺阴虚之质也。每病多火，须用滋阴清火。若更兼体丰肌厚，脉盛皮粗，食啖倍多，此阴阳俱盛之质。平时少病，每病多重，以邪蓄深久故也。须用重药，如大黄、芒硝、干姜、桂、附之类。寒热之药彼俱能受，以禀厚能任削伐，若用轻药，反不能效也。如体丰色白，皮嫩肌松，脉大而软，食啖虽多，每生痰涎，此阴盛阳虚之质。目有精彩，尚可无妨，如无精彩，寿多不永，或未到中年，而得中风之病。每病虽热邪，药不可过寒，更伤其阳，阳微则防其脱，热退须用温补扶阳。若更兼形瘦脉弱，食饮不多，此阴阳两弱之质。倘目有精彩，耳轮肉厚端正，其先天尚强，神清智朗者，反为大贵。若目无彩，神气昏庸，必多贫夭。凡阴阳俱弱之质，常多病，却不甚重，亦不能受大补大泻大寒大热之药。但宜和平之味，缓缓调之，此大略也。若论其变，则有阳旺阴弱之人，而损伤阳气者，宜先扶阳，而后滋阴；阴盛阳虚之人，而有伤阴者，宜先滋阴，而后助阳。斯当随时审察，不可拘执。

《医门棒喝·卷之一·人身阴阳体用论》

前人皆谓富贵之病利用补，贫贱之人利用攻。初未临诊之时，亦深以此语为数，乃至今而觉其非也。富贵之人，安居厚奉，脏腑经络，莫不痰涎胶固，气机凝滞，不能流通，故邪气据之而不得去者，非正气之不足，乃正气之不运也。治之宜重用攻散，且气血充裕，能任攻散者，正此辈也；若重之以补，是益之滞矣。贫贱之人，藜藿不充，败絮不暖，四时力作，汗液常泄，荣虚卫散，经脉枯槁，及至有病，初起隐忍，劳役不辍，势至重困，乃始求医，故其邪气之不去者，非正气之不运，实正气之不足也，治之须助正气，正气一充，其气机之流利，自能鼓舞驱邪，非似富贵安逸者之气滞，必待重施攻散也。吾每诊贫贱力食之人，病脉或粗大挺硬，或短弱细微，起伏总是无力，应指总是少神，求似富贵之脉之洪滑搏结者，殊不多觏也。盖富病属气血之郁滞，贫病属气血之匮乏。若谓筋骨柔脆与坚强之不同也，此在无病时则然耳！每治贫病，佐以参、术、归、地，其效甚捷。此无他故也，地瘠者易为溉，气滑者易为滋也。《内经》曰：形苦志乐，病生于筋，治之以熨引。是温助其气而运之，形已苦者，不得复开泄也。形乐志乐，病生于肉，治之以针石；形乐志苦，病生于脉，治之以灸刺。是形乐者，皆有血实决之之义也。若攻苦之士，家徒四壁，谋道谋食，百计经营，此又不得与膏粱醽豢者同论矣。故形苦志苦，病生于困竭，治之以甘药，谓表里荣卫俱不足也。形苦宜补，形乐宜泻，不校然可睹耶！

《读医随笔·卷四·富贵贫贱攻补异宜其说有辨》

膏粱之体，表虚里实；藜藿之体，表实里虚。其表虚者，乃自幼谨慎风霜，皮毛柔嫩，偶受风寒，即易致疾；其里实者，非谓本体壮实也，平居饮食供奉，油腻腥膻，积于肠胃，甚或药饵常投，参、茸并进，又有以为中虚者，时服胶、地等滋腻之品，积久生痰，中宫痞满，此其所以为实也。藜藿之体，惯蒙霜露，皮毛厚密，故偶感风寒，卒不易病，而病则必重，所谓表实也；其里虚者，亦非谓本体虚弱，乃平居饮食粗粝，肠胃枯涩，观于食力之夫，食倍于人，卒又易馁，其明征也。故膏粱之体，遇外感轻病，宜用轻清解表，不得过用猛烈；若治内伤，宜寓扫除之法，脏腑柔脆，峻攻固所不宜，而浪投滋补，尤易误事。藜藿之体，遇外感经病，发表宜重猛，若用轻清，因循贻误；内伤病，消导攻伐之品，极宜慎用，遇宜补者，投以补剂，其效尤速。至于膏粱体亦有外实，藜藿体亦有里实，则又最易治疗之证也。

　　　　　　　　《医学求是·膏粱藜藿病体不同论》

　　凡医书中，有正言反言，常言变言者，读书者，须从其正面悟出反面，从反面悟出正面也。知其常，当通其变；知其变，当通其常，切不宜胶柱鼓瑟也，审矣……丹溪云："气有余便是火。"嘉言云："气不足便是寒。"两言似属相背，要知气有余，邪气也，邪气有余便生火；气不足，正气也，正气不足便生寒。即一正面一反面也。仲景治少阴症，因胃实致心肾不交，用大承气下之；严用和治脾虚心肾不交，制归脾汤补之，即从仲景反面悟出也。男女不交，用黄婆牵引之义。所云：肥人气虚多痰，瘦人血虚多火；男人多气少血，女人多血少气。南方多柔弱；北方多强壮。此言其常也，亦有反是者，总当圆通，不可执一。故凡诊病，不必论其肥瘦男女，南方北地，只须问其平素，或系阳脏，或系阴脏为准则。如阳脏者，平素必不喜热物，倘受寒邪，热药不宜过剂，养阴为宜；或受热邪，则寒药当重也。阴脏者，素常不欲冷物，即受热邪，寒热不可过剂，补气为先；或受寒邪，则热药弗轻也。至于小儿纯阳无阴，老人多气少血，更当活看。盖小儿为嫩阳，老人为衰阳，嫩阳衰阳，非强壮比。故小儿宜补阴不宜伐阳，老人宜补阴兼宜补阳，阳生阴长，理所必然。凡治小儿以六味，治老人以八味，往往见效，职是故耳。

　　　　　　　　　　《医法心传·医宜通变论》

二、辨证治则

（一）阴阳

伤寒有汗出而愈，下之而死者；有汗出而死，下之而愈者，何也？然：阳虚阴盛，汗出而愈，下之即死；阳盛阴虚，汗出而死，下之而愈。

《难经·第五十八难》

否格者，谓阴阳不相从也。阳奔于上则燔，脾肺生其疸色，其色黄赤，皆起于阳极也；阴走于下则冰，肾肝生其厥也，其色青黑，皆发于阴极也。疸为黄疸也，厥为寒厥也，由阴阳否格不通而生焉。阳燔则治以水，阴厥则助以火。

《中藏经·卷上·阴阳否格论》

恶寒发热在阳经，无热恶寒病发阴；阳宜发汗麻黄草，阴宜温药理中宁。

《伤寒百证歌·卷三·恶寒歌》

《经》曰：阴虚则发热。夫阳在外，为阴之卫；阴在内，为阳之守。精神外驰，嗜欲无节，阴气耗散，阳无所附，遂致浮散于肌表之间而恶热也。实非有热，当作阴虚治之，而用补养之法可也。

《格致余论·恶寒非寒恶热非热论》

丹溪论阳有余阴不足，乃据理论人之禀赋也。盖天之日为阳，月为阴。人禀日之阳为身之阳而日不亏，禀月之阴为身之阴而月常缺。可见人身气常有余，血常不足矣。故女人必须积养十四五年，血方足而经行，仅及三十余年，血便衰而经断，阴之不足固可验矣。丹溪揭出而特论之，无非戒人保守阴气，不可妄耗损也。以人生天地间，营营于物，役役于事，未免久行伤筋，久立伤骨，久坐伤肾，久视伤神，久思伤意。凡此数伤，皆伤阴也。以难成易亏之阴，而日犯此数伤，欲其不夭枉也难矣。此丹溪所以立论垂戒于后也，非论治阴虚之病也。若遇有病气虚则补气，血虚则补血，未尝专主阴虚而论治。且治产后的属阴虚，丹溪则曰："右脉不足，补气药多于补血药；左脉不足，补血药多于补气药"，丹溪固不专主于血矣。何世人昧此，多以阴常不足之说横于胸中，凡百诸病，一切主于阴虚，而于甘温助阳之药一毫不敢轻用，岂理也哉？虽然，丹溪谓气病补血，虽不中亦无害也；血病补气，则血愈虚散，是谓诛罚无过。此指辛热燥烈之剂而言，亦将以戒人用药，宁可失于不及，不可失于太过。盖血药属阴而柔，气药属阳而刚，苟或认病不真，宁可药用柔和，不可过于刚烈也。《书》曰"罪疑惟轻，功疑惟重"、本草曰"与其毒也宁善，与其多也宁少"之意，正相合也。虽然，血虚补气固为有害，气虚补血亦不可谓无害。吾见胃虚气弱，不能运行，血越上窍者，多用四物汤凉血之药，反致胸腹痞闷，饮食少进，上吐下泻，气喘呕血，去死不远，岂可谓无害耶？是以医者贵乎识病真耳。

　　或又曰：人禀天之阳为身之阳，则阳常有余，无待于补，何方书尚有补阳之说？予曰：阳有余者，指卫气也。卫气固无待于补。而营之气，亦谓之阳。此气或虚或盈。虚而不补，则气愈虚怯矣。经曰怯者着而成病是也。况人于日用之间，不免劳则气耗，悲则气消，恐则气下，怒则气上，思则气结，喜则气缓。凡此数伤，皆伤气也。以有涯之气，而日犯此数伤，欲其不虚难矣。虚而不补，气何由行？或问：丹溪曰"人身之虚，皆阳虚也。若果阳虚，则暴绝死矣"，是阳无益于补也；又曰"气无补法，世俗之言也。气虚不补，何由而行"，是气又待于补也，何言之皆背戾耶？予曰：经云"卫气者，水谷之悍气也，慓疾不受诸邪，此则阳常有余，无益于补者也。"朱子曰"天之阳气，健行不息，故阁得地在中间，一息或停，地即陷矣"，与丹溪所谓阳虚则暴绝同一意也，此固然矣。使阴气若虚，则阳亦无所依附而飞越矣。故曰天依形，地附气。丹溪曰"阴先虚，而阳暴绝"，是知阳亦赖阴而有所依附也。

此丹溪所以拳拳于补阴也。经曰"营气者，水谷之精气，入于脉内，与息数呼吸应"，此即所谓阴气不能无盈虚也，不能不待于补也，分而言之，卫气为阳，营气为阴。合而言之，营阴而不禀卫之阳，莫能营昼夜利关节矣。古人于营字下加一气字，可见卫固阳也，营亦阳也。故曰血之与气，异名而同类。补阳者，补营之阳；补阴者，补营之阴。又况各经分受，有气多血少者，有血多气少者。倘或为邪所中，而无损益，则藏府不平矣。此《内经》所以作，而医道所以兴也。譬如天之日月，皆在大气之中。分而言之，日为阳，月为阴。合而言之，月虽阴，而不禀日之阳，则不能光照而运行矣。故古人于阴字下加一气字，可见阳固此气，阴亦此气也。故曰阴中有阳，阳中有阴，阴阳同一气也，周子曰"阴阳一太极"是也。然此气有亏有盈，如月有圆有缺也。圣人裁成辅相，即医家用药损益之义也。是知人参黄芪补气，亦补营之气，补营之气即补营也，补营即补阴也，可见人身之虚皆阴虚也。经曰"阴不足者，补之以味"，参芪味甘，甘能生血，非补阴而何？又曰"阳不足者，温之以气"，参芪气温，又能补阳，故仲景曰气虚血弱，以人参补之，可见参芪不惟补阳，而亦补阴。东垣曰血脱益气，仲景曰阳生阴长，义本诸此。世谓参芪补阳不补阴，特未之考耳……故丹溪以补阴为主，固为补营；东垣以补气为主，亦补营也，以营兼血气而然也。

《石山医案·卷之上·营卫论》

阳症似阴者，初起身不热，头不痛，四肢厥冷，身寒怕冷，腹痛呕吐，泄泻蜷卧，好静沉默，不渴，脉沉迟细微。或兼见不欲衣被，大小便闭涩，或赤或黑，烦闷昏迷，不眠口渴，指甲时温，不问脉之浮沉迟数，但重按微有力者是也。此阴失守而避在肌表，亢阳侵于内，法当下之，不可作阴症治也。

《古今医统大全·卷之十三·伤寒门·证候》

阴症似阳者，发热烦躁，或欲坐井中，揭去衣被，面赤目赤……饮冷，脉洪而大，或兼见欲得衣被，不渴，手足逆冷，大小便自利，昏沉多眠，指甲黑色，脉虽洪大，但指下无力，重按至骨全无者是也。此阳失守而避在肌表，淫阴攻于内，法当温之，不可作阳症治。

《古今医统大全·卷之十三·伤寒门·证候》

病在于阴，毋犯其阳；病在于阳，毋犯其阴。犯之者，是谓诛伐无过。

《本草经疏·卷一·治法提纲》

水中不可无火，无火则阴胜而寒病生；火中不可无水，无水则阳胜而热病起。但当详辨阴阳，则虚损之治无余义矣。如水亏者，阴虚也，只宜大补真阴，切不可再伐阳气；火虚者，阳虚也，只宜大补元阳，切不可再伤阴气。盖阳既不足而复伐其阴，阴亦损矣；阴已不足而再伤其阳，阳亦亡矣。夫治虚治实本自不同，实者阴阳因有余，但去所余，则得其平；虚者阴阳有不足，再去所有，则两者俱败，其能生乎？故治虚之要，凡阴虚多热者，最嫌辛燥，恐助阳邪也；尤忌苦寒，恐伐生阳也；惟喜纯甘壮水之剂，补阴以配阳，则刚为柔制，虚火自降，而阳归乎阴矣。阳虚多寒者，最嫌凉润，恐助阴邪也；尤忌辛散，恐伤阴气也；只宜甘温益火之品，补阳以配阴，则柔得其主，沉寒自敛，而阴从乎阳矣。是以气虚者宜补其上，精虚者宜补其下，阳虚者宜补而兼暖，阴虚者宜补而兼清，此固阴阳之治辨也。其有气因精而虚者，自当补精以化气；精因气而虚者，自当补气以生精。又如阳失阴而离者，非补阴何以收散亡之气？水失火而败者，非补火何以苏随寂之阴？此又阴阳相济之妙用也。故善补阳者，必于阴中求阳，则阳得阴助而生化无穷；善补阴者，必于阳中求阴，则阴得阳升而泉源不竭。

《类经·十四卷·疾病类》

命门君主之火，乃水中之火，相依而永不相离也。火之有余，缘真水之不足也，毫不敢去火，只补水以配火，壮水之主，以镇阳光；火之不足，因见水之有余也，亦不必泻水，就于水中补火，益火之原，以消阴翳，所谓原与主者，皆属先天无形之妙。

《医贯·玄元肤论·内经十二官论》

以无形之水，沃无形之火，当而可久者也。是为真水真火，升降既宜，而成既济矣。医家不悟先天太极之真体，不穷无形水火之妙用，而不能用六味、八味神剂者，其于医理，尚欠大半。

《医贯·先天要论上·水火论》

治其王气者，谓病有阴阳，气有衰王，不明衰王，则治之反甚。如阳盛阴衰者，阴虚火王也，治之者不知补阴以配阳，而专用苦寒治火之王，岂知苦寒皆沉降，沉降则亡阴，阴愈亡则火愈盛。故服寒反热者，阴虚不宜降也。又如阳衰阴盛者，气弱生寒也，治之者不知补阳以消阴，而专用辛温治阴之王，岂知辛温能耗散，耗散则亡阳，阳愈亡则寒愈甚。故服热反寒者，阳虚不宜耗。此无他，皆以专治王气，故其病反如此。又如夏令本热，而伏阴在内，故每多中寒。冬令本寒，而伏阳在内，故每多内热。设不知此而必欲用寒于夏，治火之王；用热于冬，治寒之王；则有中寒隔阳者，服寒反热；中热隔阴者，服热反寒矣。是皆治王之谓，而病之所以反也。

《医门法律·卷一·先哲格言》

夫阳常有余，阴常不足者，在天地则该乎万物而言，在人身则该乎一体而言，非直指气为阳而血为阴也。《经》曰：阳中有阴，阴中有阳。正所谓独阳不生，独阴不长是也，姑以治法兼证论之：曰气虚者，气中之阴虚也，治法用四君子汤，以补气中之阴。曰血虚者，血中之阴虚也，治法用四物汤，以补血中之阴。曰阳虚者，心经之元阳虚也，其病多恶寒，责其无火，治法以补气药中，加乌附等药，甚者三建汤、正阳散之类。曰阴虚者，肾经之真阴虚也，其病多发热，责其无水，治法以补血药中，加知母、黄柏等药，或大补阴丸、滋阴大补丸之类。

夫真水衰极之候，切不可服乌附等补阳之药，恐反助火邪而烁真阴。元阳虚甚之躯，亦不可投芎苓等辛散淡渗之剂，恐反开腠理而泄真气。昧者谓气虚即阳虚，只可用四君子，断不可用芎辛之属。血虚即阴虚，只可用四物，决不可用参之类，殊不知血脱益气，古圣人之法也。血虚者，须以参芪补之，阳生阴长之理也。惟真阴虚者将为劳极，参芪固不可用，恐其不能抵当，而反益其病耳，非血虚者之所忌也。如《明医杂着》谓血病治气，则血愈虚耗；又曰血虚误服参芪等甘温之药，则病日增；服之过多，则死不治，何其不达理耶？

《医门法律·卷一·气血阴阳虚》

阴阳者，病在于阴，毋犯其阳；病在于阳，毋犯其阴。谓阴血为病，不犯阳气之药，阳旺则阴转亏也；阳气为病，不犯阴血之药，阴盛则阳转败也。

《医宗必读·卷一·辨治大法论》

治先天不足之症，要分别真阳虚、真阴虚。真阳不足者，阳虚无火也，当补阳，桂附八味丸、鹿角胶是也。真阴不足者，阴虚火旺也，当补阴，知柏八味丸、玄武胶是也。补先天不足，仲景但立桂附八味丸补阳，未立知柏八味丸心补阴。良以既立先天补火之法，则先天补水之法，便可一例而推，钱仲阳微露机关，而以八味肾气丸减去桂附，惟以六味丸平补肾水，以为滋阴治法。至丹溪则比例仲景之旨，而以黄柏、知母加入六味丸中，直与桂附八味丸旗鼓相对，补阳旺阴亏，肾水不足，得全仲景补阴制火之未备。

《症因脉治·卷首·论＜内经＞
＜金匮＞阴虚阳虚症因各别治法不同》

盖人身本阴阳二气化成，二气平调，人无疾病；二气一有偏胜，则疾患生矣。自古及今，方治虽多，总不出补偏救弊而已……临证者但以审阴阳盈虚、消长之理，虽病状变化莫测，不外阴阳偏虚之患，治以补偏救弊之法。

《证治心传·卷一·治病须明阴阳虚实论》

治血必先理气，血脱益气，故有补血不用四物汤之论。如血虚发热，立补血汤一方，以黄芪一两为君，当归四钱为臣，气药多而血药少，使阳生阴长，盖阳统乎阴，血随乎气也。又如失血暴甚欲绝者，以独参汤一两顿煎服，纯用气药，斯时也，有形之血不能速生，几微之气所当急固，使无形生出有形，盖阴阳之妙原根于无也。

《冯氏锦囊秘录·杂证大小合参·阴阳论》

若阳有余而便施阳治，则阳愈炽而阴愈消；阳不足而更施阴方，而阴愈盛而阳斯灭矣。

《杂病源·阳治阴治》

亡阳亡阴，相似而实不同。一则脉微，汗冷如膏，手足厥逆而舌润，一则脉洪，汗热不黏，手足温和而舌干。但亡阴不止，阳从汗出，元气散脱，即为亡阳。然当亡阴之时，阳气方炽，不可即用阳药，宜收敛其阳气，不可不知也。亡阴之药宜凉，亡阳之药宜热，一或相反，无不立毙，标本先后之间，辨在毫发。

《洄溪医案·痰喘亡阴》

《经》云："夺血者无汗，夺汗者无血。"血属阴，是汗多乃亡阴也。故止汗之法，必用凉心敛肺之药，何也？心主血，汗为心之液，故当清心火；汗必从皮毛出，肺主皮毛，故又当敛肺气，此正治也。惟汗出太甚，则阴气上竭，而肾中龙雷之火随水而上。若以寒凉折之，其火愈炽，惟用大剂参附，佐以咸降之品如童便、牡蛎之类，冷饮一碗，直达下焦，引其真阳下降，则龙雷之火反乎其位，而汗随止。此与亡阴之汗，真大相悬绝。故亡阴亡阳，其治法截然，而转机在顷刻。当阳气之未动也，以阴药止汗。乃阳气之既动也，以阳药止汗；而龙骨、牡蛎、黄芪、五味收涩之药，则两方皆可随宜用之。医者能于亡阴亡阳之交，分其界限，则用药无误矣。

《医学源流论·卷上·病·亡阴亡阳论》

人之生死，全赖乎气。气聚则生，气壮则康，气衰则弱，气散则死。医者可不审人之元气盛衰以为治哉！夫元气之尽，不外乎阴阳两端。盖阴阳互根，不可偏盛，少偏则病，偏甚则死矣。如阳虚之甚者，先回其阳，继而渐加补阴之药，是无阴则阳无以化也；阴虚之甚者，先补其阴，继而渐加补阳之药，是无阳则阴无以生也。

《医权初编·卷上·论治病当以人之元气盛衰为本病为标》

汗也者，合阳气阴精蒸化而出者也。《内经》云：人之汗，以天地之雨名之。盖汗之为物，以阳气为运用，以阴精为材料。阴精有余，阳气不足，则汗不能自出，不出则死；阳气有余，阴精不足，多能自出，再发则痉，痉亦死；或熏灼而不出，不出亦死也。其有阴精有余，阳气不足，又为寒邪肃杀之气所抟，不能自出者，必用辛温味薄急走之药，以运用其阳气，仲景之治伤寒是也。伤寒一书，始终以救阳气为主。其有阳气有余，阴精不足，又为温热升发之气所铄，而汗自出，或不出者，必用辛凉以止其自出之汗，用甘凉甘润培养其阴精为材料，以为正汗之地，本论之治温热是也。本论始终以救阴精为主。此伤寒所以不可不发汗，温热病断不可发汗之大较也。

《温病条辨·卷四·汗论》

景岳如不明经旨，则不当注经。若明经旨，而故为僻说，以愚后学，则尤非理。世有遵信其说者，惑之甚矣。其后篇《真阴论》，亦言阳以阴为根，阴既为阳之根，岂可反重枝叶而轻根本乎？则扶阳抑阴之说，又见其自相矛盾也。总而言之，阴阳互根于太极，必不可稍偏，偏胜则偏绝，而太极亦毁矣。故《易》言一阴一阳之为道，《内经》言阴平阳秘，精神乃治。夫言平者，不使偏胜也；秘者，勿使发越也。以阳性动而发泄，发泄太过，真元伤耗，故特用一"秘"字。呜呼！可知圣人之意深矣。此之谓致中和、位天地、育万物也。今言扶阳，是更助其发泄也。抑阴，则不使其平和也。非但不解圣人深意，而反显悖经旨矣。岂不为医门之异端，后学之魔障哉。

……药石治身，身与药石，皆阴阳五行之气所成。故必洞晓天地人身阴阳五行之理，而后方能善其术。诚正治心，心中诚正，出于天理之自然，故必克己，复其天理之常，而后方能行其权。是故伊尹放太甲，乃行权之一事。若执为儒道纲领，岂不大谬乎哉。扶阳抑阴，为治病之一法，若举为医学纲领，岂不大谬乎哉。

　　　　　　　　　　《医门棒喝·卷之三·论景岳书》

（二）五行

　　难曰：《经》言东方实，西方虚，泻南方，补北方，何谓也？

　　然：金木水火土，当更相平。东方木也，西方金也。木欲实，金当平之；火欲实，水当平之；土欲实，木当平之；金欲实，火当平之；水欲实，土当平之。东方肝也，则知肝实；西方肺也，则知肺虚。泻南方火，补北方水。南方火，火者木之子也；北方水，水者木之母也。水胜火，子能令母实，母能令子虚。故泻火补水，欲令金不得平木也。经曰：不能治其虚，何问其余。此之谓也。

　　　　　　　　　　　　　　《难经·第七十五难》

　　夫天地既判，生万物者惟五气尔。五气定位，则五味生。五味生，则千变万化，至于不可穷已。故曰生物者气也，成之者味也。以奇生则成而偶，以偶生则成而奇。寒气坚，故其味可用以软。热气软，故其味可用以坚。风气散，故其味可用以收。燥气收，故其味可用以散。土者冲气之所生，冲气则无所不和，故其味可用以缓。气坚则壮，故苦可以养气。脉软则和，故咸可以养脉。骨收则强，故酸可以养骨。筋散则不挛，故辛可以养筋。肉缓则不壅，故甘可以养肉。坚之而后可以软，收之而后可以散。欲缓则用甘，不欲则弗用，用之不可太过，太过亦病矣。古之养生治疾者，必先通乎此，不通乎此，而能已人之疾者，盖寡矣。

　　　　　　　　　　　　　　　《本草衍义·卷一·序例》

夫木火土金水，此制方相生相克之法也，老于医者能之。风制法：肝、木、酸，春生之道也，失常则病矣。风淫于内，治以辛凉，佐以苦辛，以甘缓之，以辛散之。暑制法：心、火、苦，夏长之道也，失常则病矣。热淫于内，治以咸寒，佐以甘苦，以酸收之，以苦发之。湿制法：脾、土、甘，中央化成之道也，失常则病矣。湿淫于内，治以苦热，佐以咸淡，以苦燥之，以淡泄之。燥制法：肺、金、辛，秋收之道也，失常则病矣。燥淫于内，治以苦温，佐以甘辛，以辛润之，以苦下之。寒制法：肾、水、咸，冬藏之道也，失常则病矣。寒淫于内，治以甘热，佐以苦辛，以辛散之，以苦坚之……酸苦甘辛咸，即肝木、心火、脾土、肺金、肾水之本也。四时之变，五行化生，各顺其道，违则病生。圣人设法以制其变，谓如风淫于内，即是肝木失常也，火随而炽，治以辛凉，是为辛金克其木，凉水沃其火，其治法例皆如此。

《医学启源·卷之下·五行制方生克法》

悲可以治怒，以怆恻苦楚之言感之；喜可以治悲，以谑浪亵狎之言娱之；恐可以治喜，以迫遽死亡之言怖之；怒可以治思，以侮辱欺罔之言触之；思可以治恐，以虑彼志此之言夺之。凡此五者，必诡诈谲怪无所不至，然后可以动人耳目，易人视听。

《儒门事亲·卷三·九气感疾更相为治术》

湿、胃、化；热、小肠、长，风、胆、生，皆陷下不足，先补，则：黄芪、人参、甘草、当归身、柴胡、升麻，乃辛甘发散，以助春夏生长之用也。

土、脾、形；火、心、神；木、肝、血；皆大盛，上乘生长之气，后泻，则：甘草梢子之甘寒，泻火形于肺，逆于胸中，伤气者也。黄芩之苦寒，以泄胸中之热，喘气上奔者也。红花以破恶血，已用黄芩大补肾水，益肺之气，泻血中火燥者也。

寒、膀胱、藏气；燥、大肠、收气。皆大旺，后泻，则：黄芪之甘温，止自汗，实表虚，使不受寒邪。当归之辛温，能润燥，更加桃仁以通幽门闭塞，利其阴路，除大便之难燥者也。

水、肾、精，金、肺、气，皆虚衰不足，先补，则：黄柏之苦寒，降湿热为痿，乘于肾，救足膝无力，亦除阴汗、阴痿而益精。其草梢子、黄芩补肺气，泄阴火之下行，肺苦气上逆，急食苦以泄之也。此初受热中，常治之法也，非权也。权者，临病制宜之谓也。

《脾胃论·卷中·气运衰旺图说》

岐伯曰：木郁达之，火郁发之，土郁夺之，金郁泄之，水郁折之。然调其气，过者折之，以其畏也，所谓泄之……

木郁达之，达者，通畅之也。如肝性急，怒气逆，肤胁或胀，火时上炎，治以苦寒辛散而不愈者，则用升发之药，加以厥阴报使而从治之。又如久风入中为飧泄，及不因外风之入而清气在下为飧泄，则以轻扬之剂举而散之。凡此之类，皆达之之法也……

火郁发之，发者，汗之也，升举之也。如腠理外闭，邪热怫郁，则解表取汗以散之；又如龙火郁甚于内，非苦寒降沉之剂可治，则用升浮之药，佐以甘温，顺其性而从治之，使势穷则止，如东垣升阳散火汤是也。凡此之类，皆发之之法也。土郁夺之，夺者，攻下也，劫而衰之也。如邪热入胃，用咸寒之剂以攻去之；又如中满腹胀，湿热内甚，其人壮气实者，则攻下之。其或势盛，而不能顿除者，则劫夺其势，而使之衰；又如湿热为痢，有非力轻之剂可治者，则或攻或劫以致其平。凡此之类，皆夺之之法也。金郁泄之，泄者，渗泄而利小便也，疏通其气也。如肺金为肾水上源，金受火铄，其令不行，原郁而渗道闭矣，宜肃清金化滋以利之；又如肺气膹满，胸凭仰息，非利肺气之剂，不足以疏通。凡此之类，皆泄之之法也。王氏谓渗泄、解表、利小便，为金郁泄之……水郁折之，折者，制御也，伐而挫之也，渐杀其势也。如肿胀之病，水气淫溢，而渗道以塞。夫水之所不胜者，土也。今土气衰弱，不能制之，故反受其侮，治当实其脾土，资其运化，俾可以制水而不敢犯，则渗道达而后愈。或病势既旺，非上法所能遏制，则用泄水之药以伐而挫之。或去菀陈莝，开鬼门，洁净府，三治备举，选用以渐平之。

《医经溯洄论·五郁论》

近世人皆曰水克火，而余独曰水养火，世人皆曰金生水，而余独曰水生金；世人皆曰土克水，而余独于水中补土；世人皆曰木克土，而余独升木以培土。若此之论，颠倒拂常，谁则信之？讵知君相二火，以肾为宫，水克火者，后天有形之水火也；水养火者，先天无形之水火也。海中之金，未出沙土，不经锻炼，不畏火，不克木，此黄钟根本。人之声音，出自肺金，清浊轻重，丹田所系，不求其原，徒事于肺，抑末也。今之言补肺者，人参、黄芪；清肺者，黄芩、麦冬；敛肺者，五味、诃子；泻肺者，葶苈、枳壳。病之轻者，岂无一效？若本源亏损，毫不相干。盖人肺金之气，夜卧则归藏于肾水之中，丹家谓之母藏子宫、子隐母胎，此一脏名曰娇脏，畏热畏寒。肾中有火，则金畏火刑而不敢归；肾中无火，则水冷金寒而不敢归。或为喘胀，或为咳哕，或为不寐，或为不食，如丧家之狗，斯时也，欲补土母以益子，喘胀愈甚；清之泻之，肺气日消；死期迫矣。惟收敛者，仅似有理，然不得其门，从何而入？《仁斋直指》云："肺出气也，肾纳气也。"肺为气之主，肾为气之本，凡气从脐下逆奔而上者，此肾虚不能纳气归元也，毋徒从事于肺，或壮水之主，或益火之原，火向水中生矣。

若失土者，随火寄生，即当随火而补。然而补火，有至妙之理，阳明胃土，随少阴心火而生，故补胃土者补心火，而归脾汤一方，又从火之外家而补之，俾木生火，火生土也。太阴脾土，随少阳相火而生，故补脾土者，补相火，而八味丸一方，合水火既济而蒸腐之，此一理也至理也，人所不知，人所不信，余持申言之。盖混沌之初，一气而已，何尝有土。自天一生水，而水之凝成处始为土，此后天卦位，艮土居坎水之次也。其坚者为石，而最坚者为金，可见水土金，先天之一原也。又有补子之义，盖肺为土之子，先补其子，使子不食母之乳，其母不衰，亦见金生土之义。又有化生之妙，不可不知。甲木、戊土所畏，畏其所胜，不得已以己妹嫁之，配为夫妇，后归外氏成家，此甲己化土，其间遇龙则化，不遇龙则不化，凡化物以龙为主。张仲景立建中汤以健脾土。木曰曲直，曲直作酸，芍药味酸属甲木。土曰稼穑，稼穑作甘，甘草味甘属己土。酸甘相合，甲己化土，又加肉桂，盖桂属龙火，使助其化也。仲景立方之妙，类如此。又以见木生土之义，盖土无定位，旺于四季，四季俱有生理，故及之。至于木也者，以其克土，举世欲伐之。余意以为木借土生，岂有反克之理？惟木郁于下，故其根下克。盖木气者，乃生生之气，始于东方，盍不观之为政者，首重农事，先祀芒神，芒神者木气也，春升之气也，阳气也、元气也、胃气也，同出而异名也，我知种树而已，雨以润之，风以散之，日以暄之，使得遂其发生长养之天耳。及其发达既久，生意已竭，又当敛其生生之气，而归于水土之中，以为来春发生之本，焉有伐之之理，此东垣《脾胃论》中用升、柴以疏木气，谆谆言之详也。但未及雨润风散，与夫归根复命之理，余于《木郁论》中备言之。总之，申明五行之妙用，专重水火耳。

《医贯·卷一·五行论》

木欲实，金当平之；火欲实，水当平之；土欲实，木当平之；金欲实，火当平之；水欲实，土当平之。

金太过，则木不胜，而金亦虚，火来为母复仇；木太过，则土胜而木也虚，金来为母复仇；水太过，则火不胜而水也虚，土来为母复仇，火太过，则金不胜而火亦虚，水来为母复仇……法当平其所复，扶其不胜。

《删补颐生微论·卷之二·化源论》

《七十五难》曰：经言东方实，西方虚，泻南方，补北方。何谓也？然：金木水火土，当更相平。东方，木也，西方，金也。木欲实，金当平之；火欲实，水当平之；土欲实，木当平之；金欲实，火当平之；水欲实，土当平之。东方者，肝也，则知肝实；西方者，肺也，则知肺虚。泻南方火，补北方水。南方火，火者木之子也；北方水，水者木之母也。水胜火，子能令母实，母能令子虚，故泻火补水，欲令金不得平木也。经曰：不能治其虚，何问其余。此之谓也。夫遽曰金欲实，火当平之，水欲实，土当平之。是五行之气，皆有亢有制也。奚止东方实，而南方当泻乎？要知上二句乃启下之文，下二句乃承上之辞也。意若曰：假如东方实西方虚者，当泻南方而补北方也。泻南方者，泻东方之实，实则泻其子也；补北方者，补西方之虚，子能令母实也。肺主呼吸，而肾为生气之原，故经言肾为本，肺为末。荀子曰：未有子富而父贫者。即此义也。然首末经义，重在补虚，（首末是经义，中段是越人释经。）故曰不能治其虚，何问其余。当知泻南方，亦所以补西方也。何问其余者，言五行之气，皆可推而论之。设使西方实东方虚，又当泻北方而补南方矣。虽然，东南主生长之令，其气多实；西北主收藏之气，其气多虚。故曰岁半以上，胜之常也。夫金欲实，火当平之；水欲实，土当平之。分论主时之气，而各有太过也。东实西虚，泻南补北，统论一岁之气，而有虚实也。（以岁气而兼论人身之五行，皆可。）参论经义，可分可合，庶为得之。

　　　　《侣山堂类辩·卷上·东方实西方虚，泻南方补北方》

（三）表里

　　病之中外何如？岐伯曰：从内之外者调其内；从外之内者治其外；从内之外而盛于外者，先调其内而后治其外；从外之内而盛于内者，先治其外，而后调其内；中外不相及，则治主病。帝曰：善。

　　　　　　　　　　《黄帝内经素问·至真要大论》

　　发表不远热，攻里不远寒。

　　　　　　　　　　《黄帝内经素问·六元正纪大论》

治伤寒须辨表里，表里不分，汗下差误。古人所以云：桂枝下咽，阳盛即毙；承气入胃，阴盛以亡……仲景云：下利清谷，身体疼痛，急当救里；身体疼痛，清便自调，急当救表。如附应桴，间不容栉，非特此也。均是发热，身热不渴为表有热，小柴胡加桂主之。厥而脉滑为里有热，白虎加人参主之。

《类证活人书·卷第三·治伤寒须辨表里》

有一言而可以该医之旨者，其惟发表攻里乎？虽千枝万派，不过在表在里而已矣。欲攻其里者，宜以寒为主；欲发其表者，宜以热为主。虽千万世，不可易也。《内经》言之详矣！今人多错解其旨，故重为之笺。

"发表不远热，攻里不远寒。"此寒热二字，谓六气中司气之寒热。司气用寒时，用药者不可以寒药；司气用热时，用药者不可以热药，此常理也。惟攻里发表则反之。然而攻里发表，常分作两途。若病在表者，虽畏日流金之时，不避司气之热，亦必以热药发其表；若病在里者，虽坚冰积雪之时，不避司气之寒，亦必以寒药攻其里。所谓发表者，出汗是也；所谓攻里者，涌泄是也。王太仆注云：汗泄下痢，皆以其不住于中也。夫不住其中，则其药一去不留，虽以寒药犯司气之寒，热药犯司气之热，亦无害也。若其药留而不出，适足以司气增邪，是谓不发不攻。寒热内贼，其病益甚，无病者必生病，有病者必甚，若司气用寒之时，病在表而不在里，反以寒药冰其里，不涌不泄，坚、腹满、痛急、下痢之病生矣；若司气用热之时，病在里而不在表，反以热药燥其中，又非发汗，则身热、吐下、霍乱、痈疽、疮疡、瞀郁、注下、瞤瘛、肿胀、呕吐、衄衊、头痛、骨节挛、肉痛、血泄、淋闭之病生矣。以此知非热不能解表，非寒不能攻里。是解表常宜热，攻里常宜寒。若反此法，是谓妄造。今之用药者，以荆黄汤解表，以姜桂药攻里，此与以水济水，以火济火何异哉？故非徒不效，轻者危，甚者死。

《儒门事亲·卷二·攻里发表寒热殊涂笺》

　　夫温病、热病之脉，多在肌肉之分，而不甚浮，且右手反盛于左手者。诚由怫热在内故也……凡温病、热病，若无重感，表证虽间见，而里病为多，故少有不渴者，斯时也，法当治里热为主，而解表兼之，亦有治里而表自解者。余每见世人治温热病，虽误攻其里，亦无大害，误发其表，变不可言，此足以明其热之自内达外矣。

　　　　　　　　《医经溯洄集·伤寒温病热病论》

　　若显内症多者，则是内伤重而外感轻，宜以补养为先；若显外症多者，则是外感重而内伤轻，宜以发散为急。

　　　　　　　　《寿世保元·卷二·内外伤辨》

　　因证互异，宜精别之。病在于表，毋攻其里；病在于里，毋虚其表。邪之所在，攻必从之。

　　　　　　　　《本草经疏·卷一·治法提纲》

　　凡见恶寒，便为在表，最为的当……如有一毫头痛、恶寒，尚在太阳，便是表证未罢，不可攻里。

　　　　　　《伤寒六书·伤寒锁言卷一·伤寒言证不言病》

　　然邪气在表，必有表证，既见表证，则不可攻里，若误攻之，非惟无涉，且恐衰虚，则邪气乘虚愈陷也。表证既明，则里证可因而解矣。故表证之辨，不可不为之先察。

　　　　　　　　《景岳全书·卷一·表证篇》

　　若腹胀、喘满，大便结硬，潮热斑黄，脉滑而实者，此正阳明胃腑里实之证，可下之也。

　　七情内伤，过于喜者，伤心而气散。心气散者，收之养之。过于怒者，伤肝而气逆，肝气逆者，平之抑之。过于思者，伤脾而气结，脾气结者，温之豁之。过于忧者，伤肺而气沉，肺气沉者，舒之举之。过于恐者，伤肾而气怯，肾气怯者，安之壮之。

　　饮食内伤，气滞而积者，脾之实也，宜消之逐之；不能运化者，脾之虚也，宜暖之助之。

　　酒湿伤阴，热而烦满者，湿热为病也。清之泄之；酒湿伤阳，腹痛泻利呕恶者，寒湿之病也，温之补之。

劳倦伤脾者，脾主四肢也，须补其中气。

色欲伤肾而阳虚无火者，兼培其气血；阴虚有火者，纯补其真阴。

痰饮为患者，必有所本，求所从来，方为至治，若但治标，非良法也。

《景岳全书·卷一·里证篇》

表里者，病在于表，毋攻其里，恐表邪乘虚陷入于里也；病在于里，毋虚其表，恐汗多亡阳也。

《医宗必读·卷之一·辨治大法论》

时疫自内蒸出于表，初起作寒热时，多自汗，甚至淋漓不止，不可以表虚论。兼头痛身痛，但以解表为主，羌、独、柴、葛之类；兼烦渴，宜清阳明之热为主，白虎之类；有热有结，破结为主，陷胸、三承气之类：若屡经汗下，邪已全退，脉虚而舌无苔，二便清利如常，内外无热症，方可从虚敛汗。盖以时疫得汗，为邪有出路，而宜敛汗者，恒少也。

《广温疫论·卷之二·表证》

表里俱病者，俱伤于邪也，非表邪实、里正虚之谓也。气者，六淫是也。试以寒热明其例。

表里俱寒者，治宜温中以散寒，里气壮而外邪可退矣。仲景于身体疼痛，下利清谷，先温其里，后攻其表者，是指示大法如此。其实表里两感于寒，温里、发表，一时并用，正不必分先后也。

表里俱热者，治宜甘寒，佐以辛凉解散，如叶香岩温热治法。若阳明腑实者，更先以苦寒咸寒攻下之，如服承气，大便得通，而汗自出是也。二者表里同气，故重在里，治其里而表亦即应手而愈矣。即或表有未尽余邪，再略清其表可也。若先攻其表，不但里虚，而表不能净；即令表净，而正气受伤，里邪又将从何路以驱除之？

表热里寒者，如其人素属中寒，而新感风热，治宜解表而已。如其人内伤生冷，外伤风热，表里俱属新邪，则治宜辛凉疏表之中，佐以芳香理气，以化内寒。

表寒里热者，如其热是因表邪，腠理闭遏所致，但解表而已。如其热是因温邪蕴结，而表又新感风寒，轻者辛凉疏其里热，而外寒自祛；重者寒力足蔽其热，治宜辛香轻悍，急通其表，免致表邪久束，里热愈深，溃入经络，黏滞血分，便难措手，但剂中宜佐凉滋，不可过燥，表解急清里热。二者表里异气，故重在表，所谓先攻其易也。若先攻里，不但表邪内陷，恐里邪未易去，而表邪已坚矣。此法之大体也。又当随时消息病势之缓急，以为施治之先后，神明于法中，而非死板法也。其庶几乎？

大抵病由外陷内者，须开其表而撑其里，使邪仍从原路出也。昔人尝谓：少阴之邪，仍以太阳为出路；太阳之邪，仍以阳明为出路。故凡外邪内陷日久者，服药后能转见表证，即是邪气退出也。又如内伤饮食，以致恶寒，则攻滞之中，必兼理气；内伤精血，以致发热，则养阴之中，必寓潜阳。此又表里互虚、互实之治法也。

《读医随笔·卷四·表里俱病治各不同》

表里者，邪在躯壳为表，宜发散，麻、桂、柴胡汤之类。邪入脏腑为里：阴证宜清凉攻下，诸承气汤之类。

《医学集成·卷一·表里解说》

解利伤寒之法，当先明表里，表里既见，则治之缓急亦不可不知也。盖三阳之表当急，而里则缓；三阴之表当缓，而里当急……假令太阳证，始得头痛，腰脊强，脉浮无汗里和，此汗之当急者也，故麻黄汤主之。少阴证，始得发热脉沉里和，无汗，此汗之当缓者也，故麻黄附子细辛汤主之。至于在表之里，则下之当缓，在里之里，则下之当急，其类虽多，可推而知也。

《医方类聚·伤寒表里缓急辨》

（四）虚实

凡实者宜凉宜泻，虚者宜补宜温，反而为之，祸不旋踵矣，余治仿此。

《类经·十三卷·疾病类·病机》

凡治实之法，外有余，可散其表；内有余，可攻其里；气有余，可行其滞；血有余，可逐其瘀。

《类经·十四卷·疾病类·五实五虚死》

虚实之治，大抵实能受寒，虚能受热，所以补必兼温，泻必兼凉者，盖凉为秋气，阴主杀也。万物逢之，便无生长，欲补元气，故非所宜。凉且不利于补，寒者益可知矣。即有火盛气虚，宜补以凉者，亦不过因火暂用，火去即止，终非治虚之法也。

《景岳全书·卷之一·论治篇》

虚者宜补，实者宜泻，此易知也。而不知实中复有虚，虚中复有实，故每以至虚之病，反见盛势，大实之病，反有羸状，此不可不辨也。如病起七情，或饥饱劳倦，或酒色所伤，或先天不足，及其既病，则每多身热便闭，戴阳胀满，虚狂假斑等证，似为有余之病，而其因实由不足，医不察因，从而泻之，必枉死矣。又如外感之邪未除，而留伏于经络，食饮之滞不消，而积聚于脏腑，或郁结逆气有不可散，或顽痰瘀血有所留藏，病久致羸，似乎不足，不知病本未除，还当治本。若误用补，必益其病矣。此所谓无实实，无虚虚，损不足而益有余，如此死者，医杀之耳。

胀满之虚实。仲景曰："腹满不减，减不足言，当下之。腹满时减，复如故，此为寒，当与温药。"夫减不足言者，以中满之甚，无时或减，此实胀也，故当下之。腹满时减者，以腹中本无实邪，所以有时或减。既减而腹满如故者，以脾气虚寒而然，所以当与温药，温即兼言补也。

凡外入之病多有余，内出之病多不足。实言邪气，实则当泻；虚言正气，虚则当补。

《景岳全书·卷一·虚实篇》

虚实者，虚证如家贫室内空虚，铢铢累积，非但夕间事，故无速法；实证如寇盗在家，开门急逐，贼去即止，故无缓法。

《医宗必读·卷之一·辨治大法论》

经曰："精神内守，病安从来。"又曰："邪之所凑，其气必虚。不治其虚，安问其余。"可见虚为百病之由，治虚为去病之要。与故风寒外感，表气必虚；饮食内伤，中气必弱；易感寒者，真阳必亏；易伤热者，真阴必耗。正气旺者，虽有强邪，亦不能感，感亦必轻，故多无病，病亦易愈。正气弱者，虽即微邪，亦得易袭，袭则必重，故最多病，病亦难痊。

《冯氏锦囊秘录·卷一·尊生救本篇》

虚损有应补者，先细察有无实症，碍手与否。如有实症碍手，必当先除其实。不然，虚未能补，而实症滋长矣。古谓：症有三虚一实者，先治其实，后治其虚，盖谓虚多实少，尤当先治其实症也。如浇灌嘉禾，必先薅除稂莠；抚恤灾民，必先屏除盗贼；屋坏当修，必先除其碎砖乱瓦积土陈灰，而后可以安线。此理甚明，举世何昧昧耶？

《医医病书·补虚先去实论》

大抵伤寒至于坏病，当作危证断之，不可鲁莽造次，或温补，或和解，或攻下，宜详虚实轻重。若脉虚数，人羸弱，或见烦热、口干、舌燥者，此为虚证，不可下，以人参三白汤，或小柴胡汤增损治之。若虚烦少气者，宜人参竹叶汤。虚烦不得眠者，宜参胡温胆汤。若脉实邪盛，大柴胡汤亦可酌要。要在审察虚实而治之。

《伤寒辨证·伤寒坏病》

夫药之入口，必先到胃。暑湿初受，即踞胃口，虽虚弱人不能用补，补则反锢其邪，故必先为清理。惟权其体之强弱、邪之轻重，以准药之缓峻，使邪气传化，正气流行，方可清补兼施。其邪正进退，互相胜负，此中消息，尤当细心体会。必使正气渐复，邪气渐消，庶可生全。是则所云补正邪自除，攻邪正自复者，俱不可用矣。且攻击之药，中于病所，则病去；如不中病，则攻其元气，而邪反不去。即如暑湿无形之邪，虽满闷，而按之虚软，化其三焦之气，则邪从小便而去，或从汗解。大黄者，迅利峻下，直走肠胃，若有形积滞结于肠胃，按之坚痛，方可用之。或用之不当，纵其人本元未亏，邪亦由此轻减，而元气无不伤残，往往病后虚怯难复；况本虚之人，无不危矣。且其无形之邪，本在半表半里，攻其肠胃，则表邪乘虚内陷，多成坏证；若又不顾伏邪在内，而执用补法，则邪与气血，胶固难清，必至淹缠，日久终归不起。呜呼！不明至理而偏执一说以自是，则假虚假实之证，未有能治之者。

《医门棒喝·卷之二·虚损论》

　　夫正亏为虚，邪盛为实。正虚者，有阴虚、阳虚、气虚、血虚之异。阴阳虚者，须培肾元，以阴阳蓄于肾也。气血虚者，须调脾胃，以气血生于脾胃也。邪实者，有风、寒、暑、湿、燥、火之不同，受病有脏腑、经络、表里之深浅，而用药有轻重缓急之别也。然纯虚者，补之尚易；纯实者，攻之不难。无如纯虚纯实之证少，而虚实错杂之证多也。正虚挟邪，执用补法，则锢其邪；执用攻法，则正气脱。不知此理，动手即乖。故必审其阴阳气血，孰者为虚；经络脏腑，何处受邪。权其轻重缓急，或攻多补少，或攻少补多，随证设法，惟求恰当。

《医门棒喝·卷之二·虚损论》

　　《素问》曰：不能治其虚，何问其余……必随时取中于其间，或先攻后补，或先补后攻，或因攻为补，或借补为攻，虽攻而正不戕，虽补而邪不炽，方可谓之治其虚，谓之能治其虚耳……须知治之一字，有无限苦心，无穷妙用在。

　　一味蛮补，则病无出路，良有医无理路，遂致人无生路。

《言医·选评·正文》

　　凡治病之法，有当舍证从脉，舍脉从证者，何也？以证有真假，脉亦有真假，凡脉证不合者，必有一真一假隐乎其中矣。故有阳证见阴脉，阴证见阳脉；虚证见实脉，实证见虚脉者，将何从乎？最难下手，最易差错，不有真见，必致杀人，直攻其证而忘其脉之真虚；遇脉之弦大而证之虚者，亦直攻其脉而忘其证之无实。此其故，正以似实似虚，疑本难明，当舍当从，莫知其要，医有迷途，莫此为甚，余尝熟察之矣。大都证实脉虚者，必其证为假实；脉实证虚者，必其脉为假实。何以见之？如外虽烦热而脉见微弱，必火虚也；腹虽胀满而脉见微弱，必胃虚也。虚火、虚胀，其堪攻乎？此宜从脉之虚，不宜从证之实也。其有本无烦热，而脉见洪数者，非火邪也；本无胀滞，而脉见弦强者，非内实也。无热无胀，其堪泻乎？此宜从证之虚，不宜从脉之实也。凡此之类，但言假实，不言假虚者，何也？盖实有假实，虚无假虚。假实者，病多变幻，以其所以有假也；假虚者，亏损既露，此其所以无假也。大凡脉证不合，中必有奸，必察其虚，以求根本，庶乎无误，此不易之法。

《蜀中医纂·论脉门》

　　虚实者，病之体类也。补泻者，治之律令也。前人论之详矣……虚实既辨，则补泻可施。《灵枢·终始》曰：所谓气至而有效者，泻则益虚，虚者脉大如其故而不坚也，坚如其故者，适虽言故，病未去也；补则益实，实者脉大如其故而益坚也，大如其故而不坚者，适虽言快，病未去也。故补则实，泻则虚，痛虽不随针，病必衰去矣。此补泻之机也。

　　补泻因虚实而定者也，补泻之义既宏，虚实之变亦众，请更举先哲之论虚实者。华佗《中藏经》曰：病有脏虚脏实，腑虚腑实，上虚上实，下虚下实，状各不同，宜深消息。肠鸣气走，足冷手寒，食不入胃，吐逆无时，皮毛憔悴，肌肉皱皱，耳目昏塞，语声破散，行步喘促，精神不收，此五脏之虚也；诊其脉，举指而活，按之而微，看在何部，以断其脏也。

又按之沉、小、弱、微、短、涩、软、濡，俱为脏虚也。虚则补益，治之常情耳！饮食过多，大小便难，胸膈满闷，肢节疼痛，身体沉重，头目昏眩，唇口肿胀，咽喉闭塞，肠中气急，皮肉不仁，暴生喘乏，偶作寒热，疮疽并起，悲喜时来，或自痿弱，或自高强，气不舒畅，血不流通，此脏之实也；诊其脉，举按俱盛者，实也。又长、浮、数、疾、洪、紧、弦、大，俱曰实也。看在何经，而断其脏也。头疼目赤，皮热骨寒，手足舒缓，血气壅塞，丹瘤更生，咽喉肿痛，轻按之痛，重按之快，食饮如故，曰腑实也。诊其脉，浮而实大者是也。皮肤瘙痒，肌肉胀，食饮不化，大便滑而不止，诊其脉，轻手按之得滑，重手按之得平，此乃腑虚也。看在何经，而正其时也。胸膈痞满，头目碎痛，饮食不下，脑项昏重，咽喉不利，涕唾稠黏。诊其脉，左右寸口沉、结、实、大者，上实也。颊赤心忪，举动颤栗，语声嘶嗄，唇焦口干，喘乏无力，面少颜色，颐颔肿满；诊其左右寸脉弱而微者，上虚也。大小便难，饮食如故，腰脚沉重，脐腹疼痛；诊其左右手脉，尺中脉伏而涩者，下实也。大小便难，饮食进退，腰脚沉重，如坐水中，行步艰难，气上奔冲，梦寐危险；诊其左右尺中，脉滑而涩者，下虚也。病人脉微涩短小，俱属下虚也。

《读医随笔·卷一·虚实补泻论》

又可先师著《温疫论》一书，洵可谓独辟鸿蒙，堪为宝筏。第其书专于攻邪，略于补正，虽有四损不可正治之条，惜未将四损之义，逐细详明，列于各条之下，似乎虚证，原属罕有。然今之世，虚损之人，十尝八九，寒热之辈，十无二三。故凡病疫者，气血多虚。经曰："邪之所凑，其气必虚。"间有体实之人而感者，邪受不深，不药亦可自愈。以正气素实，邪毒易于传化，精血素盛，津液不至燥干，故不药自可得汗而解。每见实症之始，被庸医误投麻、桂，亦不至于死者有之。若体虚者感之，邪受必深，断不可误听"勿药自愈"之说，不过较之误服温散为缓耳！盖疫毒伏于膜原，熏蒸肠腑，此微之气血，逢蒸而败，败及则阴阳脱于外，邪毒伏于中，未有不终于内闭外脱者也。余见此等损症，有被俗医误服硝、黄，其有不至于危者鲜矣。噫！实症误服麻、桂，得经妙手，尚可挽回；损症误服硝、黄，虽有明医，不可救药。治虚损之症，可不慎欤？故孔以立云：人参虽能固邪，然气虚不能作汗者，非人参何能砥柱中流？地黄虽腻膈，然阴虚不能作汗者，非地黄何以泽枯润燥？倘执驱邪存正之说，擅用攻泻，不知正气衰微，必不能敷布津液，坐令虚人多致暴脱，即不暴脱，亦必毒邪沉匿，终至不救。余治实热之症，议用逐邪存正之法；虚损之症，议用补正祛邪之治。

《医法心传·疫证关系全在虚实二字论》

（五）寒热

夫寒者……治之唯宜温剂。

《三因极一病证方论·卷之二·叙中寒论》

若以辛苦寒药，按法治之，使微者、甚者，皆得郁结开通，湿去燥除，热散气和而愈。无不中其病，而免加其害。且如一切怫热郁结者，不必止以辛甘热药能开发也，如石膏、滑石、甘草、葱、豉之类寒药，皆能开发郁结。以其本热，故得寒则散也。夫辛甘热药，皆能发散者，以力强开冲也。然发之不开者，病热转加也。如桂枝、麻黄类辛甘热药，攻表不中病者，其热转甚也。是故善用之者，须加寒药……如表热当发汗者，用辛甘热药。苟不中其病，尚能加害，况里热郁结，不当发汗，而误以热药发之不开者乎？又如伤寒表热怫郁，燥而无汗，发令汗出者，非谓辛甘热药属阳，能令汗出也，由怫热郁结开通，则热蒸而自汗出也。不然，则平人表无怫热者服之，安有如斯汗出乎？其或伤寒日深，表热入里，而误以辛甘热药汗之者，不惟汗不能出，而又热病转加，古人以为当死者也。又如表热服石膏、知母、甘草、滑石、葱、豉之类寒药，汗出而解者；及热病半在表，半在里，服小柴胡汤寒药，能令汗出而愈者；热甚服大柴胡汤下之，更甚者，小承气汤，调胃承气汤、大承气汤下之。发黄者，茵陈蒿汤下之；结胸者，陷胸汤、丸下之。此皆大寒之利药也，反能中病，以令汗出而愈。然而中外怫热郁结，燥而无汗，岂但由辛甘热药为阳，而能开发汗出也。况或病微者，不治自然作汗而愈者也。所以能令作汗之由者，但怫热郁结，复得开通，则热蒸而作汗也！凡治上下中外一切怫热郁结者，法当仿此，随其浅深，察其微甚，适其所宜而治之。慎不可悉如发表，但以辛甘热药而已。

　　　　　　　　　　　《素问玄机原病式·热类》

　　大凡治病必求所在，病在上者治其上，病在下者治其下，中外脏腑经络皆然。病气热则除其热，寒则退其寒，六气同法。泻实补虚，除邪养正，平则守常，医之道也。

　　　　　　　　　　　《素问玄机原病式·火类》

　　病之热也，当察其源：火苟实也，苦寒、咸寒以折之；若其虚也，甘寒、酸寒以摄之。病之寒也，亦察其源：寒从外也，辛热、辛温以散之；动之内也，甘温以益之，辛热、辛温以佐之。

　　　　　　　　　《本草经疏·卷一·治法提纲》

　　寒热有真假者，阴证似阳，阳证似阴也。盖阴极反能燥热，乃内寒而外热，即真寒假热也。阳极反能寒厥，乃内热而外寒，即真热假寒也。假热者，最忌寒凉，假寒者，最忌温热。察此之法，当专以脉之虚实强弱为主。

　　假热者，水极似火也。凡病伤寒，或患杂证，有其素禀虚寒，偶感邪气而然者，有过于劳倦而致者，有过于酒色而致者，有过于七情而致者，有原非火证，以误服寒凉而致者。凡真热本发热，而假热亦发热。其证则亦为面赤躁烦，亦为大便不通，小便赤涩，或为气促，咽喉肿痛，或为发热，脉见紧数等证。昧者见之，便认为热，妄投寒凉，下咽必毙。不知身虽有热，而里寒格阳，或虚阳不敛者，多有此证。但其内证，则口虽干渴，必不喜冷，即喜冷者，饮亦不多，或大便不实，或先硬后溏，或小水清频，或阴枯黄赤，或气短懒言，或色黯神倦，或起倒如狂，而禁之则止，自与登高骂詈者不同，此虚狂也；或斑如蚊迹而浅红细碎，自与紫赤热极者不同，此假斑也。凡假热之脉，必沉细迟弱，或虽浮大紧数而无力无神，此乃热在皮肤，寒在脏腑，所谓恶热非热，实阴证也。凡见此内颓内困等证，而但知攻邪，则无有不死。急当以四逆、八味、理阴煎、回阳饮之类，倍加附子填补真阳，以引火归源，但使元气渐复，则热必退藏，而病自愈。所谓火就燥者，即此义也。故凡见身热脉数，按之不鼓击者，此皆阴盛格阳，即非热也。仲景治少阴证面赤者，以四逆汤加葱白主之。东垣曰：面赤目赤，烦躁引饮，脉七八至，按之则散者，此无根之火也。以姜附汤加人参主之。《外台秘要》曰：阴盛发躁，名曰阴躁，欲坐井中，宜以热药治之。

　　假寒者，火极似水也。凡伤寒热甚，失于汗下，以致阳邪亢极，郁伏于内，则邪自阳经传入阴分，故为身热发厥，神气昏沉，或时畏寒，状若阴证。凡真寒本畏寒，而假寒亦畏寒，此热深厥亦深，热极反兼寒化也。大抵此证，必声壮气粗，形强有力，或唇焦舌黑，口渴饮冷，小便赤涩，大便秘结，或因多饮药水，以致下痢纯清水，而其中仍有燥粪，及矢气极臭者，察其六脉必皆沉滑有力，此阳证也。凡内实者，宜三承气汤择而用之。潮热者，以大柴胡汤解而下之。内不实者，以白虎汤之类清之。若杂证之假寒者，亦或为畏寒，或为战栗，此以热极于内而寒侵于外，则寒热之气两不相投，因而寒栗，此皆寒在皮肤，热在骨髓，所谓恶寒非寒，明是热证。但察其内证，则或为喜冷，或为便结，或小水之热涩，或口臭而躁烦，察其脉必滑实有力。凡见此证，即当以凉膈、芩连之属，助其阴而清其火，使内热既除，则外寒自伏。所谓水流湿者，亦此义也。故凡身寒厥冷，其脉滑数，按之鼓击于指下者，此阳极似阴，即非寒也。

　　假寒误服热药，假热误服寒药等证，但以冷水少试之。假热者，必不喜水，即有喜者，或服后见呕，便当以温热药解之。假寒者，必多喜水，或服后反快而无所逆者，便当以寒凉药解之。

《景岳全书·卷之一·寒热真假篇》

　　寒热者，热病当察其源，实则泻以苦寒、咸寒，虚则治以甘寒、酸寒；大虚则用甘温，盖甘温能除大热也。寒病当察其源，外寒则辛热、辛温以散之；中寒则甘温以益之；大寒则辛热以佐之也。

《医宗必读·卷之一·辨治大法论》

　　治实火诸法：凡微热之气，惟凉以和之……大热之气，必寒以除之。

　　郁热之火，宜散而解之。

　　虚火之与假热，其气皆虚……如阴虚生热者，此水不足以济火也，治当补阴，其火乃息……如寒极生热，而火不归源，即阴盛格阳，假热证也。治宜温补血气，其热自退。

　　实火宜泻，虚火宜补，固其法也。然虚中有实者，治宜以补为主，而不得不兼乎清，如加减一阴煎、保阴煎、天王补心丹、丹溪补阴丸之类是也。若实中有虚者，治宜以清为主，而酌兼乎补，如清化饮、徙薪饮、大补阴丸之类是也。

　　凡此虚中之实，实中之虚，本无限则，故不得谓热者必无虚，虚者必无热。但微虚者宜从微补，微热者宜从微清。若热倍于虚，而清之不及，渐增无害也。若虚倍于热，而清之太过，则伐及元阳矣。凡治火者，不可不知此义。

《景岳全书·杂证谟·火证·论治火》

　　王节斋曰：若夏月多食冷物，反过饮茶水，致伤脾胃，则吐泻、霍乱，若治暑药多宜温脾消食，治湿利小便，医者要识此意。

《景岳全书·杂证谟·暑证·述古》

　　然火病既非一端，治法难拘一理，当审其虚实之候，究其受病之由，随其阴阳之性，委曲调治，则火易伏。否则，激薄其性，反致燔灼，莫能御也……

虚火可补。若饮食劳倦，内伤元气，火与元气不两立，为阳虚之病，宜补中益气汤甘温之剂除之，经云：温能除大热是也。若阴微阳强，相火炽甚，以乘阴位，日渐煎熬，为血虚之病，以甘寒之剂降之，宜四物汤加黄柏、知母，用药须稍加姜汁制之，此从治之法也。若房劳内伤，真阴失守，无根之火泛上，气从足上而起，为阴虚之病，或从足底心起者，又虚之极也，难治，须大补气血，兼温散药，宜丹溪大补阴丸、大补丸

　　　　　　　　　　　　《明医指掌·卷二·火证》

从来火字，《内经》有壮火、少火之名，后人则曰：天火、人火、君火、相火、龙火、雷火，种种不一，而朱丹溪复以虚实二字括之，可谓善言火矣。乃人人宗其说，而于治火，卒无定见，何也？是殆辨之犹未确欤！予因易数字以解之，夫实火者，六淫之邪，饮食之伤，自外而入，势犹贼也。虚火者，七情色欲，劳役耗神，自内而发，势犹子也。贼至则驱之，如消散、清凉、攻伐等药，皆可按法取用，盖刀枪剑戟，原为驱贼设也。子逆则安之，如补气、滋水、理脾等药，皆可按法施治，盖饮食、器用，原为养子设也。夫子者，奉身之本也，若以驱贼者驱其子，则无以为养身生命之本矣。人固不可认贼作子，更不可认子作贼。病机一十九条，言火者十之八，言寒者十之二。若不明辨精切，恐后学卒至模糊，余故反复详言，以立施治之法。

外火：风、寒、暑、湿、燥、火，及伤热饮食，贼火也。贼可驱而不可留。内火：七情色欲，劳役耗神，子火也。子可养而不可害。

驱贼火有四法：一曰发：风寒拥闭，火邪内郁，宜升发之，如升阳散火汤之类是也；二曰清：内热极盛，宜用寒凉，如黄连解毒汤之类是也；三曰攻：火气郁结，大便不通，法当攻下，此釜底抽薪之法，如承气汤之类是也；四曰制：热气拂

郁，清之不去，攻之不可，此本来真水有亏，不能制火，所谓寒之不寒，是无水也，当滋其肾，如地黄汤之类可用也。

养子火有四法：一曰达：肝经气结，五郁相因，当顺其性而升之。所谓木郁则达之，如逍遥散之类是也。此以一方治木郁而诸郁皆解也；二曰滋：虚火上炎，必滋其水。所谓壮水之主，以镇阳光，如六味汤之类是也；三曰温：劳役神疲，元气受伤，阴火乘其土位。经曰：劳者温之。又曰：甘温能除大热。如补中益气之类是也；四曰引：肾气虚寒，逼其无根失守之火，浮游于上，当以辛热杂于壮水药中，导之下行。所谓导龙入海，引火归元。如八味汤之类是也。

以上治火法中，贼则宜攻，子则宜养，固已。然邪盛正虚之时，而用攻补兼行之法，或滋水制火之法，往往取效。是知养子之法，可借为驱贼之方，断无以驱贼之法，而为养子之理。盖养正则邪自除，理之所有，伐正而能保身，理之所无也。世人妄用温补以养贼者固多，而恣行攻伐以驱子者，更复不少。此皆不得火字真诠，而贻祸斯民也。可不慎欤！

《医学心悟·卷一·火字解》

风寒从表入里，自皮毛而肌而筋脉、而胸膈、而肠胃，一层渐深一层，不能越此而入彼。故汗不厌早，下不厌迟，为和为解，浅深毫不可紊。以其气皆属冷，一层收敛入一层，必待寒化为热，邪热入内，方可攻下凉解。否则邪未入里，预用攻剥凉解，虚其里气，反引表邪内陷，而成结胸痞利诸险证也。时证从口鼻而入，先中中焦，后变九传。其传自里出表，虽出表而里未必全无邪留，经过之半表，未必全无邪干。故下不厌早，汗不厌迟，为和为解，浅深必不可拘。以其气皆属热，热能作蒸，不必郁变，而此蒸即带彼热。当其未出表时，强欲温表，在始则引毒热成燎原之势，为斑、衄、狂、喘诸凶，在末则伤其真阴，为枯槁、沉昏、厥逆诸危也！

《广温疫论·卷之一·辨时行疫疠与风寒异受》

凡病多属火。丹溪谓"气有余便是火"，此一火也，治宜清凉。气不足亦郁而成火，东垣所谓阳虚发热也，又一火也，治宜甘温以补其气，少加甘寒以泻其火。外感暑热燥气，增助内气成热，此一火也，治宜辛润清凉。外感风寒湿气，闭郁表气成热，亦一火也，治宜辛温发散。内伤饮食辛热之物，致火得热益炽，此一火也，宜以苦寒之剂消导之。内伤饮食生冷之物，致火被遏愈怒，又一火也，治宜辛热之剂消导之。肾水虚，致令下焦之火上炎，此一火也，治宜六味，壮水以制阳光。肾阴盛，逼其浮游之火上升，又一火也，治宜八味，益火以消阴翳。又凡动皆属火，醉饱火起于胃，大怒火起于肝，悲哀火起于肺，房劳火起于肾，五脏火炽，心火自焚。种种已散见于各篇中，而发热篇更详，细阅自见。

夫人非寒则热，非实则虚耳。今寒热虚实皆能生火，然则凡病多属火，河间、丹溪之言，岂不信哉？而张景岳辈不达其旨，极力谰诋，亦已过矣。或曰：虚火既不可用寒凉，是有火之名，无火之实，故景岳诸公直谓之非火，子何訾之乎？曰：虚火不可用寒凉，谓苦寒之味耳，若甘寒之品，何可废乎？盖虚火有二：其一可用温热，如内寒外热，下寒上热等证是也，目为非火犹可也。其一宜用甘寒，水虚火炎者是也，目为非实火则可，竟目为非火，可乎？至于滞下、消渴、吞酸、虫痞等证，明明属热者，亦概目为非火，且反谓之为寒，真菽麦不辨者矣……

或谓上世人所禀厚实，可任攻伐；晚近人所禀薄弱，止宜温补，谬也。丹溪去景岳不过二百余年，如果禀赋强弱相悬如是，将数千百年而后，人皆变为阴鬼乎？惟古人谓劳扰之人多火，与安静者不同；黑瘦之人多火，与肥白者不同，其说深为得理。

桂、附引火归元，此为下寒上热者言之，若水涸火炎之证，上下皆热，不知用此引火引归何处。今日医者动用桂、附，动云引火归元，杀人如麻，可叹也！

《医碥·卷之二·火病》

龙雷之火，潜伏阴中，方其未动，不知为火也。及其一发，暴不可御，以故载血而上溢。盖龙雷之性，必阴云四合，然后遂其升腾之势。若天清日朗，则退藏不动矣。故凡凉血清火之药，皆以水制火之常法，施之于阴火，未有不转助其虐者也。吾为大开其局，则以健脾中之阳气为一义。健脾之阳，一举有三善也：一者，脾中之阳气旺，如天清日朗，而龙雷潜伏也。一者，脾中之阳气旺，而胸中窒塞之阴气，则如太空不留纤翳也。一者，脾中之阳气旺，而饮食运化精微，复生其已竭之血也。况乎地气必先蒸土为湿，然后上升为云。若土燥而不湿，地气于中隔绝矣，天气不常清乎。古方治龙雷之火，每用桂附引火归元之法。然施之于暴血之症，可暂不可常。盖已亏之血，不能制其悍，而未生之血，恐不可滋之扰耳。究而论之，龙雷之火，全以收藏为主，以秋冬则龙雷潜伏也。用收藏药不效，略用燥烈为向导，以示同气相求之义则可。既已收藏，岂敢漫用燥烈乎？夫大病须用大药，大药者，天地春夏，而吾心寂然秋冬是也。昔人逃禅二字甚妙，夫禅而名之曰逃，其心境为何如哉。学人若此症，必以崇土为先，土浓则浊阴不升，而血患自息，万物以土为根，元气以土为宅，不可不亟讲矣。

《医学从众录·卷二·血症》

其证有二：一寒水侮土证，吐泻腹痛，手足厥逆，冷汗自出，肉瞤筋惕，语言无力，纳少脘满，两足尤冷，小便清白，舌肉胖嫩，苔黑而滑，黑色止见于舌中，脉沉微欲绝，此皆里真寒之证据。惟肌表浮热，重按则不热，烦躁而渴欲饮水，饮亦不多，口燥咽痛，索水至前，复不能饮；此为无根之阴火，乃阴盛于内，逼阳于外，外假热而内真阴寒，格阳证也，法宜热壮脾阳，附子理中汤救之。一肾气凌心证，气短息促，头晕心悸，足冷溺清，大便或溏或泻，气少不能言，强言则上气不接下气，苔虽黑色直底舌尖，而舌肉浮胖而嫩，此皆里真虚寒之证据。惟口鼻时或失血，口燥齿浮，面红娇嫩带白，或烦躁欲裸形，或欲坐卧泥水中，脉则浮数，按之欲散，或浮大满指，按之则豁豁然空，虽亦为无根之阴火，乃阴竭于下，阳越于上，上假热而下真虚寒，戴阳证也，治宜滋阴纳阳，加味《金匮》肾气汤救之。

《重订通俗伤寒论·第三章表里寒热·里真寒而表假热》

房劳伤精而后骤感风寒，或夏月行房后，恣意乘凉，触犯风露。证身热面赤，或不热而面青，小腹绞痛，足冷蜷卧，或吐或利，心下胀满，甚则舌卷囊缩，阴极发躁，或昏沉不省，手足指甲皆青，冷过肘膝，舌苔淡白滑嫩，或苔黑滑，舌本胖嫩。脉六部沉细，甚或伏绝，或反浮大无伦，沉按豁豁然空，陶节庵所谓不拘脉之浮沉大小，但指下无力而软，或空大而散，甚则重按全无，皆为色欲内伤。猝受寒邪，阴气独盛，阳气以衰是也。治外则先灸关元、气海，以回元汤，内则先用参附再造汤，助阳发表。或用麻附细辛汤加人参、干姜、温经散寒。如脉伏绝，阴极发躁，继即神气昏沉，不省人事者，速用回阳急救汤，提神益气，回阳生脉。

《重订通俗伤寒论·第九章伤寒夹证·夹阴伤寒》

凡治火之法，有曰升阳散火者，有曰滋阴降火者。而或升或降，不可混用。夫火之为用，有发于阴者，火自内生，为五内之火，宜清宜降也；有发于阳者，火自外致，为风热之火，宜散宜升也。何人一见火症，无分表里，辄称风热，多用升阳散火之法。是不知风热之义，其说有二：有因风而生热者，有因热而生风者。因风生热者，以风寒外闭，而火郁于中，此外感阳分之火，风为本而火为标也。因热生风者，以热极伤阴，而火达于外，此内伤阴分之火，火为本而风为标也。经曰："治病必求其本"，可见外感之火，当先治风，风散而火自息，宜升散，不宜清降，以外感之邪得清降而闭固愈甚；内生之火，当先治火，火灭而风自清，宜清降，不宜升散，以内生之火得升散而燔燎难当。此其内因外因，自有脉症可辨，须为分别。经曰："病生于内者，先治其阴，后治其阳，反者益甚；

病生于阳者，先治其外，后治其内。反者益甚。"观此，愈知散火、降火毫不可混用也。

《罗氏会约医镜·治法精要·升阳散火滋阴降火辨》

其为病也，外则见于皮肉筋骨，内则见于脏腑九窍。形质之间，本有热证，亦惟暂抑亢炎以治标，因所因而调之以救本，则火各归经，依然清凉切不可过投寒剂，以伤脾胃耳。夫君火者心火也，可以水灭，可以直折；相火者龙雷之火也，不可以水灭直折，从其性而降伏之。且如天阴雨，龙雷之火愈盛，惟太阳一照，而火潜藏，此阴虚之火，由肾中之阳不足，则寒从中生，而火无源可归，所以浮散于外。此非参芪桂附之温热，则无以引火归源，而外假热之证生矣。至于肾中之阴不足，则水亏火焰，又当滋水以制阳光，宜用甘凉，不宜温热。第温热之效速，只须二、三服，便可奏功；而甘凉之力缓，非多服不能见效。但服甘凉者，必须甘温之药，每日中时间服，以救脾胃，庶无遗害。

《罗氏会约医镜·卷二十·杂证·论火证》

伤寒症，有表寒，有里寒，有表热，有里热，有表里皆热，有表里皆寒，有表寒里热，有表热里寒。何谓表寒，伤寒初客太阳，头痛发热而恶寒者，名曰外感，经所谓体若燔炭，汗出而散是也。阳明解肌，少阳和解，其理一也，何谓里寒，凡伤寒不由阳经传入，而直入阴经者，手足厥冷，脉微细，下利清谷，名曰中寒，仲景所谓急温之，宜四逆汤是也。何谓表热，凡伤于寒，则为病热，表邪壅遏，不得外泄，或荣弱卫强，自汗不解，宜桂芍和荣，柴葛解肌是也。何谓里热，凡伤寒渐次传里，与春温夏热症，热邪内发，皆为里热。其在太阴则津液少，少阴则咽干口燥，厥阴则消渴。仲景所谓急下之，而用大柴胡、三承气者是也。何谓表里皆热，如伤寒阳明症，传于本腑，外而肌肉，内而胃腑，热气熏蒸，口渴谵语，此散漫之热邪未结聚，治用白虎汤，外透肌肤，内清腑脏，俾表里两解，不比邪热结实，专在肠胃，可下而愈也。正伤寒有此，温热症更多有此。何谓表里皆寒，凡伤寒表受寒邪，更兼直中于里，此为两感寒症，仲景用麻黄附子细辛汤是也。何谓表寒里热，如两感热症，一日太阳与少阴同病，二日阳明与太阴同病，三日少阳与厥阴同病，三阳为寒，三阴已成热症，岂非表寒而里热乎。亦有火郁在内，更加外感于寒，亦为表寒里热之候，又有火亢已极，反兼水化，内热闭结而外有恶寒之状者，表似寒而里实热，误投热剂，下咽即败矣。何谓表热里寒，如人本体虚寒，而外感温热之邪，此为标热本寒，清剂不宜太过，更有阴寒在下，逼其无根失守之火，发扬于上，肌肤大热，欲坐卧泥水中，表似热而里实寒，误投寒剂，入胃即危矣。伤寒变症不一，总不外表里寒热，其表里寒热之变，总不外此八言，以为纲领。

《类证治裁·卷之一·伤寒治要》

寒包热，热郁肺俞，遇秋冬寒凉辄发咳，寸脉坚，声音窒，但解其寒而热自散。麻杏石甘汤，或金沸草散。

《类证治裁·卷之二·咳嗽论治》

经寒络热者，温经清络；络寒经热者，温络清经。但经直络横，温甘通经，辛香通络为别。

《吴医汇讲·卷三·石芝医话（孙庆增）》

阴虚之体，内热自生……专以甘寒息热，则津液不至枯涸，而寒热不攻自去，所谓治病必求其本也。

《王氏医案·卷二·阴虚》

世人袭"引火归源"之说，以用桂、附，而不知所以用之之误，动辄误人。今观秦皇士所论，可谓用桂、附之准，特录于此。赵养葵用附、桂辛热药，温补相火，不知古人以肝肾之火喻龙雷者，以二经一主乎木，一主乎水，皆有相火存其中，故乙癸同源。二经真水不足，则阳旺阴亏，相火因之而发，治宜培养肝肾真阴以制之。若用辛热摄伏，岂不误哉？

夫引火归源，而用附、桂，实治真阳不足。无根之火，为阴邪所逼，失守上炎，如戴阳阴躁之症，非龙雷之谓也。（何

西池曰：附、桂引火归源为下寒上热者言之，若水涸火炎之
症，上下皆热，不知引此火归于何处？此说可与秦论相印证）
龙雷之火，肝肾之真阴不足，肝肾之相火上炎，水亏火旺，自
下冲上，此不比六淫之邪天外加临，而用苦寒直折，又不可宗
火郁发之，而用升阳散火之法，治宜养阴制火，六味丸合滋肾
丸及家秘肝肾丸（地黄、天冬、归身、白芍、黄柏、知母，
共研细末，元武胶为丸）之类是也。

《冷庐医话·卷一·用药》

　　或实热上攻或虚火妄行，痰涎结聚则成咽痛、咽疮，实火
宜升之散之，若虚火宜用人参、姜、附辛热之药。多由过服寒
而病反甚者，不可不知。

《医钞类编·火》

　　热者，如火炎上，当降药；寒者，如水就下，当用升药。
然虚阳上升，与阴虚火亢之升大异：阳虚者，下有真寒，逼其
无根之火，上为面赤戴阳之症，虽欲饮水，不敢下咽，下则小
便清白，而足厥冷，用参、芪、桂、附，以复元阳可也；阴虚
火亢者，上下皆热，上而头目眩晕，下则小便赤黄，又知柏八
味滋阴之药为要也。下陷之寒，与下血之热不同：下陷者，用
参、芪、桂、附，尤兼升、葛以升提；下血之热，则分虚实，
虚者仍宜清补与升提，实者乃可用生地、地榆、余粮等，降而
凉之是也。然当降者，可兼用升，清阳升而浊阴尤易降也；当
升者不可兼用降药，恐其助下陷之势，而升药之力也不济也。
故内伤虚人，不但麻、葛、承气不可用，即栀子、苓、泻亦当
轻加。盖虚寒人，固忌发表攻里，而稍用降药，则阴气随之而
下脱，较之阳极而上脱者，其危尤甚也。故外感实热之邪，唯
苏叶、前胡最是降火散邪之妙药，用之以佐归、地、硝、黄，
得效殊多。犹之脾胃虚人，阳气不升者，一切葛根、柴胡，以
佐参、芪升提之力，如补中益气、清暑益气之类，皆补正中升
发阳气之要药也。至于火郁发之，亦用柴、葛顺其性而升之；
土郁夺之，则用硝、黄攻其邪而降之。阳将上脱者，用寒凉从

下吸之；阴将下脱者，用温热从上吸之，此尤升降之急法也。至于引火归源之说，用桂、附不如用故纸、芦巴之属，此降补之妙剂也。沉香、降香，降热暖气；熟地、枣皮，降滋阴。或相火上升而灼肺，惟六味再加二冬；相火上升为喉痛，惟八味再加元参、僵蚕、桔梗。此皆要害之急法。故升降法，即天地阴阳之法，亦纲中至要之法也。

《医纲提要·阴阳升降为治病之纲》

（六）气血

血气者，喜温而恶寒，寒则泣不能流，温则消而去之。

《黄帝内经素问·调经论》

治血用行气，治气用行血。

《丹溪手镜·卷之上·五脏》

养血则风自灭，顺气则痰自除，二语乃治风之纲领。先生所云：风自火出，当补脾肺滋肾水，则风自愈，热自退，痰自清，即养血灭风之意也。

《医宗摘要·养血顺气》

血随气行，气行则行，气止则止，气温则滑，气寒则凝，故凉血必先清气，知血出某经，即用某经清气之药，气凉则血自归队。若有瘀血凝滞，又当先去瘀而后调气，则其血立止。

《医学入门·卷四·杂病提纲·气血》

凡治血病，须明血出何经？不可概曰吐衄多是火载血上，错经妄行，过用寒凉。夫火者，无形之气也，非水可比，安能称载？盖血随气行，气和则血循经，气逆则血乱溢。气有余即是火，实由气逆而血妄行，兼于火化，因此为甚。经曰：怒则气逆，甚则呕血……东垣曰：血妄行上出于口鼻者，皆气逆也。况血得寒则凝，得热则行，见黑则止。即此观之，治血若不调气，而纯以寒凉是施，则血不归经，为寒所滞，虽暂止而复来也。且脾统诸血，寒凉伤脾，脾虚不能约束，其变证可胜言哉？

《赤水玄珠·血门·诸见血症总论》

病出于血，调其气犹可以导达；病原于气，区区调血，又何加焉？故人之一身，调气为上，调血次之，先阳后阴也。若夫血有败淤滞泥诸经，壅遏气之道路，经所谓去其血而后调之，不可不通其变矣。然调气之剂，以之调血而两得。调血之剂，以之调气则乖张。如木香、官桂、细辛、厚朴、乌药、香附、三棱、莪术之类，治气可也，治血亦可也；若以当归、地黄辈，施之血证则可，然其性缠滞，有亏胃气，胃气亏则五脏六腑之气亦馁矣。善用药者，必以胃药助之。凡治病，当识本末。如呕吐痰涎，胃虚不食，以致发热，若以凉剂退热，则胃气愈虚，热亦不退，宜先助胃止吐为本。其热自退，纵然不退，但得胃气已正，旋与解热。又有伤寒大热，屡用寒凉疏转，其热不退，若与调和胃气，自然安愈。

《寿世保元·卷一·气血论》

病从气分，则治其气：虚者温之，实者调之。病从血分，则治其血：虚者补肝、补脾、补心，实则为热为瘀，热者清之，瘀者行之。因气病而及血者，先治其气；因血病而及气者，先治其血。

《本草经疏·卷一·治法提纲》

盖气分之病，不出三端，治之之法及所主之邀，皆不可混淆者也，误则使病转剧，世多不察，故表而出之。

一补气：气虚宜补之，如人参、黄芪、羊肉、小麦、糯米之属是也。

二降气调气：降气者，即下气也。虚则气升，故法宜降。其药之轻者如：紫苏子、橘皮、麦门冬、枇杷叶、芦根汁、甘蔗。其重者如：番降香、郁金、槟榔之属。调者，和也，逆则宜和，和则调也。其药如木香、沉水香、白豆蔻、缩砂蜜、香附、橘皮、乌药之属。

三破气：破者，损也。实则宜破，如少壮人暴怒气壅之类。然亦可暂不可久，其药如枳实、青皮、枳壳、牵牛之属。

《本草经疏·续病例·论治气三法药各不同》

凡气有不正，皆赖调和，如邪气在表，散即调也；邪气在里，行即调也；实邪壅滞，泻即调也；虚羸困惫，补即调也。由是类推，则凡寒之、热之，温之、清之，升之、降之，抑之、举之，发之、达之，劫之、夺之，坚之，削之，泄之、利之，润之、燥之，收之、涩之，缓之、峻之，和之、安之。正者，正之。假者，反之。必清必静，各安其气，则无病不除。是皆调气之大法也。此外，有如按摩导引、针灸熨洗，可以调经络之气。又如喜能胜忧，悲能胜怒，怒能胜思，思能胜恐，恐能胜喜，可以调情志之气。又如五谷、五果、五菜、五畜可以调化育之气。又春夏养阳，秋冬养阴，避风寒，节饮食，慎起居，和喜怒，可以调卫生之气。及其至也，则精气有互根之用，阴阳有颠倒之施，或以塞之而实以通之，或以启之而实以封之，或人见其有而我见其无；或病若在此，反以治彼，惟智者能见事之未然，惟仁人能惜人之固有。若此者，何莫非调之之谓？人能知此，岂惟却病。而凡内而身心，外而庶政，皆可因之而无弗调矣。

《景岳全书·卷之三十六·诸气·论调气》

至于"行医不识气治，治病从何据"一联，亦甚有理。夫天地之道，阳主气，先天也；阴成形，后天也。故凡上下之升降，寒热之往来，晦明之变易，风水之留行，无不因气以为动静，而人之于气，亦由是也。凡有余之病，由气之实，不足之病，因气之虚。如风寒积滞，痰饮瘀血之属，气不行则邪不除，此气之实也。虚劳遗漏，亡阳失血之属，气不固则元不复，此气之虚也。虽曰泻火，实所以降气也。虽曰补阴，实所以生气也。气聚则生，气散则死，此之谓也。所以病之生也，不离乎气。而医之治病也，亦不离乎气。但所贵者，在知气之虚实，及气所从生耳。

《景岳全书·传忠篇·论治篇》

气有外气，天地之六气也。有内气，人身之元气也。气失其和则为邪气，气得其和则为正气，亦为真气。但真气所在，

其义有三，曰上中下也。上者所受于天，以通呼吸者也；中者
生于水谷，以养营卫者也；下者气化于精，藏于命门，以为三
焦之根本者也。故上有气海，曰膻中也，其治在肺。中有水谷
气血之海，曰中气也，其治在脾胃。下有气海，曰丹田也，其
治在肾。人之所赖，惟此气耳，气聚则生，气散则死。故帝曰
气内为宝，此诚最重之辞，医家最切之旨也。即如本篇始末所
言，及终始等篇，皆惓惓以精气重虚为念，先圣惜人元气至
意，于此可见。奈何今之医家，但知见病治病。初不识人根
本。凡天下之理，亦焉有根本受伤，而能无败者？伐绝生机，
其谁之咎。

　　　　　　　　《医门法律·卷一·先哲格言》

　　善医者，调其气而已。有余者泻之，不足者补之，又岂有
虚虚实实之患乎！

　　　　　　　　　　《丹台玉案·卷之四·诸气门》

　　火不可水灭，药不可寒攻……

　　盖阴虚火动者，若肾中寒冷，龙宫无可安之穴宅，不得已
而游行于上，故血亦随火而妄行。今用桂、附二味纯阳之火，
加于六味纯阴水中，使肾中温暖……龙雷之火自然归就于原
宅，不用寒凉而火自降，不必止血而血自安矣。若阴中水干而
火炎者，去桂、附而纯用六味，以补水配火，血亦自安，亦不
必去火。总之保火为主……

　　古方纯用补气，不入血药何也？盖有形之血不能速生，无
形之气所当急固，无形自能生有形也……

　　《仁斋直指》云：血遇热则宣流，故止血多用凉药。然亦
有气虚挟寒，阴阳不相为守，荣气虚散，血亦错行，所谓阳虚
阴必走耳。外必有虚冷之状。法当温中。使血自归于经络，可
用理中汤……出血诸症，每以胃药收功……

　　凡治血证，前后调理，须按三经用药。心主血，脾裹血，
肝藏血，归脾汤一方，三经之方也。

　　　　　　　　《医贯·卷之三·绛雪丹书·血症论》

气血者，气实则宜降、宜清；气虚则宜温、宜补。血虚则热，补心、肝、脾、肾，兼以清凉；血实则瘀，轻者消之，重者行之。更有因气病而及血者，先治其气；因血病而及气者，先治其血。

《医宗必读·卷之一·辨治大法论》

人身之病，变端无穷，其治法则千态万状，有不可以一例拘者。丹溪之治病也，总不出乎气、血、痰三者，三者之中，又多兼郁。气用四君子，血用四物汤，痰用二陈汤，郁立越鞠丸，以为定法。王节斋极言之。而庸工学步邯郸，亦遂执此以为医之能事尽此矣。夫丹溪之言，不过挈其大纲论之耳！若谓气病治气、血病治血、痰病治痰、郁病治郁，医又何难哉？

《质疑录·论治病不出气血痰郁论》

甚哉，阴阳之理微，而阴阳之治难也。阴阳之病，则变乱闪烁，而莫可捉摸者也。今以失血言之，血主阴，气主阳，阳之性动，阴之体静；阳之气热，阴之性寒。而阴阳则相维，为既济之水火也。故气行则血亦行，气止则血亦止；气盛则血亦盛，气衰则血亦衰；气热则血燥，气寒则血凝；气盛而逆则血因从上见，血虚而陷则气亦随下脱。其为治也，逆于上者降之，陷于下者升之，初病阴阳错乱者平之，寒热不调者和之。嗣究其原，应寒则寒，应热则热，应补则补，应泻则泻，法难定执，治随人施耳！夫血既外溢，则阳动之太过也，治专主寒，则阴制之有余也。益血既外溢，则阳动之太过也，治专主寒，则阴制之有余也。益气固云救血，未免动而复动，了无归息之日。泻阴虽曰抑阳，乃至静而益静，殊绝生发之机。均非有得乎治血之，而亦未识其所以为静之体矣。虽然血固种种不一，总当循元气、脉气、形气、病气而精辨之也。独怪河间作俑，谬称"诸血无寒"……惟上古形病俱实者宜之。犀角地黄汤乃专治胃经积热实证，只可暂用，中病便止，而非疗血之纲剂也。四物汤虽为血药，用归、芎则通血之壅滞也，白芍则收血之耗散也，生地则制火动之阳光也，而非益阴之品，且芍性酸寒，尚伐生气，亦惟血凝滞及耗散者用之相应，设使阳焰正炽，而辛窜之芎、归，不益助其上炎之火性乎？失血甫定，尚留停瘀，最忌固敛，若生地、芩、连虽赋性沉寒，固可扑未灭之余焰，独不思脾虚而血不统，血脱而脾愈虚，敢用此而轻泻脾阳乎？脾本虚而复虚，则阴不受摄，而血愈脱矣。察唯诸气俱实，得有犀角、四物本症始可用耳！又有阳焰未熄，而遽投补气之剂，是反以动乎阴，尤非宜也。亦须察果元气顿虚，色脉两亏，而补中、归脾、四物、十全之属，是所必需，甚至虚寒与气俱脱，参附、八味忍缓投乎？此则一偏于凉泻，一偏于温补，乃为通便之机权，而非正治之活法也。

　　惟必明乎静之体，与夫失静之由，庶可语乎治静之方矣。血主乎阴，以静为体，阴中蕴阳，静处寓动。盖此静非沉寂之静，乃生化之静。今立一方，不专以寒者，恐愈痼真阴也；又不骤以温者，恐益助邪阳也。议以不濡不燥，中和恬静之品，非惟天一可复，且令水火两平，得葆其静之体，而益完其静之，神者也。治本常法，药非奇草，推求仲景之肾气丸，为疗血之佳珍。设曰熟地膏润，不宜遽补，岂知血脱阴亏内伤，非补何以填阴？丹皮甘香，生新消瘀之良药也，且制燎原。然真阴既耗，元阳少附，脾失资生，土气馁矣，必用山药、茯苓平扶胃气，而非归、术温补之比也。泽泻引虚热下行，石枣固藏血之本经，加炙草则平五火，益黑栀以敛二络，术无逾此，试亦屡效。倘逢肺胃郁热，方增麦、芩，而减山萸；若疗肝肾实焰，不辞连、柏，而佐芍药，即君主凡火之动，苦寒必需；倘命宫真阳将谢，温热恐后，久饵平剂不愈，必加益气之参、术；错投降火增剧，莫缓升阳之黄芪。第病情变幻，成方难守。当熟察元气之虚实，色脉之吉凶，与夫病气之重轻。阳中阴易扶，阴中阳难疗；阴属经易治，阳属脏亦危。及至用药温凉补泻，新久顺逆，随宜辄应，庶了然无疑于胸中，便可逃枉治之重保悆！此特鄙人蠡见，宜详立斋全案。

《轩岐救正论·卷之一·治血贵静》

《经》云："胞移热于膀胱。则癃溺血。"可知溺血之由，无不本诸热者，多欲之人，肾阴亏损，下焦结热，血随溺出，脉必洪数无力，治当壮水以制阳光，六味加生牛膝。

吐血者，一吐则倾盆盈碗……治法不可骤止，止则使败血留积，为瘀血之根，不时常发，为害非轻；亦不宜峻攻，复伤其血，只宜清理胃气，以安其血。

但证有虚中挟实，治有补中寓泻，从少从多之活法，贵乎临病处裁。大抵血气喜温而恶寒，寒则泣不能流，温则消而去之，此轩岐密旨。但世之名于医者，一见血证，每以寒凉济阴为务，其始非不应手，而取效于一时，屡发屡折。而既病之虚阳愈衰，必致呕逆喘乏，夺食泄泻，尚以为药力未逮，猛进苦寒，在阴不济阳而上溢者尚为戈戟，况阳不统阴而亡脱者，尤为砒鸩。盖因阳药性暴，稍有不顺，下咽立见其害，不若阴柔之性，至死不知其误，而免旁人讥谤也噫！医之弊，仅为知己道，难为世俗言也。

《张氏医通·卷五·清血门》

气，无形也；血，有形也。人知治血必须理气，使无形生有形。不知治气必须理血，使有形生无形也。但无形生有形，每在于仓皇危急之日；而有形生无形，要在于平常安适之时。人见用气分之药，速于见功，用血分之药，难于奏效，遂信无形能生有形，而疑有形不能生无形。不知气血原叠相生长，但止有缓急之殊耳！故吐血之时，不能速生血也，亟当补其气；吐血之后，不可纯补气也，当缓补其血。气生血，而血无奔轶之忧；血生气，而气无轻躁之害。此气血之两相须而两相得也。

《石室秘录·卷五·论气血》

瘀血发热者，其脉涩，其人但漱水而不欲咽，两脚必厥冷，少腹必结急，是不可以寒治，不可以辛散，但通其血，则发热自止，当归承气汤。

《金匮翼·发热统论·瘀血作热》

张璐曰：……独推独参汤，童便以固其脱者，以有形之血不能速生，无形之气所当急固也。昔人有言：见血休治血，必先调其气。

　　　　　　　《医宗金鉴·删补各医方论一卷·四物汤》

一切气郁，总宜异化滞为主。

气逆，火病也……皆由火热上冲，气不得顺之所致也。然则治逆，惟有散火，而散火必先降气，气降则火自清，火清而逆自平也。

总之，用药有四法：气虚当补，气升当降，气逆当调，气实当破。循是四法，再能各因病症而治之，自无不效矣。

　　　　　　　《杂病源流犀烛·卷二·诸气源流》

治气有三法：一曰补气。气虚宜补之、助之，参、术、黄芪、糯米之属。二曰降气、调气。降者，下也。升者宜降，轻者如苏子、橘红、麦冬、枇杷叶、甘蔗浆、芦根汁，重者如降香、沉香、郁金、槟榔之属。调者和也。逆则宜和，和则调也。其药如木香、沉香、砂仁、豆蔻、香附、橘皮之属。三曰破气。破者，损也。实则宜破，如少壮人暴怒气壅之类，药用青皮、枳、朴、槟榔之属。然亦可暂不可久，盖气分之药，不出三端，误则转剧。

治血亦有三法：一曰补血。血虚宜滋之、补之，如熟地、桂圆、人乳、牛乳、柏仁、枣仁、肉苁蓉、鹿角胶之属。二曰凉血。血热宜清之、凉之。如生地、白芍、丹皮、犀角、地榆之属。三曰活血行血。血瘀宜通之下之。如当归、红花、桃仁、延胡，皆通经活络之品，虫、硝、黄，皆攻坚下血之剂。病既不同，药亦各异，用贵合宜，不可不审。

　　　　　　　《顾松园医镜·卷五·论治大纲》

吴鹤皋曰：血者气之守，气者血之卫，相偶而不相离者也。一或失血过多，则气为孤阳亦几于飞越矣，故令脉微欲绝。斯时也，有形之血不能速生，几微之气所宜急固，故用甘温之参以固元气，所以权轻重于缓急之际也，故曰血脱益气。

《不居集·血症例方》

况血脱益气，古训昭然。脱血至盈盆盈斗，若用柔润之药凝滞经络，鲜克有济。必以气分大补之品，始可引其归经，此余屡试屡验之法也。

《医学从众录·卷二·血症》

拘挛属肝，肝主身之筋也。古书有风寒湿热血虚之不同，然总不外亡血，筋无荣养则尽之矣。盖阴血受伤则血燥，血燥则筋失所滋……且精血不亏，虽有邪干，亦决无筋脉拘急之病。而病至坚强，其枯可知。治此者，必先以气血为主，若有微邪，亦不必治邪，气血复而血脉行，邪自不能留。

《杂症会心录·卷上·挛症》

气虚血脱，宜温补以摄之。

《类证治裁·卷之二·血证总论》

气之性善升而易散，育与固，养气之妙法，惟静存守中，善养气者矣。血之性善降而易凝，和与温，养血之妙法，惟运动调中，善养血者矣。

《吴医汇讲·卷三·石芝医话（孙庆增）》

杂症主治四字者，气、血、痰、郁也。丹溪治法：气用四君子汤，血用四物汤，痰用二陈汤，郁用越鞠丸，参差互用，各尽其妙。薛立斋从而广之：气用补中，而参以八味，益气之源也；血用四物，而参以六味，壮水之主也；痰用二陈，而兼以六君，补脾土以胜湿，治痰之本也；郁用越鞠，而兼以逍遥，所谓以一方治木郁而诸郁皆解也。用药之妙，愈见精微。

以愚论之，气虚者，宜四君辈，而气实者，则香苏、平胃之类可用也。血虚者，宜四物辈；而血实者，则手拈、失笑之类可用也。寻常之痰，可用二陈辈，而顽痰胶固致生怪症者，自非滚痰丸之类不济也；些小之郁，可用越鞠、逍遥辈，而五郁相混，以致腹膨肿满，二便不通者，自非神佑、承气之类弗济也。大抵寻常治法，取其平善，病势坚强必须峻剂以攻之，若一味退缩，则病不除。而不察脉气，不识形情，浪施攻击，为害尤烈。务在平时，将此气、血、痰、郁四字，反复讨论。曲尽其情，辨明虚实寒热，轻重缓急，一毫不爽，则临证灼然，而于治疗杂症之法，思过半矣。

《医学心悟·卷一·杂症主治四字论》

阴与阳为对待，血与气为对待，谁不云？然不知血也者，明气之所化也。人身之阴阳，皆以气言，阴根于阳者，谓阴气根于阳也；血生于气者，谓阴血生于阴气也。补气之阳，惟附子是以当之，若人参、黄芪则皆补气之阴。试观人参养营汤用人参，而以养营为名，当归补血汤欲补血，而以黄芪为主，其义不从可知乎？故张璐曰："四物为阴血受病之方，非调补真阴之治。"柯韵伯曰："四物乃肝经调血之剂，非心经生血之方。"明乎此，而所以治血之虚者，安得不注意于阴气乎？

更有一等大吐、大崩，去血过多，则血脱者，必益气，并不仅在阴气，而在阳气矣。此则非参、附大剂壮阳因阴以收效于倾刻，万无他法可施，本不徒恃参、芪也。若夫暴来暴下之忽见血者，且有蓄血之为血证而不见血者，则非血之虚，而为血之病，病则似，与四物无不宜矣！然四物并用，则动者嫌动，滞者嫌滞。此又当知行气开郁、除湿润燥、泻火撒热之皆所以治血；而去瘀以生其新，瘀去而新乃生者，尤为补血之大也。

《世补斋医书·气血论治》

血证有四：曰虚、曰瘀、曰热、曰寒。治法有五：曰补、曰下、曰破、曰凉、曰温。虚者其证朝凉暮热，手足心热，皮肤甲错，唇白，女子则月事前后不调，脉细无力，法宜补之。血瘀者，其证在上则烦躁，漱水不欲咽，在下则如狂，谵语，发黄，舌黑，小腹满，小便长，大便黑，法宜下之；女子则经停腹痛，产后小腹胀痛不可按，法宜破之。血热者，其证吐、衄、咳、咯、溺血，午后发热，女子则月事先期而来，脉弦而数，法宜凉之。血寒者，其证麻木痿软，皮肤不泽，手足清冷，心腹怕寒，腹有块痛，得热则止，女子则月事后期而至，脉细而缓，法宜温之。又有吐、衄、便血，久而不止，因血不能附气，失于归经者，当温脾肾二经。脾虚不统摄者，用姜附以温中焦；肾虚不归经者，用桂附以温命门，皆温之之法也。

《医述·卷六·血证》

若素有郁痰，后因血滞，与痰相聚，名曰痰挟瘀血。患处则痛而少移，其证或为胀闷，或为寒热，其脉轻举则芤，重按则滑。治宜先破其血，而后消痰，或消痰破血二者兼治。医或误补，及寒凉之剂，致病邪郁久而成窠囊。其窠囊之验，患处则痛而不能转侧，或肺膜间偏热偏肿，咳喘痰臭。丹溪云："痰挟瘀血，遂成窠囊者，不治。"正此谓也。

《医述·卷六·血证》

女子胞中之血，每月一换，除旧生新，旧血即是瘀血。此血不去，便阻化机。凡为医者，皆知破血通经矣，独于男女吐衄之证，便不知去瘀生新之法，抑思瘀血不行，则新血断无生理，观月信之去旧生新，可以知之。即疮科治溃，亦必先化腐而后生肌，腐肉不化，则新血亦断无生理。且如有脓管者，必烂开腐肉，取去脓管而后止。治失血者，不去瘀而求补血，何异治疮者，不化腐而求生肌哉！然又非去瘀是一事，生新另是一事也。盖瘀血去则新血已生，新血生而瘀血自去，其间初无间隔。即如月信下行，是瘀去也，此时新血已萌动于血海之中，故受孕焉。非月信已下多时，然后另生新血也。知此，则知以去瘀为生新之法，并知以生新为去瘀之法。

生血之机有如此者，而生血之源，则又在于脾胃。经云："中焦受气取汁，变化而赤，是为血。"今且举一可见者言之。妇人乳汁，即脾胃饮食所化，乃中焦受气所取之汁也。妇人乳汁，则月水不行，以此汁既从乳出，便不下行变血矣。至于断乳之后，则此汁变化而赤，仍下行而为经血。人皆知催乳须补脾胃，而不知滋血尤须补脾胃。盖血即乳也。知催乳法，便可知补血法。但调治脾胃，须分阴阳。李东垣后，重脾胃者，但知宜补脾阳，而不知滋养脾阴。脾阳不足，水谷固不化；脾阴不足，水谷仍不化也。譬如釜中煮饭，釜底无火固不熟，釜中无水亦不熟也。予亲见脾不思食者，用温药而反减，用凉药而反快。予亲见催乳者，用芪术鹿茸而乳多；又亲见催乳者，用芪、术、鹿茸而乳转少，则以有宜，不宜耳！是故宜补脾阳者，虽干姜、附子转能生津；宜补脾阴者，虽知母、石膏反能开胃。补脾阳法，前人已备言之，独于补脾阴，古少发明者，予特标出，俾知一阴一阳，未可偏废。

《血证论·卷一·男女异同论》

人之一身，不离乎气血。凡病经多日，疗治不痊，须当为之调血。血之外症，痰呕燥渴，昏愦迷忘，常喜汤水漱口。不问男女老少，血之一字，请加意焉。

《普济方·卷一百八十八·诸血门·总论》

（七）脏腑

五脏者，故得六腑与为表里，经络支节，各生虚实，其病所居，随而调之。病在脉，调之血；病在血，调之络；病在气，调之卫；病在肉，调之分肉；病在筋，调之筋；病在骨，调之骨……

《黄帝内经素问·调经论》

心病宜食薤。

《灵枢经·经五味》

治损之法奈何？然：损其肺者，益其气；损其心者，调其荣卫；损其脾者，调其饮食，适其寒温；损其肝者，缓其中；损其肾者，益其精。此治损之法也。

《难经·第十四难》

脏病难治，腑病易治，何谓也？然：脏病所以难治者，传其所胜也；腑病易治者，传其子也。与七传间脏同法也。

《难经·第五十四难》

师曰：五脏病各有所得者愈；五脏病各有所恶，各随其所不喜者为病。病者素不应食，而反暴思之，必发热也。

夫诸病在脏，欲攻之，当随其所得而攻之，如渴者，与猪苓汤。余皆仿此。

《金匮要略方论·脏腑经络先后病脉证》

是心气之实也，则宜泻之；心气不足……则宜补之。

《诸病源候论·五脏六腑诸候·心病候》

肝为脏而主里，肝气盛，为血有余，则病目赤，两胁下痛引小腹，善怒，气逆则头眩，耳聋不聪，颊肿，是肝气之实也，则宜泻之。肝气不足，则病目不明，两胁拘急，筋挛，不得太息，爪甲枯，面青，善悲恐，如人将捕之，是肝气之虚也，则宜补之。

《诸病源候论·五脏六腑诸候·肝病候》

其气盛，为有余，则病腹内冒冒不安，身躯习习，是为胆气之实也，则宜泻之。胆气不足，其气上溢而口苦，善太息，呕宿汁，心下澹澹，如人将捕之，嗌中介介，数唾，是为胆气之虚也，则宜补之。

《诸病源候论·五脏六腑诸候·胆病候》

肺胜肝，当补肾肝治肺脏。肝怯者，受病也。

《小儿药证直诀·脉证治法·肺病胜肝》

肝病强肺，肺怯不能胜肝，当补脾肺治肝。益脾者，母气子实也。

《小儿药证直诀·脉证治法·肝病胜肺》

肺虚而痰实，此可下，先当益脾，后方泻肺也。

《小儿药证直诀·杂病证》

肺为五脏华盖，若下有暖气蒸，则肺润。若下冷极，则阳气不能升，故肺干则渴……譬如釜中有水，以火暖之，其釜若以板覆之，则暖气上腾，故板能润也。若无火力，水气则不能上，此板则终不得润也。火力者，则是腰肾强盛也，常须暖补肾气，饮食得火力，则润上而易消，亦免干渴也。故张仲景云：宜服肾气八味丸。

《普济本事方·卷第六·诸嗽虚汗消渴·肾气丸》

大抵不进饮食，以脾胃之药治之多不效者，亦有谓焉。人之有生，不善摄养，房劳过度，真阳衰虚，坎火不温，不能上蒸脾土，冲和失布，中州不运，是致饮食不进，胸膈痞塞，或不食而胀满，或已食而不消，大腑溏泄，此皆真火衰虚，不能蒸蕴脾土而然。古人云：补肾不如补脾。余谓：补脾不若补肾，肾气若壮，丹田火经上蒸脾土，脾土温和，中焦自治，膈开能食矣。

《严氏济生方·五脏门·脾胃虚实论治》

岐伯对曰：诸风掉眩，皆属于肝……其为治也，燥胜风。王注曰：风自木生，燥为金化。风余则制之以燥，肝胜则治以清凉，清凉之气，金之气也，木气之下，金气承之。又曰："风淫于内，治以辛凉。""肝欲散，急食辛以散之。"故木主生荣而主春，其性温。故风火则反凉而毁折，是兼金化制其木也。故风病过极，而反中外燥涩，是反兼金化也。故非为金制其木，是甚则如此……

诸痛痒疮，皆属于心……其为治也，以寒胜热。王注曰：小热之气，凉以和之；大热之气，寒以取之；甚热之气，汗以发之，发之不尽，逆制之，制之不尽，求其属以衰之。又曰：用水之主，以制阳光。经曰：气有多少，病有盛衰，治有缓急，方有大小，此之谓也。是以热淫于内，治以咸寒，佐以甘苦，以酸收之，以苦发之。心欲软，急食咸以软之。君火之下，阴精承之；火气之下，水气承之。是故火主暴虐，故燥万物者莫熯乎火。夏月火热极甚，则天气熏和，而万物反润，以水出液，林木津流，及体热极而反汗液出，是火极而反兼水化。俗以难辨，认是作非，不治已极，反攻王气，是不明标本，但随兼化之虚象，妄为其治，其满而害于生命多矣。故此脏平则升明，太过则赫曦，不及则伏明。王注曰：百端之起，皆自心生。

　　诸湿肿满，皆属脾土……其为治也，风胜湿，湿自土生，风为木化，土余则制之以风，脾盛治之以燥。故湿伤肉，湿胜则濡泄，甚则水闭胕肿。王注曰：湿为水，水盛则肿，水下形肉已消，又曰：湿气为淫，皆为肿满，但除其湿，肿满自衰。若湿气在上，以苦吐之；湿气在下，以苦泻之，以淡渗之。治湿之法，不利小便，非其治也。故湿淫所胜，平以苦热，佐以酸辛，以苦燥之，以淡泄之。若湿上甚而热，治以苦温，佐以甘辛，以汗为故而止。湿淫于内，治以苦热，佐以酸淡，以苦燥之，以淡泄之。脾苦湿，急食苦以燥之。又曰：土气之下，木气承之，《本草》曰："燥可去湿，桑白皮、赤小豆之属。王注曰：半身已上，湿气有余，火气复郁，所以明其热能生湿。经所谓"风寒在下，燥热在上，湿气在中，火游行其间，是亦热之用矣"。故土主沉黔，云雨而宏静，雨热极甚，则飘骤散落，是反兼风木制其土也。若脾热甚，土自邕，燥去其湿，以寒除热，脾土气衰，以甘缓之。所以溏泄积饮痞隔肿满湿热干涸消渴，慎不可以温药补之。故积温成热，性之温，乃胜气之药也。故此脏喜新而恶陈，常令滋泽，无使干涸，土平则备化，太过则敦阜，不及则卑监。

　　诸气膹郁病痿。皆属于肺金……其为治也，热胜燥，燥自金生，热为火化，金余则制之以火，肺胜则治之以苦。又曰：金气之下，火气承之。燥淫于内，治以苦温，佐以苦辛，以苦下之。若肺气上逆，急食苦以泄之。王注曰：制燥之胜，必以苦温，故受干病生焉。是以金主于秋而属阴，其气凉。凉极天气清明，而万物反燥，故燥若火，是金极而反兼火化也。故病血液衰也，燥金之化极甚，则烦热气郁痿弱，而手足无力不能收持也。凡有声之痛，应金之气，故此脏平气则审平，大过则坚成，不及则从革。

　　诸寒收引，皆属于肾水……其为治也，寒胜热，燥胜寒。若热淫于内，治以咸寒；火淫所胜，平以咸冷。故相火之下，水气承之。如寒淫于内，治以甘热，佐以苦辛；寒淫所胜，平以辛热。又曰：肾苦燥，急食辛以润之；肾欲坚，急食苦以坚之……左肾不足，济之以水；右肾不足，济之以火。

《素问病机气宜保命集·病机论》

肝苦急，急食甘以缓之，甘草。

心苦缓，急食酸以收之，五味子。

脾苦湿，急食苦以燥之，白术。

肺苦气上逆，急食苦以泄之，黄芩。

肾苦燥，急食辛以润之，黄柏、知母。

注云：开腠理，致津液，通气血也。

肝欲散，急食辛以散之，川芎。以辛补之，细辛。以酸泻之，白芍药。

心欲软，急食咸以软之，芒硝。以咸补之，泽泻。以甘泻之，黄芪、甘草、人参。

脾欲缓，急食甘以缓之，甘草。以甘补之，人参。以苦泻之，黄连。

肺欲收，急食酸以收之，白芍药。以酸补之，五味子。以辛泻之，桑白皮。

肾欲坚，急食苦以坚之，知母。以苦补之，黄柏。以咸泻之，泽泻。

注云：此五者，有酸、辛、甘、苦、咸，各有所利，或散、或收、或缓、或软、或坚，四时五脏病，随五味所宜也。

《医学启源·卷之下·脏气法时补泻法》

肝与胆为表里，足厥阴少阳也。共经王于春，乃万物之始生也。其气软而弱，软则不可下，其脉弦长曰平。

肝苦急，急食甘以缓之，甘草。肝欲散者，急食辛以散之，川芎。补以细辛之辛，泻以白芍药之酸。肝虚，以陈皮、生姜之类补之。经曰："虚则补其母。"水能生木，水乃肝之母也。苦以补肾，熟地黄、黄柏是也。如无他证，惟不足，钱氏地黄丸补之。实则芍药泻之，如无他证，钱氏泻青丸主之，实则泻其子，心乃肝之子，以甘草泻之。

《医学启源·卷之上·五脏六腑，除心包络十一经脉证法》

经云：肝苦急，急食甘以缓之；心苦缓，急食酸以收之；脾苦湿，急食苦以燥之；肺苦气上逆，急食苦以泄之；肾苦燥，急食辛以润之，开腠理，致津液通气也。肝欲散，急食辛以散之，以辛补之，以酸泻之；心欲软，急食咸以软之，以咸补之，以甘泻之；脾欲缓，急食甘以缓之，以甘补之，以苦泻之；肺欲收，急食酸以收之，以酸补之，以辛泻之；肾欲坚，急食苦以坚之，以苦补之，以咸泻之。凡此者，是明其气味之用也。若用其味，必明其味之可否；若用其气，必明其气之所宜。识其病之标本脏腑，寒热虚实，微甚缓急，而用其药之气味，随其证而制其方也……木郁达之，谓吐令调达也；火郁发之，谓汗令其疏散也；土郁夺之，谓下无壅滞也；金郁泄之，谓解表利小便也；水郁折之，谓制其冲逆也。凡此五者，乃治病之大要也。

《医学启源·卷之下·制方法》

若心生凝滞，七神离形，而脉中唯有火矣。善治斯疾者，惟在调和脾胃，使心无凝滞，或生欢忻，或逢喜事，或天气暄和，居温和之处，或食滋味，或眼前见欲受事，则慧然如无病矣，盖胃中元气得舒伸故也。

《脾胃论·卷中·安养心神调治脾胃论》

脾病则下流乘肾，土克水，则骨乏无力，是为骨蚀，令人骨髓空虚，足不能履地，是阴气重叠，此阴盛阳虚之证。大法云，汗之则愈，下之则死。若用辛甘之药滋胃，当升当浮，使生长之气旺。言其汗者，非正发汗也，为助阳也。夫胃病其脉缓，脾病其脉迟，且其人当脐有动气，按之牢若痛，若火乘土位，其脉洪缓，更有身热心中不便之证。此阳气衰弱，不能生发，不当于五脏中用药法治之，当从《脏气法时论》中升降浮沉补泻法用药耳……

是以检讨《素问》、《难经》及《黄帝针经》中，说脾胃不足之源，乃阳气不足，阴气有余，当从六气不足，升降浮沉法，随证用药治之。盖脾胃不足，不同余脏，无定体故也。其治肝、心、肺、肾，有余不足，或补或泻，惟益脾胃之药为切。

《脾胃论·卷上·脾胃胜衰论》

健脾者必以甘为主……荣出中焦，卫出上焦是也。卫为阳，不足者益之必以辛，荣为阴，不足者补之必以甘，甘辛相合，脾胃健而荣卫通。

《卫生宝鉴·卷五·劳倦所伤虚中有寒》

君火者，心火也，可以湿伏，可以水灭，可以直折，惟黄连之属可以制之。相火者，龙火也，不可以湿折之，从其性而伏之，惟黄柏之属，可以降之。噫！泻火之法，岂止如此？虚实多端，不可不察。以脏气司之：如黄连泻心火，黄芩泻肺火，芍药泻脾火，柴胡泻肝火，知母泻肾火。此皆苦寒之味，能泻有余之火耳！若饮食劳倦，内伤元气，火不两立，为阳虚之病。以甘温之剂除之，如黄芪人参甘草之属；若阴微阳强，相火炽盛，以乘阴位，日渐煎熬，为火虚之病，以甘寒之剂降之，如当归地黄之属；若心火亢极，郁热内实，为阳强之病，以咸冷之剂折之，如大黄朴硝之属；若肾水受伤，其阴失守，无根之火，为虚之病，以壮水之剂制之，如生地黄、玄参之属；若右肾命门火衰，为阳脱之病，以温热之剂济之，如附子、干姜之属；若胃虚过食冷物，抑遏阳气于脾土，为火郁之病，以升散之剂发之，如升麻、干葛、柴胡、防风之属。不明诸此之类，而求火之为病，施治何所依据？故于诸经，集略其说，略备处方之用，庶免实实虚虚之祸也。

《金匮钩玄·附录·火岂君相五志俱有论》

徐用诚先生云：凡心脏得病，必先调其肝肾二脏……肝气通，则心气和，肝气滞，则心气乏，此心病先求于肝，清其源也；五脏受病，必传其所胜。水能胜火，则肾之受邪，必传于心，故先治其肾，逐其邪也。

《明医杂著·卷之一·医论》

人之一身，以脾胃为主……脾胃一虚，四脏俱无生气。故东垣先生著《脾胃》、《内外伤》等论，谆谆然皆以固脾胃为本，所制补中益气汤又冠诸方之首，观其立方本旨可知矣。故曰："补肾不若补脾"，正此谓也。

《明医杂著·卷之六·附方》

设若肾经阴精不足，阳无所化，虚火妄动以致前症者，宜用六味地黄丸补之，使阴旺则阳化，若肾经阳气燥热，阴无以生，虚火内动而致前症者，宜用八味地黄丸补之，使阳旺则阴生；若脾肺虚不能生肾，阴阳俱虚而致前症者，宜用补中益气汤、六味地黄丸培补元气以滋肾水；若阴阳络伤，血随气泛行而患诸血症者，宜用四君子加当归，纯补脾气以摄血归经。

《明医杂著·卷之一·补阴丸方》

胃乃六腑之本，脾为五脏之源，胃气弱则百病生，脾阴足而万邪息。调理脾胃为医中之王道，节戒饮食乃却病之良方。

《丹溪心法附余·古庵方氏赋》

（脾阴亏损）当补脾土，滋化源，使金水自能相生。

《内科摘要·卷上·脾肺亏损咳嗽痰喘等症》

肝病即脾病，肝病当缓其中，盖肝气不可亢，肝血不可亏，乃治肝之要诀也。

《慎斋遗书·卷一·阴阳脏腑》

《经》曰："五脏者，藏精气而不泻者也，故曰满而不能实。"是有补而无泻者，其常也。脏偶受邪，毋轻犯也。世谓肝无补法，知其缪业。"六腑者，传导化物糟粕者也，故曰实而不能满。"邪客之而为病，乃可攻也。中病乃已，毋尽剂也。

《本草经疏·卷一·治法提纲》

阴阳形气俱不足者，调以甘药，甘之一字，圣人用意深矣。盖药食之入，必先脾胃，而后五脏得禀其气。胃气强则五脏俱盛，胃气弱则五脏俱衰。胃属土而喜甘，故中气不足者，非甘温不可。土强则金旺，金旺则水充，此所以土为万物之母，而阴阳俱虚者，必调以甘药也。

《类经·脉色类·脏腑不变，病刺不同》

肝虚者，陈皮、生姜之类补之。虚则补其母。肾者，肝之母也，以熟地、黄柏补之。如无他症，六味地黄丸主之。实则白芍泻之。如无他症，泻青丸主之。实则泻其子，以甘草泻心汤主之。心者，肝之子也。

心虚者，炒盐补之。虚则补其母。肝者，心之母。生姜补之。如无他症，以安神丸主之。实则甘草泻之。如无他症，重则泻心汤，轻则导赤散主之。

脾虚者，甘草、大枣之类补之。虚则补其母。心乃脾之母，以炒盐补之。实则泻其子。肺乃脾之子，以桑白皮主之。又云：实则黄连、枳实泻之。如无他症。益黄散主之。

肺虚者，五味子补之。实则桑白皮泻之。如无他症，阿胶散。虚则补其母。脾乃肺之母，以甘草、大枣补脾。实则泻其子。肾乃肺之子，以泽泻泻肾。

肾虚者，熟地、黄柏补之。肾无实不可泻。钱仲阳止有补肾地黄丸，无泻肾药。虚则补其母。肺乃肾之母，以五味子补肺。

《寿世保元·卷一·五脏补泻主治例》

王节斋曰：人之一身，脾胃为主……故洁古制枳术之丸，东垣发脾胃之论，使人常以调理脾胃为主，后人称为医中王道，厥有旨哉！

《景岳全书·卷之十七·杂证谟·饮食门·述古》

凡欲察病者，必须先察胃气，凡欲治病者，必须常顾胃气，胃气无损，诸可无虑。

脾胃有病，自宜治脾，然脾为土脏，灌溉四傍，是以五脏中皆有脾气，而脾胃中亦皆有五脏之气，此其互为相使，有可分而不可分者在焉，故善治脾者，能调五脏，即所以治脾胃也；能治脾胃，而使食进胃强，即所以安五脏也……再若五脏之邪皆通脾胃，如肝邪之犯脾者，肝脾皆实，单平肝气可也；

肝强脾弱，舍肝而救脾可也。心邪之犯脾者，心火炽盛，清火可也；心火不足，补火以生脾可也。肺邪之犯脾者，肺气壅塞，当泄肺以苏脾之滞；肺气不足，当补肺以防脾之虚。肾邪之犯脾者，脾虚则水能反克，救脾为主；肾虚则启闭无权，壮肾为先。

《景岳全书·卷之十七·脾胃·论治脾胃》

徐东皋曰：大凡治病，胃气实者，攻之则去，而疾恒易愈；胃气虚者，攻之不去。盖以本虚，攻之则胃气益弱，反不能行其药力，而病所以自加也。非药不能去病，亦以主气不行药力故也。若峻攻之，则元气伤而病亦甚，若不知机，攻尽元气，则死矣……故曰：治病不察脾胃之虚实，不足以为太医。

《景岳全书·卷之十七·脾胃·述古》

王节斋谓："虚劳咳嗽症，戒服参、芪，服之者必死。"继又曰："肺热还伤肺。"斯言出，而世之治肺经劳嗽者，辄以人参为鸩毒矣。手太阴肺主一身之气，气有虚有实，实者邪气实，实则脉来洪数，按之有力，此而服参，势必气高而喘，胸热而烦，药助病邪，证必增剧……阴虚者，其热必炽，误认为实，而投以白虎、泻白、知柏补阴之剂，则立毙。此之虚热，非甘温不能除之也。人参味甘，气温，虽补五脏之元气，独入手太阴一经者为最，故劳瘵而成肺经嗽咳者，非人参不能疗。正丹溪所谓："虚火可补，参、芪之属"是也。则是人参为补肺药也，而乃云伤肺者，以其有热故也。然热则有虚热、实热之分，实热者宜戒，虚热者宜补。非补其火也，补肺中之气，以生肾水耳！火之刑金也，非火之有余，乃水之不足，故欲制相火，必壮肾水，欲壮肾水，必滋水之母，以清金保肺，肺气旺则水溢高源，而阴虚之火有制，则肺热可宁，舍人参不能以有济也。如不论肺之虚实，而执肺热伤肺之论，以人参为戒，虚劳病之不死也，几希矣！

《质疑录·论肺热还伤肺》

足厥阴肝，为风木之脏，喜条达而恶抑郁。故《经》

云：木郁则达之是也。然肝藏血，人夜卧则血归于肝，是肝
之所赖以养者，血也。肝血虚，则肝火旺；肝火旺者，肝气
逆也；肝气逆则气实，为有余。有余则泻，举世尽曰伐肝，
故谓肝无补法。不知肝气有余不可补，补则气滞而不舒，非
云血之不可补也。肝血不足，则为筋挛，为角弓，为抽搐，
为爪枯，为目眩，为头痛，为胁肋痛，为少腹痛，为疝痛诸
症。凡此皆肝血不荣也，而可以不补乎？然补肝血，又莫如
滋肾水。水者，木之母也，母旺则子强，是以当滋化源。若
谓肝无补法，见肝之病者，尽以伐肝为事，愈疏而愈虚，病
有不可胜言矣。故谓肝无补法者，以肝气之不可补，而非谓
肝血之不可补也。

　　　　　　　　　　　　《质疑录·论肝无补法》

　　脏腑者，《经》曰：五脏者，藏精而不泻者也。故有补无
泻者，其常也。受邪则泻其邪，非泻藏也。六腑者，传导、化
物糟粕者也。邪客者可攻，中病即止，毋过用也。

　　　　　　　　《医宗必读·卷之一·辨治大法论》

　　《经》曰："劳者温之"，"损者温之。"又曰："温能除大
热。"最忌苦寒反伤脾胃。东垣于劳倦伤者，立补中益气汤，
纯上甘温，兼行升发，使阳春一布，万物渐荣……罗谦甫用发
其旨，故去脾虚少食，弗可克伐，补之自然能食……严用和
云：房劳过度，真阳衰弱，不能上蒸脾土，中州不运，以致饮
食不消，胀满痞塞，须知补肾，肾气若壮，丹田火盛，上蒸脾
土，土温自治矣……统而论之，脾具坤顺之德，有乾健之运
……益火以助其转运，此东垣、谦甫，以补土立言，学士、用
和以壮火垂训，土强则出纳自如，火强是转输不怠，火为土
母，虚则补其母，治病之常经也。

　　　　《冯氏锦囊秘录·杂症大小合参卷一·后天根本论》

　　脾为太阴湿土，全赖以水为用，故曰：补脾不若补肾者。
既补肾中之火，尤补肾中之水，补火者生土也，补水者滋土
也，太阴湿土，全仗以湿为用。

《冯氏锦囊秘录·杂症大小合参卷五·脾胃方论大小合参》

东垣曰：脾胃虚则百病生，调理中轴，其首务也。

《冯氏锦囊秘录·杂症大小合参卷五·方脉泄泻合参》

大抵人之虚，多是阴虚火动，脾胃衰弱。真阴者，水也；脾胃者，土也。土虽喜燥，然太燥则草木枯槁。水虽喜润，然太润则草木湿烂。是以补脾肾及补肾之剂，务在燥润得宜，随病加减为妙。

《医效秘传·治脾胃要知燥润得宜》

若脾阳不足，胃有寒湿，一脏一腑，皆宜于温燥升运者，自当恪遵东垣之法，若脾阳不亏，胃有燥火，则当遵叶氏养胃阴之法……

仲景急下存津，其治在胃；东垣大升阳气，其治在脾。此种议论，实超出千古。故凡遇禀质木火之体，患燥热之症，或病后热伤肺、胃津液，以致虚痞不食、舌绛咽干、烦渴不寐、肌燥熇热、便不通爽，此九窍不和，都属胃病也，岂可以芪、术、升、柴治之乎？故先生必用降胃之法。所谓胃宜降则和者，非用辛开苦降，亦非苦寒下夺以损胃气，不过甘平或甘凉濡润，以养胃阴，则津液来复，使之通降而已矣。此义，即宗《内经》所谓"六腑者，传化物而不藏"，以通为用之理也……

总之脾胃之病，虚实寒热，宜燥宜润，固当详辨。其于"升降"二字，尤为紧要，盖脾气下陷固病，即使不陷，而但不健运，已病矣；胃气上逆固病，即不上逆，但不通降，亦病矣。故脾胃之治法，与各门相兼者甚多，如呕吐、肿胀、泄泻、便秘、不食、胃痛、腹痛、木乘土诸病，尤宜并参，互相讨论，以明其理可也。

《临证指南医案·卷三·脾胃分论》

（肝风者）先生治法，所谓缓肝之急以熄风，滋肾之液以驱热，如虎潜、侯氏黑散、地黄饮子、滋肾丸、复脉等方加减，是介以潜之，酸以收之，厚味以填之，或用清上实下之法。若思虑烦劳，身心过动，风阳内扰，则营热心悸，惊怖不

寐，胁中动跃，治以酸枣仁汤、补心丹、枕中丹加减，清营中
之热，佐以敛摄神志。若因动怒郁勃，痰、火、风交炽，则有
二陈、龙荟。风木过动，必犯中宫，则呕吐不食，法用泄肝安
胃，或填补阳明。其他如辛甘化风，甘酸化阴，清金平木种种
治法，未能备叙。

《临证指南医案·卷一·肝风》

古人虽分肝风、肝气、肝火之殊，其实是同一源。若过郁
者，宜辛宜凉，乘势达之为安；过升者，宜柔宜降，缓其旋扰
为先；自竭者，全属乎虚，当培其子母之脏。

《临证指南医案·卷六·肝火》

病之从内出者，必由于脏腑；病之从外入者，必由于经
络。其病之情状，必有凿凿可征者。如怔忡、惊悸为心之病，
泄泻、膨胀为肠胃之病，此易知者。又有同一寒热而六经各
殊，同一疼痛而筋骨皮肉各别。又有脏腑有病而反现于肢节，
肢节有病而反现于脏腑。若不究其病根所在，而漫然治之，则
此之寒热非彼之寒热，此之痒痛非彼之痛痒，病之所在全不关
著，无病之处反以药攻之。《内经》所谓：诛伐无过，则故病
示已，新病复起，医者以其反增他病，又复治其所增之病，复
不知病之所从来，杂药乱投，愈治而病愈深矣。故治病者，必
先分经络脏腑之所在，而又知其七情六淫所受何因，然后择何
经何脏对病之药，本于古圣何方之法，分毫不爽，而后治之，
自然一剂而即见效矣。今之治病不效者，不咎己药之不当，而
反咎病之不应药，此理终身不悟也。

《医学源流论·卷上·经络脏腑·治病必分经络脏腑论》

病之分经络、脏腑，夫人知之。于是天下遂有因经络脏腑
之说，而拘泥附会，又或误认穿凿，并有借此神其说以欺人
者。盖治病之法多端，有必求经络脏腑者，有不必求经络脏腑
者。盖人之气血，无所不通，而药性之寒热温凉，有毒无毒，
其性亦一定不移，入于人身，其功能亦无所不到。岂有其药止
入某经之理？即如参芪之类，无所不补。砒鸩之类，无所不

毒，并不专于一处也。所以古人有现成通治之方，如紫金锭、至宝丹之类，所治之病甚多，皆有奇效。盖通气者，无气不通；解毒者，无毒不解；消痰者，无痰不消。其中不过略有专宜耳。至张洁古辈，则每药注定云独入某经，皆属附会之谈，不足征也。曰：然则用药竟不必分经络脏腑耶？曰：此不然也。盖人之病，各有所现之处；而药之治病必有专长之功。如此胡治寒热往来，能愈少阳之病；桂枝治畏寒发热，能愈太阳之病；葛根治肢体大热，能愈阳明之病。盖其止寒热，已畏寒，除大热，此乃柴胡、桂枝、葛根专长之事……故不知经络而用药，其失也泛，必无捷效。执经络而用药，其失也泥，反能致害。总之变化不一，神而明之，存乎其人也。

《医学源流论·经络脏腑·治病不必分经络脏腑论》

知各脏之病皆关乎脾，则知脾气调和，即各脏俱调和矣。故补脾不如补肾，不过举要之词，固不若补肾不如补脾之论为得其全也。老人小儿尤以脾胃为主。

《医碥·卷之六·气》

凡饮食先入于胃，俟脾胃运化，其精微上输于肺，肺气传布各所当入之脏，浊气下入大小肠，是脾胃为分金炉也。若脾胃有病，或虚或实，一切饮食药饵，皆不运化，安望精微输肺而布各脏耶？是知治病当以脾胃为先。若脾胃他脏兼而有病，舍脾胃而治他脏，无益也。又一切虚证，不问在气在血，在何脏腑，而只专补脾胃，脾胃一强，则饮食自倍，精血日旺，阳生而阴亦长矣……是知脾胃失，诸病皆实；脾胃虚，诸病皆虚。此医家之大关也。

《医权初编·治病当以脾胃为先》

肺位居高，六气著人，肺先受之，治肺为急，用药最贵轻清。

《医学举要·治法合论》

虚劳日久，诸药不效，而所赖以无恐者胃气也……古人多以参、苓、术、草培补中宫，而虚劳脾薄胃弱，力不能胜，即平淡如四君子，皆不能用，舍此别无良法也。然立法贵于无过之地，宁但脾家不用参、芪，即肺、肾两家，亦有难用二冬、二地者，所以新定补脾阴一法也……

脾乃胃之刚，胃乃脾之柔。东垣《脾胃论》谓脾为死阴，受胃之阳气，方能上升水谷之气于肺。又曰：若脾无所禀，则不能行气于脏腑，故专重以胃气为主。又曰：饮食不节，则胃先受病；劳倦者，则脾先受病。脾受病则不能为胃行其津液，则脾病必及胃，胃病亦必及脾。一脏一腑，恒相因而为表里也。古方理脾健胃，多偏补胃中之阳，而不及脾中之阴。然虚损之人多为阴火所烁，津液不足，筋、脉、皮、骨皆无所养，而精神亦渐羸弱，百症丛生矣。今以芬香甘平之品，培补中宫而不燥其津液，虽曰理脾，其实健胃；虽曰补阴，其实扶阳。则乾资大始，坤作成物，中土安和，天地位育矣。

《不居集·论补脾阴法》

吴澄曰：脾胃为后天为根本，饮食为万化之源头，盖人之所赖以生者脾胃也，虚损之赖以可治者亦脾胃也……故凡察病者，必先察脾胃强弱，治病者必先顾脾胃勇怯，脾胃无损，诸可无虑。

《不居集·饮食不甘论》

读越人书，而知治损之责重脾胃也；读仲景书，而知治虚之责重阴阳也；读汉以后诸贤书，而知治损之责重气血也……汉以后治损，首推东垣。东垣之学，沉潜于《灵》、《素》、《难经》、《伤寒》、《金匮》，而从悟入者也，培补后天脾胃，乃千古不易之定法。盖以胃为十二经之海，而脾为之行津液，心、肝、肺、肾诸经，资其荣养，《经》曰："安谷者昌"，又曰："纳谷为宝"，正谓此也。有生而后，先天强弱已定，无从补助，所恃者，后天脾胃而已。越人治损，虽有论无方，而调饮食，适寒温，乃益精气，调营卫，缓中之本，故自上损下者不得过胃，自下损上者，不得过脾，诚郑重乎其言之也，仲景有论有方，其要在行阳固阴，阳者胃也，阴者脾也。如小建中汤、黄芪建中汤、桂枝加龙骨牡蛎汤，皆脾胃之剂；至薯蓣丸、酸枣仁汤，亦皆汇集甘温、甘平之品，以顾脾胃；即大黄䗪虫丸，而犹冠以缓中补虚，从可识矣。

《不居集·后序》

今人概言补虚，不知五脏六腑各有补法。即一脏一腑之中，又有体用相反之殊。脏属阴，其数五者，阴反用奇也；腑属阳，其数六者，阳反用偶也。亦如乾有四德，坤有五行。阳用偶而阴用奇，互也。故五脏六腑体阴者，用必阳；体阳者，用必阴。心为手少阴，心之体主静，本阴也；其用主动，则阳也。补阴者，补其体也，如龟板、柏子仁、丹参、丹砂之类；补阳者，补其用也，如桂枝、人参、茯神之类。肝为足厥阴，肝之体主入，本阴也；其用主出，（肝主疏泄，又寅宾出入也。）则阳也。补阴者，补其体也，如阿胶、黄肉、鳖甲、牡蛎之类；补阳者，补其用也，如当归、郁金、降香、香附之类。肺为手太阴，主降，本阴也；其用主气，则阳也。补阴者，补其体也，如麦冬、沙参、五味子、百合之类；补阳者，补其用也，如茯苓、人参、白术、白蔻之类。脾为足太阴，主安贞，体本阴也；其用主运行，则阳也。补阴者，补其体也，如桂圆、大枣、甘草、白术之类；补阳者，补其用也，如广皮、益智仁、白蔻仁、神曲之类。肾为足少阴，主润下，主封藏，体本阴也；其用主布液，主卫气，则阳也。补阴者，补其体也，如鲍鱼、海参、地黄、元参之类；补阳者，补其用也，如肉桂、附子、硫黄、菟丝子之类。六腑为阳，其用皆阴。胆为足少阳，主开阳气之先，输转一身之阳气，体本阳也；其用主决断，主义，十一脏皆取决于胆，则阴也。补阳者，补其体也，如川椒、吴萸、当归之类；补阴者，补其用也，如青黛、龙胆草、胡连、芦荟之类。胃为足阳明，主诸阳之会，经谓阳明如市，体本阳也；其用主纳，主下降，则阴也。补阳者，补其体也，如人参、茯苓、半夏、薏仁之类；补阴者，补其用也，如生地、玉竹、梨汁、藕汁之类。大肠为手阳明，主传化，主变化，体本阳也；其用主纳小肠之糟粕而降浊，则阴也。补阳者，补其体也，如薤白、杏仁、木香、诃子之类；补阴者，补其用也，如芒硝、旋覆花、知母、猪膏之类。小肠为手太阳，主受盛化物，体本阳也；其用主纳胃之水谷，分其水而传糟粕于大肠，则阴也。补阳者，补其体也，如附子、灶中黄土、丁香、荜茇之类；补阴者，补其用也，如芦荟、黄连、黄芩、龙胆草之类。三焦为手少阳，体本阳也；其用主引导阴阳，开通障塞，则阴也。补阳者，补其体也，如川椒、吴萸、丁香、肉桂之类；补阴者，补其用也，如滑石、木通、灯芯、寒水石之类。膀胱为足太阳，体本阳也；其用则承气化，溲便注泻，则阴也。补阳者，补其体也，如肉桂、附子、猪苓、茯苓之类；补阴者，补其用也，如黄柏、川楝子、晚蚕砂、滑石之类。凡补五脏之体者，皆守药；补六腑之体者，皆通药。盖脏者，藏也；腑则过而不留者也。

《医医病书·五脏六腑体用治法论》

脾胃皆属土，脾为己土，胃为戊土，而脏腑分焉……岫云华氏，称其议论越出千古，其叙叶案曰：《脾胃论》莫详于东垣，其补中益气、调中益气、升阳益胃诸汤，以劳倦内伤为主，故用人参、黄芪以补中，白术、苍术以温燥，升麻、柴胡升下陷之清阳，陈皮、木香理中宫之气滞，以太阴恶湿，而病人胃阳衰者居多，用之得宜，效如桴鼓。若脾阳不亏，胃有燥火，则当用香岩养胃阴之法。凡病后热伤肺胃津液，以致虚痞不食，舌绛嗌干，烦渴不寐，便不通爽，此九窍不和皆胃病，岂可以芪、术、升、柴治乎？故先生必用降胃之法，所谓胃宜降则和者，非辛开苦降，亦非苦寒下夺，以损胃气，不过甘平或甘凉濡润以养胃阴，则津液来复，使之通降而已，此即宗《内经》六腑者传化物而不藏，以通为用之理也。故治胃阴虚，不饥不纳，用清补，如麦冬、沙参、玉竹、杏仁、白芍、石斛、茯神、粳米、麻仁、扁豆子。治胃阳虚，食谷不化，用通补，如人参、益智、陈皮、厚朴、乌药、茯苓、生术、地栗

粉、半夏、韭子、生姜、黄米；治脾阴虚，胸嘈便难，用甘
润，如甘草、大麦仁、白芍、当归、杏仁、麻仁、红枣、白
蜜；治脾阳虚，吞酸嗳腐，用香燥，如砂仁、丁香、炒术、神
曲、麦芽、干姜。如四君、六君、异功，凡守补皆脾药；治脾
胃阳虚运纳俱少食已欲泻用升降法。

《类证治裁·卷之三·脾胃论治》

故诸病多自肝来，以其犯中宫之土，刚性难驯，挟风火之
威，顶巅易到，药不可以刚燥投也。《经》曰：肝苦急，急食
甘以缓之；肝欲散，急食辛以散之。用辛补之，酸泻之。古圣
治肝，法尽于此。夫肝主藏血，血燥则肝急。凡肝阴不足，必
得肾水以滋之，血液以濡之，味取甘凉，或主辛润，务遂其条
畅之性，则郁者舒矣。凡肝阳有余，必需介属以潜之，柔静以
摄之，味取酸收，或佐酸降，务清其营络之热，则升者伏
矣……大抵肝为刚脏，职司疏泄，用药不宜刚而宜柔，不宜伐
而宜和，正仿《内经》治肝之旨也。

《类证治裁·卷之三·肝气肝火肝风》

肝气、肝风、肝火，三者同出异名。其中侮脾、乘胃、冲
心、犯肺、挟寒、挟痰，本虚标实，种种不同，故肝病最杂而
治法最广，姑录大略于后。

一法曰疏肝理气。如肝气自郁于本经，两胁气胀或痛者，
宜疏肝。

一法曰疏肝通络。如疏肝不应，营气痹窒，经脉瘀阻，宜
兼通血络。

一法曰柔肝。如肝气胀甚，疏之更甚者，当柔肝。

一法曰缓肝。如肝气甚而中气虚者，当缓肝。

一法曰培土泄木。肝气乘脾，脘腹胀痛，六君子汤加吴茱
萸、白芍药、木香。即培土泄木之法也。

一法曰泄肝和胃。肝气乘胃，脘痛、呕酸，二陈加左金
丸，或白蔻、金铃子。即泄肝和胃之法也。

一法曰泄肝。如肝气上冲于心，热厥心痛，宜泄肝。

一法曰抑肝。肝气上冲于肺，猝得胁痛，暴上气而喘，宜抑肝。

肝气一证，虽多上冒巅顶，亦能旁走四肢。上冒者，阳亢居多。旁走者，血虚者，血虚为多。然内风多从火出，气有余便是火，余故曰肝气、肝风、肝火，三者同出异名，但为病不同，治法亦异耳。

一法曰熄风和阳。如肝风初起，头目昏眩，用熄风和阳法，羚羊、丹皮、甘菊、钩藤、决明、白蒺藜。即凉肝是也。

一法曰熄风潜阳。如熄风和阳不效，当以熄风潜阳，如牡蛎、生地、女贞子、玄参、白芍、菊花、阿胶。即滋肝是也。

一法曰培土宁风。肝风上逆，中虚纳少，宜滋阳明，泄厥阴，如人参、甘草、麦冬、白芍、甘菊、玉竹。即培土宁风法，亦即缓肝法也。

一法曰养肝。如肝风走于四肢，经络牵掣或麻者，宜养血熄风，生地、归身、杞子、牛膝、天麻、制首乌、三角胡麻。即养肝也。

一法曰暖土以御寒风。如《金匮》近效白术附子汤，治风虚头重眩苦极、不知食味，是暖土以御寒之法。此非治肝，实补中也。

肝火燔灼，游行于三焦，一身上下内外皆能为病，难以枚举。如目红、颧赤、痉厥、狂躁、淋秘、疮疡、善饥、烦渴、呕吐、不寐、上下血溢，皆是。

一法曰清肝。如羚羊、丹皮、黑栀、黄芩、竹叶、连翘、夏枯草。

一法曰泻肝。如龙胆泻肝汤、泻青丸、当归龙荟丸之类。

一法曰清金制木。肝火上炎，清之不已，当制肝，乃清金以制木火之亢逆也。如沙参、麦冬、石斛、枇杷叶、天冬、玉竹、石决明。

一法曰泻子。如肝火实者，兼泻心，如甘草、黄连、乃"实则泻其子"也。

一法曰补母。如水亏而肝火盛，清之不应，当益肾水，乃"虚则补母"之法，发六味丸、大补阴丸之类。亦"乙癸同源"之义也。

一法曰化肝。景岳治郁怒伤肝，气逆动火，烦热、胁痛、胀满、动血等证，用青皮、陈皮、丹皮、山栀、芍药、泽泻、贝母，方名化肝煎，是清化肝经之郁火也。

一法曰温肝。如肝有寒，呕酸上气，宜温肝，肉桂、吴萸、蜀椒。如兼中虚胃寒，加人参、干姜，即大建中汤法也。

一法曰补肝。如制首乌、菟丝子、杞子、枣仁、萸肉、芝麻、沙苑蒺藜。

一法曰镇肝。如石决明、牡蛎、龙骨、龙齿、金箔、青铅、代赭石、磁石之类。

一法曰敛肝。如乌梅、白芍、木瓜。

此三法，无论肝气、肝风、肝火，相其机宜，皆可用之。

一法曰平肝。金铃、蒺藜、钩藤、橘叶。

一法曰散肝。"木郁达之"，逍遥散是也，"肝欲散，急食辛以散之"，即散肝是也。

一法曰搜肝。外此有搜风一法。凡人必先有内风而后外风，亦有外风引动内风者，故肝风门中，每多夹杂，则搜风之药，亦当此用也。如天麻、羌活、独活、薄荷、蔓荆子、防风、荆芥、僵蚕、蛇蜕、白附子。

一法曰补肝阴。地黄、白芍、乌梅。

一法曰补肝阳。肉桂、川椒、苁蓉。

一法曰补肝血。当归、川断、牛膝、川芎。

一法曰补肝气。天麻、白术、菊花、生姜、细辛、杜仲、羊肝。

《王旭高医书六种·治肝三十法》

水不升为病者，调肾之阳，阳气足，水气随之而升。火不降为病者，滋心之阴，阴气足，火气随之而降。则知水本阳，火本阴，坎中阳能引升，离中阴能降故也。

《吴医汇讲·石芝医话（孙庆增）》

"五脏者，藏精气而不泻，故满而不能实；六腑者，传化物而不藏，故实而不能满。"此脏宜补，腑宜通之要旨也。

《吴医汇讲·中腑中脏辩（蒋星樨）》

五脏六腑，化生气血，气血旺盛，营养脏腑。虚劳内伤，不出气血两途。治气血虚者，莫重于脾肾。水为天一之元，气之根在肾；土为万物之母，血之统在脾。气血旺盛，二脏健康，他脏纵有不足，气血足供挹注，全体相生，诸病自已……孙思邈云："补脾不如补肾"，许叔微谓："补肾不如补脾"。盖两先哲深知两脏为人生之根本，有相资之功能，其说似相反，其旨实相成也。救肾者必本于阴血，血主濡之，主下降，虚则上升，当敛而降之；救脾者必本于阳气，气主煦之，主上知，虚则下陷，当举而升之。近人治虚劳，不足以四物汤加知母、黄柏，就是以大造丸用龟板、黄柏，一派阴寒腥浊性味，将置脾胃生长之气于何地？不是在补养气血，而是在败坏气血。

《医醇賸义·劳伤·劳最重脾肾之论》

胃中湿热熏蒸，致吐血痰嗽，鼻塞噫气，二便失调，所谓九窍不和，都属胃病也。然则欲安内脏，先清外腑，又为第一要着矣。

《柳选四家医案·内伤杂病门》

夫脾为己土，其体常湿，故其用阳，譬之湿土之地，非阳光照之，无以生万物也；胃为戊土，其体常燥，故其用阴，譬之燥土之地，非雨露滋之，无以生万物也。况脾之湿，每赖胃阳以运之，胃之燥，又借脾阴以和之，是二者有相需之用，但胃主收纳，脾主消化。食而不化，责在脾；不能食，责在胃。脾以健而运，胃以通为补。健脾宜升，通胃宜降。所谓雨露滋之也。此其不同也。

然有不特此也，脾与胃二脏之中，又各有阴阳偏胜之别。

胃为燥土，有时为水湿所伤，则阳气不振；脾为湿土，有时为燥火所烁，则津液大伤。治法又不可拘泥矣。今人知白术、二陈为扶土之品，岂知熟地、麦冬亦培土之药耶？他若木来克土，犯胃则不能食，犯脾则不能化，人所共知。肺气郁滞，上下不知，不能饮食，人多不识耳！更有釜底添薪，子令母实，上取下取，隔二隔三，均宜参以治法。大抵脉之浮洪而硬，或细数不静，皆精液内伤，忌用刚剂；惟脉缓不涩，及细弱无力，乃阳气衰弱，可用补阳法也。

《医经余论·续脾胃论》

今人所谓心痛、胃痛、胁痛，无非肝气为患……盖此症初起，即宜用高鼓峰滋水清肝饮，魏玉璜一贯煎之类，稍加疏肝之味，如鳖血炒柴胡、四制香附之类，俾肾水涵濡肝木，肝气得舒，肝火渐熄而痛自平。若专用疏泄，则肝阴愈耗，病安得痊？

《冷庐医话·卷三·肝病》

凡久病，必先顾其脾胃，以血气之生发，全凭脾胃之运化。

《中风论·久病》

其根本在肾，附于脂膏，则为水中之火，如灯之附于油也。根本治法，有宜补火者，如灯之添草则光焰益大；有宜补水者，如灯之加油则长明不熄。

《中风论·论治法》

稽古补虚方法，千禧万径，而其关键总以脾胃为之主脑。

《程杏轩医案·补虚》

治病能治肝气，则思过半矣。《内经》治肝有三法：辛以散之，酸以敛之，甘以缓之……今之医者，一见肝气，即投以逍遥；不应，即投以加味逍遥；再不应，则束手无策矣。不知《内经》论治肝，不过言其大概，临证则变幻无常，而治法甚多，岂能拘于三法？予尝深思详考，治肝竟有十法焉。心为肝之子，实则泻其子，一法也；肾为肝之母，虚则补其母，二法也；肺为气之主，肝气上逆，清金降肺以平之，三法也；胆在肝叶之下，肝气上逆，必挟胆火而来，其犯胃也，呕吐夹酸、夹苦酸者，肝火苦，则胆火宜用温胆法，平其胆火，则肝气亦随之而平，所谓平甲木以和乙木者，四法也；肝阳太旺，养阴以潜之，不应，则用牡蛎、玄武板介类以潜之，所谓介以潜阳，五法也；肝病实脾，则仲景之老法，六法也；亦有肝有实火，轻则用左金丸，重则用龙胆泻肝汤，亦应手而愈，七法也。合之《内经》三法，岂非十法乎？若夫专用破气，纵一时较快，而旋即胀痛，且愈发愈重，此粗工之所为，不足以言法也。

《知医必辨·论肝气》

肝之性，喜升而恶降，喜散而恶敛。经曰：肝苦急，急食辛以散之，以辛补之，以酸泄之。肝为将军之官，而胆附之，凡十一脏取决于胆也。东垣曰：胆木春升，余气从之，故凡脏腑十二经之气化，皆必藉肝胆之气化以鼓舞之，始能调畅而不病。凡病之气结、血凝、痰饮、胕肿、膹胀、痉厥、癫狂、积聚、痞满、眩晕、呕吐、哕呃、咳嗽、哮喘、血痹、虚损，皆肝气之不能舒畅所致也……故凡治暴疾、痼疾，皆必以和肝之法参之。和肝者，伸其郁、开其结也；或化血，或疏痰，兼升兼降，肝和而三焦之气化理矣，百病有不就理者乎？后世专讲平肝，不拘何病，率入苦凉清降，是伐肝也。殊不知肝气愈郁愈逆，疏泄之性横逆于中，其实者暴而上冲，其虚者折而下陷，皆有横悍逼迫之势而不可御也，必顺其性而舒之，自然相化于无有。如东垣重讲脾胃，必远肝木，所指药品，乃防风、羌活、川芎、白芷诸辛散之品也，即陈皮、厚朴，且屡伸泄气之戒矣。其义不大可思乎？丹溪号善用苦寒，而意重开郁，常用之药，不外香附、川芎、白芷、半夏也。其义不更可思乎？故知古人平肝之法，乃芳香鼓舞，舒以平之，非白芍、枳壳寒降以伐之也。然则肝盛者当何如？曰：肝盛固当泄也，岂百病皆可泄肝乎？医者善于调肝，乃善治百病。《内经》曰：升降出入。又曰：疏其气而使之调。故东垣之讲胃气，河间之讲玄府，丹溪之讲开郁，天士之讲通络，未有逾于舒肝之义者也。

《读医随笔·卷四·平肝者疏肝也非伐肝也》

肾主志，肝主怒，脾主思。凡肝热郁勃之人，于欲事每迫不可遏，必待一泄，始得舒快。此肝阳不得宣达，下陷于肾，是怒气激其志气，使志不得静也。肝以疏泄为性，既不得疏于上，而陷于下，遂不得不泄于下，泄之不止，肾精为肝风煽尽，而气脱矣。治法：酸凉、辛凉清肝之燥，疏肝之郁而升发之，使不下陷；若不应者，是脾虚不能升载肝气也，加健脾以托之。若以苦寒清心，心肝木火之邪一齐下溜，搏于肾阴，愈令勃勃欲出矣。大抵兼升、兼开、兼滋、兼敛，而不可清降也。此证男妇皆有，若湿热盛者，可加苦寒、咸寒以坚之。

《读医随笔·卷四·欲不可遏法宜疏肝健脾》

凡治病勿伤胃气，久病宜保脾土。

《医理汇精·脾胃》

有一脏为病，而不兼别脏之病者，单治一脏而愈；有一脏为病，而兼别脏之病者，兼治别脏而愈。业医不知脏腑，则病原莫辨，用药无方，乌觊其能治病哉！

肺为水之上源，上源清则下源自清；脾为水之堤防，堤防利则水道利；肾又为水之主，肾气行则水行也。

《血证论·脏腑病机论》

心为君火，主生血。血虚火旺，虚烦不眠、怔忡、健忘、淋遗、秘结、神气不安，用天王补心丹，启肾之水，上交心火，火不上炎，则心得所养。心经水火不相济者，以此补水宁心；若不关水虚，但由本脏之血虚火旺者，则但用养血清心之药而已。朱砂安神丸，泻心火，补心血，并安心神，凡怔忡、昏烦、不寐之证，皆可治之。若心阳不收，汗出、惊悸，以及心火不下交于肾，而为梦遗溺赤等证者，随用上二方，再加龙骨、牡蛎、枣仁、莲心、浮麦等，以敛戢之。此为心经血虚火旺之大法。其有心经火虚，不能生血，瘦削悸怯，六脉细弱，宜用人参养荣汤，补脾胃以补心。《内经》云："中焦受气取汁，变化而赤是为血。"是汤补心化血，以奉周身，名养荣者，专主以阳生阴，和畅荣血。凡气血两虚，变见诸证，皆可服也……

脾主统血，运行上下，充周四体，且是后天，五脏皆受气于脾，故凡补剂，无不以脾为主。思虑伤脾，不能摄血，健忘、怔忡、惊悸、盗汗、嗜卧、少食、大便不调等证，归脾汤统治之。脾虚发热，加丹皮、炒栀；兼肺气燥者，加麦冬、五味；胀满而水谷不健运者，加陈皮、煨姜，或加阿胶以滋血，或加柴胡、贝母以解郁，或加鱼胶以固血，独于熟地不可加入，以碍其统摄运行之用。盖此乃以阳生阴，以气统血之总方，不似四物、六味，以阴益阴也。且脾与肝肾，滋阴之法，亦各不同。若脾阴虚，脉数、身热、咽痛、声哑，《慎柔五书》用养真汤，煎去头煎，止服二三煎，取无味之功以补脾，为得滋养脾阴之秘法……

肝为藏血之脏……故补血者，总以补肝为要。李时珍谓肝无补法，盖恐木盛侮土，故为此论。不知木之所以克土者，肝血虚，则火扰胃中，肝气虚，则水泛脾经，其侮土也如是，非真肝经之气血有余也。且世上虚痨，多是肝虚，此理自东垣《脾胃论》后，少有知者。肝血虚，则虚烦、不眠、骨蒸、梦遗，宜四物汤加枣仁、知母、云苓、柴胡、阿胶、牡蛎、甘草，敛戢肝魂，滋养肝血，清热除烦，为肝经阴虚滋补之法；又有肝经气虚，脏寒魂怯，精神耗散，桂甘龙牡汤，以敛助肝阳，阳虚遗精、惊悸等证宜之，独与失血未尽合宜，以其纯用气分药故也。仁熟散用血分药较多，温润养肝血，功与炙甘草汤相近。若肝之血不畅和，亦可用滑氏补肝散，以酸味补肝体，以辛味补肝用……

肾为水脏，上济君火，则水火既济，上交肺金，则水天一气，水升火降，不相射而相济，安有不戢自焚之患？设水阴之气虚，而火热之气亢，喘咳蒸灼、痰血痨瘵均作矣。凡人后天之病，久则及于先天，寇深矣！若之何？凡治虚者，不可以不早也，地黄汤主之，补肾之阴，而兼退热利水，退热则阴益生，利水则阴益畅。盖膀胱化气，有形之水气下泄，则无形之水阴，如露上腾而四布矣。以济君火，则加枸杞、元参；以输肺金，则加生脉散；火甚者，再加黄柏、知母。如小便清和，无痰气者，只须专意滋肾，左归饮多服为佳，回龙汤滋阴降火，同气相求，视无情草木尤胜。如阴虚火旺，足痿、筋焦、骨蒸、头晕，用丹溪大补阴丸，滋阴潜阳，以苦寒培生气，较地黄汤更优。以上补肾阴法。又有宜补肾阳者。肾为水脏，而内含阳气，是为命火。此火上泛，则为雷龙之火，下敛则为元阳之气，引雷龙之火以归根，则无上热下寒。头晕、腰痛、肿、喘、癃、闭之证，用肾气丸，从阴化阳，补火济水以治之……

夫肾中之阳，达于肝，则木温而血和；达于脾，则土敦而谷化。筋骨强健，手足不清冷，卫气固，不恶寒，皆肾阳足故也。然肾水赖阳以化，而肾阳又赖水封之，此理不可偏废，补肾者所宜细求。

《血证论·吐血》

欲治肝者，原当升脾降胃，培养中宫，俾中宫气化敦厚，以听肝木之自理。

《医学衷中参西录·医论》

（八）经络

肺手太阴之脉……是动则病肺胀满，膨膨而喘咳，缺盆中痛，甚则交两手而瞀，此为臂厥。是主肺所生病者，咳，上气喘渴，烦心胸满，臑臂内前廉痛厥，掌中热。气盛有余，则肩背痛风寒，汗出，小便数而欠。气虚则肩背痛寒，少气不足以息，溺色变。为此诸病，盛则泻之，虚则补之，热则疾之，寒则留之，陷下则灸之。不盛不虚，以经取之。

大肠手阳明之脉……是动则病齿痛，颈肿。是主津液所生病者，目黄，口干，鼽衄，喉痹，肩前臑痛，大指次指痛不用。气有余则当脉所过者热肿，虚则寒栗不复。为此诸病，盛则泻之，虚则补之，热则疾之，寒则留之，陷下则灸之，不盛不虚，以经取之……

胃足阳明之脉……是动则病洒洒振寒，善伸数欠颜黑，病至，则恶人与火，闻木音则惕然而惊，心欲，动独闭户塞牖而处，甚则欲上高而歌，弃衣而走，贲响腹胀，是为骭厥。是主血所生病者，狂疟温淫汗出，鼽衄，口喎唇胗，颈肿喉痹，大腹水肿，膝膑肿痛，循膺、乳、气街、股、伏兔、骭外廉、足跗上皆痛，中趾不用，气盛则身以前皆热，其有余于胃，则消谷善饥，溺色黄；气不足，则身以前皆寒栗，胃中寒则胀满。为此诸病，盛则泻之，虚则补之，热则疾之，寒则留之，陷下则灸之，不盛不虚，以经取之……

脾足太阴之脉……是动则病舌本强，食则呕，胃脘痛，腹胀善噫，得后与气则快然如衰，身体皆重。是主脾所生病者，舌本痛，体不能动摇，食不下，烦心，心下急痛，溏、瘕泄、水闭、黄疸，不能卧，强立股膝内肿厥，足大趾不用。为此诸病，盛则泻之，虚则补之，热则疾之，寒则留之，陷下则灸之，不盛不虚，以经取之……

心手少阴之脉……是动则病嗌干，心痛，渴而欲饮，是为臂厥。是主心所生病者，目黄胁痛，臑臂内后廉痛厥，掌中热痛。为此诸病，盛则泻之，虚则补之，热则疾之，寒则留之，陷下则灸之，不盛不虚，以经取之……

膀胱足太阳之脉……是动则病冲头痛，目似脱，项似拔，脊痛腰似折，髀不可以曲。腘如结，踹如裂，是为踝厥。是主筋所生病者，痔、疟、狂、癫疾，头囟项痛，目黄，泪出，鼽衄，项、背、腰、尻、腘踹、脚皆痛，小趾不用。为此诸病，盛则泻之，虚则补之，热则疾之，寒则留之，陷下则灸之，不盛不虚，以经取之……

肾足少阴之脉……是动则病饥不欲食，面如漆柴，咳唾则有血，喝喝而喘，坐而欲起，目䀮䀮如无所见，心如悬，若饥状，气不足则善恐，心惕惕如人将捕之，是为骨厥。是主肾所生病者，口热，舌干，咽肿，上气，嗌干及痛，烦心，心痛，黄疸，肠澼，脊股内后廉痛，痿厥，嗜卧，足下热而痛。为此诸病，盛则泻之，虚则补之，热则疾之，寒则留之，陷下则灸之，不盛不虚，以经取之。

心主手厥阴心包络之脉……是动则病心中热，臂肘挛急，腋肿，甚则胸胁支满，心中憺憺大动，面赤，目黄，喜笑不休。是主脉所生病者，烦心，心痛，掌中热。为此诸病，盛则泻之，虚则补之，热则疾之，寒则留之，陷下则灸之，不盛不虚，以经取之。

三焦手少阳之脉……是动则病耳聋浑浑焞焞，嗌肿喉痹。是主气所生病者，汗出，目锐眦痛，颊肿，耳前、肩、臑、肘、臂外皆痛，小指次指不用。为此诸病，盛则泻之，虚则补之，热则疾之，寒则留之，陷下则灸之，不盛不虚，以经取之。

胆足少阳之脉……是动则病口苦，善太息，心胁痛，不能转侧，甚则面微有尘，体无膏泽，足外反热，是为阳厥。是主骨所生病者，头痛，颔痛，目锐眦痛，缺盆中肿痛，腋下肿，马刀侠瘿，汗出振寒，疟，胸、胁、肋、髀、膝外至胫、绝骨、外踝前及诸节皆痛，小趾次趾不用。为此诸病，盛则泻之，虚则补之，热则疾之，寒则留之，陷下则灸之，不盛不虚，以经取之。

肝足厥阴之脉……是动则为腰痛不可以俯仰，丈夫㿉疝，妇人少腹肿，甚则嗌干，面尘脱色。是主肝所生病者，胸满，呕逆，飧泄，狐疝，遗溺，闭癃。为此诸病，盛则泻之，虚则补之，热则疾之，寒则留之，陷下则灸之，不盛不虚，以经取之。

《灵枢经·经脉》

《经》言"虚者补之，实者泻之，不实不虚，以经取之"何谓也？然：虚者补其母，实者泻其子，当先补之，然后泻之，不实不虚，以经取之者，是正经自生病，不中他邪也，当自取其经，故言以经取之。

《难经·第六十九难》

经禁者，足太阳膀胱经为诸阳之首，行于背，表之表，风寒所伤则宜汗，传入本则宜利小便；若下之太早，必变证百出，此一禁也。足阳明胃经，行身之前，主腹满胀，大便难，宜下之，盖阳明化燥火，津液不能停，禁发汗、利小便，为重损津液，此二禁也。足少阳胆经，行身之侧，在太阳、阳明之间，病则往来寒热，口苦胸胁痛，只宜和解；且胆者、无出无入，又主发生之气，下则犯太阳，汗则犯阳明，利小便则使生发之气反陷入阴中，此三禁也。三阴非胃实，不当下，为三阴无传本，须胃实得下也。分经用药，有所据焉。

《脾胃论·卷上·用药宜禁论》

病在于经，则治其经；病流于络，则及其络。经直络衡，相维辅也。

《本草经疏·卷一·治法提纲》

夫经者，常也。然冲、任二脉，为经脉之海，血气之行，外循经络，内荣脏腑，气血调适，运行不息，一月之间，冲任血溢而行。《经》云："月事以时下。"此常经也。其或太过不及，或多或寡，或紫或淡，则失其常候而为之病也，故有虚、实、冷、热之殊。善治者，必审其因而调之，复令充其元气，以复其初，斯无病患也。

《明医指掌·卷九·经候一》

（九）六经

太阳病，桂枝证，医反下之，利遂不止，脉促者，表未解也；喘而汗出者，葛根黄芩黄连汤主之。

《伤寒论·辨太阳病脉证并治中第三十四条》

太阳与阳明合病，喘而胸满者，不可下，宜麻黄汤。

《伤寒论·辨太阳病脉证并治中第三十六条》

太阳病，外证未解，脉浮弱者，当以汗解，宜桂枝汤。

《伤寒论·辨太阳病脉证并治中第四十二条》

太阳病，外证未解，不可下也，下之为逆，欲解外者，宜桂枝汤。

《伤寒论·辨太阳病脉证并治中第四十四条》

太阳病，先发汗不解，而复下之，脉浮者不愈。浮为在外，而反下之，故令不愈。今脉浮，故在外，当须解外则愈，宜桂枝汤。

《伤寒论·辨太阳病脉证并治中第四十五条》

二阳并病，太阳初得病时，发其汗，汗先出不彻，因转属阳明，续自微汗出，不恶寒。若太阳病证不罢者，不可下，下之为逆；如此可小发汗。设面色缘缘正赤者，阳气怫郁在表，当解之熏之；若发汗不彻，不足言，阳气怫郁不得越，当汗不汗，其人躁烦，不知痛处，乍在腹中，乍在四肢，按之不可得，其人短气但坐，以汗出不彻故也，更发汗则愈。何以知汗出不彻，以脉涩故知也。

《伤寒论·辨太阳病脉证并治中第四十八条》

脉浮数者，法当汗出而愈。若下之，身重、心悸者，不可发汗，当自汗出乃解。所以然者，尺中脉微，此里虚。须表里实，津液自和，便自汗出愈。

脉浮紧者，法当身疼痛，宜以汗解之；假令尺中迟者，不可发汗。何以知然，以荣气不足，血少故也。

《伤寒论·辨太阳病脉证并治中第四十九条》

脉浮者，病在表，可发汗，宜麻黄汤。

《伤寒论·辨太阳病脉证并治中第五十一条》

脉浮而数者，可发汗，宜麻黄汤。

《伤寒论·辨太阳病脉证并治中第五十二条》

病人脏无他病，时发热、自汗出，而不愈者，此卫气不和也。先其时发汗则愈，宜桂枝汤。

《伤寒论·辨太阳病脉证并治中第五十四条》

伤寒不大便六七日，头痛有热者，与承气汤；其小便清者，知不在里，仍在表也，当须发汗；若头痛者必衄。宜桂枝汤。

《伤寒论·辨太阳病脉证并治中第五十六条》

伤寒发汗已解，半日许复烦，脉浮数者，可更发汗，宜桂枝汤。

《伤寒论·辨太阳病脉证并治中第五十七条》

下之后，复发汗，昼日烦躁不得眠，夜而安静，不呕、不渴，无表证，脉沉微，身无大热者，干姜附子汤主之。

《伤寒论·辨太阳病脉证并治中第六十一条》

发汗后，恶寒者，虚故也；不恶寒，但热者，实也，当和胃气，与调胃承气汤。

《伤寒论·辨太阳病脉证并治中第七十条》

伤寒中风，有柴胡证，但见一证便是，不必悉具。凡柴胡汤病证而下之；若柴胡证不罢者，复与柴胡汤，必蒸蒸而振，却复发热汗出而解。

《伤寒论·辨太阳病脉证并治中第一零一条》

太阳病，过经十余日，反二、三下之，后四五日，柴胡证仍在者，先与小柴胡。呕不止，心下急，郁郁微烦者，为未解也，与大柴胡汤下之则愈。

《伤寒论·辨太阳病脉证并治中第一零三条》

伤寒十三日不解，胸胁满而呕，日晡所发潮热，已而微利。此本柴胡证，下之以不得利；今反利者，知医以丸药下之，此非其治也。潮热者，实也。先宜服小柴胡汤以解外，后以柴胡加芒硝汤主之。

《伤寒论·辨太阳病脉证并治中第一零四条》

伤寒十三日，过经谵语者，以有热也，当以汤下之。若小便利者，大便当硬，而反下利，脉调和者。知医以丸药下之，非其治也。若自下利者，脉当微厥，今反和者，此为内实也，调胃承气汤主之。

《伤寒论·辨太阳病脉证并治中第一零五条》

伤寒有热，少腹满，应小便不利，今反利者，为有血也。当下之，不可余药，宜抵挡丸。

《伤寒论·辨太阳病脉证并治中第一二六条》

伤寒脉浮，发热无汗，其表不解，不可与白虎汤。渴欲饮水，无表证者，白虎加人参汤主之。

《伤寒论·辨太阳病脉证并治中第一七零条》

阳明病脉迟，虽汗出不恶寒者，其身必重，短气，腹满而喘，有潮热者，此外欲解，可攻里也。手足濈然汗出者，此大便已硬也，大承气汤主之；若汗多微发热恶寒者，外未解也，其热不潮，未可与承气汤；若腹大满不通者，可与小承气汤，微和胃气，勿令至大泄下。

《伤寒论·辨太阳病脉证并治中第二零八条》

阳明病，潮热、大便微硬者，可与大承气汤；不硬者，不可与之。若不大便六七日，恐有燥屎，欲知之法，少与小承气汤，汤入腹中，转矢气者，此有燥屎也，乃可攻之；若不转矢气者，此但初头硬，后必溏，不可攻之，攻之必胀满不能食也。欲饮水者，与水则哕，其后发热者，必大便复硬而少也，以小承气汤和之；不转矢气者，慎不可攻也。

《伤寒论·辨阳明病脉证并治第二零九条》

汗出谵语者，以有燥屎在胃中，此为风也。须下者，过经乃可下之；下之若早，语言必乱，以表虚里实故也。下之愈，宜大承气汤。

《伤寒论·辨阳明病脉证并治第二一七条》

三阳合病，腹满身重，难以转侧，口不仁，面垢，谵语，遗尿，发汗，则谵语。下之，则额上生汗、手足逆冷；若自汗出者，白虎汤主之。

《伤寒论·辨阳明病脉证并治第二一九条》

得病二三日，脉弱，无太阳柴胡证，烦躁、心下硬；至四五日，虽能食，以小承气汤，少少与，微和之，令小安；至六日，与承气汤一升。若不大便六七日，小便少者，虽不受食，但初头硬，后必溏，未定成硬，攻之必溏；须小便利，屎定硬，乃可攻之，宜大承气汤。

　　　　　　《伤寒论·辨阳明病脉证并治第二五一条》

伤寒厥而心下悸，宜先治水，当服茯苓甘草汤，却治其厥；不尔，水渍入胃，必作利也。

　　　　　　《伤寒论·辨厥阴病脉证并治第三五六条》

寻方之大意，不过三种，一则桂枝，二则麻黄，三则青龙。此之三方，凡疗伤寒，不出之也，其柴胡等诸方，皆是吐下发汗后不解之事，非是正对之法。

　　　　　　　　　《千金翼方·卷第九·伤寒》

伤寒邪气在表者，必渍形以为汗；邪气在里者，必荡涤以为利；其余不外不内，半表半里，既非发汗之所宜，又非吐下之所对，是当和解则可矣。小柴胡为和解表里之剂也。

　　　　　　　《伤寒明理论·卷下·诸药方论》

发热汗出恶风者，为表虚，表虚者可解肌；无汗恶风者，为表实，表实者可发汗。是以为治不同也。

　　　　　　　　《伤寒明理论·卷上·项强》

论曰：伤寒病汗之而愈者，以初得病一日至三日，阳经受邪，未传诸阴，其邪在表，故当发汗，此大约也。然病数日，脉浮太阳证不罢者，亦可汗之，当以脉证为准。凡头痛发热，恶风振寒，是为可汗之证，其脉浮者，是为可汗之脉。

　　　　　　《圣济总录·卷第二十一·伤寒可汗》

然究观古人，治阳明则多下，于少阴则多温……盖少阴者，肾也，肾受病，则身冷恶寒，四肢厥逆，脉微细，心烦但欲寐，或自利而渴，须温之乃愈。虽然三阴病，大约可温，而古人特于少阴详言之者，则少阴病尤宜温故也。

　　　　　　《圣济总录·卷第二十一·伤寒可温》

伤寒无汗，表病里和，则麻黄汤汗之，或天水散之类亦佳。表不解，半入于里，半尚在表者，小柴胡汤和解之，或天水、凉膈散甚良。表里热势俱甚者，大柴胡汤微下之。更甚者，大承气汤下之。表热多，里热少者，天水一、凉膈半和解之。里热多，表热少，未可下之者，凉膈一、天水半调之。热更甚者，小承气汤下之。表证解，但有里证者，大承气汤下之。凡此诸可下者，通宜三一承气汤下之。发汗不解，下后，前后无异证者，通宜凉膈散调之，以退其热。两感仿此而已。伤风自汗，表病里和者，桂枝汤解肌。半在表半在里，白虎汤和解之。病在里者，大承气汤下之。

《黄帝内经宣明论方·伤寒门·主疗说》

其证目痛、鼻干、不眠、头额痛、身微热、恶寒，此是阳明经之标病，不拘日数多少，便宜解肌；如身热、烦渴欲饮水、汗出恶热者，此阳明经本病也，当清解邪热。

《伤寒全生集·足阳明经见证治例》

太阳病，其证发热，恶寒，恶风，头痛，项强，腰脊强，遍身骨痛，脉虽浮洪而不数，多不传经。烦躁，脉数急者，是欲传经。宜先发汗以解表邪……

太阳病不解，热结膀胱，其人如狂，血自下者愈。其外证不解者，不可下，当先解表；表证罢，少腹急结者，乃可下之，桃仁承气汤。无蓄血证，大承气汤。

……

阳明病不能食，若其人本虚，勿轻议下。

……

阳明病，邪结于里，汗出身重，短气，腹满而喘，潮热，手足濈然汗出者，此大便已硬也。六七日已来，宜下之，用小承气汤；不解，换大承气汤，勿大其剂。若大便不硬者，慎勿轻下。阳明病，发汗不解，腹满急者，亟下之。

……

阳明病自汗出，或发汗后，小便利，津液内竭，大便虽硬，不可攻之。须俟其自大便，用蜜导或胆导法通之。大下后，六七日不大便，烦不解，腹满痛，本有宿食，宜再用承气汤下之。

……

阳明谵语，发潮热，脉滑而数者，小承气汤主之。服药后腹中转气者，更与一服；若不转气者，勿更与之。若服药后，次日不大便，脉反微涩者，里虚也，为难治，勿复议下。

……

阳明病发狂，弃衣而走，登高而歌，此阳明实也。

《先醒斋医学广笔记·卷之一·三阳治法总要》

凡病在皮面，麻黄可用。桂枝气味辛甘，本证用以解肌，凡病在肌腠，桂枝可用。非必麻黄治寒，而桂枝治风也。

《伤寒论集注·凡例》

治伤寒之法，全在得其纲领，邪在三阳，则当辨其经腑；病入三阴，则当分其传中，盖经属表，宜从外解，腑属里，必须攻下除烦。

《张氏医通·卷二·伤寒》

阳明则腑病多于经病。以经邪不能久留，而腑邪常聚而不行也……经病有传经、自受之不同，府病有宜下、宜轻、宜温之各异。

《伤寒贯珠集·阳明篇·辨列阳明条例大意》

阳明主里，内候胃中，外候肌肉，故有病经病腑之分。如论中身热，烦渴，目痛，鼻干，不得眠，不恶寒反恶热者，此阳有经病也……治阳明经病，则以葛根汤或桂枝加葛根汤发之，或以白虎汤清之，或以柴胡白虎汤和之，随其证而施之可也。

其治阳明腑病，虽均为可下，然不无轻重之分。故或以三承气汤下之，或麻仁丸通之，或蜜煎、胆汁导之，量其病而治之可也。

《医宗金鉴·订正伤寒论注·辨阳明病脉证并治全篇》

伤寒证治，全藉阳明。邪在太阳，须藉胃汁以汗之；邪结阳明，须藉胃汁以下之；邪郁少阳，须藉胃汁以和之。太阴以温为主，救胃阳也；厥阴以清为主，救胃阴也。由太阴湿胜而伤及肾阳者，救胃阳以护肾阳；由厥阴风胜而伤及肾阴者，救胃阴以滋肾阴，皆不离阳明治也。

《通俗伤寒论·伤寒要义·六经治法》

三阳病在经者，可汗而已。

三阳病入腑者，可下而已。

《医述·卷之三·阳病分经腑》

伤寒在一候中，表证已解，既热化为阳明，及早下之。

《药庵医案》

自然阴证，人皆可晓，及至反常，则不能矣……至于发热面赤，烦躁不安，揭去衣被，饮冷脉大，人皆不识，认为阳证。误投寒药，死者多矣。必须凭脉下药，至为切当。不问浮沉大小，但指下无力，按至筋骨，全无力者，必有伏阴，不可与凉剂。脉虽洪大，按之无力者，重按全无，便是阴证。

《伤寒广要·少阴病·证候（阴证似阳）》

（十）卫气营血

大凡看法，卫之后方言气，营之后方言血，在卫汗之可也，到气才可清气，入营犹可透热转气，如犀角玄参羚羊等物；入血就恐耗血、动血，直须凉血、散血，如生地、丹皮、阿胶、赤芍等物，否则前后不循缓急之法，虑其动手便错，反至慌张矣。

《种福堂公选良方·卷一·温热论》

（十一）三焦

上焦主纳而不出，其治在膻中；中焦主腐熟水谷，其治在脐旁，下焦分清泌浊，其治在脐下。

《赤水玄珠·上卷·难经正文三焦评》

凡上焦病，宜开发之；中焦病，宜和之；下焦病宜达宜缓。

《慎斋遗书·卷二·辨证施治》

治外感如将（兵贵神速，机圆法活，去邪务尽，善后务细，盖早平一日，则人少受一日之害）；治内伤如相（坐镇从容，神机默运，无功可言，无德可见，而人登寿域）。治上焦如羽（非轻不举）；治中焦如衡（非平不安）；治下焦如权（非重不沉）。

《温病条辨·卷四·治病法论》

湿之为物，包含于土中。上焦与肺合者，肺主太阴湿土之气，肺病湿则气不得化，有霜雾之象，向之火制金者，今反水克火矣，故肺病而心亦病也……故上焦一以开肺气，救心阳为治。中焦与脾合者，脾主湿土之质，为受湿之区，故中焦湿证最多。肺与胃为夫妻，脾病而胃不能独治，再胃之脏象为土，土恶湿也，故开沟渠，运中阳、崇刚土、作堤防之治，悉载中焦。上中不治，其势必流于下焦……下焦乃少阴癸水，湿之质即水也，焉得不与肾水相合。吾见湿流下焦，邪水旺一分，正水反亏一分，正愈亏而邪愈旺，不可为矣……故治少阴之湿，一以护肾阳，使火能生土为主。

《温病条辨·卷二·寒湿》

（十二）六淫

诸气在泉，风淫于内，治以辛凉，佐以苦，以甘缓之，以辛散之。热淫于内，治以咸寒，佐以甘苦，以酸收之，以苦发之。湿淫于内，治以苦热，佐以酸淡，以苦燥之，以淡泄之。火淫于内，治以咸冷，佐以苦辛，以酸收之，以苦发之。燥淫于内，治以苦温，佐以甘辛，以苦下之。寒淫于内，治以甘热，佐以苦辛，以咸泻之，以辛润之，以苦坚之。

《黄帝内经素问·至真要大论》

风者百病之始也……风从外入，令人振寒，汗出头痛，身重恶寒，治在风府，调其阴阳，不足则补，有余则泻。

《黄帝内经素问·骨空论》

治疗之法，当推其所自，若内因七情而得之者，法当调气，不当治风；外因六淫而得之者，亦先当调气，然后依所感六气，随证治之，此良法也。

《严氏济生方·诸风门·中风论治》

治之之法，切不可妄下妄吐，惟当温散之。

《严氏济生方·诸寒门·中寒论治》

治湿之法，不可大发汗，慎不可以火攻之，唯当利其小便。《内经》所谓：治湿不利小便，非其治也。

《严氏济生方·诸湿门·中湿论治》

诸热瞀瘛，皆属于火……治法祛风涤热之剂，折其火势，热瘛可立愈。若妄加灼火，或饮以发表之药，则取死不旋踵。

诸禁鼓栗，如丧神守，皆属于火。禁栗惊惑，如丧神守，悸动怔忪，皆热之内作。故治当以制火，制其神守，血荣而愈也。

诸躁狂越，皆属于火……治之以补阴泻阳，夺其食则病已。

诸暴强直，皆属于风……《千金》曰：强直为风，治以泻火补金，木能自平也。

诸病水液，澄彻清冷，皆属于寒……又法曰：小寒之气，温以和之。

诸涩枯涸，干劲皴揭，皆属于燥……其为治也，宜开通道路，养阴退阳，凉药调之，荣血通流，麻木不仁涩涸干劲皴揭，皆得其所，慎毋服乌、附之药。

《素问病机气宜保命集·卷上·病机论》

休治风，休治燥，治得火时风燥了，当解表时莫攻里，当攻里时莫解表，表里如或两可攻，后先内外分多少。敢谢轩岐万世恩，争奈醯鸡笑天小。

《儒门事亲·卷七·辨十二经水火分治法》

夫燥之为病，是阳明化也，水寒液少，故如此。虽可下之，当择之药之，巴豆可以下寒，甘遂芫花可下湿，大黄朴硝可以下燥。《内经》曰："辛以润之，咸以软之。"《周礼》

曰："以滑养窍。"

《儒门事亲·卷七·大便燥结九十》

外湿宜表散，内湿宜淡渗。

《丹溪治法心要·卷一·湿》

虚火可补，实火可泻，轻者可降，重者则从其性而升之。火郁可发，当看何经……有补阴则火自降者，炒黄柏、地黄之类。凡火盛者，不可骤用寒凉药，必用温散……阴虚证难治，用四物加黄柏为降火补阴之妙剂。

《丹溪治法心要·卷一·火》

实火可泻，小便降火极速。

有补阴即火自降者，炒黄柏、地黄之类。

《金匮钩玄·卷第一·火》

阴虚火动难治，火郁当发，看在何经，轻者可降，重者则从其性而升之。实火可泻，黄连解毒之类；虚火可补，小便降火极速。凡气有余便是火，不足者是气虚。火急甚重者，必缓之以生甘草，兼泻兼缓，参术亦可。人壮气实火盛癫狂者，可用正治，或硝黄冰水之类；人虚火盛狂者，以生姜汤与之，若投冰水正治，立死。有补阴即火自降，炒黄柏、生地黄之类。凡火盛者，不可骤用凉药，必兼温散。可发有二：风寒外来者可发；郁者可发。

《丹溪心法·卷一·火》

丹溪曰：实火可泻，黄连解毒之类；虚火可补，参、术、生甘草之类。

《医学正传·卷之二·火》

《经》曰：燥者润之，养血之谓也。盖燥则血涩，而气液为之凝滞，润则血旺，而气液为之宣通，由内神茂而后外色泽矣。

《医学入门·卷四·外感》

人身之内，凡火有五。心火、阳明燥火、三焦壮火、雷火、龙火是也。心火宜清，燥火宜润，壮火宜寒以泻之，雷火微则敛以平之，甚则温以和之，龙火宜从其性，以热导之。

古人治火，用石膏、川连两许者，势不得不用也。盖人身惟火为患最毒，火之毒莫甚于命门相火，相火在下为少火，少火生气，逆而在上则为壮火，壮火食气。然命门之火起，一因于君不主令，相火横逆，一因于阳明接引，而燥金化为烈火，与肝木相并而焚，则一身上下三焦无非火矣。倘少用寒药，如以一杯水，倾入红锅，不惟无益，且将立破其锅，非多用何能救？盖用川连者，治君相合横也；用石膏者，治燥金合木也。头上有火，清阳不升，火炎于上也。高者治宜越之，补中益气汤加荆芥三分，蔓荆子五分。

假火者，内虚寒而外见火证也。脉必微细，即见洪大，内必空虚，皆宜温补，八味、十味汤，皆可选用。

《慎斋遗书·火证》

凡秋月燥病，误以为湿治者，操刃之事也。从前未明，咎犹可逭。今明知故犯，伤人必多，孽镜当前，悔之无及。

凡治燥病，燥在气而治血，燥在血而治气，燥在表而治里，燥在里而治表，药不适病，医之过也。

凡治杂病，有兼带燥证者，误用燥药，转成其燥，因致危困者，医之罪也。

凡治燥病，须分肝肺二脏见证。肝脏见证，治其肺燥可也。若肺脏见证，反治其肝，则坐误矣！医之罪也。肝脏见燥证，固当急救肝叶，勿令焦损。然清其肺金，除其燥本，尤为先务。若肺金自病，不及于肝，即颛力救肺。焦枯且恐立至，尚可分功缓图乎？

凡治燥病，不深达治燥之旨，但用润剂润燥，虽不重伤，亦误时日，只名粗工，所当戒也。

虽以东垣之大贤，其治燥诸方，但养荣血……昌谓不然，世之患燥病者多，仲醇喜用润剂，于治燥似乎独开门户，然亦聪明偶合，未有发明，可以治内伤之燥，不可以治外感之燥。何况风寒暑湿哉，节取其长可矣！

治燥病者，补肾水阴寒之虚，而泻心火阳热之实；除肠中燥热之甚，济胃中津液之衰；使道路散而不结，津液生而不枯，气血利而不涩，则病日已矣。

　　　　　　　　　　　《医门法律·卷四·秋燥论》

上燥治气，下燥治血，此为定评……

燥为干涩不通之疾，内伤、外感宜分。外感者……其法以辛凉甘润肺胃为先……内伤者……其法以纯阴静药，柔养肝肾为宜。

要知是症，大忌者苦涩，最喜者甘柔。若气分失治，则延及于血；下病失治，则槁及乎上：喘、咳、痿、厥、三消、噎膈之萌，总由此致。大凡津液结而为患者，必佐辛通之气味，精血竭而为患者，必藉血肉之滋填，在表佐风药而成功，在腑以缓通为要务。

　　　　　　　　　　《临证指南医案·卷五·燥》

秋燥一症，气分先受，治肺为急，若延绵数十日之久，病必入血分，又非轻浮肺药可医，须审体质症端，古谓治病当活泼泼地如盘走珠耳。

慎勿用苦燥。

　　　　　《临证指南医案·卷十·幼科要略·秋燥》

深秋入冬，暴冷折阳，外感发热，头痛身痛，呕恶，必从太阳。若渴能饮水者，里热见症，即非纯以表散。伤寒每以风伤卫，用桂枝法；寒伤营，用麻黄法……

冬温……其治法按证，必以里证为主，稍兼清散有诸，设用辛温，祸不旋踵矣。

　　　　　《临证指南医案·卷十·幼科要略·冬寒》

寒役者，非时感冒之暴寒，亦时行之气也。《伤寒例》曰：从春分以后，至秋分节前，天有暴寒，皆时行寒疫也。其证憎寒恶风、头痛、身热。或用消风百接散，或用六神通解散加减。大抵此病，与温病及暑病相似，但治理有殊耳！然温、暑之热，自内而出；寒役之邪，寒抑阴气，乃外感者也，故治宜解表，若温、暑，又兼表里者也。

《医效秘传·寒疫》

风温者，春月受风，其气已温。《经》谓：春气病在头，治在上焦，肺位最高，邪必先伤，此手太阴气分先病，失治则入手厥阴心胞络，血分亦伤，盖足经顺传，如太阳传阳明，人皆知之，肺病失治，逆传心胞络。

按此症，初因发热喘嗽，首用辛凉，清肃上焦，如薄荷、连翘、牛蒡、象贝、桑叶、沙参、枳皮、蒌皮、花粉。若色苍热胜烦渴，用石膏、竹叶辛寒清散，痧症亦当宗此，若日数渐多，邪不得解，芩、连、凉膈亦可选用；至热邪逆传入膻中，神昏目瞑，鼻窍无涕泪。诸窍欲闭，其势危急，必用至宝丹，或牛黄清心丸；病减后余热，只甘寒清养胃阴足矣。

《临证指南医案·卷十·幼科要略·风温》

春温一症，由冬令收藏未固。昔人以冬寒内伏，藏于少阴，入春发于少阳，以春木内应肝胆也，寒邪深伏，已经化热。昔贤以黄芩汤为主方，苦寒直清里热，热伏于阴，苦味坚阴，乃正治也。知温邪忌散，不与暴感门同法。若因外邪先受，引动在里伏热，必先辛凉以解新邪，继进苦寒以清里热。况热乃无形之气，幼医多用消滞攻治有形，胃汁先涸，阴液劫尽者多矣。

《临证指南医案·卷十·幼科要略·伏气》

疫疠一症，都从口鼻而入，直行中道，流布三焦，非比伤寒六经，可表可下。夫疫为秽浊之气，古人所以饮芳香、采兰草，以袭芬芳之气者，重涤秽也。及其传变，上行极而下，下行极而上，是以邪在上焦者，为喉哑，为口糜。若逆传膻中者，为神昏、舌绛，为喉痛、丹疹。今观先生立方，清解之中必佐芳香宣窍逐秽，如犀角、菖蒲、银花、郁金等类，兼进至宝丹，从表透里，以有灵之物，内通心窍、搜剔幽隐，通者通，镇者镇。若邪入营中，三焦相溷，热愈结，邪愈深者，理宜咸苦大制之法，仍恐性速直走在下，故用玄参、金银花露、金汁、瓜蒌皮，轻扬理上，所谓仿古法而不泥其法者也。考是症，惟张景岳、喻嘉言、吴又可论之最详，然宗张、喻二氏，恐有遗邪留患，若宗吴氏，又恐邪去正伤，惟在临症权衡，无盛盛，无虚虚，而遗人夭殃，方不愧为良医矣！

《临证指南医案·卷五·疫》

又利大便小便二法，利小便比利大便为多，以湿非挟痰食等浊物者，皆当由小便出也。故曰：利湿不利小便，非其治也。燥湿三法：风以胜之，风动而地干也，羌、防等；土以涸之，水得泥干也，苓、术等；酸以收之，敛约不使泛滥也，黄丹、白矾等。

《医碥·卷之二·伤湿》

治以甘寒润剂，清水以滋水源，庶几血充液满，泽及百骸。

《医碥·卷之二·伤燥》

张司农谓：……湿邪为病，缓而难知，凡处泽国水乡者，于湿症尤宜加察焉。如外感之湿，着于肌表者，或从雨雾中而得。或从地气潮湿中而得，或上受，或下受，或遍体均受，皆当以解肌法微汗之。兼风者，微微表散；兼寒者，佐以温药；兼热者，佐以清药；此外受湿邪之治也。如内生之湿，留于脏腑者，乃从饮食中得之，凡膏粱酒醴，甜腻厚味，及嗜茶汤瓜果之类，皆致内湿，治法不外上开肺气，下通膀胱，中理脾阳为治。然阳体多成湿火，而阴体多患寒湿，又当察其体质阴阳为治。用药之法，当以苦辛寒治湿热，苦辛温治寒湿，概以淡渗佐之，甘酸腻浊之品，在所禁用。

《伤寒指掌·卷四瘟疫九传·湿症（合参）》

《内经》云：燥热在上，故秋燥一症，先伤肺津，次伤胃液，终伤肝血肾阴。故《内经》云：燥者润之……总之，上燥则咳，嘉言清燥救肺汤为主药；中燥则渴，仲景人参白虎汤为主药；下燥则结，景岳济川煎为主药。

《内经》云：脾恶湿。湿宜淡渗。二苓、苡、滑，是其主药；湿重者脾阳必虚，香砂、理中是其主方；湿着者，肾阳亦亏，真武汤是正本清源之要药。他如风湿，宜温散以微汗之，通用羌、防、白芷，重则二术、麻、桂，所谓风能胜湿也；寒湿宜辛热以干燥之，轻则二蔻、砂、朴，重则姜、附、丁、桂，所谓湿者燥之也；湿热，宜芳淡以宣化之，通用如蔻、藿、佩兰、滑通、二苓、茵泽之类，重则五苓、三石，亦可暂用以通泄之，所谓辛香疏气，甘淡渗湿也。

《重订通俗伤寒论·伤寒要义·四湿病药》

又如温暑之邪，必用凉解。若其人体盛色白，或不白而肌松者，本质阳虚，凡感热邪，往往凉药不效。以其阳虚，凉药入口，中气先馁，不能运药驱邪故也。此须辨舌，舌虽边黄，中必白滑，乃热邪外受，中却虚寒。须先用辛温通阳，使中阳振，舌心亦黄，再用凉药即解。如兼厚腻舌苔者，此热伏湿中，尤当先用辛温开湿。倘见其热甚，骤用大凉，遏其湿而火反伏，必淹缠难愈。或作洞泻，则湿去一半，火邪内陷，变证百出，不可不知。

《医门棒喝·卷之二·虚损论·附温暑治案》

夫湿热之邪，黏滞难化。必须芳香苦辛，开泄疏通，而后阳气得伸，邪始解散。大江以南多湿，故温暑等证，挟湿者十居八九。舌苔虽黄而必滑，此湿邪之明征也。湿邪壅遏，三焦气化不宣，多致二便不利。但用芳香开泄，三焦气行，其便自通。

《医门棒喝·卷之四·蒌仁辨》

治之者，当知补土以生金，而肺之母旺，滋肾水以涵金，而肺之子亦旺，生生不绝，津液充足，何燥之有？

《罗氏会约医镜·卷十二·论燥证》

治法不宜表散太过，不宜补益太早，须察虚实，审轻重，辨寒热，顺时令。《经》云：风淫所胜，平以辛凉，佐以苦甘。凡体实者，春夏治以辛凉，秋冬治以辛温，解其肌表，风从汗散。体虚者，固其卫气，兼解风邪，恐专行发散，汗多亡阳也。如初起风兼寒，宜辛温发表，郁久成热，又宜辛凉疏解，忌初用寒凉，致外邪不得疏散，郁热不得发越，重伤肺气也。

《类证治裁·卷之一·伤风论治》

燥为阳明秋金之化，金燥则水源竭，而灌溉不周，兼以风生燥，火化燥，《原病式》所谓诸涩枯涸，干劲皴揭，皆属于燥也。燥有外因，有内因。因于外者，天气肃而燥胜，或风热致伤气分，则津液不腾，宜甘润以滋肺胃，佐以气味辛通；因乎内者，精血夺而燥生，或服饵偏助阳火，则化源日涸，宜柔腻以养肾肝，尤资血肉填补。叶氏以上燥治气，下燥治血二语括之，最为简当。

《类证治裁·卷之一·燥症论治》

凡病之有形者，非痰则血，亦有湿瘀也。湿病脉必遏而软，模糊不清，或沉细似伏，或数滞断续不匀；最是虚寒之脉。误治害人甚速，医家切宜细究。舌必生苔，病深必板贴不松，白者，湿在气分未化，初时可用苦辛温，佐淡渗，或苦辛平、苦辛寒，临时制宜；色黄已化热矣，沉得色热又甚矣；焦枯热极伤阴也。实证可下，虚者必用养阴最稳。今时多此证，不可轻下，必见苔浮，脉松，日内必得汗解，亦有苔渐去者，亦有数日后，得胃气渐苏方去者，必得旧苔去，两旁渐生淡薄新白苔，方无他虞。将作汗，脉必浮数，汗后脉转沉细无妨，此因邪去正虚之象，得谷数日，脉渐浮圆也。凡时邪为病皆如此，不过误进温补，余焰复炽，热病重来。病解莫妙淡食静养阳好，虚甚者，甘平之剂调之亦可。湿病必用苦辛之品者，以其能通、能降、开泄湿壅，佐淡渗者，淡味得六气之全，淡即甘之微者，淡薄无味，得天清肃之燥气，故能胜湿也。

《医原纪略·湿病》

夏月炎暑，火旺克金，当以保肺为主。

《医书汇参辑成·暑》

治疫之法，总以毒字为提纲，凭他如妖似怪，自能体会无疑。君如不信，试观古今治疫之方，何莫非以解毒为主，吴又可之专用大黄，非解毒乎？张路玉之酷喜人中黄，而以童便配葱、豉为起手方，非解毒乎？叶天士之银花、金汁必同用，非解毒乎？至于犀角、黄连、生甘草等味，十方九用，非解毒乎？故嘉言喻氏有要言不繁曰："上焦如雾，升而逐之，佐以解毒；中焦如沤，疏而逐之，佐以解毒；下焦如渎，决而逐之，佐以解毒。"观其旨，上中下则有升疏决之异，而独于解毒一言，叠叠紧接，不分彼此，岂非反复丁宁，示人以真谛也哉。

《吴医汇讲·认疫治疫要言（顾祖庚）》

暑热之邪，本无形之质，其为滞下也，必挟身中有形之垢浊，故治之之道，最忌补涩壅滞之品。设误用知，则邪得补而愈炽，浊被壅而愈寒，耗其真液之灌溉，阻其正气之流行。

《王氏医案续编·卷一》

风温者，春月受风，其气卫温，经谓春病在头，治在上焦，肺位最高，邪必先伤，此手太阴气分患病，失治则入于手厥阴之心包络。

《温热经纬·叶晋岩·三时伏气外感篇》

如面色白者，须要顾其阳气，湿胜则阳微也。法应清凉，然到十分之六七，即不可过于寒凉。恐成功反弃，何以故耶？湿热一去，阳亦衰微也。面色苍者，须要顾其津液，清凉到十分之六七，往往热减身寒者，不可就云虚寒，而投补剂，恐炉烟虽熄，灰中有火也，须细察精详，方少少与之，慎不可直率而往也。又有酒客，里湿素盛，外邪入里，里湿为合。在阳旺之躯，胃湿恒多；在阴盛之体，脾湿亦不少，然其化热则一。热病救阴犹易，通阳最难，救阴不在血，而在津与汗；通阳不在温，而在利小便。

《温热经纬·叶晋岩·外感时热篇》

生津、养血本润燥之法。

《医方论·润燥之剂》

曰：敢问治法如何？曰：治外感燥、湿之邪无他，使邪有出路而已，使邪早有出路而已。出路者何？肺、胃、肠、膀胱是也。盖邪从外来，必从外去。毛窍是肺之合，口鼻是肺、胃之窍，大肠、膀胱为在里之表，又肺、胃之门户，故邪从汗解为外解，邪从二便解亦为外解。燥属天气，天气为清邪，以气搏气，故首伤肺经气分。气无形质，其有形质者，乃胃肠中渣滓。燥邪由肺传里，得之以为依附，故又病胃、肠。肺与大肠，同为燥金，肺、胃为子母，故经谓：阳明亦主燥金，以燥邪伤燥金，同气相求，理固然也。湿属地气，地气氤氲黏腻，为浊邪，然浊邪亦属是气，气从口鼻传入，故亦伤肺经气分。肺主一身气化，气为邪阻，不能行水，故湿无由化，浊邪归浊道，故必传胃、肠，浊中清者，必传膀胱。

曰：药之何如？曰：汗者，人之津，汗之出者气所化，今气不化津而无汗者，乃气为邪所阻耳！邪阻则毛窍经络不开，即胃、肠、膀胱亦因之不开，法当轻开所阻肺气之邪，佐以流利胃肠气机，兼通膀胱气化。燥邪，辛润以开之；湿邪，辛淡以开之；燥兼寒者，辛温润以开之；燥兼热者，辛凉轻剂以开之；湿兼寒者，辛温淡以开之；湿兼热者，辛凉淡以开之；燥化热者，辛凉重剂以开之；湿化热者，辛苦通降以开之；燥为湿郁者，辛润之中参苦辛淡以化湿；湿为燥郁者，辛淡之中参辛润以解燥；燥扰神明者，辛凉轻虚以开之；湿昏神智者，苦辛清淡以开之。总之，肺经气分邪一开通，则汗自解矣。其有纳谷后即病者，气为邪搏，不及腐化，须兼宣松和化，不使之结，后虽传里，小通之即行矣。其有感邪之重且浊者，必然传里，传里即须攻下；若肺气未开而里证又急，又必于宣通肺气之中，加以通润胃、肠之品。肺主天气，天气通，地气乃行耳！燥邪大肠多有结粪，必咸以软之，润以通之；湿邪大便多似败酱，必缓其药力以推荡之，或用丸药以磨化之。燥伤津液者，滑润之品增液以通之；湿阻气机者，辛苦之味开化以行之。要之，邪伤天气，治以开豁，天气开而毛窍经络之清邪自开，即胃、肠、膀胱之浊邪，无所缚束，亦与之俱开，汗得解而二便解，如上窍开而下窍自通也。若上窍未开，而强通下窍，则气为上焦之邪所阻，不能传送下行，譬如缚足之鸟，而欲飞腾，其可得乎？邪传地道，治以通利，地气通，而胃、肠、膀胱之浊邪自通，即毛窍经络之清邪，孤悬无依，亦与之俱通，二便解而汗亦解，如下窍通而上窍自开也。若下窍不通，而强开上窍，则气为胃肠之邪所阻，不得化汗外出，譬如海门淤塞，而欲众流顺轨，其又可得乎？审若是，天道与地道，一以贯之之道也，岂有二哉？

曰：其有人虚证实者，当何如？曰：人虚证实，不过加以托邪之法、护正之方，究当以祛邪为主，邪早退一日，正即早安一日，经故曰：有故无殒，否则养痈成患，后虽欲治，不可得而治。吾故曰：治外邪之法无他，使邪有出路而已，使邪早有出路而已矣。

《医原·百病提纲类》

廉按：中风之为病，有触外风引动内风者，亦有不挟外风而内风自动者。此案虽由邪风外袭，而实则阴虚火亢，内风易动，故一触即发，亦当从内风主治，急急息风宣窍，顺气开痰，为第一要法。

《全国名医验案编·风淫病案·中风闭证案》

廉按：六气之中，惟燥气难明，盖燥有凉燥、温燥、上燥、下燥之分。凉燥者，燥之胜气也，治以温润，杏苏散主之；温燥者，燥之复气也，治以清润，清燥救肺汤主之；上燥治气，吴氏桑杏汤主之；下燥治血，滋燥养营汤主之。

《全国名医验案编·燥淫病案·孕妇燥咳案》

廉按：秋日暑湿踞于内，新凉燥气加于外，燥湿兼至，最难界限清楚，稍不确当，其败坏不可胜言。盖燥有寒化热化，先将暑湿燥分开，再将寒热辨明，自有准的。

《全国名医验案编·燥淫病案·肺燥脾湿案》

廉按：前哲倪松亭曰：治湿之道非一，当细察表里上下，为用药之准的。如湿气在于皮肤者，宜用麻、桂二木以表其汗，譬如阴晦非雨不晴也，亦有羌、防、白芷等风药以胜湿者，譬如清风荐爽，湿气自消也；水湿积于胃肠肚腹肿胀者，宜用遂、戟、芫、丑之属以攻其下，譬如水满沟渠，非导之不去也；寒湿在肌肉筋骨之间，拘挛作痛，或麻痹不仁者，宜用姜、附、丁、桂之属以温其经。譬如太阳中天，则湿自干也；湿气在于脏腑之内，肌腠之外，微而不甚者，宜用术、苍、朴、夏之属以健脾燥湿，譬如微湿，以灰糁之则湿自燥也；湿热在于小肠膀胱，或肿或渴，或溺闭不通者，宜用二苓、车、泻之属以渗利之，譬如水溢沟浍，非疏通其窦不达也。学者能于斯里玩熟，则治湿之法，必中鹄矣。

《全国名医验案类编·湿淫病案·冒湿案》

王学权谓吴又可治疫，主大黄。盖所论湿热为病，湿为地气，即仲景所云浊邪中下之疫。浊邪乃有形之湿秽，故宜下而不宜清。余师愚治疫，主石膏。盖所论者，暑热为病，暑为六气，即仲景所云清邪上中之疫，清邪乃无形之燥火，故宜清而不宜下。二公皆卓识，可为治疫两大法门。余谓大黄治在胃腑，必兼有形之滞；石膏治在胃经，仅属无形之热：而皆《内经》五疫中之土疫也。若东垣所论，亦属土疫，而为虚证矣。今之烂喉传染者，亦属疫症，又为金疫矣。鼠疫为血瘀经络，肝主筋，又为木疫矣。

《鲟溪医论选·疫分胃腑胃经辨》

复则诸症复起，惟脉不沉实为辨。轻者静养自愈，重者必先察其虚实，虚则调其营卫，和其脏腑，待其表里融和方愈；误用攻下清凉，必致不救；安神养血汤主之。实则主以仲景枳实栀豉汤，撤表邪而清里热：如兼头痛恶寒，加薄荷、葱白；如兼寒热，寒多加羌活、紫苏，热多加知母、黄芩。一二剂后，必复汗而解，此屡试屡验者。不可妄投补益，以致闭邪增病……

食复，温热瘥后，胃气尚虚，余邪未尽，若纳谷太骤，则运化不及，余邪假食滞而复作。其症仍发热头痛，烦闷不纳，宜枳实栀子豉汤，加山楂肉、麦芽、连翘、莱菔汁等凉疏之；

腹痛不大便者，加生锦纹。

《重订广温热论·第一卷·温热复症疗法》

（十三）八法

论病之原，以内伤外感四字括之。论病之情则以寒、热、虚、实、表、里、阴、阳，八字统之。而论治病之方，则又以汗、和、下、消、吐、清、温、补，八法尽之。

《医学心悟·卷一·医门八法》

凡新病而少壮者，乃可攻之、泻之，此但可用于暂；若久病而虚弱者，理宜温之、补之，此乃可用于常。然犹有要：凡临症治病，但无实症可据而为病者，便当兼补，以调荣卫、精血之气；亦无热症可据而为病者，便当兼温，以培命门脾胃之气。此治法要领，有不可稍忽以贻害者。

《罗氏会约医镜·卷之二·补泻有法》

凡汗药宜早，下药宜迟，此紧要法也。宜早者，谓风寒自表而入，即当速为解表。邪从表解，免使人里而变生别症。宜迟者，谓邪传入阳明之府，俟邪热壅盛于里，下之去其邪热而愈。若未盛而早下之，则正气受伤，阴寒之气乘虚而入，恐成痞气、结胸等证矣。

《罗氏会约医镜·卷之四·伤寒论治摘要》

补泻之法，补亦治病，泻亦治病，但当知其要也。如以新暴之病而少壮者，乃可攻之泻之。攻但可用于暂，未有衰久之病，而屡攻可以无害者，故攻不可以收缓功。延久之病而虚弱者，理宜温之补之。补乃可用于常，未有根本既伤，而舍补可以复元者，故补不可以求速效。然犹有其要，则凡临证治病，不必论其有虚证无虚证，但无实证可据而为病者，便当兼补，以调营卫精血之气；亦不必论其有火证无火证，但无热证可据而为病者，便当兼温，以培命门脾胃之气。此吞泻之要领，苟不知此，未有不至决裂败事者。

《景岳全书·卷之一·论治篇》

春夏宜发汗，春宜吐，秋宜下。设未值其时，当汗不汗，当下不下，必待其时耶？而且利水、清火、温补、和解等法，概不言及，所以今人称仲景只有汗、吐、下三法，实由于此。夫四时者，众人所同，受病者，因人而异，汗、吐、下者，因病而施也。立法所以治病，非以治时。自有此大法之谬，后人因有随时用药之迂。论麻黄、桂枝汤者，谓宜于冬月严寒，而三时禁用。论白虎汤者，谓宜于夏，而大禁于秋分后与立夏之前。夫寒热温凉之逆用，必先岁气，毋伐天和，为平人饮食调理之常耳。仲景因症立方，岂随时定剂哉？当知仲景治法，悉本《内经》。按岐伯曰："调治之方，必别阴阳。阳病治阴，阴病治阳。定其中外，各守其乡。外者外治，内者内治。从外之内者，治其外；从内之外者，调其内。从内之外而盛于外者，先调其内，后治其外；从外之内而盛于内者，先治其外，后调其内。中外不相及，则治主病。微者调之，其次平之，盛者夺之。寒热温凉，衰之以属，随其攸利。"此大法也。仲景祖述靡遗，宪章昭著。本论所称发热恶寒发于阳，无热恶寒发于阴者，是阴阳之别也。阳病制白虎、承气以存阴，阴病制附子、吴萸以扶阳。外者用麻、桂以治表，内者用硝、黄以治里。其于表虚里实，表热里寒，发表和表，攻里救里，病有浅深，治有次第，方有轻重，是以定其中外，各守其乡也。太阳阳明并病，小发汗，太阳阳明合病，用麻黄汤，是从外之内者，治其外也。阳明病，发热汗出，不恶寒，反恶热，用栀子豉汤，是从内之外者，调其内也。发汗不解，蒸蒸发热者，从内之外而盛于外，调胃承气，先调其内也。表未解而心下痞者，从外之内而盛于内，当先解表，乃可攻痞，是先治其外，后调其内也。中外不相及，是病在半表半里，大小柴胡汤，治主病也。此即所谓微者调之，其次平之，用白虎、栀豉、小承气之类。盛者夺之，则用大承气、陷胸、抵当之类矣。所云观其脉症，知犯何逆，以法治之，则寒热温凉，衰之以属，随其攸利之谓也。若分四时以拘法，限三法以治病，遇病之变迁，则束手待毙矣。

　　且汗、吐、下之法亦出于岐伯。而利水、清火、调补等法悉具焉。其曰有邪者，渍形以为汗，在皮者，汗而发之，实者，散而泻之，此汗家三法。中满者，泻之于内，血实者，宜决之，是下之二法。高者因而越之谓吐，下者引而竭之谓利小便。剽悍者，按而收之，是清火法。气虚宜掣引之，是调补法也。夫邪在皮毛，犹未伤形，故仲景制麻黄汤，急汗以发表，邪入肌肉，是已伤其形，故制桂枝汤、啜稀热粥以解肌，是渍形以为汗。若邪正交争，内外皆实，寒热互呈，故制大青龙于麻桂中加石膏以泻火，是散以泻之也。吐剂有栀豉、瓜蒂，分胸中虚实之相殊；下剂有大小承气、调胃、抵当，分气血浅深之不同。利水有猪苓、真武寒热之悬绝，清火有石膏、芩、连轻重之差等。阳气虚，加人参于附子、吴萸中以引阳；阴气虚，加人参于白虎、泻心中以引阴。诸法井然，质之岐伯，纤毫不爽。先圣后圣，其揆一也。

　　　　　　　　　《伤寒论翼·卷上·全论大法第一》

汗　法

　　咽喉干燥者，不可发汗。

　　　　　　　《伤寒论·辨太阳病脉证并治中第八十三条》

　　淋家，不可发汗，发汗必便血。

　　　　　　　《伤寒论·辨太阳病脉证并治中第八十四条》

　　疮家虽身疼痛，不可发汗，汗出则痉。

　　　　　　　《伤寒论·辨太阳病脉证并治中第八十五条》

　　衄家，不可发汗，汗出必额上陷、脉急紧、直视不能眴，不得眠。

　　　　　　　《伤寒论·辨太阳病脉证并治中第八十六条》

　　亡血家，不可发汗，发汗则寒栗而振。

　　　　　　　《伤寒论·辨太阳病脉证并治中第八十七条》

　　汗家，重发汗，必恍惚心乱，小便已阴疼，与禹余粮丸。

　　　　　　　《伤寒论·辨太阳病脉证并治中第八十八条》

　　伤寒脉弦细、头痛发热者，属少阳。少阳不可发汗，发汗则谵语。此属胃，胃和则愈；胃不和，烦而悸。

《伤寒论·辨少阳病脉证并治第二六五条》

少阴病，脉细沉数，病为在里，不可发汗。

《伤寒论·辨少阴病脉证并治第二八五条》

少阴病，脉微，不可发汗，亡阳故也。阳已虚，尺脉弱涩者，复不可下之。

《伤寒论·辨少阴病脉证并治第二八六条》

下利清谷，不可攻表，汗出必胀满。

《伤寒论·辨厥阴病脉证并治第三六四条》

亡血不可发其表，汗出即寒栗而振。

《金匮要略方论·惊悸吐衄下血胸满瘀血病脉证治》

凡发汗，欲令手足皆周至漐漐一时间益佳，但不欲如水流离。若病不解，当重发汗，汗多则亡阳，阳虚不得重发汗也。凡服汤药发汗，中病便止，不必尽剂也。

《脉经·卷七·病可发汗证》

《经》曰："其有邪者，渍形以为汗。其在皮者，汗而发之。"又曰："体若燔炭，汗出而散。"又曰："未满三日，可汗而已。"举是四者，盖其在表不可使之深入，要当以汗去之。

《圣济总录·卷之三·治法·汗》

风、寒、暑、湿之气，入于皮肤之间而未深，欲速去之，莫如发汗。

凡发汗欲周身漐漐然，不欲如水淋漓，欲令手足俱周遍，汗出一、二时为佳。若汗暴出，邪气多不出……使人亡阳。凡发汗，中病则止，不必尽剂。要在剂当，不欲过也。

《儒门事亲·卷二·凡在表者皆可汗式》

汗者，散也。《经》云"邪在皮毛者，汗而发之"是也。又云"体若燔炭，汗出而散"是也。然有当汗不汗误人者，有不当汗而汗误人者。有当汗不可汗，而妄汗之误人者。有当汗不可汗，而又不可以不汗，汗之不得其道以误人者。有当汗而汗之不中其经，不辨其药，知发而不知敛以误人者。是不可以不审也。

何则？风寒初客于人也，头痛发热而恶寒，鼻塞声重而体痛，此皮毛受病，法当汗之，若失时不汗，或汗不如法，以致腠理闭塞，荣卫不通，病邪深入，流传经络者有之，此当汗不汗之过也。

亦有头痛发热与伤寒同，而其人倦怠无力、鼻不塞、声不重、脉来虚弱，此内伤元气不足之证；又有劳心好色、真阴亏损、内热、晡热、脉细数而无力者；又有伤食病，胸膈满闷、吞酸嗳腐、日晡潮热、气口脉紧者；又有寒痰厥逆、湿淫脚气、内痈、外痈、瘀血凝积，以及风温、湿温、中暑自汗诸症，皆有寒热，与外感风寒似同而实异，若误汗之，变症百出矣。所谓不当汗而汗者此也。

若夫症在外感应汗之例，而其人脐之左右上下，或有动气，则不可以汗。《经》云："动气在右，不可发汗，汗则衄而渴、心烦、饮水即吐。动气在左，不可发汗，汗则头眩、汗不止、筋惕肉瞤。动气在上，不可发汗，汗则气上冲，正在心中。动气在下，不可发汗，汗则无汗，心大烦、骨节疼、目运、食入则吐、舌不得前。又脉沉咽燥，病已入里，汗之则津液越出，大便难而谵语。"又"少阴证，但厥无汗，而强发之，则动血，未知从何道出，或从耳目，或从口鼻出者，此为下厥上竭，为难治。"又"少阴中寒，不可发汗，汗则厥逆蜷卧，不能自温也。"又"寸脉弱者，不可发汗，汗则亡阳。尺脉弱者，不可发汗，汗则亡阴也。"又"诸亡血家不可汗，汗则直视、额上陷"。"淋家不可汗，汗则便血"。"疮家不可汗，汗则痉"。又"伤寒病在少阳，不可汗，汗则谵妄"。又"坏病、虚人，及女人经水适来者，皆不可汗，若妄汗之，变症百出矣"。所谓当汗不可汗，而妄汗误人者此也。

夫病不可汗，而又不可以不汗，则将听之乎？是有道焉，

《伤寒赋》云："动气理中去白术"，是即于理中汤去术而加汗药，保元气而除病气也。又热邪入里而表未解者，仲景有麻黄石膏之例，有葛根黄连黄芩之例，是清凉解表法也。又太阳证、脉沉细，少阴证、反发热者，有麻黄附子细辛之例，是温中解表法也。又少阳中风，用柴胡汤加桂枝，是和解中兼表法也。又阳虚者，东垣用补中汤加表药。阴虚者，丹溪用芎归汤加表药，其法精且密矣。总而言之，凡一切阳虚者，皆宜补中发汗。一切阴虚者，皆宜养阴发汗。挟热者，皆宜清凉发汗。挟寒者，皆宜温经发汗。伤食者，则宜消导发汗。感重而体实者，汗之宜重，麻黄汤。感轻而体虚者，汗之宜轻，香苏散。又东南之地，不比西北，隆冬开花，少霜雪，人禀常弱，腠理空疏，凡用汗药，只须对症，不必过重。予尝治伤寒初起，专用香苏散加荆、防、川芎、秦艽、蔓荆等药，一剂愈，甚则两服，无有不安。而麻黄峻剂，数十年来，不上两余。可见地土不同，用药迥别。其有阴虚、阳虚、挟寒、挟热、兼食而为病者，即按前法治之，但师古人用药之意，而未尝尽泥其方，随时随证酌量处治，往往有验。此皆已试之成法，而与斯世共白之。所以拯灾救患者，莫切乎此。此汗之之道也。

且三阳之病，浅深不同，治有次第。假如症在太阳，而发散阳明，已隔一层。病在太阳阳明，而和解少阳，则引贼入门矣。假如病在二经，而专治一经，已遗一经。病在三经，而偏治一经，即遗二经矣。假如病在一经，而兼治二经，或兼治三经，则邪过经矣。况太阳无汗，麻黄为最。太阳有汗，桂枝可先。葛根专主阳明，柴胡专主少阳。皆的当不易之药。至于九味羌活，乃两感热证三阳三阴并治之法，初非为太阳一经设也。又柴葛解肌汤，乃治春温夏热之证，自里达表，其症不恶寒而口渴。若新感风寒，恶寒而口不渴者，非所宜也。又伤风自汗，用桂枝汤，伤暑自汗，则不可用，若误用之，热邪愈盛而病必增剧。若于暑症而妄行发散，复伤津液，名曰重喝，多致不救。古人设为白术、防风例以治风，设益元散、香薷饮以治暑，俾不犯三阳禁忌者，良有明也。

又人知发汗退热之法，而不知敛汗退热之法。汗不出则散之，汗出多则敛之。敛也者，非五味、酸枣之谓，其谓致病有因，出汗有由，治得其宜，汗自敛耳。譬如风伤卫汗自出者，以桂枝汤和荣卫，祛风邪而汗自止。若热邪传里，令人汗出者，乃热气熏蒸，如釜中吹煮，水气旁流，非虚也，急用白虎汤清之。若邪已结聚，不大便者，则用承气汤下之，热气退而汗自收矣。此与伤暑自汗略同。但暑伤气，为虚邪，只有清补并行之一法。寒伤形，为实邪，则清热之外，更有攻下止汗之法也。复有发散太过，遂至汗多亡阳，身瞤动欲擗地者，宜用真武汤。此救逆之良药，与中寒冷汗自出者，同类并称。又与热证汗出者，大相径庭矣。其他少阳证，头微汗，或盗汗者，小柴胡汤。水气症，头汗出者，小半夏加茯苓汤。至于虚人自汗、盗汗等症，则归脾、补中、八珍、十全，按法而用，委曲寻绎，各尽其妙，而后即安，所谓汗之必中其经，必得其药，知发而知敛者此也。

嗟嗟！百病起于风寒，风寒必先客表，汗得其法，何病不除！汗法一差，夭枉随之矣。吁，汗岂易言哉！

《医学心悟·卷一·医门八法·论汗法》

汗、吐、攻、和，为治杂病四大法，而失血之证，则有宜、不宜。

伤寒过汗伤津液；吐血既伤阴血，又伤水津，则水、血两伤，暴然枯骨矣。故仲景于衄家严戒发汗。衄忌发汗，吐咯可知矣。夫脉潜气伏，斯血不升，发汗则气发泄。吐血之人，气最难敛，发泄不已，血随气溢，而不可遏抑，故虽有表证，止宜和散，不得径用麻、桂、羌、独。果系因外感失血者，乃可从外表散，然亦须敛、散两施，毋令过汗亡阴。盖必知血家忌汗，然后可商取汗之法。

《血证论·卷一·用药宜忌论》

吐　法

少阴病，饮食入口则吐；心中温温欲吐，复不能吐。始得之，手足寒、脉弦迟者，此胸中实，不可下也，当吐之；若膈上有寒饮，干呕者，不可吐也，当温之，宜四逆汤。

《伤寒论·辨少阴病脉证并治第三二四条》

少阳中风，两耳无所闻、目赤、胸中满而烦者，不可吐下，吐下则悸而惊。

《伤寒论·辨少阳病脉证并治第二六四条》

诸四逆厥者，不可吐止，虚家亦然。

《脉经·卷七·病不可吐证》

病在胸中，上焦气壅，必因其高而越之，所以去邪实而导正气也。况上脘之病，上而未下，务在速去，不涌而出之，则深入肠胃，播传诸经，可胜治哉。故若宿食有可吐者，未入于肠胃者也。痰疟有可吐者，停蓄于胸膈者也。食毒忤气可吐者，恐其邪久而滋甚也。肺痈酒疸可吐者，为其胸满而心闷也，大抵胸中邪实，攻之不能散，达之不能通，必以酸苦之药涌之，故得胃气不伤而病易以愈。

《圣济总录·治法吐》

夫吐者，人之所畏，且顺而下之，尚犹不乐，况逆而上之，不说者多矣。然自胸以上，大满大实，痰如胶粥，微丸微散，皆儿戏也，非吐病安能出？仲景之言曰：大法春宜吐。盖春时阳气在上，人气与邪气亦在上，故宜吐也。涌吐之药，或丸或散，中病则止，不必尽剂，过则伤人。然则四时有急吐者，不必直待春时也。但仲景言其大法耳！今人不得此法，遂废而不行。试以名方所记者略数之：如仲景《伤寒论》中，以葱根白豆豉汤，以吐头痛；栀子厚朴汤，以吐懊侬；瓜蒂散，以吐伤寒六、七日，因下后腹满无汗而喘者。如此三方，岂有杀人者乎？何今议予好涌者多也？又如孙氏《千金方》风论中数方，往往皆效。近代《本事方》中，稀涎散，吐膈实中满、痰厥失音、牙关紧闭、如丧神守。《万全方》以郁金散吐头痛、眩晕、头风、恶心、沐浴风。近代《普济方》以吐风散、追风散,吐口噤不开、不省人事;以皂角散吐涎潮。《总录》方中,以常山散吐疟。孙尚方以三圣散吐发狂;神验方吐舌不正;《补亡篇》以远志去心,春分前服之,预吐瘟疫。此皆前人所用之药也,皆有效者,何今之议予好涌者多也?惟《养生必用方》言:如吐其涎,令人跛躄。《校正方》已引风门中碧霞丹为证,予不须辨也。但《内经》明言:高者越之,然《名医录》中,惟见太仓公、华元化、徐文伯能明律用之,自余无闻,乃知此法废之久矣。今予骤用于千载寂寥之后,宜其惊且骇也。惜乎黄帝、岐伯之书,伊挚、仲景之论,弃为闲物,纵有用者,指为山野无韵之人,岂不谬哉!

予之用此吐法,非偶然也。曾见病之在上者,诸医尽其技而不效。余反思之,投以涌剂,少少用之,颇获征应。既久,乃广访多求,渐臻精妙,过则能止,少则能加。一吐之中,变态无穷,屡用屡验,以至不疑。故凡可吐,令条达者,非徒木郁然。凡在上者,皆宜吐之。且仲景之论,胸上诸实郁,而痛不能愈,使人按之,及有涎唾,下痢十余行,其脉沉迟,寸口脉微滑者,此可吐之,吐之则止。仲景所谓胸上诸实,按之及有涎唾者,皆邪气在上也。《内经》曰:下痢,脉迟而滑者,内实也;寸口脉微滑者,上实也。皆可吐之。王冰曰:上盛不已,吐而夺之。仲景曰:宿食在上脘,当吐之。又如宿饮酒积在上脘者,亦当吐之。在中脘者,当下而去之。仲景曰:病人手足厥冷,两手脉乍结,以客气在胸中,心下满而烦,欲食不能食者,知病在胸中,当吐之。余尝用吐方,皆是仲景方,用瓜蒂散,吐伤寒头痛;用葱根白豆豉汤,以吐杂病头痛;或单瓜蒂名独圣,加茶末少许,以吐痰饮食;加全蝎梢,以吐两胁肋刺痛、濯濯水声者。《内经》所谓“湿在上,以苦吐之”者,其是谓欤!

……余之撩痰者,以钗股、鸡羽探引,不出,以齑投之,投之不吐,再投之,且投且探,无不出者。吐至昏眩,慎勿惊疑。《书》曰：若药不瞑眩，厥疾弗瘳。如发头眩，可饮冰水立解。如无冰时，新汲水亦可。强者可一吐而安，弱者可作三次吐之，庶无损也。吐之次日，有顿快者，有转甚者，盖饮之而吐未平也。俟数日，当再涌之。如觉渴者，冰水、新水、瓜、梨、柿及凉物，皆不禁，惟禁贪食过饱硬物、干脯难化之物。心火既降，中脘冲和，阴道必强，大禁房劳、大忧、悲思。病人既不自责，众议因而噪之，归罪于吐法，起谤其由此也。故性行刚暴，好怒喜淫之人，不可吐；左右多嘈杂之言，不可吐；病人颇读医书，实非深解者，不可吐；主病者不能辨邪正之说，不可吐；病人无正性，妄言妄从，反复不定者，不可吐；病势巇危，老弱气衰者，不可吐；自吐不止，亡阳血虚者，不可吐；诸吐血、呕血、咯血、衄血、嗽血、崩血、失血者，皆不可吐。吐则转生他病，浸成不救，反起谤端。虽恳切求，慎勿强从，恐有一失，愈令后世不信此法，以小不善累大善也。必标本相得，彼此相信，真知此理，不听浮言，审明某经某络，某脏某腑，某气某血，某邪某病，决可吐者，然后吐之。是予之所望于后之君子也，庶几不使此道湮微，以新传新耳！

《儒门事亲·卷二·凡在上者皆可吐式》

忌吐法者，病不在上，胸无凝滞，不必吐之……故凡老弱虚人，忌吐法。久病虚弱，忌吐法。内伤本元，忌吐法。六脉空大，忌吐法。脉细无神，忌吐法。胃虚食少，忌吐法。时时眩冒，忌吐法。胎前产后，忌吐法。痈疽溃后，金疮失血，忌吐法。

《伤寒大白·总论·忌吐法论》

吐者，治上焦也。胸次之间，咽喉之地，或有痰、食、痈脓，法当吐之。经曰：其高者因而越之是已。然有当吐不吐误人者，有不当吐而吐以误人者，有当吐不可吐而妄吐之以误人者，亦有当吐不可吐而又不可以不吐，吐之不得其法以误人者，是不可不辨也。

即如缠喉、锁喉诸症，皆风痰郁火壅塞其间，不急吐之，则胀闭难忍矣。又或食停胸膈消化弗及，无由转输，胀满疼痛者，必须吐之，否则胸高满闷，变症莫测矣。又有停痰蓄饮，阻塞清道，日久生变，或妨碍饮食，或头眩心悸，或吞酸嗳腐，手足麻痹，种种不齐，宜用吐法导祛其痰，诸症如失。又有胃脘痛，呕吐脓血者，经云：呕家有脓，不须治呕，脓尽自愈。凡此皆当吐而吐者也。

　　然亦有不当吐而吐者何也？如少阳中风，胸满而烦，此邪气而非有物，不可吐，吐则惊悸也。又少阴病，始得之，手足厥冷，饮食入口则吐，此膈上有寒饮，不可吐也。病在太阳，不可吐，吐之则不能食，反生内烦。虽曰吐中有散，然邪气不除，已为小逆也。此不当吐而吐者也。

　　然又有当吐不可吐者何也？盖凡病用吐，必察其病之虚实；因人取吐，先察其人之性情，不可误也。夫病在上焦可吐之症，而其人病势危笃，或老弱气衰者，或体质素虚，脉息微弱者，妇人新产者，自吐不止者，诸亡血者，有动气者，四肢厥冷，冷汗自出者，皆不可吐，吐之则为逆候，此因其虚而禁吐也。若夫病久之人，宿积已深，一行吐法，心火自降，相火必强，设犯房劳，转生虚症，反难救药。更须戒怒凝神，调息静养，越三旬而出户，方为合法。若其人性气刚暴，好怒喜淫，不守禁忌，将何恃以无恐？此又因性情而禁吐也。所谓当吐不可吐者此也。

　　然有不可吐，而又不得不吐者何也？病人脉滑大，胸膈停痰，胃脘积食，非吐不除，食用瓜蒂散与橘红淡盐汤，痰以二陈汤，用指探喉中而出之。体质极虚者，或以桔梗煎汤代之，斯为稳当。而予更有法焉，予尝治寒痰闭塞，厥逆昏沉者，用半夏、橘红各八钱，浓煎半杯，和姜汁成一杯，频频灌之，痰随药出，则拭之，随灌随吐，随吐随灌，少顷痰开药下，其人即苏。如此者甚众。又尝治风邪中脏将脱之证，其人张口痰鸣，声如曳锯，溲便自遗者，更难任吐，而稀涎、皂角等药，既不可用，亦不暇用，因以大剂参、附、姜、夏，浓煎灌之，药随痰出，则拭之，随灌随吐，随吐随灌，久之药力下咽，胸膈流通，参、附大进，立至数两，其人渐苏，一月之间参药数斤，遂至平复，如此者又众。又尝治风痰热闭之症，以牛黄丸，灌如前法。颈疽内攻，药不得入者，以苏合香丸，灌如前法。风热不语者，以解语丹，灌如前法。中暑不醒者，以消暑丸，灌如前法。中恶不醒者，以前项橘、半、姜汁，灌如前法。魇梦不醒者，以莲须、葱白煎酒，灌如前法。自缢不醒者，以肉桂三钱煎水，灌如前法。喉闭喉风，以杜牛膝捣汁，雄黄丸等，灌如前法，俱获全安，如此者又众。更有牙关紧急，闭塞不通者，以搐鼻散，吹鼻取嚏，嚏出牙开，或痰或食，随吐而出，其人遂苏，如此者尤众。盖因证用药，随药取吐，不吐之吐，其意更深。此皆古人之成法，而予稍为变通者也。昔仲景治胸痛不能食，按之反有涎吐，下利日数十行，吐之利则止，是以吐痰止利也。丹溪治妊妇转脬，小便不通，用补中益气汤，随服而探吐之，往往有验，是以吐法通小便也。华佗以醋蒜吐蛇，河涧以狗油、雄黄同瓜蒂以吐虫而通膈，丹溪又以韭汁去瘀血以治前症。由此观之，症在危疑之际，古人恒以涌剂，尽其神化莫测之用，况于显然易见者乎！则甚矣！吐法之宜讲也。

近世医者，每将此法置之高阁，亦似汗下之外，并无吐法，以致病中常有自呕、自吐而为顺症者，见者惊，闻者骇，医家亦不论虚实而亟亟止之，反成坏病，害人多矣。吁！可不畏哉！

《医学心悟·卷一·医门八法·论吐法》

"高者因而越之"，《经》有明训，即吐法也。后人视为畏途，久置不讲，殊不知痰涎在胸膈之间，消之匪易，因其火气上冲之势，加以吐法，使倾筐倒箧而出之，则用力少而成功多。

《医方论·卷一·瓜蒂散》

至于吐法，尤为严禁。失血之人，气既上逆，若见有痰涎，而复吐之，是助其逆势，必气上不止矣。治病之法，上者抑之，必使气不上奔，斯血不上溢，降其肺气，顺其胃气，纳其肾气，气下则血下，血止而气亦平复。血家最忌是动气，不但病时忌吐，即已愈后，另有杂证，亦不得轻用吐药，往往因吐便发血证。知血证忌吐，则知降气止吐，便是治血之法。

《血证论·卷一·用药宜忌论》

凡中、下二部之病，切不可吐，吐则为逆。

《医法圆通·卷三·病有不宜吐者》

下　法

黄帝曰：何谓五夺？岐伯曰：形肉已夺，是一夺也；大夺血之后，是二夺也；大汗出之后，是三夺也；大泄之后，是四夺也；新产及大血，是五夺也。此病不可泻。

《灵枢经·五禁》

伤寒呕多，虽有阳明证，不可攻之。

《伤寒论·辨阳明病脉证并治第二零四条》

阳明病，心下硬满者，不可攻之。攻之，利遂不止者死；利止者愈。

《伤寒论·辨阳明病脉证并治第二零五条》

阳明病，面合色赤，不可攻之。必发热，色黄者，小便不利也。

《伤寒论·辨阳明病脉证并治第二零六条》

太阴之为病，腹满而吐，食不下，自利益甚，时腹自痛。若下之，必胸下结硬。

《伤寒论·辨太阴病脉证并治第二七三条》

诸四逆厥者，不可下之；虚家亦然。

《伤寒论·辨厥阴病脉证并治第三三零条》

伤寒五六日，不结胸，腹濡，脉虚，复厥者，不可下；此亡血，下之死。

《伤寒论·辨厥阴病脉证并治第三四七条》

病人欲吐者，不可下之。

《金匮要略方论·呕吐哕下利脉证治》

诸虚不可下……

脉浮大，应发其寒，医反下之，此为大逆……

病欲吐者，不可下之……

太阳病，有外证未解，不可下，下之为逆。

《脉经·卷七·病不可下证》

大抵伤寒最慎于下，若表证未罢，不可乱投汤剂，虚其胃气。脉浮者，不可下；脉虚细者，不可下；恶寒者，不可下；呕吐者，不可下；不转矢气者，不可下；大便坚，小便数，不可用承气汤攻之，小便清者，不可下；大便坚，小便少者，未可攻；阳明病自汗出，若发汗，小便自利者，不可下。以此知古人慎用转药如此。

《类证活人书·卷三·慎下》

老壮者形气也，寒热者病邪也。脏有热毒，虽衰年亦可下。

《伤寒九十论·阳明可下证》

曰：伤寒邪入于阴，其病在里，法当下之。诸腹满不大便，或口燥舌干而渴，或潮热谵语，皆为可下之证；诸诊得脉沉而实，即为可下之脉。但脉证已具，不必拘以日数，急宜攻里；若病虽过经而里证未备者，未可下也。故《经》曰："阳盛阴虚，下之则愈，其法谓此。"

《圣济总录·卷第二十一·伤寒可下》

下之攻病，人亦所恶闻也。然积聚陈莝于中，留结寒热于内，留之则是耶？逐之则是耶？《内经》一书，惟以气血通流为贵。世俗庸工，惟以闭塞为贵。又止知下之为泻，又岂知《内经》之所谓下者，乃所谓补也。陈莝去而肠胃洁，癥瘕尽而荣卫昌。不补之中，有真补者存焉。然俗不信下之为补者，盖庸工妄投下药，当寒反热，当热反寒，未见微功，转成大害，使聪明之士，亦复不信者，此也。所以谓寒药下者，调胃承气汤，泄热之上药也；大、小、桃仁承气，次也；陷胸汤，又其次也；
大柴胡，又其次也。以凉药下者，八正散，泄热兼利小溲；洗
心散，抽热兼治头目；黄连解毒散，治内外上下蓄热而不泄者；
四物汤，凉血而行经者也；神芎丸，解上下蓄热而泄者也。以
温药而下者，无忧散，下诸积之上药也；十枣汤，下诸水之上
药也。以热药下者，煮黄丸、缠金丸之类也，急则用汤，缓则
用丸，或以汤送丸，量病之微甚，中病即止，不必尽剂，过而
生愆。仲景曰：大法秋宜泻。谓秋则阳气在下，人气与邪气亦
在下，故宜下。此仲景言其大概耳。设若春夏有可下之疾，当
不下乎？此世上之庸工踽踽迁延，误人大病者也。皆曰：夏月
岂敢用过药泻脱胃气？呜呼！何不达造化之甚也？《内经》称：
土火之郁，发四时之气。以五月先取化源，泻土补水。又曰：
土郁则夺之。王太仆注曰：夺，谓下之，令无壅碍也。然则于
五月先防土壅之发，令人下夺，《素问》之言非欤？然随证不必
下夺，在良工消息之也。予所以言此者，矫世俗期不误大病暴
病耳。故土郁之为夺，虽大承气汤亦无害也。

　　或言：男子不可久泄，妇人不可久吐。何妄论之甚也？可
吐则吐，可下则下，岂问男女乎？大人小儿，一切所伤之物在
胃脘，如两手脉迟而滑者，内实也，宜下之。何以别乎？盖伤
宿食者恶食，伤风者恶风，伤寒者恶寒，伤酒者恶酒，至易辨
也。故凡宿食在胃脘，皆可下之，则三部脉平。若心下按之而
硬满者，犹宜再下之。如伤寒大汗之后，重复劳发而为病者，
盖下之后热气不尽故也，当再下之。若杂病腹中满痛不止者，
此为内实也。《金匮要略》曰：痛而腹满，按之不痛为虚，痛
者为实。《难经》曰：痛者为实，腹中满痛，里壅为实，故可
下之。不计杂病、伤寒，皆宜急下之。宜大承气汤，或导水
丸，或泄水丸等药，过十余行。如痛不已，亦可再服，痛已则
止。至如伤寒大汗之后，发热，脉沉实，及寒热往来，时时有
涎嗽者，宜大柴胡汤加当归煎服之，下三五行，立愈。产后慎
不可作诸虚不足治之，必变作骨蒸寒热，饮食不入，肌肤瘦

削，经水不行。《经》曰：寒则衰饮食，热则消肌肉。人病瘦
削，皆粗工以药消烁之故也。呜呼！人之死者，岂为命乎？
《难经》曰：实实虚虚。损不足而益有余，如此死者，医杀之
耳！至如目黄、九疸、食劳，皆属脾土，可下之，宜茵陈蒿
汤。或用导水丸、禹攻散，泻十余行，次以五苓散、桂苓甘露
散、白术丸等药，服之则愈矣。或腰脚胯痛，可用甘遂粉二三
钱，以猭猪腰子薄批七八片，掺药在内，以湿纸包数重，文武
火烧熟，至临卧细嚼，以温酒或米饮汤调下。至平明见一二十
行，勿讶。意欲止泻，则饮水或新水顿服之，泻立止。次服通
经和气定痛乌金丸、蝙马丹之类，则愈矣。《内经》有不因气
动而病生于外者，太仆以为瘴气贼魅、虫毒、蜚尸鬼击、冲薄
坠堕、风寒暑湿、斫射剥割、撞扑之类。至如诸落马堕井、打
扑闪肭损折、汤沃火烧、车碾犬伤、肿发焮痛、日夜号泣不止
者，予寻常谈笑之间，立获大效。可峻泻三四十行，痛止肿
消，乃以通经散下导水丸等药。如泻水少，则可再加汤剂泻
之，后服和血消肿散毒之药，病去如扫。此法得之睢阳高大
明、侯德和，使外伤者，不致癃残跛躄之患。余非敢掩人之
善，意在救人耳！

　　……至如沉积多年赢劣者，不可便服陡攻之药，可服缠积
丹、三棱丸之类。《内经》曰：重者因而减之。若人年老衰
弱，有虚中积聚者，止可五日一服万病无忧散。故凡积年之
患，岂可一药而愈？即可减而去之……

　　然诸洞泄、寒中者，不可下，俗谓休息痢也；伤寒脉浮
者，不可下；表里俱虚者，不宜下。《内经》中五痞心证，不
宜下。厥而唇青，手足冷，内热深者，宜下，寒者，不宜下，
以脉别之。小儿内泻，转生慢惊，及两目直视，鱼口出气者，
亦不宜下。若十二经败甚，亦不宜下，止宜调养，温以和之，
如下则必误人病耳！若其余大积大聚，大病大秘，大涸大坚，
下药乃补药也。余尝曰：泻法兼补法，良以此夫！

《儒门事亲·卷二·凡在下者皆可下式》

　　况近世之医书，每多以补虚立论。至大实有羸状故，因秽浊、实邪盘踞在内，既不得见而知之，又为宜补之说横于心中，往往惑于假虚之病象，而人多以下为畏途矣，更有世之不明虚实之宜，乃不善用者之误。恒见得时之医，自保声名，不肯轻用下法，及至病久正虚，方投轻下之剂，自无效应；至不得时之医，遇有病症，急于求效，遂妄用下法以决裂。人见时医用下而无效，庸医用下而致祸，遂使假虚之证误于温补，而戕生多矣。殊不思《内经》有有故无殒之训，仲景有急下存津之法。如《伤寒论》之承气、陷胸等汤，用之得当，立能转危为安。况邪入于里、如贼踞畿辅内地，非边远之寇可比，急宜荡除，然于腹里地方，而行此兵凶战危之事，务当操必胜之权而后可。今特将历验心得之法，和盘托出，以济世人之危殆，而挽夭扎之惨也。

《证治心传·卷一·证治总纲》

　　按：少阴经有急下三法，以救肾水：一本经水竭，一本邪涌水，一为土邪凌水。而阳明经亦有急下三法，以救津液：一汗多津液越于外，一腹满津结于内，一目睛不慧，津枯于中。

《尚论篇·卷二·阳明经下篇》

　　忌攻下者，有表邪未解，未可攻下者，有里气虚寒，不可攻下者，有津竭血燥，忌攻下者；有阳明不实，不必攻下者，有无一下症，不犯攻下者，有虽热无结，本非攻下者；有身热脉大，禁攻下者，有斑痧未透，攻下则内伏者；有邪汗未透，攻下则邪伏者；有手足不温，攻下则脉伏不出者。故曰：恶寒身痛，太阳症未罢，不可下。结胸症，脉浮大，不可下。阳明病，面赤色，表症也，不可下。服小承气汤不失臭气者，无燥屎也，不可攻下。脉浮数者，表脉也，不可攻下。脉虚细者，正气虚也，不可攻下。伤寒热久，津液干枯，自汗复发其汗，津液重伤，不可攻下。与厥冷、虚家、久病、新产、脉微，并不可攻下也。是以仲景攻下真诀，惟以表症之解与不解，腹中气之转失与不转失，脐腹之痛与不痛，脉之浮与不浮。实与不

实，汗之多与不多，小便之利与不利，里热之甚与不甚，津液
之干与不干，屎之硬与不硬、溏与不溏，以消悉大下、微下、
和之、俟之、导之之法，示后人临症斟酌，庶无早下误下
之患。

《伤寒大白·总论·忌攻下论》

下者，攻也，攻其邪也。病在表则汗之；在半表半里则和
之；病在里，则下之而已。然有当下不下误人者，有不当下而
下误人者。有当下不可下，而妄下之误人者，有当下不可下，
而又不可以不下，下之不得其法以误人者。有当下而下之不知
浅深，不分便溺与蓄血，不论汤丸以误人者。又杂症中，不别
寒、热、积、滞、痰、水、虫、血、痛、脓以误人者，是不可
不察也。

何谓当下不下？仲景云：少阴病，得之二三日，口燥咽干
者，急卜之。少阴病，六七日，腹满不大便者，急下之。下
利，脉滑数，不欲食，按之心下硬者，有宿食也，急下之。阳
明病，谵语，不能食，胃中有燥屎也，可下之。阳明病，发热
汗多者，急下之。少阴病，下利清水，色纯青，心下必痛，口
干燥者，急下之。伤寒六七日，目中不了了，睛不和，无表
证，大便难者，急下之。此皆在当下之例，若失时不下，则津
液枯竭，身如槁木，势难挽回矣。然又有不当下而下者何也？
如伤寒表证未罢，病在阳也，下之则成结胸。病邪虽已入里，
而散漫于三阴经络之间，尚未结实，若遽下之，亦成痞气。况
有阴结之症，大便反硬，得温则行，如开冰解冻之象；又杂症
中，有高年血燥不行者，有新产血枯不行者，有病后亡津液
者，有亡血者，有日久不更衣，腹无所苦，别无他症者，若误
下之，变症蜂起矣。所谓不当下而下者此也。

然又有当下不可下者何也？病有热邪传里，已成可下之
证，而其人脐之上、下、左、右，或有动气，则不可以下。经
云：动气在右，不可下，下之则津液内竭，咽燥鼻干，头眩心
悸也。动气在左，不可下，下之则腹内拘急，食不下，动气更

剧，虽有身热，卧则欲蜷。动气在上，不可下，下之则掌握烦热，身浮汗泄，欲得水自灌。动气在下，不可下，下之则腹满头眩，食则清谷，心下痞也。又咽中闭塞者不可下，下之则下轻上重，水浆不入，蜷卧，身疼，下利日数十行。又脉微弱者不可下。脉浮大，按之无力者，不可下。脉迟者不可下。喘而胸满者不可下。欲吐、欲呕者不可下。病人阳气素微者不可下，下之则呃。病人平素胃弱，不能食者，不可下。病中能食，胃无燥屎也，不可下。小便清者不可下。病人腹满时减，复如故者，不可下。若误下之，变症百出矣。所谓当下不可下，而妄下误人者此也。

然有当下不可下，而又不得不下者，何也？夫以羸弱之人，虚细之脉，一旦而热邪乘之，是为正虚邪盛，最难措手。古人有清法焉，有润法焉，有导法焉，有少少微和之法焉，有先补后攻，先攻后补之法焉，有攻补并行之法焉，不可不讲也。如三黄解毒，清之也。麻仁梨汁，润之也。蜜煎、猪胆汁、土瓜根导之也。凉膈散、大柴胡，少少和之也。更有脉虚体弱不能胜任者，则先补之而后攻之，或暂攻之而随补之，或以人参汤，送下三黄枳术丸。又或以人参、瓜蒌、枳实，攻补并行而不相悖。盖峻剂一投，即以参、术、归、芍维持调护于其中，俾邪气潜消而正气安固，不愧为王者之师矣。又有杂症中，大便不通，其用药之法可相参者。如老人、久病人、新产妇人，每多大便闭结之症，丹溪用四物汤，东垣用通幽汤，予尝合而酌之，而加以苁蓉、枸杞、柏子仁、芝麻、松子仁、人乳、梨汁、蜂蜜之类，随手取效。又尝于四物加升麻，及前滋润药，治老人血枯，数至圊而不能便者，往往有验，此皆委曲疏通之法。若果人虚，虽传经热邪，不妨借用，宁得猛然一往，败坏真元，至成洞泻，虽曰天命，岂非人事哉！所谓下之贵得其法者此也。

然又有当下而下，而不知浅深，不分便溺与蓄血，不论汤丸以误人者何也？如仲景大承气汤，必痞、满、燥、实兼全者，乃可用之。若仅痞满而未燥实者，仲景只用泻心汤。痞满兼燥而未实者，仲景只用小承气汤。除去芒硝，恐伤下焦阴血也。燥实在下而痞满轻者，仲景只用调胃承气汤。除去枳、朴，恐伤上焦阳气也。又有太阳伤风证，误下而传太阴，以致腹痛者，则用桂枝汤加芍药；大实痛者，桂枝汤加大黄，是解表之中兼攻里也。又有邪从少阳来，寒热未除，则用大柴胡汤，是和解之中兼攻里也。又结胸证，项背强，从胸至腹硬满而痛，手不可近者，仲景用大陷胸汤、丸。若不按不痛者，只用小陷胸汤。若寒食结胸，用三白散热药攻之。又水结胸，头出汗者，用小半夏加茯苓汤。水停胁下，痛不可忍者，则用十枣汤。凡结胸阴阳二症，服药罔效，《活人》俱用枳实理中丸，应手而愈。又《河间三书》云：郁热蓄甚，神昏厥逆，脉反滞涩，有微细欲绝之象，世俗未明造化之理，投以温药，则不可救；或者妄行攻下，致残阴暴绝，势大可危。不下亦危，宜用凉膈散合解毒汤，养阴退阳，积热借以宣散，则心胸和畅，而脉渐以生。此皆用药浅深之次第也。又如太阳症未罢，口渴，小便短涩，大便如常，此为溺涩不通之证，治用五苓散。又太阳传本，热结膀胱，其人如狂，少腹硬满而痛，小便自利者，此为蓄血下焦，宜抵当汤、丸。若蓄血轻微，但少腹急结，未至硬满者，则用桃核承气汤。或用生地四物汤，加酒洗大黄各半下之，尤为稳当。盖溺涩证，大便如常；燥粪证小便不利；蓄血证小便自利、大便色黑也。此便溺、蓄血之所由分也。血结膀胱，病势最急，则用抵当汤，稍轻者，抵当丸。结胸恶证悉具，则用大陷胸汤，稍轻者，大陷胸丸。其他荡涤肠胃，推陈致新之法，则皆用汤。古人有言，凡用下药攻邪气，汤剂胜丸散。诚以热淫于内。用汤液涤除之，为清净耳。此汤、丸之别也。

　　然又有杂症中，不别寒热、积滞、痰、水、虫、血、痈脓以误人者何也？东垣治伤食证、腹痛、便闭、拒按者，因于冷食，用见睍丸；因于热食，用三黄枳术丸。若冷热互伤，则以二丸酌其所食之多寡而互用之，应手取效。又实热老痰，滚痰丸；水肿实证，神佑丸；虫积，剪红丸；血积，花蕊丹、失笑丸；肠痈，牡丹皮散，随症立方，各有攸宜，此杂症攻下之良法也。近世庸家，不讲于法，每视下药为畏途，病者亦视下药为砒鸩，致令热症垂危，袖手旁观，委之天数，大可悲耳。昔张子和《儒门事亲》三法，即以下法为补，谓下去其邪而正气自复，谷、肉、果、菜，无往而非补养之物。虽其说未合时宜，而于治病攻邪之法正未可缺。吾愿学者仰而思之，平心而察之，得其要领，以施救济之方，将以跻斯民于寿域不难矣。

《医学心悟·卷一·医门八法·论下法》

或问血证多虚，汗、吐且有不可，则攻下更当忌矣！予曰：不然。血之所以上者，以其气腾溢也，故忌吐、汗再动其气。至于下法，乃所以折其气者，血证气盛火旺者，十居八九，当其腾溢，而不可遏，正宜下之以折其势。仲景阳明证，有急下以存阴法；少阴证，有急下以存阴法。血证火气太盛者，最恐亡阴，下之正是救阴，攻之不啻补之矣。特下之须乘其时，如实邪久留，正气已不复支，或大便溏泻，则英雄无用武之地，只可缓缓调停，纯用清润降利，以不违下之意，斯得法矣。

《血证论·卷一·用药宜忌论》

通则不痛，不通则痛。又云：诸实为痛，痛随利减。凡心胃痛甚，须用下药利之，是为捷法。

《东医宝鉴·心胃痛宜下》

和　法

二曰和阵：病有在虚实气血之间，补之不可，攻之又不可者，欲得其平，须从缓治，故方有和陈。

《景岳全书·卷之五十二图集·古方总目》

和方之制，和其不和者也。凡病兼虚者，补而和之；兼滞者，行而和之；兼寒者，温而和之；兼热者，凉而和之。和之为义广矣。亦犹土兼四气，其于补泻温凉之用，无所不及，务在调平元气，不失中和之为贵也。故凡阴虚于下而精血亏损者，忌利小水，如四苓、通草汤之属是也。阴虚于上而肺热干咳者，忌用辛燥，如半夏、苍术、细辛、香附、芎、归、白术之属是也。阳虚于上，忌消耗，如陈皮、砂仁、木香、槟榔之属是也。阳虚于下者，忌沉寒，如黄柏、知母、栀子、木通之属是也。大便溏泄者，忌滑利，如二冬、牛膝、苁蓉、当归、柴胡、童便之属是也。表邪未解者，忌收敛，如五味、枣仁、地榆、文蛤之属是也。气滞者，忌闭塞，如黄芪、白术、薯蓣、甘草之属是也。经滞者，忌寒凝，如门冬、生地、石斛、芩、连之属是也。凡邪火在上者不宜升，火得升而愈炽矣。沉寒在下者不宜降，阴被降而愈亡矣。诸动者不宜再动，如火动者忌温暖，血动者忌辛香，汗动者忌苏散，神动者忌耗伤，凡性味之不静者皆所当慎，其于刚暴更甚者，则又在不言可知也。诸静者不宜再静，如沉微细弱者脉之静也，神昏气怯者阳之静也，肌体清寒者表之静也，口腹畏寒者里之静也。凡性味之阴柔者，皆所当慎，其于沉寒更甚者，又在不言可知也。夫阳主动，以动济动，火上添油也。不焦烂乎？阴主静，以静益静，雪上加霜也，不寂灭乎？

《景岳全书·卷之五十·新方八阵·和略》

伤寒在表者，可汗；在里者，可下；其在半表半里者，惟有和之一法焉。仲景用小柴胡汤加减是已。然有当和不和误人者，有不当和而和以误人者。有当和而和，而不知寒热之多寡，禀质之虚实，脏腑之燥湿，邪气之兼并以误人者，是不可不辨也。

夫病当耳聋胁痛，寒热往来之际，应用柴胡汤和解之，而或以麻黄、桂枝发表，误矣。或以大黄、芒硝攻里，则尤误矣。又或因其胸满胁痛而吐之，则亦误矣。盖病在少阳，有三禁焉，汗、吐、下是也。且非惟汗、吐、下有所当禁，即舍此三法而妄用他药，均为无益而反有害。古人有言，少阳胆为清净之府，无出入之路，只有和解一法，柴胡一方，最为切当。

何其所见明确，而立法精微，亦至此乎？此所谓当和而和者也。

然亦有不当和而和者，如病邪在表，未入少阳，误用柴胡，谓之引贼入门，轻则为疟，重则传入心胞，渐变神昏不语之候。亦有邪已入里，燥渴谵语诸症丛集，而医者仅以柴胡汤治之，则病不解。至于内伤劳倦、内伤饮食、气虚血虚、痈肿瘀血诸证，皆令寒热往来，似疟非疟，均非柴胡汤所能去者，若不辨明证候，切实用药，而借此平稳之法，巧为藏拙，误人非浅。所谓不当和而和者此也。

然亦有当和而和，而不知寒热之多寡者何也？夫伤寒之邪，在表为寒，在里为热，在半表半里，则为寒热交界之所。然有偏于表者则寒多，偏于里者则热多，而用药须与之相称，庶阴阳和平而邪气顿解。否则寒多而益其寒，热多而助其热，药既不平，病益增剧。此非不和也，和之而不得寒热多寡之宜者也。

然又有当和而和，而不知禀质之虚实者何也？夫客邪在表，譬如贼甫入门，岂敢遽登吾堂而入吾室，必窥其堂奥空虚，乃乘隙而进。是以小柴胡用人参者，所以补正气，使正气旺则邪无所容，自然得汗而解。盖由是门入，复由是门出也。亦有表邪失汗，腠理致密，贼无出路，由此而传入少阳，热气渐盛，此不关本气之虚，故有不用人参而和解自愈者，是知病有虚实，法在变通，不可误也。

然又有当和而和，而不知脏腑之燥湿者何也？如病在少阳，而口不渴，大便如常，是津液未伤，清润之药不宜太过，而半夏、生姜皆可用也。若口大渴，大便渐结，是邪气将入于阴，津液渐少，则辛燥之药可除，而花粉、瓜蒌有必用矣。所谓脏腑有燥湿之不同者，此也。

然又有当和而和，而不知邪之兼并者何也？假如邪在少阳，而太阳阳明证未罢，是少阳兼表邪也，小柴胡中须加表药，仲景有柴胡加桂枝之例矣。又如邪在少阳，而兼里热，则便闭、谵语、燥渴之症生，小柴胡中须兼里药，仲景有柴胡加芒硝之例矣。又三阳合病，合目则汗，面垢、谵语、遗尿者，用白虎汤和解之。盖三阳同病必连胃腑，故以辛凉之药，内清本腑、外彻肌肤，令三经之邪一同解散，是又专以清剂为和矣。所谓邪有兼并者此也。

由是推之，有清而和者，有温而和者，有消而和者，有补而和者，有燥而和者，有润而和者，有兼表而和者，有兼攻而和者。和之义则一，而和之法变化无穷焉。知斯意者，则温热之治，瘟疫之方，时行痎疟，皆从此推广之，不难应手而愈矣。世人漫曰和解，而不能尽其和之法，将有增气助邪，而益其争，坚其病者，和云乎哉！

《医学心悟·卷一·论和法》

至于和法，则为血证之第一良法。表则和其肺气，里者和其肝气，而尤照顾脾肾之气。或补阴以和阳，或损阳以和阴，或逐瘀以和血，或泻水以和气，或补泻兼施，或寒热互用，许多妙义，未能尽举。

《血证论·卷一·用药宜忌论》

温　法

热方之制，为除寒也。夫寒之为病，有寒邪犯于肌表者，有生冷伤于脾胃者，有阴寒中于脏腑者，此皆外来之寒，去所从来，则其治也，是皆人所易知者。至于本来之寒，生于无形无响之间，初无所感，莫测其因，人之病此者最多，人之知此者最少，果何谓哉？观丹溪曰：气有余便是火。余续之曰：气不足便是寒。夫今人之气有余者，能十中之几？其有或因禀受，或因丧败，以致阳气不足者，多见寒从中生，而阳衰之病，无所不致。第其由来者渐，形见者微，当其未觉也，孰为之意？及其既甚也，始知治难。矧庸医多有不识，每以假热为真火，因复毙于无形无响者，又不知其几许也，故惟高明见道之士，常以阳衰根本为忧，此热方之不可不预也。凡用热之法，如干姜能温中，亦能散表，呕恶无汗者宜之。肉桂能行血，善达四肢，血滞多痛者宜之。吴茱萸善暖下焦，腹痛泄泻者极妙。肉豆蔻可温脾肾，飧泄滑利者最奇。胡椒温胃和中，其类近于荜茇。丁香止呕行气，其暖过于豆仁。补骨脂性降而散闭，故能纳气定喘，止带浊泄泻。制附子性行如酒，故无处不到，能救急回阳。至若半夏、南星、细辛、乌药、良姜、香附、木香、茴香、仙茅、巴戟之属，皆性温之当辨者。然用热之法，尚有其要：以散兼温者，散寒邪也；以行兼温者，行寒滞也；以补兼温者，补虚寒也。第多汗者忌姜，姜能散也。失血者忌桂，桂动血也。气短气怯者忌故纸，故纸降气也。大凡气香者，皆不利于气虚证。味辛者，多不利于见血证，所当慎也。是用热之概也。至于附子之辨，凡今之用者，必待势不可为，不得已然后用之，不知回阳之功，当用于阳气将去之际，便当渐用，以望挽回。若用于既去之后，死灰不可复然矣，尚何益于事哉！但附子性悍，独任为难，必得大甘之品如人参、熟地、炙甘草之类，皆足以制其刚而济其勇，以补倍之，无往不利矣。此壶天中大将军也，可置之无用之地乎？但知之真而用之善，斯足称将将之手矣。

《景岳全书·卷之五十·新方八阵·热略》

寒中于表宜汗，寒中于里宜温，盖人之一身，以阳气为主。经曰：阳气者，若天与日，失其所，则折寿而不彰。寒者，阴惨肃杀之气也，阴盛则阳衰，迨至阳竭阴绝则死矣。仲景著书，先从伤寒以立论，诚欲以寒病为纲，而明其例也。其在三阳者，则用桂、麻、柴、葛之辛温以散之；其在三阴者，非假姜、附、桂、萸之辛热，参、术、甘草之甘温，则无以祛其阴冷之邪沴，而复其若天与日之元阳也。诸伤寒湿者，皆视此为治矣。

《医方集解·祛寒之剂》

温者，温其中也。脏受寒侵，必须温剂。经云：寒者热之，是已。然有当温不温误人者，即有不当温而温以误人者，有当温而温之不得其法以误人者，有当温而温之不量其人、不量其证与其时以误人者，是不可不审也。

天地杀厉之气，莫甚于伤寒，其自表而入者，初时即行温散，则病自除。若不由表入而直中阴经者，名曰中寒。其症恶寒厥逆，口鼻气冷，或冷汗自出，呕吐泻利，或腹中急痛，厥逆无脉，下利清谷，种种寒证并见，法当温之。又或寒湿侵淫，四肢拘急，发为痛痹，亦宜温散。此当温而温者也。

然又有不当温而温者何也？如伤寒邪热传里，口燥咽干，便闭谵语，以及斑、黄、狂乱、衄、吐、便血诸症，其不可温，固无论矣。若乃病热已深，厥逆渐进，舌则干枯，反不知渴，又或挟热下利，神昏气弱，或脉来涩滞，反不应指，色似烟熏，形如槁木，近之无声，望之似脱，甚至血液衰耗，筋脉拘挛，但唇、口、齿、舌，干燥而不可解者，此为真热假寒之候，世俗未明亢害承制之理，误投热剂，下咽即败矣。更有郁热内蓄，身反恶寒；湿热胀满，皮肤反冷；中暑烦心，脉虚自汗；燥气焚金，痿软无力者，皆不可温。又有阴虚脉细数，阳乘阴而吐血者，亦不可温，温之则为逆候，此所谓不当温而温者也。

然又有当温而温之不得其法者何也？假如冬令伤寒，则温而散之。冬令伤风，则温而解之。寒痰壅闭，则温而开之。冷食所伤，则温而消之。至若中寒暴痛，大便反硬，温药不止者，则以热剂下之。时当暑月，而纳凉饮冷，暴受寒侵者，亦当温之。体虚挟寒者，温而补之。寒客中焦，理中汤温之。寒客下焦，四逆汤温之。又有阴盛格阳于外，温药不效者，则以白通汤加人尿、猪胆汁反佐以取之，经云：热因寒用是已。复有真虚挟寒，命门火衰者，必须补其真阳，太仆有言：大寒而盛，热之不热，是无火也，当补其心。此心字，指命门而言，《内经》所谓七节之旁中有小心是也。书曰：益心之阳，寒亦通行，滋肾之阴，热之犹可是也。然而医家有温热之温，有温存之温，参、芪、归、术，和平之性，温存之温也，春日煦煦是也。附子、姜、桂，辛辣之性，温热之温也，夏日烈烈是也。和煦之日，人人可近，燥烈之日，非积雪凝寒，开冰解冻不可近也。更有表里皆寒之证，始用温药，里寒顿除，表邪未散，复传经络，以致始为寒中，而其后转变为热中者，容或有之。借非斟酌时宜，对证投剂，是先以温药救之者，继以温药贼之矣。亦有三阴直中，初无表邪，而温剂太过，遂令寒退热生，初终异辙，是不可以不谨。所谓温之贵得其法者此也。

然又有温之不量其人者何也？夫以气虚无火之人，阳气素微，一旦客寒乘之，则温剂宜重，且多服亦可无伤。若其人平素火旺，不喜辛温，或曾有阴虚失血之症，不能用温者，即中新寒，温药不宜太过，病退则止，不必尽剂，斯为克当其人矣。若论其证，寒之重者，微热不除，寒之轻者，过热则亢，且温之与补，有相兼者，有不必相兼者。虚而且寒，则兼用之。若寒而不虚，即专以温药主之。丹溪云：客寒暴痛，兼有积食者，可用桂、附，不可遽用人参。盖温即是补，予遵其法，先用姜、桂温之，审其果虚，然后以参、术辅之，是以屡用屡验，无有差忒，此温之贵量其证也。若论其时，盛夏之月，温剂宜轻，时值隆冬，温剂宜重。然亦有时当盛暑，而得虚寒极重之证，曾用参、附煎膏而治愈者，此舍时从证法也。譬如霜降以后，禁用白虎，然亦有阳明证，蒸热自汗，谵语烦躁，口渴饮冷者，虽当雨雪飘摇之际，亦曾用白虎治之而痊安，但不宜太过耳。此温之贵量其时，而清剂可类推已。

适时医者，群尚温补，痛戒寒凉，且曰：阳为君子，阴为小人。又曰：阳明君子，苟有过，人必知之，诚以知之而即为补救，犹可言也。不思药以疗病，及转而疗药，则病必增剧而成危险之候，又况桂枝下咽，阳盛则殂；承气入胃，阴盛以败。安危之机，祸如反掌，每多救援弗及之处，仁者鉴此，顾不痛欤！吾愿医者，精思审处，晰理不差于毫厘，用药悉归于中正，俾偏阴偏阳之药，无往不底于中和，斯为善治。噫！可不勉哉！

东垣乃以温为温凉之温，谓宜温药以补元气。

《东医宝鉴·温之以气》

清 法

寒方之制，为清火也，为除热也。夫火有阴阳，热分上下。据古方书，咸谓黄连清心，黄芩清肺，石斛、芍药清脾，龙胆清肝，黄柏清肾。今之用者，多守此法，是亦胶柱法也。大凡寒凉之物，皆能泻火，岂有凉此而不凉彼者，但当分其轻清重浊，性力微甚，用得其宜则善矣。夫轻清者，宜以清上。如黄芩、石斛、连翘、天花之属是也。重浊者，宜于清下。如栀子、黄柏、龙胆、滑石之属也。性力之厚者，能清大热。如石膏、黄连、芦荟、苦参、山豆根之属也。性力之缓者，能清微热。如地骨皮、玄参、贝母、石斛、童便之属也。以攻而用者，去实郁之热。如大黄、芒硝之属也。以利而用者，去癃闭之热。如木通、茵陈、猪苓、泽泻之属也。以补而用者，去阴虚枯燥之热。如生地、二冬、芍药、梨浆、细甘草之属也。方书之分经用药者，意正在此，但不能明言其意耳。然火之甚者，在上亦宜重浊；火之微者，在下亦可轻清。夫宜凉之热，皆实热也。实热在下，自宜清利；实热在上，不可升提。盖火本属阳，宜从阴治，从阴者宜降，升则反从其阳矣。《经》曰：高者抑之，义可知也。外如东垣有升阳散火之法，此以表邪生热者设，不得与伏火内炎者并论。

《景岳全书·卷之五十·新方八略引·寒略》

清者，清其热也。脏腑有热，则清之。经云：热者寒之，是已。然有当清不清误人者，有不当清而清误人者，有当清而清之不分内伤、外感以误人者，有当清而清之不量其人、不量其证以误人者，是不可不察也。

夫六淫之邪，除中寒、寒湿外，皆不免于病热。热气熏蒸，或见于口舌、唇齿之间，或见于口渴、便溺之际，灼知其热而不清，则斑黄狂乱，厥逆吐衄，诸症丛生，不一而足。此当清不清之误也。

　　然又有不当清而清者何也？有如劳力辛苦之人，中气大虚，发热倦怠，心烦溺赤，名曰虚火，盖春生之令不行，无阳以护其荣卫，与外感热证，相隔霄壤。又有阴虚劳瘵之证，日晡潮热，与夫产后血虚，发热烦躁，证象白虎，误服白虎者难救。更有命门火衰，浮阳上泛，有似于火者。又有阴盛格阳，假热之证，其人面赤狂躁，欲坐卧泥水中，或数日不大便，或舌黑而润，或脉反洪大，峥峥然鼓击于指下，按之豁然而空者，或口渴欲得冷饮而不能下，或因下元虚冷，频饮热汤以自救，世俗不识，误投凉药，下咽即危矣。此不当清而清之误也。

　　然又有清之而不分内伤、外感者何也？盖风寒闭火，则散而清之，经云：火郁发之是也。暑热伤气，则补而清之，东垣清暑益气汤是也。湿热之火，则或散、或渗、或下而清之，开鬼门、清净府、除陈莝是也。燥热之火，则润而清之，通大便也。伤食积热，则消而清之，食去火自平也。惟夫伤寒传入胃腑，热势如蒸，自汗口渴，饮冷而能消水者，舍非白虎汤之类，鲜克有济也。更有阳盛拒阴之证，清药不入，到口随吐，则以姜汁些少为引，或姜制黄连反佐以取之，所谓寒因热用是也。此外感实火之清法也。若夫七情气结，喜、怒、忧、思、悲、恐、惊，互相感触，火从内发，丹溪治以越鞠丸，开六郁也。立斋主以逍遥散，调肝气也，意以一方治木郁而诸郁皆解也。然经云：怒则气上，喜则气缓，悲则气消，恐则气下，惊则气乱，思则气结。逍遥一方，以之治气上、气结者，固为相宜，而于气缓、气消、气乱、气下之证，恐犹未合。盖气虚者，必补其气。血虚者，必滋其血。气旺血充而七情之火悠焉以平。至若真阴不足，而火上炎者，壮水之主以镇阳光。真阳不足，而火上炎者，引火归原以导龙入海。此内伤虚火之治法也。或者曰：病因于火，而以热药治之，何也？不知外感之火，邪火也，人火也，有形之火，后天之火也，得水则灭，故可以水折。内伤之火，虚火也，龙雷之火也，无形之火，先天之火也，得水则炎，故不可以水折，譬如龙得水而愈奋飞，雷因雨而益震动，阴蒙沉晦之气，光焰烛天，必俟云收日出而龙雷各归其宅耳。是以虚火可补而不可泻也。其有专用参芪，而不用八味者，因其穴宅无寒也。其有专用六味，而不用桂附者，因其穴宅无水也。补则同，而引之者稍不同耳。盖外感之火，以凉为清。内伤之火，以补为清也。

然又有清之而不量其人者何也？夫以壮实之人，而患实热之病。清之稍重，尚为无碍。若本体素虚，脏腑本寒，饮食素少，肠胃虚滑，或产后、病后、房室之后，即有热证，亦宜少少用之，宁可不足，不使有余；或余热未清，即以轻药代之，庶几病去人安，倘清剂过多，则疗热未已而寒生矣。此清之贵量其人也。

然又有清之不量其证者何也？夫以大热之证，而清剂太微，则病不除，微热之证，而清剂太过，则寒证即至，但不及犹可再清，太过则将医药矣。且凡病清之而不去者，犹有法焉，壮水是也。王太仆云：大热而甚，寒之不寒，是无水也，当滋其肾。肾水者，天真之水也，取我天真之水以制外邪，何邪不服？何热不除？而又何必沾沾于寒凉，以滋罪戾乎！由是观之，外感之火，尚当滋水以制之，而内伤者更可知矣。

大抵清火之药，不可久恃，必归本于滋阴。滋阴之法，又不能开胃扶脾，以恢复元气，则参、苓、芪、术，亦当酌量而用。非曰清后必补，但元气无亏者，可以不补；元气有亏，必须补之。俟其饮食渐进，精神爽慧，然后止药可也。此清之贵量其证也。

总而言之，有外感之火，有内伤之火，外感为实，内伤为虚，来路不同，治法迥别，宁曰热者寒之，遂足以毕医家之能事也乎！

《医学心悟·卷一·论清法》

消　法

消导一法，《伤寒》未有条目，然细玩之，有云胸中邪气，胃中有燥粪五六枚，又以川连泻心汤消痞满，以栀子豆豉加枳壳治食复，比例而推，则伤寒夹食者，亦可拟以消导之治矣……余今补消导法，治上部胃家之实。夫大肠之实，在下部，行之即是消之。胃家之实，在上部，消之即是行之也。总之，发热不解，胸前饱闷，右关脉滑，宜消导；谵妄，口不干渴不消水，脉大不数者，此食滞中焦也，宜消导；发狂奔走，强壮有力者，宜消导；口噤不语，如醉如痴，脉滑不数，口不干渴，此痰饮食滞也，宜消导。

《伤寒大白·总论·宜消导论》

消者，去其壅也。脏腑、筋络、肌肉之间，本无此物而忽有之，必为消散，乃得其平。经云：坚者削之是已。然有当消不消误人者，有不当消而消误人者，有当消而消之不得其法以误人者，有消之而不明部分以误人者，有消之而不辨夫积聚之原，有气、血、积食、停痰、蓄水、痈脓、虫蛊、劳瘵，与夫疝癖、癥瘕、七疝、胞痹、肠覃、石瘕，以及前后二阴诸疾以误人者，是不可不审也。

凡人起居有常，饮食有节，和平恬淡，气血周流，谷神充畅，病安从来，惟夫一有不慎，则六淫外侵，七情内动，饮食停滞，邪日留止，则诸症生焉。法当及时消导，俾其速散，气行则愈耳。倘迁延日久，积气盘踞坚牢，日渐强大，有欲拔不能之势，虽有智者，亦难为力，此当消不消之过也。

然亦有不当消而消者何也？假如气虚中满，名之曰鼓，腹皮膨急，中空无物，取其形如鼓之状，而因以名之。此为败症，必须填实，庶乎可消，与蛊症之为虫为血，内实而有物者，大相径庭。又如脾虚水肿，土衰不能制水也，非补土不可；真阳大亏，火衰不能生土者，非温暖命门不可。又有脾虚食不消者，气虚不能运化而生痰者，肾虚水泛为痰者，血枯而经水断绝者，皆非消导所可行，而或妄用之，误人多矣。所谓不当消而消者此也。

然又有当消而消之不得其法者何也？夫积聚、癥瘕之症，有初、中、末之三法焉。当其邪气初客，所积未坚，则先消之而后和之。及其所积日久，气郁渐深，湿热相生，块因渐大，法从中治，当袪湿热之邪，削之、软之以底于平。但邪气久客，正气必虚，须以补泻迭相为用，如薛立斋用归脾汤，送下芦荟丸。予亦尝用五味异功散，佐以和中丸，皆攻补并行中治之道也。若夫块消及半，便从末治，不使攻击，但补其气、调其血、导达其经脉，俾荣卫流通而块自消矣。凡攻病之药，皆损气血，不可过也，此消之之法也。

然又有消之而不明部分者何也？心、肝、脾、肺、肾，分布五方，胃、大肠、小肠、膀胱、三焦、胆与膻中，皆附丽有常所，而皮毛、肌肉、筋骨，各有浅深，凡用汤、丸、膏、散，必须按其部分，而君、臣、佐、使，驾驭有方，使不得移，则病处当之，不至诛伐无过矣。此医门第一义也，而于消法为尤要。不明乎此，而妄行克削，则病未消而元气已消，其害可胜言哉！况乎积聚之原，有气、血、食积、停痰、蓄水、痈脓、虫蛊、劳瘵，与夫疝癖、癥瘕、七疝、胞痹、肠覃、石瘕，以及前后二阴诸疾，各各不同，若不明辨，为害非轻。予因约略而指数之。夫积者，成于五脏，推之不移者也。聚者，成于六腑，推之则移者也。其忽聚忽散者，气也。痛有定处而不散者，血也。得食则痛，嗳腐吞酸者，食积也。腹有块，按之而软者，痰也。先足肿，后及腹者，水也。先腹满，后及四肢者，胀也。痛引两胁，咳而吐涎者，停饮也。咳而胸痛，吐脓腥臭者，肺痈也。当胃而痛，呕而吐脓者，胃脘痈也。当脐而痛，小便如淋，转侧作水声者，肠痈也。憎寒壮热，饮食如常，身有痛，偏着一处者，外痈也。病人嗜食甘甜、或异物，饥时则痛，唇之上下有白斑点者，虫也。虫有九，湿热所生，而为蛇、为鳖，则血之所成也。胡以知为蛇鳖？腹中如有物，动而痛不可忍，吃血故也。又岭南之地，以蛊害人，施于饮食，他方之蛊，多因近池饮冷，阴受蛇、虺之毒也。病人咳嗽痰红，抑抑不乐，畏见人，喉痒而咳剧者，劳瘵生虫也。疟如弓弦，筋病也。癖则隐癖，附骨之病也。癥则有块可征，积之类也。瘕者或有或无，痃气之类也。少腹如汤沃，小便涩者，胞痹也。痛引睾丸，疝也。女人经水自行，而腹块渐大，如怀子者，肠覃也。经水不行，而腹块渐大，并非妊者，石瘕也。有妊、无妊，可于脉之滑、涩辨之也。至于湿热下坠，则为阴菌、阴蚀、阴挺下脱、阴茎肿烂之类，而虚火内烁庚金，则为痔漏、为悬痈、为脏毒，种种见症，不一而足，务在明辨证候，按法而消之也。医者以一消字，视为泛常，而不知其变化曲折，较他法为尤难，则奈何不详稽博考，以尽济时之仁术也耶?

《医学心悟·卷一·医门八法·论消法》

消瘀：血既止后，其经脉中已动之血，有不能复还故道者，上则着于背脊胸膈之间，下则着于胁肋少腹之际，着而不和，必见疼痛之证。或流注四肢，则为肿痛；或滞于肌腠，则生寒热。凡有所瘀，莫不壅塞气道，阻滞生机，久则变为骨蒸干血痨瘵，不可不急去之也。且经隧之中，既有瘀血踞住，则新血不能安行无恙，终必妄走而吐溢矣。故以去瘀为治血要法，用花蕊石散，令瘀血化水而下，且不动五脏真气，为去瘀妙药。如无花蕊石，用三七、郁金、桃仁、牛膝、醋炒大黄，亦有迅扫之功。顾旧血不去，则新血断然不生，而新血不生，则旧血亦不能自去也。譬诸君子之道不长，则小人之道亦不消。须知瘀血之去，乃新血日生，瘀血无处可留，迫之不得不去，故或化而走小便。或传而入大肠。花蕊石，化血从小便去；醋黄散，下血从大便去。但能去瘀血，而不能生新血，不知克敌者存乎将，祛邪者赖乎正，不补血而去瘀，瘀又安能尽去哉? 治法宜用圣愈汤以补血，加桃仁、丹皮、红花、枳壳、香附、云苓、甘草，补泻兼行，瘀既去而正不伤。治瘀之法大旨如是，然亦有宜用温药者。《内经》曰：血者喜阴而恶寒，寒则涩而不流，温则消而去之。且有热伏阴分，凉药不效，而宜用从治之法，以引阳出阴者。方用仲景柏叶汤，为寒凝血滞之正治，亦瘀血伏于阴分之从治法也。然三药纯温，设遇火烈之证，非其所宜，或略加柔药调之，则合四物汤用，又有合泻心汤用者，则直以此反佐之也。

以上通论治瘀之法，而瘀血着留在，上下内外，又各有部分不同，分别部居，直探巢穴，治法尤百不失一。审系血瘀上焦，则见胸背肩膊疼痛、麻木、逆满等证，宜用血府逐瘀汤，或人参泻肺汤加三七、郁金、荆芥，使上焦之瘀，一并廓清。血瘀中焦，则腹中胀满，腰胁着痛。带脉绕脐一周，下连血室，女子以系胎，男子以束体，乃血之管领也。凡血证，未有带脉不病者。今瘀血滞于其分，则宜去之以安带脉，带脉在中焦脾之部分，即从脾治之。观仲景肾着汤，可知治脾即是治带。带有瘀血，宜用甲己化土汤加桃仁、当归、姜黄主之。腰痛甚者，加鹿角尖；胁腹痛甚者，加蒲黄灵脂；血瘀下焦，腰以下痛，小腹季胁等处胀满，是血瘀肝之部分，或积胞中血海为痛，宜归芎失笑散主之。大便闭结者，均加大黄。仲景逐瘀大剂，则有抵当汤、桃仁承气汤数方，皆苦寒大破下，为治瘀能事。亦有当用温药下之者，生化汤及牛膝散主之，本女科治产后恶露及胞衣不下之方，余谓男女虽异，其血则同，同是下焦瘀血，故借用其方，往往有验。且下焦原系阴分，上焦之瘀多属阳热，每以温药为忌，下焦之瘀多属阴凝，故产妇喜温而忌寒，以其血在下焦也。知此，则知以温药治下焦瘀血，尤为合宜。然亦须审系寒凝乃用温药，若血室热，则仍是桃仁承气之证。

又有瘀血流注，四肢疼痛、肿胀者，宜化去瘀血，消利肿胀，小调经汤加知母、云苓、桑皮、牛膝治之。又有瘀血客于肌腠，阻滞荣卫，发寒发热，似疟非疟，骨蒸盗汗，咳逆交作，用小柴胡汤，加当归、桃仁、丹皮、白芍主之。寒甚者，再加艾穗、细辛。热甚者，再加花粉、粉葛、青蒿、知母。咳有痰火，加瓜霜、杏仁、寸冬、五味、云苓、知母。水饮上冲，加葶苈子。盖小柴胡，原是从中上疏达肝气之药，使肝气不郁，则畅行肌腠，而荣卫调和；今加去瘀之品，则偏于去瘀，凡瘀血阻滞荣卫者，用之立验。总而论之，血瘀于脏腑之间者，久则变为干血，化为痨虫；血瘀于躯壳之间者，或病偏枯，或化癰脓；血瘀于肌腠之间者，则变骨蒸，毛发焦折，肢体瘦削。一切不治之证，总由不善去瘀之故。凡治血者，必先以去瘀为要。

《血证论·卷二·吐血》

所痛之部，有气血阴阳之不同，若概以行气消导为治，漫云通则不痛？夫通则不痛，理也。但通之之法，各有不同。调气以和血，调血以和气，通也；上逆者使之下行，中结者使之旁达，亦通也；虚者助之使痛，寒者温之使通，无非通之之法也。若必以下泄为通，则妄矣。

《医学从众录·心痛续论》

"消"之为义广矣。凡病实于里者，攻而去之，此正治也。其兼虚，则补而行之，此奇治也。然更有虚实相半，攻有所过，补有所壅者，于是有消法之设焉。其类有四：曰磨积，曰化食，曰豁痰，曰利水是也。盖此四法，除利水外，其药应药愈，不似吐下之有形迹，如内消然，故名之为消道也。硇砂、槟榔之于气积，干漆、鳖甲之于血积，芦荟、芫荑之于疳积之类，是磨积之例也。停食有新旧之别，旧食则阿魏、红圆之类，新食则曲柏、平胃之类，更如萝卜于伤面，山楂之于伤肉之类，所伤既异，则其药亦殊，是化食之治，以小陷胸为源，是豁痰之例也。水饮内蓄，其在中焦者，为渴为呕，为下利，为心腹痛，证候外端，大抵苍术、半夏为之主药。其在下焦者，虚冷则温而导之，如肾气丸；湿热则清而泄之，如八正散是已。水饮外溢者，必为胕肿，轻则徒事淡渗，重则从其虚实而施剂，严子礼所谓阴水宜温暖之剂，如实脾散、复元丹；阳水宜清平之药，如疏凿饮子、鸭头丸是已，是利水之剂也。消之不一如此，讵可不为审辨乎？

《药治通义·消法》

补 法

治疗之宜，损者益之，不足者补之，随其缓急而已。是故有平补，有峻补，或益其气，或益其精，或益其血脉，或壮其筋骨。以至益髭发，驻颜色，其治不一。要之，随宜适可，无过不及之患，斯为善矣。

《圣济总录·卷第一·补益门·补益统论》

《原补》一篇不当作，由近论补者，与《内经》相违，不得不作耳。夫养生当论食补，治病当论药攻。然听者皆逆耳，以予言为怪。盖议者尝知补之为利，而不知补之为害也。论补者盖有六法：平补，峻补，温补，寒补，筋力之补，房室之补。以人参、黄芪之类为平补；以附子、硫黄之类为峻补；以豆蔻、官桂之类为温补；以天门冬、五加皮之类为寒补；以巴戟、肉苁蓉之类为筋力之补；以石燕、海马、起石、丹砂之类为房室之补。此六者，近代之所谓补者也。若施之治病，非徒功效疏阔，至其害不可胜言者。《难经》言东方实，西方虚，泻南方，补北方。此言肝木实而肺金虚，泻心火，补肾水也。以此论之，前所谓六补者，了不相涉。

试举补之所以为害者：如疟，本夏伤于暑，议者以为脾寒而补之，温补之则危，峻补之则死；伤寒热病下之后，若以温辛之药补之，热当复作，甚则不救，泻血；血止之后，若温补之，血复热，小溲不利，或变水肿霍乱吐泻；本风湿暍合而为之，温补之则危，峻补之则死；小儿疮疱之后，有温补之，必发痈肿焮痛；妇人大产之后，心火未降，肾水未升，如黑神散补之，轻则危，甚则死；老人目暗耳聩，肾水衰而心火盛也，若峻补之，则肾水弥涸，心火弥盛；老人肾虚，腰脊痛，肾恶燥，腰者肾之府也，峻补之则肾愈虚矣；老人肾虚无力，夜多小溲，肾主足，肾水虚而火不下，故足痿，心火上乘肺而不入胵囊，故夜多小溲，若峻补之，则火益上行，胵囊亦寒矣！老人喘嗽，火乘肺也，若温补之则甚，峻补之则危；停饮之人不可补，补则痞闷转增；脚重之人不可补，补则胫膝转重。男子二十上下而精不足，女人二十上下而血不流，皆二阳之病也。时人不识，便作积冷极意治之，以温平补之。夫积温尚成热，而况燔针于脐下，火灸手足腕骨。《内经》本无劳证，由此变而为劳，烦渴，咳嗽涎痰，肌瘦，寒热往来，寝汗不止，日高则颜赤，皆以为传尸劳，不知本无此病，医者妄治而成之耳！夫二阳者，阳明也，胃之经也。心受之则血不流，脾受之则味不化。故男子少精，女子不月，皆由使内太过。故隐蔽委屈之事，各不能为也。惟深知涌泻之法者，能治之。又如春三月，风伤于荣，荣为血，故阴受之。温伤于卫，卫为气，故阳受之。初发之后，多与伤寒相似。头痛身热，口干潮热，数日不大便，仲景所谓阴阳俱浮，自汗出，身重多眠睡，目不欲开者是也。若以寒药下之，则伤脏气；若以温药补之，则火助风温，发黄发斑，温毒热增剧矣！风温外甚，则直视、潮热谵语，寻衣撮空，惊惕而死者，温补之罪也。

《内经》虽言形不足者，温之以气；精不足者，补之以味。气属阳，天食人以五气；血属阴，地食人以五味者，戒乎偏胜，非便以温为热也。又若《经》云：损者补之，劳者温之。此温乃温存之温也，岂以温为热哉？又如“虚则补其母，实则泻其子”者，此欲权衡之得其平也。又乌在燔针壮火，炼石烧砒，硫、姜、乌、附，然后为补哉？所谓补上欲其缓，补下欲其急者，亦焉在此等而为急哉？自有酸、苦、甘、辛、咸、淡、寒、凉、温、热、平，更相君、臣、佐、使耳。所谓平补者，使阴阳两停，是谓平补。

余用补法则不然。取其气之偏胜者，其不胜者自平矣。医之道，损有余，乃所以补其不足也。余尝曰：吐中自有汗，下中自有补，岂不信然！余尝用补法，必观病人之可补者，然后补之……盖邪未去而不可言补，补之则适足资寇。故病蠲之后，莫若以五谷养之，五果助之，五畜益之，五菜充之，相五脏所宜，毋使偏倾可也。

《儒门事亲·卷二·推原补法利害非轻说》

至约之法，其治有三；所用之药，其品有六；其治三，则汗下吐；其品六，则辛、甘、酸、苦、咸、淡也。虽不云补，理实具焉。予恐人之惑于补而莫之解，故续补说于先生汗、下、吐三论之后。我辈所当闻，医流所当观，而人之所当共知也。予考诸经，检诸方，试为天下好补者言之。夫人之好补，则有无病而补者，有有病而补者。无病而补者谁欤？上而缙绅之流，次而豪富之子。有金玉以荣其身，刍豢以悦其口；寒则衣裘，暑则台榭；动则车马，止则裀褥；味则五辛，饮则长夜。醉饱之余，无所用心，而因致力于床第，以欲竭其精，以耗散其真，故年半百而衰也。然则奈何？以药为之补矣！或咨诸庸医，或问诸游客。庸医以要用相求，故所论者轻，轻之则草木而已，草木则苁蓉、牛膝、巴戟天、菟丝之类；游客以好名自高，故所论者重，重之则金石而已，金石则丹砂、起石、硫黄之类。吾不知此为补也，而补何脏乎？以为补心耶，而心为丁火，其经则手少阴，热则疮疡之类生矣！以为补肝耶，肝为乙木，其经则足厥阴，热则掉眩之类生矣！脾为己土，而经则足太阴，以热补之，则病肿满。肺为辛金，而经则手太阴，以热补之，则病愤郁。心不可补，肝不可补，脾不可补，肺不可补，莫非为补肾乎？人皆知肾为癸水，而不知经则子午君火焉。补肾之火，火得热而益炽；补肾之水，水得热而益涸。既炽其火，又涸其水，上接于心之丁火，火独用事，肝不得以制脾土，肺金不得以制肝木。五脏之极，传而之六腑；六腑之极，遍而之三焦，则百病交起，万疾俱生。小不足言，大则可惧。不疽则中，不中则暴喑而死矣。以为无病而补之者所得也。且如有病而补之者谁欤？上而仕宦豪富之家，微而农商市庶之辈。呕而补，吐而补，泄而补，痢而补，疟而补，咳而补，劳而补，产而补。呕吐则和胃丸、丁沉煎；泻痢，豆蔻丸、御米壳散；咳不五味，则宁神散；劳，不桂附，则山药；产，不乌金，则黑神。吾不知此为补，果何意耶？殊不知呕得热而愈酸，吐得热而愈暴，泄得热而清浊不分，痢得热而休息继至，疟得热而进不能退，咳得热而湿不能除，劳得热而火益烦，产得热而血愈崩。盖如是而死者八九，生者一二。死者枉，生者幸。幸而一生，憔悴之态，人之所不堪也，视其寒，用热以补之矣。若言其补则前所补者，此病何如？予请为言补之法。大抵有余者损之，不足者补之，是则补之义也。阳有余而阴不足，则当损阳而补阴；阴有余而阳不足，则当损阴而补阳。热则芒硝、大黄，损阳而补阴也；寒则干姜、附子，损阴而补阳也。岂可以热药而云补乎哉？而寒药亦有补之义也。《经》曰："因其盛而减之，因其衰而彰之。"此之谓也。或曰：形不足者，温之以气；精不足者，补之以味。执此温补二字，便为温补之法，惟用温补之药。且温补二字，特为形精不足而设，岂为病不病而设哉？虽曰温之，止言其气；虽曰补之，止言其味。曷尝言热药哉？至于天之邪气，感则害人，五脏实而不满，可下而已；水谷之寒热，感则害人，六腑满而不实，可吐而已；地之湿气，感则害人，皮肉筋脉，邪从外入，可汗而已。然发表不远热，而无补之意。人之所禀，有强有弱。强而病，病而愈，愈而后必能复其旧矣；弱而病，病而愈，愈而后不必复其旧矣。是以有保养之说。然有是说，热药亦安所用哉？

《儒门事亲·卷三·补论》

夫阳常有余、阴常不足者，在天地则该乎万物而言，在人身则该乎一体而论，非直指气为阳而血为阴也。经曰阳中有阴，阴中亦有阳，正所谓独阳不生、独阴不长是也。姑以治法兼证论之，曰气虚者，气中之阴虚也，治法用四君子汤以补气中之阴。曰血虚者，血中之阴虚也，治法用四物汤以补血中之阴。曰阳虚者，心经之元阳虚也，其病多恶寒，责其无火，治法以补气药中加乌附等药，甚者三建汤、正阳散之类。曰阴虚者，肾经之真阴虚也，其病多壮热，责其无水，治法以补血药中加知母、黄柏等药，或大补阴丸、滋阴大补丸之类。

《医学正传·卷之一·医学或门》

补方之制，补其虚也。凡气虚者，宜补其上，人参、黄芪之属是也。精虚者，宜补其下，熟地、枸杞之属是也。阳虚者，宜补而兼暖，桂、附、干姜之属是也。阴虚者，宜补而兼清，门冬、芍药、生地之属是也。此固阴阳之治辨也。其有气因精而虚者，自当补精以化气；精因气而虚者，自当补气以生精。又有阳失阴而离者，不补阴何以收散亡之气？水失火而败者，不补火何以苏垂寂之阴？此又阴阳相济之妙用也。故善补阳者，必于阴中求阳，则阳得阴助，而生化无穷；善补阴者，必于阳中求阴，则阴得阳升，而源泉不竭。余故曰：以精气分阴阳，则阴阳不可离；以寒热分阴阳，则阴阳不可混，此又阴阳邪正之离合也。故凡阳虚多寒者，宜补以甘温，而清润之品非所宜；阴虚多热者，宜补以甘凉，而辛燥之类不可用。知宜知避，则不惟用补，而八方之制，皆可得而贯通矣。

《景岳全书·卷之五十·新方八略引·补略》

伤寒千态万状，只虚实二字尽之。一实一虚，则邪正相为胜负，正胜则愈，邪胜则死。若正气实者，即感大邪，其病亦轻；正气虚者，即感微邪，其病亦甚。故凡气实而病者，但去其邪，攻之无难，所可虑者，惟伤寒挟虚为难耳！最可恨者，有曰"伤寒无补法"，惑乱人心，莫此为甚。独不观仲景立三百九十七法，脉症之虚寒者一百有余；定一百十三方，用参者三十，用桂、附者五十余。孰谓伤寒无补法耶？矧今人患挟虚伤寒者，十尝六七，传诵"伤寒无补法"者，十之八九，虚而不补，且复攻之，不可胜纪。故力辨之，欲以救时弊，非好补也。即如表邪不解，屡散之而汗不出者，中虚无力，阴气不能达也。不知汗生于阴，补阴最能发汗。又如身热不退，屡清之而热犹炽者，阴不足也。人知惟寒可以去热，不知滋阴方能降火也。又如正气不足，邪气有余，正不胜邪，病必不解，但实中气，使正气内强，逼邪外出，荣卫渐平。此不散表而表自解，不攻邪而邪自退。今人不识虚实，见发热胸闷不退，动手便攻，邪气未去，而正气因攻先败。此皆守"伤寒无补法"

一言误之也。

《质疑录·论伤寒无补法》

补者，补其所不足也；养着，栽培之、将护之。使得生遂条达，而不受戕贼之患也。

《医方集解·补养之剂》

补者，补其虚也。《经》曰：不能治其虚，安问其余。又曰：邪之所凑，其气必虚。又曰：精气夺则虚。又曰：虚者补也。补之为义，大矣哉！然有当补不补，误人者；有不当补而补，误人者；亦有当补而不分气血，不辨寒热，不识开合，不知缓急，不分五脏，不明根本，不深求调摄之方以误人者。是不可不讲也。

何谓当补不补？夫虚者，损之渐，损者，虚之积也。初时不觉，久则病成。假如阳虚不补，则气日消。阴虚不补，则血日耗。消且耗焉，则天真荣卫之气渐绝，而亏损成矣，虽欲补之，将何及矣。又有大虚之证，内实不足，外似有余，脉浮大而涩，面赤火炎，身浮头眩，烦躁不宁，此为出汗晕脱之机，更有精神浮散，彻夜不寐者，其祸尤速，法当养荣、归脾辈，加敛药以收摄元神。俾浮散之气，退藏于密，庶几可救。复有阴虚火亢，气逆上冲，不得眠者，法当滋水以制之，切忌苦寒泻火之药，反伤真气。若误清之，去生远矣。古人有言，至虚有盛候，反泻含冤者此也，此当补不补之误也。然亦有不当补而补者何也？病有脉实证实，不能任补者，固无论矣，即其人本体素虚，而客邪初至，病势方张，若骤补之，未免闭门留寇。更有大实之症，积热在中，脉反细涩，神昏体倦，甚至憎寒振栗，欲着复衣，酷肖虚寒之象，而其人必有唇焦口燥，便闭溺赤诸症，与真虚者相隔天渊，倘不明辨精切，误投补剂，陋矣。古人有言，大实有羸状，误补益疾者此也。此不当补而补之之误也。

然亦有当补而补之不分气、血，不辨寒、热者何也？经曰：气主煦之，血主濡之。气用四君子汤，凡一切补气药，皆从此出也。血用四物汤，凡一切补血药，皆从此出也。然而少火者，生气之原。丹田者，出气之海。补气而不补火者非也。不思少火生气，而壮火即食气，譬如伤暑之人，四肢无力；湿热成痿，不能举动者，火伤气也。人知补火可以益气，而不知清火亦所以益气，补则同而寒、热不同也。又如血热之症，宜补血、行血以清之，血寒之症，宜温经养血以和之。立斋治法，血热而吐者，谓之阳乘阴，热迫血而妄行也，治用四生丸、六味汤；血寒而吐者，谓之阴乘阳，如天寒地冻，水凝成冰也，治用理中汤加当归。医家常须识此，勿令误也。更有去血过多，成升斗者，无分寒热，皆当补益，所谓血脱者益其气，乃阳生阴长之至理。盖有形之血，不能速生，无形之气，所当急固。以无形生有形，先天造化，本如是耳。此气血、寒热之分也。

　　然又有补之而不识开合、不知缓急者何也？天地之理，有合必有开，用药之机，有补必有泻，如补中汤用参芪，必用陈皮以开之；六味汤用熟地，即用泽泻以导之，古人用药，补正必兼泻邪，邪去则补自得力。又况虚中挟邪，正当开其一面，戢我人民，攻彼贼寇，或纵或擒，有收有放，庶几贼退民安，而国本坚固，更须酌其邪正之强弱，而用药多寡得宜，方为合法。是以古方中，有补、散并行者，参苏饮、益气汤是也。有消、补并行者，枳术丸、理中丸是也。有攻、补并行者，泻心汤、硝石丸是也。有温、补并行者，治中汤、参附汤是也。有清、补并行者，参连饮、人参白虎汤是也。更有当峻补者，有当缓补者，有当平补者。如极虚之人，垂危之病，非大剂汤液，不能挽回。予尝用参、附煎膏，日服数两，而救阳微将脱之证。又尝用参、麦煎膏，服至数两，而救津液将枯之证。亦有无力服参，而以芪、术代之者。随时处治，往往有功。至于病邪未尽，元气虽虚，不任重补，则从容和缓以补之，相其机宜，循序渐进，脉症相安，渐为减药，谷肉果菜，食养尽之，以底于平康。其有体质素虚，别无大寒、大热之证，欲服丸散以葆真元者，则用平和之药，调理气血，不敢妄使偏僻之方，久而争胜，反有伤也。此开合、缓急之意也。

　　然又有补之而不分五脏者何也？夫五脏有正补之法，有相生而补之之法。《难经》曰：损其肺者，益其气；损其心者，和其荣卫；损其脾者，调其饮食，适其寒温；损其肝者，缓其中；损其肾者，益其精：此正补也。又如肺虚者补脾，土生金也；脾虚者补命门，火生土也；心虚者补肝，木生火也；肝虚者补肾，水生木也；肾虚者补肺，金生水也：此相生而补之也。而予更有根本之说焉，胚胎始兆，形骸未成，先生两肾，肾者，先天之根本也。囝地一声，一事未知，先求乳食，是脾者，后天之根本也。然而先天之中，有水有火，水曰真阴，火曰真阳。名之曰真，则非气、非血，而为气血之母。生身生命全赖乎此。周子曰：无极之真，二五之精，妙合而凝，凝然不动，感而遂通，随吾神以为往来者此也。古人深知此理，用六味滋水，八味补火，十补斑龙，水火兼济，法非不善矣。然而以假补真，必其真者，未曾尽丧，庶几有效。若先天祖气荡然无存，虽有灵芝，亦难续命，而况庶草乎！至于后天根本，尤当培养，不可忽视。《经》曰："安谷则昌，绝谷则危。"又云："粥浆入胃，则虚者活。"古人诊脉，必曰胃气。制方则曰补中，又曰归脾、健脾者，良有以也。夫饮食入胃，分布五脏，灌溉周身，如兵家之粮饷，民间之烟火，一有不继，兵民离散矣。然而因饿致病者固多，而因伤致病者，亦复不少。过嗜肥甘则痰生，过嗜醇酿则饮积，瓜果乳酥，湿从内受，发为肿满泻利。五味偏啖，久而增气，皆令夭殃，可不慎哉！是知脾肾两脏，皆为根本，不可偏废。古人或谓补脾不如补肾者，以命门之火，可生脾土也；或谓补肾不如补脾者，以饮食之精，自能下注于肾也。须知脾弱而肾不虚者，则补脾为亟，肾弱而脾不虚者，则补肾为先，若脾肾两虚，则并补之。药既补矣，更加摄养有方，斯为善道。谚有之曰："药补不如食补"。我则曰：食补不如精补，精补不如神补。节饮食，惜精神，用药得宜，病有不痊焉者寡矣！

《医学心悟·医门八法·论补法》

学问之道，必由浅入深，从未有浅近不知而专求怪僻者。况医法一误，必至伤生害命，尤不可不慎也！夫所谓浅近者，如伤风则防风、荆芥，感寒则苏叶、葱头，咳嗽则苏子、杏仁，伤食则山楂、神曲，伤暑则香薷、广藿，疟疾则柴胡汤加减，痢疾则黄芩汤加减，妇人则四物汤加减，小儿则异功散加减。此皆历圣相传之定法，千古不能易也。至于危险疑难之症，则非此等药所能愈，必博考群方，深明经络，实指此病何名，古人以何方主治而随症加减。今则以古圣之法为卑鄙不足道，又不能指出病名，惟以阳虚、阴虚、肝气、肾弱等套语概之，专用温补，以致外邪入里，驯至不救；间有稍驯谨之人，起病时仍用切近之药一二剂，未即有效，即转而改为温补。不思病之中人，愈必有渐，不可因无速效而即换方也。况所服之方，或未尽善，不思即于前方损益万妥，而遽求变法，又不肯先用轻淡之剂探测病情，专取性雄力厚之品，大反前辙，必至害不旋踵。总由胸无定见之故。当思人之有病，不外风、寒、暑、湿、燥、火为外因，喜、怒、忧、思、悲、惊、恐为内因，此十三因，试问何因是当补者？大凡人非老死即病死，其无病而虚死者，千不得一，况病去则虚者亦生，病留则实者亦死。若果元气欲脱，虽浸其身于参、附之中，亦何所用？乃谬举《内经》曰："邪之所凑，其气必虚。"气虚固当补矣，所凑之邪不当去耶？盖邪气补住则永不复出，重则即死，轻则迁延变病；或有幸而愈者，乃病轻而元气渐复，非药之功也。余少时见问疾者，闻医家已用补药则相庆病者已愈，今则病势方张，正群然议进参、附、熟地，岂不可骇！其始也，医者先以虚脱吓人，而后以补药媚人。浙江则六味、八味汤加人参、麦冬等药；江南则理中汤加附、桂、熟地、鹿茸、脐带等药。于是人人习闻，以为我等不怕病死，只怕虚死。所以补药而死，犹恨补之不早、补之不重，并自恨服人参无力，以致不救。医者虚脱之言，真有先见之明，毫无疑悔。若服他药而死，则亲戚朋友，群诉病家之重财不重命，死者亦目不能瞑。医者之罪，竟不胜诛矣！所以病人向医者述病，必自谓极虚，而傍人代为述病，亦共指为极虚，惟恐医者稍用攻削之剂，以致不起，或有稍识病之医，即欲对症拟方，迫于此等危言，亦战战兢兢，择至补之药，以顺其意，既可取容，更可免谤，势使然也。此风之起，不过三十余年，今则更甚，不知何时而可挽回也？

《慎疾刍言·补剂》

古人病愈之后，即令食五谷以养之，则元气自复，无所谓补药也。神农、仲景之书，岂有补益之方哉？间有别载他书者，皆托名也。自唐《千金翼》等方出，始以养性补益等各立一门。遂开后世补养服食之法。以后医家，凡属体虚病后之人，必立补方，以为调理善后之计。若富贵之人，则必常服补药，以供劳心纵欲之资；而医家必百计取媚，以顺其意。其药专取贵重辛热为主，无非参、术、地黄、桂、附、鹿茸之类，托名秘方异传。其气体合宜者，一时取效；久之必得风痹阴痼等疾，隐受其害，虽死不悔。此等害人之说，固不足论。至体虚病后补药之方，自当因人而施，视脏腑之所偏而损益之。其药亦不外阴阳气血，择和平之药灵敏十种，相为出入，不必如治病之法，一味不可移易也。故立方只问其阴阳脏腑，何者专重而已。况膏丸合就，必经月经时而后服完。若必每日视脉察色，而后服药，则必须一日换一丸方矣。故凡服补药，皆可通融者也。其有神其说，过为艰难慎重，取贵僻之药以可以却病长生者，非其人本愚昧，即欲以之欺人耳！

《医学源流论·卷下·补药可通融论》

俗云：虚不受补。便束手无策，以为可告无愧。盖曰：非我之不会补，彼不受也。不知虚不受补之症有三：一者湿热盘踞中焦；二者肝木横穿土位；三者前医误用呆腻闭塞胃气、苦寒伐残胃阳等弊。湿热者，宣化其湿，即受补矣。肝木横者，宣肝络使不克土，即受补。误伤胃气者，先和胃气，即受补矣。盖和胃有阴阳有别、寒热之分，胃阳受伤和以橘、半之类，胃阴受伤和以鲜果汁甘凉药品之类。随症类推，唯胃气绝者不受补，则不可救矣。

《医医病书·欲传虚不受补论》

时人皆以黄芪、地黄等呆笨者为补，稍涉流动之品，便谓之消导。不知补五脏补以守，补六腑补以通，及补经络筋经亦补以通也，补九窍亦补以通，《周礼》谓：滑以养窍是也。补肌肉则有守有通，守补处所用者少，盖五脏为他气，其形小也；通补处所用者多，六腑与外廓为天气，其形大也。

《医医病书·世医不知通补守补法论》

今人治内伤，用六味、八味者遍天下，皆误听丹溪"阳常有余，阴常不足"之谬论。用补中益气汤者十之二三，误用东垣重木轻德之计，而又不察伤阴伤阳，唯自己好尚，专门师传之是。从古称诵读劳阳，谋虑伤阴，如作文、办案、持筹握算、运筹帷幄者，皆劳阴也。如诵读歌唱与一切力作汗出过多者，皆劳阳也。如外感燥、湿、寒三者阴邪，皆伤人之阳气者也；如风、火、暑三者阳邪，皆伤人之阴者也。然间亦有应补阳者，如产后、老年，大抵多阴不足，间亦有阳不足者。又必究其上中下三焦所损何处？补上焦以清华空灵为要；补中焦以脾胃之体用各适其性，两不相忤为要；补下焦之阴，以收藏纳缩为要，补下焦之阳，以流动充满为要。予于《温病条辨》拙作，议补下焦，峙立三法：以专翕膏，补下焦之阴也；奇经丸，补下焦之阳也；天根月窟膏，阴阳两补，使之交纽者也。补上焦如鉴之空，补中焦如衡之平，补下焦如水之注。

《医医病书·治内伤必须辨明阴阳三焦论》

引火归源，用八味丸，自薛立斋、张景岳以后，皆奉为枕中之秘，其实治标之法，不可常服。余每见久服滋阴之剂，发热日甚。后医翻前医之案，谓热药固不可用，而以地黄滋阴之品，倍用以制其毒，则能引火归源，其热气退，投以八味地黄汤等。初服一二剂如神，再服一二剂不甚见效，再服三四剂虚症大作，其热如焚。病家或疑桂、附之误而更医；或信任不疑，而归咎于附子之制法不佳，其肉桂之产非道地，视二药如鸩。遂以滋阴者枉其归阴，所以然之故，千古无一人悟，及余谓一一明之：盖阴气居于阳位，邪火因而窃动，忽得桂、附扶胸中之阳，则邪火自然退听而不敢动，故初服而效，至三四服而不效者，习以为常也，至五六服而发热更甚者，桂附阳药之少。不敌地黄一派阴药之多也。或曰数方中阴药数倍于阳药，阳药固掣肘而不尽其量，宜其不效，何以前效而后不效欤？余曰：此问正不可少，个中机关，必须识破，然后可以得病情。凡阴药性柔而行缓，缓则相续而不绝；阳药性刚而行急，急则迅发而无余也。胃如分金之炉，一柔缓而逡巡不进，一刚急而捷足先登。入咽之后，但见桂、附之扶阳，若忘地黄之滋阴，故初服而效。至于数服，桂、附虽烈，无如前日之地黄等药，缓行未了，又得新入之地黄以助之，势可相敌，故三四服不甚见效。乃服至五六剂而大发者，奈何？盖以每日所服之桂、附，如火一发而无余，而同剂中之地黄等药，如水之渐注不骤，日积日多，些少之桂、附，安能与之为敌，宜其服之增热也。天地间两可之见，最为误事，不可不知！

《时方妙用·卷一·痨症》

凡常人之于气滞者，惟知破之散之，而云补以行之，必不然也。不知实则气滞，虚则力不足运动其气，亦觉气滞，再用消散，重虚其虚矣。如心脾气虚不行，宜五味异功散；如脾胃气虚而滞，宜六君子汤、归脾汤；如脾胃虚寒而滞者，宜温胃饮、理中汤；如脾肾虚寒而气不行，胀满腹痛者，宜理阴煎。如元气下陷，滞而不升者，宜补中益气汤。如元气大虚，气化不行而痛者，宜十全大补汤。以上皆补以行气之法，此不过举其一二耳！

《罗氏会约医镜·经脉门·论癥瘕》

四法之外，又有补法。血家属虚痨门，未有不议补者也，

即病家亦喜言补，诸书重补者，尤十之八九，而不知血证之补
法，亦有宜有忌。如邪气不去而补之，是关门逐贼；瘀血未除
而补之，是助贼为殃。当补脾者十之三、四，当补肾者十之
五、六，补阳者十之二、三，补阴者十之八、九。古有补气以
摄血法，此为气脱者说，非为气逆者说；又有引火归元法，此
为水冷火泛者立说，非为阴虚阳越者立说。盖失血家如火未
发，补中则愈；如火已发，则寒凉适足以伐五脏之生气，温补
又足以伤两肾之真阴，惟以甘寒，滋其阴而养其阳血，或归其
位耳。血家用药之宜忌，大率如是。知其大要，而后细阅全
书，乃有把握。

《血证论·卷一·用药宜忌论》

补血：邪之所凑，其正必虚。不独补法是顾虚，即止血、
消瘀，用攻治法，亦恐其久而致虚，故亟攻之，使邪速去，以
免其致虚耳！但彼时虽恐其虚，而犹未大虚，故以去邪为急，
若延日已久，未有不虚怯者。即血既循经，一如平人，而前次
所吐之血，已属有去无回，其经脉脏腑又系血所走泄之路，非
用封补滋养之法，乌能完全。

补法不一，先以补肺胃为要。肺为华盖，外主皮毛，内主
制节，肺虚则津液枯竭，喘、嗽、痿、燥诸证作焉。因其制节
不得下行，故气上而血亦上，未有吐血而不伤肺气者也。故初
吐必治肺，已止，尤先要补肺。用辛字润肺膏，滋补肺中阴
液，肺既津润，则其叶下垂，气泽因之得以下降，利膀胱、传
大肠，诸窍通调，五脏受益。如肺叶枯焦，不能覆下，则翘举
而气亦上逆，不得卧息，外应皮毛不荣，下则二便不调、足
痿、肠燥，百病俱生。惟此膏润津，为痿燥良剂。近人黄坤载
所立地魄汤，补土生金，补金生水，于补肺之法颇得。平时代
茶，可用生脉散、黄芪糯米汤、加阿胶、麦冬，尤能充补肺
脏。凡此皆滋补肺阴，为失血必有之证治也。而陈修园谓血虽
阴类，运以阳和，心肺之阳一宣，如日月一出，爝火无光。诸
般邪热俱除，血自不扰，而循经矣，故又有温补肺阳之法，用

保元汤，甘温除大热，使肺阳布濩，阴翳自消。设有痰饮咳嗽者，加五味、杏仁，或用六君汤，加炮姜、五味。《内经》云：形寒饮冷则伤肺。上二方，为形寒者立补肺之法，凡阳虚生外寒，及浊阴干上焦者，用以扶肺之阳，洵属良剂。然失血之人，多是阴虚，若执甘温除大热之说，妄投此等药料，鲜不致误。故年来从修园法者，能医杂证，而不能医虚痨，以其偏于补阳故也。第以理论之，原有气不摄血之义，故什百之中，亦有一二宜补阳者，因并列其方，使人参观，以尽其变。

《血证论·吐血·补血》

　　以上所论补法，轻重进退，各有法度，非如张景岳辈，多集补药而已也。总而论之，血证属虚痨门，固宜滋补，第恐瘀邪未清，骤用补法，则实以留邪为患，而正气反不受益。历见干血痨瘵等证，皆系医人横用滋补，以致旧血不去，新血不生。不知旧血客于经络脏腑之间，如木之有蛀，不急去之，非木死，其蛀不止也。故仲景治干血，用大黄䗪虫丸。夫既成虚痨之证，而内有干血，犹须峻药去之，则其虚未成者，更不可留邪为患。故实证断不可用补虚之方，而虚证则不废实证诸方，恐其留邪为患也。或虚中实证，则攻补兼用，或十补一攻，在医者之善治焉。

《血证论·吐血·补血》

三、辨病治则

（一）内科

感　冒

恶风虽悉在表，而发散又自不同。若无汗而恶风者，则为伤寒，当发其汗，若汗出而恶风者，则为中风，当解其肌。里证虽具，而恶风未罢者，尤当先解其外也。又有发汗多亡阳，与其风湿，皆有恶风之证，盖以发汗，多漏不止则亡阳，外不固，是以恶风也。必以桂枝加附子汤温其经而固其卫。风湿相搏，骨节疼烦，湿胜，自汗而皮腠不密，是以恶风也。必以甘草附子汤散其湿而实其卫。

《伤寒明理论·恶风》

（伤风）属肺者多，散宜辛温或辛凉之剂。

《金匮钩玄·伤风》

有汗恶风，脉浮缓者，当解肌。

《伤寒六书·伤寒家秘的本·恶风》

伤风一症，殊非小恙……世俗谈者，咸以伤风不醒变成痨为言。噫！彼痨者，岂真由伤风而成耶？愚哉言也。当易之曰：伤风误表必成痨耳。

雄按：阴虚误表固然，若外邪未清，投补太早，其弊同也。

《柳州医话·伤风》

凡感冒之病，以为轻浅，忽略不治又兼饮食不节，荤酒不戒，以至轻病变重，重病必危。养生者无论病之大小，宜早为调治，《经》云："善治者治皮毛，其次治肌肤，其次治筋脉，其次治六腑，其次治五脏，治五脏者，半死半生也。"可不慎欤！

《七松岩集·发热》

发　热

世间发热类伤寒者数种，治各不同。伤寒、伤风及寒疫也，则用仲景法；温病及瘟疫也。则用河间法。此皆论外感者也。今人一见发热，皆认作伤寒，率用汗药以发其表，汗后不解，又用表药以凉其肌，柴胡、凉膈、白虎、双解等汤，杂然并进，若是虚证，岂不殆哉！自东垣出，而发内伤补中益气之论，此用气药以补气之不足者也。至于劳心好色，内伤真阴，真阴既伤，则阳无所附，故亦发热，其人必面赤烦躁，口渴引饮，骨痛，脉数而大，或尺数而无力者是也。惟丹溪发明补阴之说，以四物汤加黄柏、知母，此用血药以补血之不足者也。世袭相因，屡用不效何耶！盖因阴字认不真，误以血为阴耳！当作肾中之真阴，即先天也。《内经》曰："诸寒之而热者，取之阴；诸热之而寒者，取之阳，所谓求其属也。"王太仆先生注云：大寒而盛，热之不热，是无火也；大热而盛，寒之不寒，是无水也。又云：倏忽往来，时发时止，是无火也；昼见夜伏，夜见昼止，时节而动，是无水也，当求其属而主之。无火者，宜益火之源，以消阴翳；无水者，宜壮水之主，以镇阳光。必须六味、八味二丸，出入增减，以补真阴，屡用屡效。若泥黄柏、知母苦寒之说，必致损伤脾阴而毙者，不可胜举。大抵病热作渴，饮冷便秘，此属实热，人皆知之。或恶寒发热，引衣蜷卧，四肢逆冷，大便清利，此属真寒，人亦易知。至于烦扰狂越，不欲近衣，欲坐卧泥水中，此属假热之证。其甚者，烦极发燥，渴饮不绝，舌如芒刺，两唇燥裂，面如涂朱，身如焚燎，足心如烙，吐痰如涌，喘急，大便秘结，小便淋沥，三部脉洪大而无伦。当是时也，却似承气证，承气入口即毙。却似白虎证，白虎下咽即亡。若用二丸，缓不济事，急以加减八味丸料一斤，内肉桂一两，以水顿煎五六碗，水冷与饮，诸证自退。翌日必畏寒，脉脱，是无火也，当补其阳，急以附子八味丸料，煎服自愈。此证与脉俱变其常，而不以常法治之者也。若有产后及大失血后，阴血暴伤，必大发热，亦名阴虚发热。此阴字正谓气血之阴，若以凉药正治，立毙。正所谓象白虎汤证，误服白虎汤必死。当此之时，偏不用四物汤，有形之血，不能速化，几希之气，所宜急固，须用独参汤或当归补血汤，使无形生出有形来。此阳生阴长之妙用，不可不知也。

《医贯·卷四·阴虚发热》

血虚发热，一切吐衄便血。产后崩漏，血虚不能配阳，阳亢发热者，治宜养血。然亦有阳虚而阴走者，不可徒事滋阴，所以有脱血益气，阳生阴长之法，使无形生出有形来，此千古传心之法。尝见庸流专执四物以争长，此未明大易之义也。

痰症发热，向夜大作，天明渐止，必兼胸膈不快，恶心不食，肢倦体瘦。盖痰滞中宫，阻碍升降，故恶心痞闷。血无所滋，故夜分转甚。津液不化而体瘦，气血阻滞而倦怠，均宜健脾化痰，宽中清火，则痰利而热除矣。如果实痰为患，滚痰、化痰二丸，皆可选用。

伤食发热，必气口紧盛，或沉伏，头疼呕恶，噫气吞酸，胸口饱闷，或胀或痛，手不可按，蒸蒸然热。明知其热在内也，消导则已。（指掌）若兼左脉弦急，又是伤食夹寒，先宜解表，然后消导。如不愈，后变口舌干燥心下硬痛等症，当急攻之，大柴胡汤、枳术丸。

《证治汇补·卷之三·发热》

失血家阳气郁于血分之中，则身热郁冒，但头汗出，身热者，火闭于内，而不得达于外故也。但头汗出者，火性炎上，外有所束，则火不能四达，故愈炎上而头汗也。治法宜解其郁，使遍身微汗，则气达于外，而阳不乘阴，热止血亦治矣。此如盛暑遏热，得汗而解，小柴胡汤主之。

《血证论·卷六·发热》

如不能食而热，自汗气短者，虚也，以甘寒之剂，泻热补气，《经》言：治热以寒，温而行之也；如能食而热，口舌干燥，大便难者，以辛苦大寒之剂下之，泻热补本，《经》云：

阳盛阴虚，下之则愈；如阴覆其阳，火热不得伸，宜汗之，《经》云：体若燔炭，汗出而散者是也。凡治热者，当细分之，不可概论。

《医方类聚·烦热发热论》

咳　嗽

若咳而无痰者，以辛甘润其肺。故咳嗽者，治痰为先，治痰者，下气为上。是以南星、半夏胜其痰，而咳嗽自愈，枳壳、陈皮利其气，而痰饮自除。

《素问病机气宜保命集·卷下·咳嗽论》

咳而无嗽者，以辛甘润其肺，咳而嗽者，治痰为先，故以南星、半夏，胜其痰而咳嗽自愈。

《洁古家珍·咳嗽论》

风寒，行痰开腠理，二陈汤加麻黄、杏仁、桔梗。

火，降火、清金、化痰。

劳，四物汤中加竹沥、姜汁。必以补阴为主。

肺胀而嗽者，用诃子、青黛、杏仁。诃子能治肺气，因火伤极，遂成郁遏胀满，取其味酸苦，有收敛降火之功。佐以海蛤粉、香附、瓜蒌、青黛、半夏曲……

干咳嗽者，难治。此系火郁之证，乃痰郁火邪在中。用苦梗以开之，下用补阴降火……

治嗽药，大概多用生姜者，以其辛散也。

上半日嗽多者，属胃中有火。贝母、石膏能降胃火。

午后嗽多者，此属阴虚。必用四物汤加知母、黄柏，先降其火。

五更嗽多者，此胃中有食积，至此时候，流入肺金。知母、地骨皮降肺火。

火气浮于肺者，不宜用凉药，用五味、五倍敛而降之。有痰因火逆上者，先治火，后治其痰也。

《金匮钩玄·卷一·咳嗽》

咳者，谓无痰而有声，乃肺气伤而不清，关于肺也，宜以辛润其肺，青陈皮以散三焦之气壅。

嗽者，谓有痰而无声，乃脾湿而为痰，而以嗽，皆积于肺也。盖因伤于肺气，动于脾湿咳而为嗽也，盖脾无留湿，虽伤肺气而不为痰。然寒暑燥湿风火皆令人嗽，独湿病痰饮入胃留之而不行，上入于肺则为咳嗽也。宜以化痰为先，下气为上。

《丹溪手镜·卷之下·咳逆痰嗽》

夫欲治咳嗽者，当以治痰为先；治痰者，必以顺气为主。

《医学正传·卷之二·咳嗽》

治法须分新久虚实，新病风寒则散之，火热则清之，湿热则泻之；久病便属虚属郁，气虚则补气，血虚则补血，兼郁则开郁。滋之、润之、敛之，则治虚之法也。

……

春多上升之气，宜润肺抑肝……

春若伤风，咳嗽鼻流清涕，宜辛凉解散……

夏多火热炎上，最重，宜清金降火……

秋多湿热伤肺，宜清热泻湿……

冬多风寒外感，宜解表行痰……

若风寒外感，形气病气俱实者，宜用麻黄之类，所谓从表而入自表而出；若形气病气俱虚者，宜补其元气，而佐以解表之药，若专于解表，则肺气益虚，腠理益疏，外邪乘虚易入，而其病愈难治矣。若病日久，或误服表散之剂，以致元气虚而邪气实者，急宜补脾土为主，则肺金有所养而诸病自愈……

若火郁嗽，为痰郁火邪在中，宜开郁消痰。

盖肺主皮毛，肺气虚则腠理不密，风邪易入，治法当解表兼实肺气；肺有火则腠理不闭，风邪外乘，治宜解表兼清肺火。

因咳而有痰者，咳为重，主治在肺；因痰而致咳者，痰为重，主治在脾。但是食积成痰，痰气上升，以致咳嗽，只治其痰，消其积，而咳自止，不必用肺药以治咳也。

《明医杂著·卷之二·咳嗽》

治分新久求其本，新咳，有痰者，外感随时解散；无痰者，便是火热，只宜清之。久咳，有痰者，燥脾化痰；无痰者，清金降火。盖外感久则郁热，内伤久则火炎，俱宜开郁润燥。其又有七情气逆者，则以枳壳、香附顺气为先。停水宿食者，则以南星、槟榔分导为要。气血虚者，补之、敛之。苟不治本，而浪用兜铃、粟壳涩剂，反致缠绵。况肺为娇脏，易寒易热，虽人参平药，惟气虚最宜，若肺热有火，及风邪初盛者，俱宜沙参或玄参代之，故咳不拘于寒也。

《医学入门·外集·卷四·咳嗽》

大抵久嗽者，多属肾气亏损，火炎水涸，或津液涌而为痰者，乃真脏为患也。须用六味地黄丸壮肾水滋化源为主；以补中益气汤养脾土生肺肾为佐。久之自愈。

《万病回春·卷之二·咳嗽》

治法须分新久虚实。新病风寒则散之，火热则清之，痰涎则化之，湿热则泻之；久病便属虚属郁，气虚则补气，血虚则补血，兼郁则开郁，滋之润之，敛之降之，则治虚之法也。

《寿世保元·卷二·咳嗽》

治咳嗽者，治痰为先；治痰者，下气为上。

《普济方·卷一百五十七·咳嗽门》

有嗽而声哑者，盖金实不鸣，金破亦不鸣。实则清之，破则补之，皆治肺之事也。

（外感风寒而咳嗽者）如果系形气病气俱实者，一汗而愈。若形气病气稍虚者，宜以补脾为主，而佐以解表之药。何以故？盖肺主皮毛，惟其虚也，故腠理不密，风邪易以入之。若肺不虚，邪何从而入耶？古人所以制参苏饮中必有参，桂枝汤中有芍药甘草，解表中兼实脾也……若专以解表，则肺气益虚，腠理益疏，外邪乘间而来者，何时而已耶？须以人参黄芪甘草以补脾，兼桂枝以驱邪。此予谓不治肺而治脾，虚则补其母之义也。

《医贯·卷之四·咳嗽论》

咳嗽声哑者，以肺本属金，盖金实则不鸣，金破亦不鸣。

金实者，以肺中有邪，非寒邪即火邪也；金破者，以真阴受损，非气虚即精虚也。寒邪者宜辛宜温，火邪者宜甘宜清，气虚者宜补阳，精虚者宜补阴。大都此证，邪实者，其来暴，其治亦易，虚损者，其来徐，其治亦难。治损之法，当与后干咳证参酌用之。

《景岳全书·卷之十九·咳嗽声哑》

盖外感之咳，阳邪也，阳邪自外而入，故治宜辛温，邪得温而自散也；内伤之咳，阴病也，阴气受伤于内，故治宜甘平养阴，阴气复而嗽自愈也。然外感之邪多有余，若实中有虚，则宜兼补以散之；内伤之病多不足，若虚中挟实，亦当兼清以润之。大都咳嗽之因，无出于此，于此求之，自得其本，得其本则治之无不应手，又何有巢氏之十咳证，陈氏之三因证，徒致乱人心目而不得其际也，留心者其熟味此意。

外感之嗽其来暴，内伤之嗽其来徐；外感之嗽因于寒邪，内伤之嗽因于阴虚；外感之嗽可温可散，其治易，内伤之嗽宜补宜和，其治难，此固其辨也。

《景岳全书·卷之十九·咳嗽·论证》

盖干咳嗽者，以肺中津液不足，枯涸而然。此明系内伤亏损，肺肾不交，气不生精，精不化气，所以干涩如此。但其有火无火，亦当辨治。若脏平无火者，止因肺虚，故必先补气，自能生精，宜五福饮之类主之；若脏气微寒者，非辛不润，故必先补阳，自可生阴，宜理阴煎或六君子汤之类主之；若兼内热有火者，须保真阴，故必先壮水，自能制火，宜一阴煎，或加减一阴煎兼贝母丸之类主之。若以此证而但知消痰开郁，将见气愈耗，水愈亏，未免为涸辙之鲋矣。

故凡劳损咳嗽，必当以壮水滋阴为主，庶肺气得充，嗽可渐愈，宜一阴煎、左归饮、琼玉膏、左归丸、六味地黄丸之类择而用之。

《景岳全书·卷之十九·咳嗽·内伤嗽证治》

外感之嗽，无论四时，必皆因于寒邪，盖寒随时气入客肺中，所以致嗽。但治以辛温，其邪自散，惟六安煎加生姜为最妙。

若但以脾胃土虚不能生金，而邪不能解，宜六君子汤以补脾肺。或脾虚不能制水，泛而为痰，宜理中汤，或理阴煎、八味丸之类以补土母，皆良法也。

《景岳全书·咳嗽·外感嗽证治》

大率嗽之为病，不止一端，治嗽之法，不拘一理，因其病而药之可也。虽然内伤外感，六郁七情之所来，而肺为统领之所受，在治者，欲清其痰，不若理气为先，则嗽自止矣。

《医林绳墨·卷二·咳嗽》

杨仁斋曰：肺出气也，肾内气也，肺为气之主，肾为气之本。凡咳嗽引动百骸，自觉气从脐下奔逆而上者，此肾虚不能收气归原，当以地黄丸、安肾丸主之，毋徒从事于肺，此虚则补子之义也。

《景岳全书·咳嗽·述古》

凡治咳不分外感内伤，虚实新久，袭用清凉药，少加疏散者，因仍苟且，贻患实深，良医所不为也。

凡治咳遇阴虚火盛，干燥少痰，及痰咯艰出者，妄用二陈汤，转劫其阴而生大患者，医之罪也。

凡咳而且利，上下交征，而不顾其人中气者，十无一起。如此死者，医杀之也。此有肺热肾寒两证，水火不同，毋论用凉用温，总以回护中气为主。

凡邪盛，咳频，断不可用劫涩药。咳久邪衰，其势不脱，方可涩之。误则伤肺，必至咳无休止，坐以待毙，医之罪也。

凡属肺痿、肺痈之咳，误作虚劳，妄补阴血，转滞其痰，因致其人不救者，医之罪也。

凡咳而渐至气高汗渍，宜不俟喘急痰鸣，急补其本。若仍治标亡本，必至气脱卒亡，医之罪也。

内伤之咳，治各不同。火盛壮水；金虚崇土；郁甚舒肝；

气逆理肺；食积和中；房劳补下；用热远热，用寒远寒。内已先伤，药不宜峻。至于上焦虚寒，呕唾涎沫，则用温肺肠。

《医门法律·卷五·咳嗽门》

大抵治表者药不宜静，静则留连不解，变生他病，故忌寒凉收敛，如《五脏生成篇》所谓肺欲辛是也；治内者药不宜动，动则虚火不宁，燥痒愈甚，故忌辛香燥热，如《宣明五气篇》所谓辛走气，气病无多食辛是也。然治表者，虽宜动以散邪，若形病俱虚者，又当补中益气而佐以和解，倘专于发散，恐肺气益弱，腠理益疏，邪乘虚入，病反增剧也；治内者，虽宜静以养阴，若命门火衰，不能归元，则参、芪、桂、附在所必用，否则气不化水，终无补于阴也。至夫因于火者宜清，因于湿者宜利，因痰者消之，因气者理之，随其所见之证而调治。在老人虚人，皆以温养脾肺为主，稍稍治标可也。若欲速愈而亟攻其邪，因而危困者多矣，可不谨诸。

《医宗必读·卷之九·咳嗽》

大抵咳症，药只宜温平，肺号娇容，药味少凉即寒，稍燥即热，治咳方禁用辛燥，学者不可不知。

《国医宗旨·咳嗽杂方》

因外感者，汗之、发之；火者，清之、降之；痰者，豁之、导之；郁者开之；虚者补之；实者泻之；燥者润之。务令肺气平和，不使火邪乘克，而嗽自止矣。

《明医指掌·卷三·咳嗽》

黄昏咳，肾经阳衰阴弱，虚火上炎也，当补脾肺，生肾水，不可专用嗽药（宜六味丸、六君子汤间服）。不论大人小儿，黄昏熟睡中忽咳两三声，食积痰也，消其痰而咳自止（宜二陈汤加山楂、神曲、麦芽）。

夫咳之为病，有新久虚实之殊。新咳者，肺有实邪，风则散之（宜参苏饮），寒则发之（宜二陈汤加紫苏、葛根、杏仁、桔梗），热则清之（宜金沸草散去麻黄、半夏，加薄荷、五味、杏仁、桑皮、贝母、茯苓、桔梗、枇杷叶之属），火则泻之（宜清火止咳汤），湿则除之（宜白术汤），痰则涤之（宜加味二陈汤）。有久病忽咳，病虽久而咳则暴，亦为新咳，必新伤风食也，风则疏之（宜消风宁嗽汤），食则消之（宜大安丸去连翘、黄连，加桔梗、枳实等），即愈矣。

《杂病源流犀烛·卷之一·咳嗽哮喘源流》

春月咳嗽：春月风寒所伤，咳嗽声重、头疼，用金沸草散。咳嗽声重，身热头疼，用《局方》清风散。盖肺主皮毛，肺气虚则腠理不密，风邪易入，治法当解表兼实肺气。肺有火，则腠理不闭，风邪外乘，治宜解表兼清肺火，火邪退即止。若数行解散，则重亡津液，邪蕴而肺痈、肺痿矣。故凡肺受邪，不能输化，小便短少，皮肤渐肿，咳嗽日增者，宜用六君子汤，以补脾肺，六味丸以滋肾水……

肺燥咳嗽：金性喜清润，润则生水，以滋脏腑。若本体一燥，则水源渐竭，火无所制，金受火燥，则气自乱而咳嗽，嗽则喉干声哑，烦渴引饮，痰结便闭，肌肤枯燥，形神虚萎，脉必虚数，久则涩数无神。法当滋润清补……

痰瘀嗽：肺胀而嗽，或左或右不得眠。此痰挟瘀血，碍气而病。宜养血以流动乎气，降火疏肝以清痰，四物汤加诃子、青皮、竹沥……

肺虚咳嗽：肺虚者，肺家元气自虚也。惟其自虚，则腠理不密，故外则无风而畏风，外则无寒而怯寒，内则气怯息短，力弱神虚，面白神羸，情志郁结，嗜卧懒言，遗精自汗，饮食减少，咳嗽无力，痰涎清薄，六脉虚微而涩弱，按之无神，此为阳虚脉症，宜大补元气，则嗽不治而自愈。若专于清热消痰以止嗽，未有不速其死也……

七情伤感嗽：七情伤感，无非伤动脏腑正气，致邪上逆，结成痰涎，肺道不理，宜顺气为先。四七汤加杏仁、五味子、桑白皮、人参、阿胶、麦冬、枇杷叶。

《不居集·卷之十五·咳嗽》

然终不离乎肺脾肾也。盖肺为贮痰之器，脾为生痰之源。

而肾与肺实母子之脏，因痰致咳者，痰为重，主治在脾。因咳动痰者，咳为重，主治在肺。无痰干咳者，阴虚为重，主治在肾。

《类证治裁·卷之二·咳嗽论治》

总以扶脾保肺为首务，幸毋沾沾于逐痰也。

《古今医彻·杂证咳嗽》

总诀：肺气如钟撞则鸣，或痰或血治须分。再加和胃疏肝法，咳血之原即此寻。

《医学见能·卷二·咳嗽》

虚则补其母，非温脾胃之中土以温肺金，无他法也。重用甘以守中之甘草，使之径趋脾胃。佐以辛温之干姜，是直从中土升其生金之化。

《高注金匮要略·肺痿肺痈咳嗽上气病》

脾为生痰之源，主健运而司磨化。古人治痰八法，理脾原属首务。

《张聿青医案·咳嗽》

况治嗽正当养脾，以土生金，而肺病自愈矣。

《医方类聚·咳嗽》

咳嗽毋论内外寒热，凡形气病气俱实者，宜散宜清，宜降痰，宜顺气。若形气病气俱虚者，宜补宜调，或补中稍佐发散清火。若专求于补，必致肺气壅塞，或结肺痈难治。专求解表，则肺气愈虚，腠理益疏，外邪乘虚易入，而其病愈难治矣。

《杂病广要·脏腑类·咳嗽》

喘　证

华佗云："盛而为喘，减而为枯。"故《活人》亦云："发喘者。气有余也。"……故泻肺以苦寒之剂，非泻肺也，泻肺中之火，实补肺气也。

《此事难知·卷下·喘论》

凡久喘，未发以扶正气为要，已发以攻邪为主。

阴虚有痰喘急者，补阴降火。

《金匮钩玄·卷一·喘》

哮喘必用薄滋味，专主于痰。

《丹溪心法·卷二·喘》

凡人喘未发时，以扶正气为主；已发，以攻邪为主。

《医学正传·卷之二·哮喘》

肺主气，先喘而后胀者，宜清金降火，而行水次之；脾主湿，先胀而后喘者，宜燥脾行水，而清金次之。

《医学入门·卷四·痰类》

喘证虽寒热之不同，要旨其本在肾，其标在肺，所以上逆，其原在胃，宜降气开郁，热则清之，寒则温之，久病敛之，初病发之，甚则从其性以导之，乃治喘之大法也。

《慎斋遗书·卷九·喘》

真元耗损，喘出于肾气之上奔，其人平日若无病，但觉气喘，非气喘也，乃气不归元也……盖阴虚至喘，去死不远矣，幸几希一线牵带在命门之根，尚尔留连。善治者，能求其绪，而以助元接真镇坠之药，俾其返本归原，或可回生，然亦不可峻骤也。且先以八味丸安肾丸养正丹之类，煎人参生脉散送下。觉气若稍定，然后以大剂参芪补剂，加破故纸阿胶牛膝等，以镇于下。又以八味丸加河车为丸，日夜遇饥则吞服方可。然犹未也，须远房帏，绝色欲，经年积月，方可保全，不守此禁，终亦必亡而已。予论至此，可为寒心，聪明男子，当自治未病，毋蹈此危机。

又有一等火郁之证，六脉微涩，甚至沉伏，四肢悉寒，甚至厥逆，拂拂气促而喘，却似有余，而脉不紧数，欲作阴虚，而按尺鼓指，此为蓄郁已久，阳气拂遏，不能营运于表，以致身冷脉微而闷乱喘急。当此之时，不可以寒药下之，又不可以热药投之，惟逍遥散加萸连之类，宣散蓄热，得汗而愈。愈后仍以六味地黄，养阴和阳方佳。此谓火郁则发之，木郁则达之，即金匮所云，六脉沉伏，宜发散，则热退而喘定是也。

《医贯·卷之四·喘论》

未发时以扶正正气为主，既发时以攻邪气为主。扶正气者，须辨阴阳，阴虚者补其阴，阳虚者补其阳。攻邪气者，须分微甚，或散其风，或温其寒，或清其痰火。然发久者气无不虚，故于消散中宜酌加温补，或于温补中宜量加消散。此等证候，当倦倦以元气为念，必使元气渐充，庶可望其渐愈，若攻之太过，未有不致日甚而危者……

痰盛作喘者，虽宜治痰，如二陈汤、六安煎、导痰汤、千缗汤、滚痰丸、抱龙丸之类，皆可治实痰之喘也；六君子汤、金水六君煎之类，皆可治虚痰之喘也。然痰之为病，亦惟为病之标耳，犹必有生痰之本，故凡痰因火动者，必须先治其火；痰因寒生者，必须先治其寒。至于或因气逆，或因风邪，或因湿滞，或因脾肾虚弱，有一于此，皆能生痰，使欲治痰而不治其所以痰，则痰终不能治，而喘何以愈哉……

真喘者，其责在肺……肺主皮毛而居上焦，故邪气犯之，则上焦气壅而为喘，气之壅滞者，宜清宜破也……

水病为喘者，以肾邪干肺也……故凡治水喘者，不宜妄用攻击之药，当求肿胀门诸法治之，肿退而喘自定矣。

《景岳全书·卷之十九·喘促》

治实者攻之即效，无所难也；治虚者补之未必即效，须悠久成功，其间转折进退，良非易也……

气虚而火入于肺者，补气为先，六君子汤、补中益气汤；阴虚而火来乘金者，壮水为亟，六味地黄丸；风寒者解其邪，三拗汤、华盖散；湿气者利其水，渗湿汤；暑邪者涤其烦，白虎汤、香薷汤；肺热者清其上，二冬、二母、甘、桔、栀、芩；痰壅者消之，二陈汤；气郁者疏之，四七汤；饮停者吐之，吐之不愈，木防己汤主之；火实者清之，白虎汤加瓜蒌仁、枳壳、黄芩，神效；肺痈而喘，保金化毒，苡仁、甘草节、桔梗、贝母、防风、金银花、橘红、门冬；肺胀而喘，利水散邪……肾虚火不归经，导龙入海，八味丸主之；肾虚水邪泛滥，逐水下流，金匮肾气丸。

《医宗必读·卷之九·喘》

喘症之因，在肺为实，在肾为虚。先生揭此二语为提纲，其分别有四：大凡实而寒者，必挟凝痰宿饮，上干阻气。如小青龙、桂枝加朴杏之属也；实而热者，不外乎蕴伏之邪，蒸痰化火，有麻杏甘膏、千金苇茎之治也；虚者，有精伤气脱之分，填精以浓厚之剂，必兼镇摄，肾气汤加沉香，都气丸入青铅，从阴从阳之异也。气脱则根浮，吸伤元海，危亡可立而待，思草木之无情，刚柔所难济，则又有人参、河车、五味、石英之属，急续元真，挽回顷刻，补天之治，古所未及；更有中气虚馁，土不生金，则用人参建中。案集三十，法凡十九，其层次轻重之间，丝丝入扣。学者宜深玩而得焉。

《临证指南医案·卷四·喘》

若在年高病久，正气耗散，若误作有余，削伐寒凉，立见倾危，须大剂生脉散，扶接元气为急，或温补之，以导气导火归源，则为喘为痰，不治而自愈。然喘病因虚而死者十之九，因实而死者十之一，盖实者攻之即愈，无所难也，虚者补之未即见效，转折进退，良非易也。

《冯氏锦囊秘录·方脉喘症合参》

水气喘促，乃水气逆行乘肺，肺得水而浮，喘不能卧，气不宣通，当从小便去之（宜桂苓甘术汤、肾气丸）。

《杂病源流犀烛·咳嗽哮喘源流》

然余观昔贤之论，悉有所本，不可偏废。审果实热有余所致者，则从巢氏之说治之；审果火灼肺金，真气不足所致者，则从海藏治之。故因风寒者解其邪，因暑湿者涤其烦，火实者清之，气郁者疏之，痰壅者开之，食滞者消之，气虚而火入肺者，补气为主，阴虚而火乘金者壮水为急，肾虚气不归源纳气为根，肾虚水邪泛滥逐水下流。如上诸款，皆其大纲，然治喘之因甚多，须一隅三反，方不愧为明通之医。

《顾松园医镜·卷十二·喘》

喘者，气急声高，张口抬肩，摇身撷肚，惟呼出一息为快，此肺经邪气实也。盖肺主皮毛而居上焦，故风寒犯之，则气道壅滞而为喘。治宜散之、破之。

《罗氏会约医镜·论喘、促、哮三证》

肾阳虚而气脱，孤阳浮越，面赤烦躁，火不归元，七味地黄丸加人参、麦冬。肾不纳气，身动即喘，阴阳枢纽失交，急需镇摄，肾气汤加沉香，从阴引阳，都气丸入青铅，从阳引阴。

痰喘必涤其源，气郁生涎，温胆汤。火动生痰，清膈煎。

《类证治裁·卷之二·喘证论治》

喘哮气急，原由寒入肺俞，痰凝胃络而起，久发不已，肺虚必及于肾，肾虚必累于脾。脾为生痰之源，肺为贮痰之器，痰恋不化，气机阻滞，一触风寒，喘即举发。治之之法，在上治肺胃，在下治脾肾，发时治上，平时治下，此一定章程。若欲除根，必须频年累月，服药不断。倘一暴十寒，终无济于事也……

久咳喘不得卧，颧赤足冷，胸满上气，饥不能食。此肺实于上，肾虚于下，脾困于中之候也。然而实不可攻，始治其虚，中不可燥，姑温其下。且肾为胃关，火为土母，或有小补，未可知也……

气喘痰升，胸痞足冷，是中下阳虚，气不纳而水泛也。已进肾气，可以通镇之法继之。

《柳选四家医案·咳喘门》

先哲有云：喘生毋耗气，气本弱而复耗之，元本亏而复竭之，抱薪救火，入井下石，脱机甚速，勿怪言之不详。

《程杏轩医案·辑录·五锡章肺肾虚喘，畏补致脱》

丹溪有外感之喘治肺，内伤之喘治肾。以肺主出气，肾主纳气耳。先喘而后胀治肺，先胀而后喘治脾。肺宜辛则通，微苦则降，直入中下，非治肺之方法。

《医学妙谛·卷上·喘病章》

治法专以祛痰为先，兼用解散，如九宝汤、三拗汤、苏子降气汤皆可选用。

治疗之法，虚者补之以甘温，实者散之以辛凉，加之以治火治痰之剂，无有不效。

《杂病广要·脏腑类·喘》

哮　证

治哮必用薄滋味，不可纯用凉药，必带表散。

《金匮钩玄·卷第一·哮》

夫哮吼专主于痰，宜用吐法。亦有虚而不可吐者，此疾寒包热也。

治法必用薄滋味，不可纯用寒凉，须常带表散。

《古今医鉴·卷之四·哮吼》

哮虽肺病，而肺金以脾土为母，故肺中之浊痰，亦以脾中之湿热为母，俾脾气混浊，则上输浊液尽变稠痰，肺家安能清净？所以清脾之法，尤要于清肺也。

实邪为哮，固宜祛散，然亦有体弱质薄之人，及曾经发散，屡用攻劫，转致脉虚形减者，治当调补之中，兼以清肺利气。

《证治汇补·卷之五·哮病》

阅先生之治法，大概以温通肺脏，下摄肾真为主，久发中虚，又必补益中气，其辛散、苦寒、豁痰、破气之剂，在所不用，此可谓治病必求其本者矣……宿哮……病发投以搜逐，而病去必当养正。

《临证指南医案·卷四·哮》

痰　饮

病痰饮者，当以温药和之。

《金匮要略方论·痰饮咳嗽病脉证并治》

气为阳，阳不足者，不能销灼水饮。遇脾气虚弱，气道痞隔，则聚饮而成痰，浸渍肠胃。上为呕逆吞酸，下为洞泄寒中。久不已，则令人消瘦，倚息短气，妨碍饮食。昔人治痰饮，多以温药和之，正为此也。

《圣济总录·卷之六十四·痰饮》

观夫治饮之法，或下、或汗、或温、或利，此固定法，愚者之见，温利之差，可以无害，汗下之错，为病不浅矣。不若顺气为先，分导次之，气顺则精液流通，痰饮运下，自小便中也。

《严氏济生方·咳喘痰饮门·痰饮论治》

痰饮而变生诸症，不当为诸症牵制妄言作名，且以治饮为先，饮消则诸症自愈。

善治痰者，不治痰而治气，气顺则一身之津液亦随气而顺矣。

《证治要诀·卷之六·停痰伏饮》

后世论治痰饮，必得温乃行及，有痰因火热反见水化而觉其冷，乃不知其热也，先生故多不取，独称长沙治四饮法，可表者汗之，可下者利之，滞者导之，郁者扬之，热者寒之，寒者温之，塞者通之，虚者补而养之。深得《内经》各随攸利所治之意。窃谓痰饮之先有生于脾胃，有生于六经，所起不同，若论感邪与为病之形症则一也，至于治之必先从其邪之所起，而后及于病之所止。

《推师求意·卷之下·痰饮》

善治痰者，不治痰而治气。

治痰法，实脾土，燥脾湿是其本。

痰在胁下，非白芥子不能达；痰在皮里膜外，非姜汁、竹沥不可导达；痰在四肢，非竹沥不开；痰结核在咽喉中，燥不能出入，用化痰药，加咸药软坚之味……痰在膈上，必用吐法，泻亦不能去……痰在肠胃间者，可下而愈。

《丹溪心法·卷二·痰》

亦有治痰用峻利过多，则脾气愈虚，津液不运，痰反又生而愈盛。法当补脾胃，清中气，则痰自然运下。此乃治本之法，世谓医中之王道者，正此类也。

《玉机微义·卷四·饮当去水温补转剧论》

治当各从所因，是以虚宜补之，火宜降之，气宜顺之，郁宜开之，食宜导之，风寒湿热，宜发散清燥以除之，故曰治病必求其本。

《寿世保元·卷三·痰饮》

不知痰之为病，必有所以致之者。如因风因火而生痰者，但治其风火，风火息而痰自清也。因虚因实而生痰者，但治其虚实，虚实愈而痰自平也。

《景岳全书·卷之三十一·痰饮》

大抵气顺则痰清，痰行则病去，不可专治其痰，而不理其气，使气聚而痰易生也。

痰因火动，宜以治火为先；痰因气滞，宜以行气为要；痰生于脾胃，宜以实脾行湿；痰随气结，宜以理气清痰；痰郁于肺肝，宜开郁以行气……大凡痰之为症，热痰则清之，湿痰则燥之，风痰则散之，郁痰则开之，顽痰则软之，食痰则消之。在上者吐之，在中者下之，在下者捉之。如气虚者，宜固元气而兼运其症，若攻之太重，则胃气反虚而痰愈胜矣。

《医林绳墨·卷二·痰》

凡热痰乘风火上入，目暗耳鸣，多似虚证，误行温补，转锢其痰，永无出路，医之罪也。凡痰饮随食并出，不开幽门，徒温其胃，束手无策，迁延误人，医之罪也。凡遇肾虚水泛，痰涌气高，喘急之证，不补其下，反清其上，必致气脱而死，医之罪也。

《医门法律·卷五·痰饮门》

痰之为病，十常六七，而《内经》叙痰饮四条，皆因湿土为害。故先哲云：脾为生痰之源。又曰：治痰不理脾胃，非其治也。夫饮入于胃，游溢精气，上输于脾，脾气散精，上归于肺，通调水道，下输膀胱，水精四布，五经并行，何痰之有？惟脾土虚湿，清者难升，浊者难降，留中滞膈，瘀而成痰。故治痰先补脾，脾复健运之常，而痰自化矣。

《医宗必读·卷之九·痰饮》

热痰则清之，湿痰则燥之，风痰则散之，郁痰则开之，顽痰则软之，食积痰则消之，在上者吐之，在中者下之。中气虚者，必固中气以运痰，肾气虚者，必壮肾水以制火。古方治痰饮类，用汗、吐、下法，此治其标也。若汗、下过多，损其脾胃，则痰易生而转多，诚非王道之治也。莫若以顺气为先，分导次之。又，痰生于脾胃，宜实脾燥湿，使脾胃调和，饮食运化而痰自不生，此治其本也。

《明医指掌·卷三·痰证》

痰火一证，方书罕及，近惟郢中梁仁甫《国医宗旨》，专为立言。然皆泛引肤辞，且所用方药，专事降泄，略无切于病情，殊非指南之谓……哮喘由表邪内陷，温之可以暂安，此则外内合邪，两难分解，温之燥之，升之摄之，咸非所宜。况乎触发多端，治非一律，何怪时师之茫无统绪乎！予由是而因病制宜，特立玉竹饮子一方，为是证之专药。临证以意增减，庶几欵洽病情。其有兼挟客邪者，又须先彻标证，然后从本而施，自然信手合辙。如因外感风寒而发，则香苏散为至当，略加细辛以开肺气，香豉以通肾邪，散标最捷。盖香、苏性降，可无升举浊垢之虞，他如麻黄、桂枝、柴、防、升、葛、羌、独、川芎等味，能鼓动痰气；薄荷、荆芥、橘皮、苏子等味，能耗散真气；芩、连、知、柏、赤白芍、瓜蒌根、石膏等味，能敛闭邪气，皆宜远之。因饮食而发，只宜《金匮》枳术汤，随所伤之物而为参用。谷伤曲、蘗，酒伤煨葛，肉伤炮楂，麸面伤加草果，鸡鸭卵伤加杏仁，痰食交结，则加橘、半，食积发热，必加黄连。黄连与枳实同用，善消痞满，半夏与白术同用，专运痰湿，然须生用力能豁痰，痰去则津液流通，热渴自解，非苍术、南星燥烈伤津之比。因恼怒而发，沉香降气散和滓煎服，不但理气化痰，亦可消运食滞。其或兼冒微风，另煎香苏散以协济之。原其触发之因，不出风、食、气三者为甚，然皆人所共知。惟是触感风热而发者，世所共昧。盖寒伤形而不伤气，气本乎肺，肺气受伤，咳嗽喘满，势所必致。而寒客皮毛，皮毛为肺之合，邪从皮毛而入伤于肺，咳嗽喘满，亦势所必致。何怪举世医师，一见喘咳，概以表散为务，良由不辨内因外因之故耳。曷知外因从表，而伤有形之津，证属有余，故一咳其痰即应，而痰沫清稀；内因从肺而伤无形之气，证属不足，故屡咳而痰不得出，咳剧则呕，此不但肺病而胃亦病矣。是予玉竹饮子方中，茯苓、甘草专为胃家预立地步也。至于标证散后，余火未清，人参未宜遽用。玉竹饮子，尤为合剂。病势向衰，即当滋养肺胃，异功散加葳蕤，取橘皮为宣通气化之报使。气虚不能宣发其痰，又需《局方》七气汤，借肉桂为热因热用之向导。若其人形体虽肥，而色白气虚，则以六君子汤加竹沥、姜汁，即有半夏，亦无妨碍。食少便溏者，竹沥又为切禁，宜用伏龙肝汤代水煎服。脾气安和，津液自固，可无伤耗之虞矣。瘦人阴虚多火，六味地黄去泽泻合生脉散，使金水相生，自然火息痰降。去泽泻者，以其利水伤津也。若命门脉弱，真火式微，或不时上冲，头面烘热，又须六味地黄加肉桂、五味子以摄火归阴，阴平阳秘，精神乃治。须知治痰先治火，治火先养阴，此为治痰治火之的诀。然后有真气浮散之极，草根木实，无济于用。又须金石以镇固之。予尝借服食方中灵飞散，取云母以摄虚阳，钟乳以通肺窍，菊花以清旺气，兼天冬、地黄、人参之三才，以固精气神之根本。即修内丹，不外乎此。所谓知其要者，一言而终，不知其要，流散无穷，敢以此言质之梁子。

《张氏医通·卷九·论痰火》

　　然痰生于脾胃，故治宜实脾燥湿，但随气而升，故尤宜顺气，气升属火，故顺气在于降火。热痰清之，湿痰燥之，风痰散之，郁痰开之，顽痰软之，食积痰消之，在上者吐之，在中者下之。中气虚者，更宜固中气以运之，若徒加攻削，则胃气愈虚而痰愈多。况人之病痰火者十之八九，老人不宜速降其火，虚人不宜尽去其痰，攻之太甚，则病转剧而致危殆。

《冯氏锦囊秘录·痰饮大小总论合参》

仲景云："病痰饮者，当以温药和之。"乃后人不知痰饮之义，妄用滚痰丸、茯苓丸，消痰破气，或滋填腻补等法，大伤脾胃，堆砌助浊，其于仲景痰饮之法，岂不大相乖谬乎！然痰与饮，虽为同类，而实有阴阳之别。阳盛阴虚，则水气凝而为痰；阴盛阳虚，则水气溢而为饮。故王晋三先生取仲景之小半夏、茯苓，及外台饮三汤，从脾胃二经分痰饮立治法。

《临证指南医案·卷五·痰饮》

痰症之情状，变幻不一。古人不究标本，每著消痰之方，立消痰之论者甚多。后人遵其法而用之，治之不验，遂有称痰为怪病者矣。不知痰乃病之标，非病之本也。善治者，治其所以生痰之源，则不消痰而痰自无矣……其主治之法，惟痰与气一时壅闭咽喉者，不得不暂用豁痰降气之剂以开之，余皆当治其本。故古人有"见痰休治痰"之论，此诚千古之明训。盖痰本饮食湿浊所化，人岂能禁绝饮食？若专欲消之，由于外邪者，邪散则痰或可清，如寒痰温之，热痰清之，湿痰燥之，燥痰润之，风痰散之是也，若涉本原者，必旋消旋生，有至死而痰仍未清者矣。此乃不知治本之故耳！今观案中治法，有因郁因火者，必用开郁清火为君，以消痰佐之；有因湿因热者，则用燥湿清热，略佐化痰之品；若因肝肾虚而生痰者，则纯乎镇摄固补。此真知治痰之本者矣。

《临证指南医案·卷五·痰》

有气化之津液，有饮食之津液。胃者，津液之海也，故痰聚焉。积久聚多，随脾胃之气以四讫，则流溢于肠胃之外，躯壳之中。经络为之壅塞，皮肉为之麻木，甚至结成窠囊，牢不可破，其患固不一矣。法在平调其气，热者，使复清肃之常，凉风生而湿土燥；寒者，使回阳和之令，旭日出而坚冰消。气得其平，痰源以绝，而后其停蓄于肠胃之内、肌肤之中者，乃可徐图，否则根株不拔，旋去旋生，无奏效之日矣……

　　人身无倒上之痰，天下无逆流之水。故善治痰者，不治痰而治气，气顺则一身之津液亦随气而顺矣……

　　按：痰，标也；所以致痰者，本也。治病固当求本，然须看痰势缓急，缓则治本固也。若痰势盛急，度难行散，非攻无由去者，虚人可标本并治，攻补兼施；若势甚紧急，则虽虚人亦当先攻后补，如中风之用三生饮、控涎丹是也。当此咽喉闭塞之时，不吐去其痰，立即堵塞而死矣。昧者乃畏其虚而不敢用，独不畏其死耶。夫人之虚，莫虚于中风者矣，犹必先攻后补，乃于寻常虚人，反畏之耶。《准绳》谓：治痰固宜补脾以复健运之常，使痰自化。然停积既久，如沟渠壅遏，瘀浊臭秽，无所不有，若不疏通，而欲澄治已壅之水而使之清，决无是理。又谓：凡病痰饮而变生诸证，不当为诸证牵掣，且以治痰饮为先。如头风眉棱骨疼，累月风药不效，投痰药收功；眼赤羞明而痛，与凉药弗瘳，授痰剂获愈。云云，真格言也。

　　　　　　　　　　　　　　　《医碥·卷之二·痰病》

　　治痰治饮，不外理脾理气两法。盖脾胃健运自无痰，故曰治痰先理脾胃。气道顺，津液流通亦无痰，故曰治痰必理气。

　　　　　　　　《杂病源流犀烛·卷十六·痰饮源流》

　　然又谓见痰休治痰者，以治必探本，恐专事消涤，重虚其胃气，反滋膨胀耳。

　　　　　　　　　　《类证治裁·卷之二·痰饮论治》

　　夫湿热痰积，须藉元气，以运之外出，洁古所谓养正积自除。脾胃健，则湿热自化，原指久病而言。

《柳选四家医案·评选环溪草堂医案三卷·中卷·痕癖门》

　　饮者，水也，清而不黏，化汗、化小便而未成者也；痰者，稠而极黏，化液、化血而未成者也。饮之生也，由于三焦气化之失运；三焦之失运，由于命火之不足……治之之法，补火理气，是治本也；发汗利小便，是治标也。痰则无论为燥痰，为湿痰，皆由于脾气之不足，不能健运而成者也……治之之法，健脾仍兼疏理三焦，以助其气之升降运化，是治本也；宣郁破瘀，是治标也。燥痰则兼清热生津，痰乃有所载而出矣。所以必用破瘀者，痰为血类，停痰与瘀血同治也。治痰不得补火，更不得利水，补水、利火，即湿痰亦因火热郁蒸，愈见胶固滋长，而不可拔矣。此痰饮分治之大义也。至于患饮之人，必兼有痰；患痰之人，亦或有饮，二证每每错出，此古人治法所以不别也。不知病各有所本，证各有所重。患饮兼痰者，治其饮而痰自消，痰重者，即兼用治痰法可也；因痰生饮者，治其痰而饮自去，饮重者，即兼用治饮法可也。

《读医随笔·卷三·痰饮分治说》

痰属湿，为津液所化。盖行则为液，聚则为痰；流则为津，止则为涎。其所以流行聚止者，皆气为之也。庞安常有言："人身无倒上之痰，天下无逆流之水。故善治痰者，不治痰而治气，气顺，则一身之津液亦随气而顺矣。"余谓"不治痰而治气"一语，为治痰妙谛。盖痰之患，由于液不化，液之结由于气不化。气之为病不一，故痰之为病亦不一。必本其所因之气，而后可治其所结之痰。《医旨绪余》曰："治痰当察其源。"倘以二陈统治诸痰，因于湿者固宜，使无湿则何以当之？如因于火，则当治火，火降金清，秋令乃行，水无壅遏，痰安从生？

《存存斋医话稿·卷一》

《金匮》明明有"短气有微饮者，苓桂术甘汤主之，肾气丸亦主之"二条。既云苓桂术甘汤通其阳，何以又赘入复出肾气丸以纳其阴中之阳乎？其云亦主之者，正亦人以智慧无穷，而其理又平易切实。盖短气不独肺主出气不足，而肾之纳气也无权矣。微饮妨阳，自宜宣通，微饮挟阴气而上逆，致呼吸不利，甚致吸气短，则即宜通九渊下蛰之阳，以期龙雷下潜而不致飞腾，不妨用奠定系维之法并行也。

《千里医案·痰饮》

肺 痿

《金匮》治法，贵得其精意。大意生胃津、润肺燥、补真气，以通肺之小管，清火热，以复肺之清肃。故《外台》用炙甘草汤，在于益肺气之虚，润肺金之燥。《千金》用甘草汤，及生姜甘草汤，用参、甘以生津化热，姜、枣以宣上焦之气，使胸中之阳不滞，而阴火自熄也。及观先生之治肺痿，每用甘缓理虚，或宗仲景甘药理胃，虚则补母之义，可谓得仲景心法矣。

《临证指南医案·卷二·肺痿》

肺 痈

肺痈，肺热极而成病也。其症痰中腥臭，或带脓也（总治宜清金饮），皆缘土虚金弱，不能生水，阴火烁金之败症，故补脾亦是要着。而其调治之法，如初起，咳嗽气急，胸中隐痛，吐脓痰，急平之（宜麦冬平肺饮）；或咳吐脓痰，胸膈胀满，喘气，发热，急清之（宜元参清肺饮）；或病重不能卧，急安之（宜宁肺桔梗汤）；或已吐脓血，必以去脓补气为要（宜排脓散）。勿论已成未成，总当清热涤痰，使无留壅，自然易愈（宜金鲤汤）。凡患肺痈，手掌皮粗，气急脉数，颧红鼻煽，不能饮食者，皆不治。

若伤于内者，正气衰，金被残贼，必于足少阴养之，使子能助母，而金气不至耗泄；于足太阴培之，使母能生子，而金气得以涵育。昔人云，补水培土，是养金善法，洵有然也。

《杂病源流犀烛·卷一脏腑门·肺病源流》

肺 痨

夫人之生，皆宗天地之气而成形，宜乎保养真元，固守根本，则一病不生，四体轻健。若日不养真元，不守根本，病即生矣。根本者，气血精津也。予得先师之教，万病无如痨症之难。盖因人之壮年，血气充聚，精液完足之际，不能守养，惟务酒色，岂分饥饱，日夜耽欲，无有休息，以致耗散精液，则

呕血吐痰，骨蒸烦热，肾虚精竭，体弱形羸，颊红面白，口干
咽燥，小便白浊，遗精，盗汗，饮食难进，气力全无，斯因火
乘金位，重则半年而毙，轻则一载而倾。况为医者，不究其
原，不通其治，或大寒、大热之药，妄投乱进，不能取效，殊
不知大寒则愈虚其中，大热则愈竭其内，所以世之医者，无察
其情。予师用药治痨，如羿之射，无不中的。余以用药次第，
开列于后，用药之法，逐一条陈。如呕血、咳嗽者，先服十灰
散劫住，如不住者，须以花蕊石散止之。大抵血热则妄行，血
冷则凝，见黑则止，此之理也。止血之后，患人必疏解其体，
用独参汤补之，令其熟睡一觉，不要惊动，醒则病去六七矣。
次服保真汤止嗽宁肺，太平丸润肺扶痿，消化丸下痰疏气，保
和汤治血盛、痰盛、喘盛、热盛、风盛、寒盛六事，加味治
之，余无加法。

《增订十药神书·自序》

凡人觉有此证，便宜早治，缓则不及事矣。治之之法，一
则杀其虫，以绝其根本。一则补其虚，以复其真元。

《医学正传·卷之三·劳极》

治之之法，滋阴降火是澄其源也，消痰、和血、取积、追
虫，是洁其流也。医者可不以补虚为主，两兼去邪矣乎。

《丹溪心法附余·痨瘵》

夫阴虚火动，劳瘵之疾，由相火上乘肺金而成之也……盖
肾水一虚，则相火旺动，相火上炎，则克肺金，肺受火邪所
克，所以为咳为嗽，为热为痰，为喘息，为盗汗，为吐血，为
衄血，为便血尿血，为四肢倦怠，为五心烦热，为咽干声哑，
为耳鸣眼花，为遗精便浊，为虫胀肿满，为一应难状之症。治
者宜滋肾水，养心血，扶元气，健脾胃，以培其本，降相火，
清湿热，化痰涩，润肺金，以治其标。

《寿世保元·卷四·劳瘵》

凡治骨蒸发热，热深在里，一切轻扬之药，禁不可用。用
之反引热势外出而增其炽，灼干津液，肌肉枯槁四出，求其止

在内里，时蒸时退，且不可得，安望除热止病乎？医之罪也。

凡治痨瘵发热，乘其初成，胃气尚可胜药，急以峻剂加入人参，导血开囊，退热行瘀，全生保命，所关甚大。迟则其人胃虚气馁，赢瘠不堪，即医良法妙，亦何为哉。此非医罪，绳趋尺步，昧于行权，隐忍不言，欲图侥幸，反为罪也。

凡治小儿五疳，即大人五劳也。幼科知用五疳之成方，而不知五劳曲折次第。初起者，治之可以得效。胃虚者，服之有死而已。盖胆草、芦荟、宣胡黄连，极苦大寒，儿不能胜耳。大方亦然，谓五脏有虚劳实劳，恣用苦寒，罪莫逃也。

妇女痨瘵，十中二三，冲为血海，瘀积不行，乃至血干经断，骨蒸潮热，夜梦鬼交，宜急导其血，加人参以行之，成功旦夕可也。若以丸药缓治，王道缓图，坐以待毙，医之罪也。

《医门法律·卷六·虚劳脉论》

传尸劳瘵……法当补虚，以复其元，杀虫以绝其根，若杀其虫，虽病者不生，亦可绝其传疰耳。

《医宗必读·卷之六·虚劳》

凡有此证，便宜早治，一则杀虫以绝其根，一则补虚以复其元，缓则不及事矣。

葛先师有言曰：万病莫若劳瘵最为难治。庸医不究其源，不穷其本，或投之以大寒之剂，或疗之以大热之药，妄为施治，绝不取效。殊不知大寒则愈虚其中，大热则愈竭其内，所以世之医瘵疾者，万无一人焉。

《明医指掌·卷七·虚损劳瘵证》

虚劳之疾，乃脉空虚，非黏腻之物不能实也。精血枯涸，非滋润厚味濡之不能润也。惟当调心补肾温养滋补，气血渐长，本元自复，以欠取效，始终尤以脾胃为主。

且人之赖以有生者，全仗阴阳水火为用。而肾乃阴阳水火总根，设阴阳失调，水火偏胜，百病生焉。而治法之救阴者，毋非壮水；补阳者，毋非宜火。然肾为水脏，更为火脏，故救阴补阳，不求水之主火之原，舍水火之脏而弃六味、八味，则不得其门从何而入，犹植树者而欲舍其根，焉可望其生发耶。

《冯氏锦囊秘录·杂症大小合参卷一·方脉痨瘵合参》

阴虚劳怯，有十二可治：元气未脱者可治，有胃气者可治，无气喘痰嗽血者可治，无大热者可治，肌骨不脱者可治，脉按之有根本者可治，大便坚实可治，受得补者可治，脾胃能容降火凉药可治，慎禁戒者可治，热则受解者可治，虚则受补者可治。

阴虚劳怯，有二十不可治：无胃气者不治；痰火交作，夜不得眠，咳嗽呕血骨蒸不治；不受补者不治；颊红唇赤，潮热无时，肉脱甚者不治；骨痿者不治；泄泻不止，脉按之无中土者不治；声哑不同者不治；脉弦急而长，服药不变者不治；传尸者不治；脉细数而疾，按之无力者不治；诸症并集者不治；病热虽轻，元气先脱者不治；禀气素弱，不堪病苦者不治；阴火自足扳起至腹者不治；火炽不休，咽燥生疮者不治；脾胃虚寒，不堪服降火药者不治；气喘不休，肺痿并壅者不治；吐血过多，鼻衄不止者不治；心事烦多，不堪涵养，七情之气，郁而不散者不治；梦遗不止，玉门不禁，盗汗不止，内寒者不治。

《杂病广要·内因类·骨蒸·生死诀》

痛　证

舒王解"痛"字云："宜通，而塞则为痛。"此极有理，凡痛须通利脏腑，乃能随其冷热，而须用巴豆、大黄、牵牛，此最要法。

《医说·卷五·腹痛有数种》

通则不痛，痛则不通，痛随利减，当通其经络，则疼痛去矣。

《医学发明·卷二·本草十剂》

痛治大抵宜通，塞则为痛。凡痛甚，须通利脏腑乃愈。

《世医得效方·卷三·腹痛》

故诸痛之症，大凡因于寒者，十之七八，因于热者，不过十之二三而已。如欲辨其寒热，但审其痛处，或喜寒恶热，或喜热恶寒，斯可得其情矣。至于气血虚实之治，古人总以一"通"字立法，已属尽善。此"通"字，勿误认为攻下通利讲解，所谓"通其气血则不痛"是也。然必辨其在气分与血分之殊。在气分者，但行其气，不必病轻药重，攻动其血；在血分者，则必兼乎气治，所谓"气行则血随之"是也。若症之实者，气滞血凝，通其气而散其血则愈；症之虚者，气馁不能充运，血衰不能滋荣，治当养气补血，而兼寓通于补，此乃概言其大纲耳。

今观各门痛证诸案，良法尽多，难以概叙，若撮其大旨，则补泻寒温，惟用辛润宣通，不用酸寒敛涩以留邪，此已切中病情。然其独得之奇，尤在乎治络一法。盖久痛必入于络，络中气血，虚实寒热，稍有留邪，皆能致痛。此乃古人所未及详言，而先生独能剖析明辨者，以此垂训后人，真不愧为一代之明医矣。

《临证指南医案·卷八·诸痛》

又高士宗云：所痛之部，有气血阴阳之不同，若概以行气消导为治，漫云"通则不痛"。夫通则不痛，理也。但通之之法，各有不同。调气以和血，调血以和气，通也；下逆者使之上行，中结者使之旁达，亦通也；虚者助之使通，寒者温之使通，无非通之之法也。

《医学从众录·卷三·心痛绪论》

腹中上下诸痛，寒热虚实，皆能致之。温清消补，及发表攻里诸法，皆所以止痛，故止痛无定方也。

《医学从众录·卷三·腹中上下诸痛》

肾气逆冲，挟脊而上攻背痛者，系督脉主病，治在少阴……亦有肝浊逆冲，从腹而上攻背痛者，系冲任主病，治在厥阴。

《类证治裁·卷之六·肩背手臂痛论治》

如寒从上受，发为太阳表症，则头顶痛、太阳痛，头痛如劈，脉浮紧，无汗，发表之则愈，寒从中受，发为胸脘胁肋痛，吐水甚，引背痛，脉弦迟而紧，痛绵绵不已，无止息，无松紧，喜热手按摩者，温则寒散则愈；寒从下受，传入三阴，发为脐腹疝瘕痛，甚则如奔豚上逆，痛有定所，痛若筋牵引，无止息，无松紧，爪甲青白，甚则厥逆肢冷，喜热熨者，急温三阴则愈。阳明燥金胜气兼寒化者，其症相若燥金本气之痛症相似，但脉象弦涩而短，善伤血分，血虚人易患此，法当温润；有燥结者，当温润以下之，若将化火，其脉兼数，当平润以和之。风痛者，善走窜，痛无定所，血虚人多患此，其脉浮大而缓，按之芤，此肝血亏虚，经络隧道空匮，血不配气，气行太速之故，古人以内风名之，脉不甚芤者养血祛风，当填补血液。湿邪流注而为痹痛，多手足四肢症，当宣气化湿，以胜湿邪，若郁于内而为脐腹胁肋痛者，痛有止息，有松紧，绵绵难愈，多太阴脾症，其脉缓，法当宣燥调气化。暑热之兼湿者，当先从湿治，化热而后从热治之。热症头痛如裂，胸膈痛如夹，胁肋痛如胀，脐腹痛如吹，爪甲红紫，痛有止息松紧，其脉数，法当清热。若失七情狂喜大笑，心脉震动，火气赫曦，血散四旁，当胸而痛，其脉洪数，法当酸敛。大怒伤肝，木气奋激，血液妄行，经络震痛，其脉弦劲，按之芤，法宜甘酸以缓之，微辛以和之。哀郁伤肺，气机阻滞，胸膈隐痛，其脉结涩，法当宣畅气机，小郁者芳香宣达，大郁者则中气受伤，法当寓宣于补。思郁伤脾，木气遏郁，脾气不舒，胁肋脐上隐痛，饮食不甘，其脉结而涩，经来不利，见于右关，左关弦细，法当芳香醒脾，甘酸柔肝。恐惧伤肾，腰髀痛喜按法当甘咸补肾。色欲失精，劳心失血，血液枯槁，经隧空，痛喜按，始则腰脊，继则项背，甚则随处皆空，痛而喜按，当用血肉有情填补精血……外症之红肿高大者，起尖顶，必焮痛，脉必数而有力，阳毒也，必清解消散之；胀痛者，脓汁已成，中顶必软，可溃之，去腐生新；已溃而反痛增者，虚也，脉必虚芤或散，当补之；蔓肿无头，不起尖顶，日痛轻，夜痛重者，半阴半阳当用回阳法，使归于阳而后泄之、溃之、提之、托

之；皮色不变，塌无头，痛而兼酸，全阴也，始终以回阳法治
之；已溃而平烂蔓延，紫晕红开，痛不胜衣，虽薄绢衣压之，
觉有多重者虚甚也，急宜峻补气血。跌打不破者，多血瘀气
滞，当行和；刀伤失血者，气血两虚，当平补。其色证形象，
即虚实二痛之师鉴也。天府穴痛、足跟痛、肺痈、肺痿二候
也，亦当察其所因而治之。疝症属肝，有气疝、血疝，有虚
实、六淫之别，七情之分，亦如上法以辨之。溺管痛，有虚
实，当通利，当滋补，亦如上法以辨之。

《经历杂论·诸痛》

胃脘痛

丹溪曰：心痛即胃脘痛，须分久新。若明知身犯寒气、口
得寒物而病，于初得之时，当用温散温利之药。若病久则成郁
矣，郁则成热，《原病式》中备言之矣，若欲行温散温利，宁
无助火添病耶。由是古方多用山栀子为君，热药为之向导，则
邪易伏，病易退。

《医学正传·卷之四·胃脘痛》

阳明乃十二经脉之长，其作痛之因甚多。盖胃者，汇也，
乃冲繁要道，为患最易。虚邪、贼邪之乘机窃发，其间消长不
一，习俗辛香温燥之治，断不容一例而漫施。然而是病，其要
何在？所云初病在经，久痛入络，以经主气，络主血，则可知
其治气、治血之当然也。凡气既久阻，血亦应病，循行之脉络
自痹，而辛香理气，辛柔和血之法，实为对待必然之理。又如
饱食痛甚，得食痛缓之类，于此有宜补不宜补之分焉。若素虚
之体，时就烦劳，水谷之精微，不足以供其消磨，而营气日
虚，脉络枯涩，求助于食者，甘温填补等法，所宜频进也。若
有形之滞，堵塞其中，容纳早已无权，得助而为实实，攻之、
逐之等剂，又不可缓也，寒温两法，从乎喜暖喜凉。滋燥之
殊，询其便涩、便滑。

《临证指南医案·卷八·胃脘痛》

治法须分新久，初痛在经，久痛入络，经主气，络主血也。

初痛宜温散以行气，久痛则血络亦痹，必辛通以和营，未可概以香燥例治也。其因胃阳衰而脘痛者，食入不运，当辛甘理阳。香砂六君子汤加桂枝、良姜。因肝乘胃而脘痛者，气冲胁胀，当辛酸制木。因肾寒厥逆而脘痛者，吐沫呕涎，当辛温泄浊，吴茱萸汤。因烦劳伤气而脘痛者，得食稍缓，当甘温和中，小建中汤。因客寒犯膈而猝痛者，呕逆不食，当温中散寒，大建中汤加白蔻仁。积寒致痛，绵绵不绝，无增无减，当辛热通阳。术附汤加厚朴、草蔻。火郁致痛，发则连日，脉必弦数，当苦辛泄热……痛甚者，脉或伏，用药不宜守补，参、芪、术、地之属，以痛则不通，通则不痛故也。若膈间肿痛，不能进食，但喜水饮，或咽肿，人迎盛而气口紧者，当作胃脘痛治。

《类证治裁·卷之六·胃脘痛论治》

胃为水谷之腑，职司出纳。阴寒之气上逆，水谷不能运行，故腹满而胃痛，水谷之气腐于胃中，故鼻闻焦臭，而妨食便难也。当平胃祛寒，温中平胃散主之。

《医醇賸义·卷四·胀》

盖胃脘痛之病，犯者极多，调理之法，只有三禁：戒气、节饮食、避风寒。

《七松岩集·心痛》

附：嘈杂

嘈杂者，似饥不饥，似痛不痛……治法消其痰，降其火，健脾行湿，是治其本也。

《松崖医径·嘈杂嗳气》

腹　痛

痰因气滞而阻隘道路，气不通而痛者，宜导痰解郁。气用气药，木香、槟榔、枳壳、香附之类；血用血药，川芎、当归、红花、桃仁之类。在上者多属食，宜温散之，如干姜、苍术、川芎、白芷、香附、姜汁之类。

《丹溪治法心要·卷四·腹痛》

凡心腹痛，必用温散。此是郁结不散，阻气不运，故病在下者多属食，宜温散之。

《金匮钩玄·卷二·腹痛》

凡痛多属血涩气滞，宜甘以缓之，寒宜辛温消散，热宜苦寒清解，虚宜甘温调理，实宜辛寒推荡，在上者吐之，在下者利之，随其乘侮胜复，俱以开胃调脾为主。

小腹……痛连阴器，久则元气愈虚，不能归复本位，所以痛无止耳。然肝主疏泄，不利峻补，总宜调和血气为主。

《证治汇补·卷之六·腹痛》

夫腹痛，寒气客于中焦干于脾胃而痛者，有宿积停于肠胃者，有结滞不散而痛者，有痛而呕者，有痛而泻者，有痛而大便不通者，有热痛者，有虚痛者，有实痛者，有湿痰痛者，有死血痛者，有虫痛者，种种不同。治之皆当辨其寒热虚实，随其所得之症施治。若外邪者散之，内积者逐之，寒者温之，热者清之，虚者补之，实者泻之，泄则调之，闭则通之，血则消之，气则顺之，虫则追之，积则消之，加以健理脾胃，调养气血，斯治之要也。

《寿世保元·卷五·腹痛》

审其痛势之高下，辨其色脉之衰旺，细究其因确从何起，大都在脏者以肝脾肾为主，在腑者以肠胃为先。夫脏有贼克之情，非比腑病而以通为用也。此"通"字，勿执攻下之谓，古之建中汤、理中汤、三物厚朴汤及厚朴温中汤，各具至理。考先生用古，若通阳而泄浊者，如吴茱萸汤及四逆汤法；清火而泄郁者，如左金丸及金铃散法；开通气分者，如四七汤及五磨饮法；宣攻营络者，如穿山甲、桃仁、归须、韭根之剂及下瘀血汤法；缓而和者，如芍甘汤加减及甘麦大枣汤法；柔而通者，如苁蓉、柏子、肉桂、当归之剂及复脉加减法。至于食滞消之，蛔扰安之，癥瘕理之，内疝平之，痧秽之候，以芳香解之，偏积之类，究其原而治之，是皆先生化裁之法也。若夫疡科内痈，妇科四症，兼患是病者，更于各门兼参其法而用之，则无遗蕴矣。

《临证指南医案·卷八·腹痛》

感寒腹痛者，气滞阳衰，喜热手按，脉沉迟，治在温中，香砂理中汤去白术。感寒呕痛者，气虚兼痰，脉弦滑，治在健运，香砂六君子汤去白术。气滞兼食者，腹中有一条扛起，利后痛减，脉沉滑，治在消导，香砂枳术汤加神曲、麦芽，或保和丸。寒气滞痛，兼胀满者，治在温通，排气饮加砂仁，去泽泻。胃虚肝乘，吐酸浊者，治在辛泄，吴茱萸汤。伤寒腹急痛，阳脉涩，阴脉弦，治在甘缓，小建中汤……凡痛久必入血络，非香燥可劫，治宜宣络……大抵腹痛，寒淫为多，热淫为少，以阴寒尤易阻塞阳气也。腹痛气滞者多，血滞者少，理气滞不宜动血，理血滞则必兼行气也。古谓"痛则不通，通则不痛"，故治痛大法，不外温散辛通，而其要则初用通腑，久必通络，尤宜审虚实而施治者矣。

《类证治裁·卷之六·腹痛论治》

大肠为传道之官，居小肠之下，司变化而出糟粕，寒气上逆，变化失度，故肠鸣腹痛而有水声，重感于寒，故完谷不化也。当温通肠胃，上下兼顾，未可徒治大肠也，顾理肠汤主之。

《医醇賸义·卷四·胀》

谚云：通则不痛，痛则不通。二语是治腹痛要者。

《医学集成·卷三·腹痛》

胁　痛

胁痛有风寒，有食积，有痰饮，有死血，有虚，有气郁，有火，当分条类析，明别左右施治。经曰：左右者阴阳之道路，气之所终始也。又曰：肝木气实则胁痛……胁痛属肝木，及胆火。木气实者，以柴胡、川芎、青皮、苍术疏之。肝火盛者，以当归龙荟丸泻之。死血积者，以桃仁、红花、香附、川芎破之。痰饮流注者，以南星、半夏、苍术、川芎豁之。郁宜开郁，寒宜散寒，此大法也。

《赤水玄珠·第四卷·胁痛》

治之当以散结顺气，化痰和血为主，平其肝而导其气，则无有不愈矣。

《古今医鉴·卷之十·胁痛》

胁为肝胆之区，禁用汗、吐、下三法。

《医宗说约·卷之二·胁痛》

杂症胁痛，皆属厥阴肝经，以肝脉布于胁肋，故仲景旋覆花汤，河间金铃子散，及先生辛温通络，甘缓理虚，温柔通补，辛泄宣瘀等法，皆治肝著胁痛之剂，可谓曲尽病情，诸法毕备矣。然其症有虚有实，有寒有热，不可概论。

《临证指南医案·卷八·胁痛》

胁为肝胆之区，故胁痛，昔人多从肝治。推其治痛之因，亦各不同。有因忿怒气郁，有因肝胆火盛，有因痰火流注，有因瘀血停留，有因闪挫跌扑，有因虚劳门治之。仲淳云：胸胁痛属肝血虚，肝气实而上逆所致，治宜养血和肝，除热下气。古云："肝无补法"，此论肝气则不可亢，而肝血仍当自养也。

此七方，或泻火，或驱痰，或祛痰，或消食，皆宗肝无补法之良治也。然肝为藏血之海，若失血则空虚，是仍宜补之，慎勿胶执。

《顾松园医镜·卷十四·胁痛》

胁痛有左右之分，左胁作痛，专主厥阴肝经，右胁乘肺乘脾俱有，或泄木以安土，或清金以平木。

《医学举隅·卷三·杂症合论》

痛在气分者，治在气：寒者温之、虚者补之、热者清之、实者泄之，血药不宜用也。使其人而血虚也者，则肝少血养而痛矣；使其人而血热也者，则木火内灼而痛矣；使其人而血分实热也者，或邪在半表半里而痛，或满闷惧按多怒而痛矣。痛在血分者，治在血：血虚者以血药补之，血热者以阴药滋之，血实者以苦药通之，气药不宜用也。更有瘀血内蓄，痰饮内聚，及肥气、痞气，皆属有形之积，非益血则邪不退，即令气寒而得此，亦宜补阳在先，补阴在后，阴阳两补。痰瘀除而积聚消，胁痛岂有不愈者哉？虽然，操心者常有此证，房劳者每有此患，医家不明肝肾同源、精髓内空、相火易上之理，一味辛香行气，冀其奏功，不知辛能通窍，香能耗血，肝病不已，复传于肺，咳嗽喘促，甚至血动，斯时有莫可如何者矣。是以初起确认为肝肾之病，宜乙癸合治：用六味汤加人乳、河车之属，俾水生而木荣，母实而子安，此正治之法也。倘气因精虚者，宜用八味汤加人参、河车之属，阴中求阳，坎中生火，此从治之法也。或谓内伤胁痛，逍遥散乃不易之方；外感胁痛，小柴胡为必用之药，二者可以尽病之情乎？而犹未也。诚以法之运用无穷，方之变化无定。通因通用者，治肝邪之有余；塞因塞用者，治肝藏之不足。而其间必以拒按、喜按，探虚实之消息；喜温、喜冷，验寒热之假真。更宜以脉之大、小、迟、数、有力、无力为辨，神而明之，勿泥也。且胁痛而及他脏者，亦有之矣。咳唾腥臭者，肺痈也；痛连胃脘、呕吐酸味者，木凌脾也；痛而寒热谵语，如见鬼状者，妇人热入血室也。舍气血而何所补救哉？盖甘可缓中，则木气条达，自然右降而左升；和能平怒，则疏泄令行，渐次气充而血润，胁痛云乎哉？

《医述·卷十一·胁痛》

凡怒伤肝郁，必有瘀血，故症现胁痛，一以活肝络为主，俟瘀血去净，而后可以补虚。

《吴鞠通医案·卷三·吐血》

治之当以散结顺气，化痰和血为主，平其肝而导其滞，则无不愈矣。

又有挫闪跌扑一症，或气郁，或血积，亦作胁痛，若以凉药治之，则痛益甚，须用行血行气之剂，而兼温药以散之辄效。

《杂病广要·身体类·胁痛》

腰　痛

瘀血作痛者，宜行血顺气，补阴丸加桃仁、红花之类。更

刺委中穴出血，以其血滞于下也。湿热作痛者，宜燥湿行气，
用苍术、杜仲、川芎、黄柏之类，宜子和煨肾散。因痰作痛
者，二陈加南星，佐以快气药，使痰随气运。闪挫诸实痛者，
当归承气等下之。肾着为病，腰冷如水，身重不渴，小便自
利，饮食如故，腹重如有物在腰，治宜疏湿兼用温暖药以散
之……诸痛，勿用参补气，气不通则愈痛。凡诸痛多属火，不
可峻用寒凉药，以温散之可也。

《丹溪治法心要·卷三·腰痛》

治法，虚者补之，杜仲、黄柏、肉桂、当归、五味、菟丝
子、天门冬、熟地黄之类。风者散之，麻黄、防风、羌活、独
活之类。寒者温之，肉桂、附子、干姜之类。挫闪者行之，当
归、苏木、乳香、没药、桃仁、红花之类。瘀血者逐之，大
黄、牵牛、桃仁、水蛭、虻虫之类。湿痰流注者消导之，苍
术、抚芎、香附、白芷、枳实、橘红、半夏、茯苓之类。宜各
类推而治之，不可执一论也。

《医学正传·卷之四·腰痛》

大抵腰痛新久总属肾虚。新痛宜疏外邪、清湿热；久则补
肾，兼补气血。

《万病回春·卷之五·腰痛》

凡病腰痛者，多由真阴之不足，最宜以培补肾气为主。其
有实邪而为腰痛者，亦不过十中之二三耳。

丹溪云：诸腰痛不可用参补气，补气则疼愈甚；亦不可峻
用寒凉，得寒则闭遏而痛甚。此言皆未合当也。盖凡劳伤虚损而
阳不足者，多有气虚之证，何为参不可用？又如火聚下焦，痛
极而不可忍者，速宜清火，何为寒凉不可用？但虚中挟实不宜
用参者有之，虽有火而热不甚，不宜过用寒凉者亦有之，若谓
概不可用，岂其然乎？

《景岳全书·卷之二十五·腰痛》

治惟补肾为先，而后随邪之所见者以施治。标急则治标，
本急则治本，初痛宜疏邪滞，理经隧，久痛宜补真元，养血

气。凡诸痛本虚标热，寒凉不可峻用，必用温散之药，又不可纯用参、芪大补，大补则气旺不通而痛愈甚。

《证治汇补·卷之六·腰痛》

夫内因治法：肾脏之阳有亏，则益火之本，以消阴翳，肾脏之阴内夺，则壮水之源，以制阳光。外因治法：寒湿伤阳者，用苦辛温以通阳泄浊，湿郁生热者，用苦辛以胜湿通气。不内外因治法：劳役伤肾者，以先后天同治；坠堕损伤者，辨伤之轻重，与瘀之有无，为或通或补。若夫腿足痛，外感者，惟寒湿、湿热、风湿之流经入络，《经》云："伤于湿者，下先受之"，故当以治湿为主，其间佐温、佐清、佐散，随症以制方。内伤则不外肝脾肾三者之虚，或补中，或填下，或养肝，随病以致治。古来治腰腿足痛之法，大略如此也。然审症必如燃犀烛怪，用药尤贵以芥投针。今阅案中，有饮酒便溏，遗精不已，腰痛麻木者，他人必用滋填固涩等药，先生断为湿凝伤脾肾之阳，用苓桂术姜汤，以驱湿暖土。有老年腰痛者，他人但撮几味通用补肾药以治，先生独想及奇经之脉，隶于肝肾，用血肉有情之品，鹿角、当归、苁蓉、薄桂、小茴，以温养下焦。有痛著右腿，肌肉不肿，入夜势笃者，先生断其必在筋骨，邪流于阴，用归须、地龙、山甲、细辛，以辛香苦温入络搜邪。有两足皮膜，抚之则痛者，似乎风湿等症，先生断其厥阴犯阳明，用川楝、延胡、归须、桃仁、青皮、山栀，以疏泄肝脏。有饱食则哕，两足骨骱皆痛者，人每用疏散攻劫，先生宗阳明虚不能束筋骨意，用苓姜术桂汤，以转旋阳气。种种治法非凡手所及，要之治病，固当审乎虚实，更当察其虚中有实，实中有虚，使第虚者补而实者攻。

《临证指南医案·卷八·腰腿足痛》

大抵腰痛，悉属肾虚，既挟邪气，必须祛邪，如无外邪，则惟补肾而已。然肾虚之中，又须分辨寒热二证，如脉虚软无力，溺清便溏，腰间冷痛，此为阳虚，须补命门之火，则用八味丸。若脉细数无力，便结溺赤，虚火时炎，此肾气热，髓减骨枯，恐成骨痿，斯为阴虚，须补先天之水，则用六味丸，合补阴丸之类，不可误用热药以灼其阴，治者审之。

《医学心悟·卷三·腰痛》

总之，诸般腰痛，其源皆属肾虚。若有外邪，须除其邪，如无，一于补肾而已。

《杂病源流犀烛·腰脐病源流》

腰痛有肾虚、有气滞、有血瘀、有痰饮、有闪挫、有寒湿、有湿热之不同，宜分别施治。《经》曰："腰者肾之府，转摇不能，肾将惫也。"故腰痛虽有多端，其原皆本于肾虚。所谓"邪之所凑，其气必虚"是也。然标急先治标，而后治其本，标本不失，此谓良工也。

《顾松园医镜·腰痛》

凡病腰痛者，多由真阴之不足，最宜培补肾气为主。

《不居集·腰痛》

但肾阳虚者，脉微无力，小便清利，神疲气短，宜益火之源。肾气丸、鹿茸丸。肾阴虚者，脉洪而数，虚火时炎，小便黄赤，宜壮水之主。地黄汤、大补丸。肾阴阳俱虚者，脉虚而大，宜水火平调。无比山药丸……腰肋如带束引痛，此带脉为病，宜辛散其结，甘缓其急。用延胡、归须、桑寄生、杞子、小茴、沙苑子，或调肝散。痛久络虚，宜调补奇脉……腰酸属房劳肾虚，宜峻补。

《类证治裁·腰脊腿足痛论治》

有房室劳伤，肾虚腰痛者，是阳气虚弱，不能运动故也……宜肾气丸、鹿茸、茴香之类，以补阳之不足也。如膏粱之人，久服阳药，醉以入房，损其真阴，肾气热，肾气热则腰脊痛而不能举，久则髓减骨枯，骨枯发为骨痿，宜六味地黄丸、温肾丸、封髓丹之类，以补阴之不足也。

《杂病广要·身体类·腰痛》

头 痛

风寒伤上，邪从外入，客于经络，令人振寒头痛，身重恶寒，治在风池、风府，调其阴阳，不足则补，有余则泻，汗之则愈，此伤寒头痛也。

《兰室秘藏·头痛论》

（头痛）痰热当清痰降火；风寒外邪者，当解散。

《丹溪治法心要·头痛》

头痛多主于痰，痛甚者火多，有可吐者，可下者。

《丹溪心法·头痛》

凡诊头痛者，当先审久暂，次辨表里。盖暂痛者，必因邪气；久病者，必兼元气。以暂病言之，则有表邪者，此风寒外袭于经也，治宜疏散，最忌清降；有里邪者，此三阳之火炽于内也，治宜清降，最忌升散，此治邪之法也。其有久病者，则或发或愈，或以表虚者，微感则发，或以阳胜者，微热则发，或以水亏于下，而虚火乘之则发，或以阳虚于上，而阴寒胜之则发。所以暂病者当重邪气，久病者当重元气，此固其大纲也。然亦有暂病而虚者，久病而实者，又当因脉、因证而详辨之，不可执也。

《景岳全书·头痛》

大抵高巅之上，惟风可到，故用味之薄者，为阴中之阳，取轻扬而亲上者也，如玄参、花粉、连翘、芩、栀之类，慎不可偏于风治，而专用风药……

愚按：头为诸阳之首，位高气清，必用轻清之剂，随其性而达之……

头皮痛者，枕不能安，手不能按，亦由浮游之火上行，当以轻扬散火可也。如芩、连、山栀、天花粉、玄参、连翘之属。

有偏头痛者，发则半边痛，然痛于左者属气，此气胜生风也，宜以驱风顺气为先，如防风通圣散之类；痛于右者属痰，此风胜生痰也，治宜清痰降火为要，如贝母、二陈加芩、栀、甘菊之属。

《医林绳墨·头痛》

头痛不可专泥风药，愈虚其虚，使风入于脑，永不可拔；亦不可偏于逐火，使风火上乘空窍而从眼出，如腐之，风火相煽而成衣焉。谚云："医得头风瞎了眼"，此之谓也。

《冯氏锦囊秘录·杂症大小合参·头痛头风大小总论合参》

头风一症，有偏正之分。偏者主乎少阳，而风淫、火郁为多。前人立法，以柴胡为要药，其补泻之间，不离于此。无如与之阴虚火浮，气升吸短者，则厥脱之萌，由是而来矣。先生则另出心裁，以桑叶、丹皮、山栀、荷叶边，轻清凉泄，使少阳郁遏之邪，亦可倏然而解。倘久则伤及肝阴，参入咸凉柔镇可也，所云正者。

《临证指南医案·卷一·头风》

阳虚浊邪阻塞，气血瘀痹而为头痛者，用虫蚁搜逐血络，宣通阳气为主。如火风变动，与暑风邪气上郁而为头痛者，用鲜荷叶、苦丁茶、蔓荆、山栀等，辛散轻清为主。如阴虚阳越而为头痛者，用仲景复脉汤，甘麦大枣法，加胶芍牡蛎，镇摄益虚，和阳熄风为主。如厥阴风木上触，兼内风而为头痛者，用首乌、柏仁、稆豆、甘菊、生芍、杞子辈，熄肝风，滋肾液为主。一症而条分缕析，如此详明，可谓手法兼到者矣。

《临证指南医案·卷八·头痛》

邪在三阳，法宜升解，不使入内为要。邪在三阴，法宜温固，由内而释，不使伤表为先……因阳虚日久，不能镇纳浊阴，阴气上腾，有头痛如裂、如劈，如泰山压顶，有欲绳索紧捆者，其人定见气喘，唇舌青黑，渴饮滚汤，此属阳脱于上，乃系危候。法宜回阳收纳为要，如大剂白通、四逆之类，缓则不救。若误用发散，旦夕即亡。因阴虚而头痛者，乃火邪上冲，其人虽无外感可征，多心烦咽干，便赤饮冷，有觉火从脚底而上，火从两腰而上，火从脐下而上，上即头痛，无有定时，非若外感之终日无已时也，法宜扶阴，如六味、八味之类。此条尚有区分，病人自觉火自下而上时，其人安静，不喜冷饮，咽不干，便不赤，心不烦，唇舌若青，则又是阴气上腾。法宜大辛大甘以守之复之，切不可妄用滋阴降火。一滋阴降火，则阴愈胜而阳愈消，脱证立作矣。

《医法圆通·卷一·头痛》

《薛己医案》曰："久病头痛，略感风寒便发，寒月须重绵厚帕包裹者，此属郁热，本热而标寒也，若用辛温解表之药，暂时得致，误认为寒，殊不知因其本有郁热，毛窍常疏，故风寒易入，外寒来其内，热闭逆而为痛，辛热之药，虽能散其标之寒邪，然以热济热，病本益深，恶寒愈甚矣。当泻火凉血为主，而佐以辛温散表之剂，以从法治之，则病可愈而根可除也。"

《明医杂著·卷之三·头痛》

治之当详其所因，风邪则驱散之；痰聚则温利之；肾虚则补暖之；寻常感冒头痛发热，又宜随证治之。

《济世全书·卷五·头痛》

血虚头痛，必有烦躁、发渴、身热等候，其脉必涩而虚，产后金疮失血者多有之，虽宜补血，又必兼养其气，以血非气不生也。若阴虚水亏，火动而痛者，宜沉阴至静之品，补水以制其火，尤不宜过用芎、归，助其升散也。气虚头痛，必有倦怠少食、或畏寒、或羞明等候，其脉必微而细，或大而空，亦久病年高者有之，必于补气之中，兼用姜、桂以扶其阳，少佐芎、辛以达其气也。痰厥头痛，必有呕恶、胸满、咳嗽、气逆、多痰等证，其脉必弦而滑。又有火邪头痛者，虽诸经皆能为害，而惟阳明为最，以阳明胃火盛于头面，而直达头维，故其痛必甚，其脉必洪，其证必口渴躁热，宜知母、花粉、生地、麦冬、甘草之类，以抑阳而生阴，甚则白虎汤，以迎秋气而却炎威，其效最速。

头痛：挟风寒者，忌补敛，宜辛温发散。挟邪热者，忌同挟风寒者，宜辛寒、苦寒、解散。挟痰者，忌升、补敛、酸甘、滞腻，宜豁痰降气、辛燥。阴虚者，忌辛热发散，宜补血益阴、甘寒、酸寒。

《杂病广要·身体类·头痛》

呃 逆

故先生谓肺气郁痹及阳虚浊阴上逆，亦能为呃，每以开上焦之痹，及理阳驱阴，从中调治为法，可谓补前人之不逮。丹溪谓呃逆属于肝肾之阴虚者，其气必从脐下直冲上出于口，断续作声，必由相火炎上，挟其冲气，乃能逆上为呃，用大补阴丸峻补真阴，承制相火。东垣尝谓阴火上冲，而吸气不得入，胃脉反逆，阴中伏阳即为呃，用滋肾丸以泻阴中伏热。二法均为至当，审证参用，高明裁酌可也。

《临证指南医案·卷四·呃》

噎 膈

（噎膈）脉大有力，呕吐酸臭。当作热治。脉小无力，呕吐清水，当作寒医。色之黄白而枯者为虚寒，红赤而泽者为实热。能合色脉，庶乎无误。此证之所以疑难者，方欲健脾理痰，恐燥剂有妨于津液。方欲养血生津，恐润剂有碍于中州。审其阴伤火旺者，当以养血为先。脾伤气虚者，当以温补为主。此皆虚实阴阳之辨，临证之权衡也。冬三月，阴气在外，阳气内藏，外助阳气，不得发汗，内消阳火，勿令泻泄，此固闭密之大要也。夏三月，阳气在外，阴气在内，噎病值此时，天助正气而锉其邪气，不治自愈。

《张氏医通·卷四·噎膈》

隔，犹阻也。阻隔不通，不能纳谷，此三焦失职之病也……然治得其宜，速者可迟；治失其宜，迟者亦速矣。初患此病，医者每用辛香行气之药，谓能宽胸以开胃，讵知不能食者真气虚也，真气既虚，岂可复行辛散以耗其气乎？既耗其气，元本不甚虚者，犹可苟延；其元本虚者，数月之间，身命便不保矣。又初患此病，医者有用养血滋阴之药，谓开阑门而使之下，可以不吐。若系中、下二焦，不相通贯，谷入中脘，下焦不相顺接，腐化有愆，仍从中脘而上逆，逆则吐，此滋润下行之药，投之亦效；愈而复发，复投此药，便不效矣。初因下焦不得顺接，可以滋润下行；久则阴盛阳虚，下焦生阳之气不能环复于上，下而不上，则不效矣；不效，必至身命不保矣。其中、上二焦，火气衰微，初起或便用参、芪、术、姜、桂、附等药，服之亦觉有效，药虽效而病不除，其后必疑温补之非，转服他药，终归不治。天下岂有不食谷之人哉？经云：得谷者昌，失谷者亡。善夫！

《医学真传·膈》

呕　吐

呕家有痈脓者，不可治呕，脓尽自愈。

《伤寒论·辨厥阴病脉证并治》

治疗之法各异，虽治法有冷热虚实之别，要当以安其胃气为本，使阴阳升降平均，呕逆之病顺而愈矣。

《圣济总录·卷第六十三·呕吐统论》

论曰：……是故上焦吐者，皆从于气……其治当降气和中。中焦吐者，皆从于积……治法当以毒药去其积，槟榔木香行其气。下焦吐者，皆从于寒……治法当以毒药，通其闭塞，温其寒气，大便渐通，复以中焦药和之，不令大便秘结而自愈也。

《素问病机气宜保命集·吐论》

下焦吐者，皆从于寒……治法当以"毒药"通其秘塞，温其寒气。大便渐通，复以中焦药和之，不令大便秘结而自愈也。

《活法机要·吐证》

仲景云：呕多虽有阳明证，慎不可下。孙真人云：呕家多服生姜，为呕家之圣药也……故朱奉议治呕吐哕，以生姜、橘皮、半夏者是也。究其三者之源，皆因脾胃虚弱，或因寒气客胃，加之饮食所伤而致之也，宜以丁香、藿香、半夏、茯苓、陈皮、生姜之类主之，若但有内伤而有此病，宜察其虚实，使内消之，痰饮者，必下之。治之若当分其经，对证用药，而不可乱。

《东垣试效方·卷三·呕吐哕门》

东垣云：辛药生姜之类治呕吐，但治上焦气壅，表实之病，若胃虚谷气不行，胸中闭塞而呕者，惟宜益胃，推扬谷气而已……

呕吐诸药不效，当借镇重之药以坠其逆气。

仲景云：病人欲吐者，不可下之，又用大黄甘草治食已即吐何也？……若既已吐矣，吐而不已，有升无降，则当逆而折之，引令下行无速于大黄也，故不禁也。《兵法》曰："避其锐，击其惰"，此之谓也。

《证治准绳·杂病·第三册·恶心呕吐》

徐东皋曰：胃虚呕吐，恶食不思食，兼寒者，恶寒，或食久还吐，或朝食暮吐，暮食朝吐，脉迟而微涩，此皆虚寒者也，宜藿香安胃散、理中汤，甚者，丁香煮散温补。胃中郁热，饮食积滞而呕者，则恶食恶寒，烦闷膈满，或渴喜凉，闻食则吐，服药亦吐，脉洪大而数，此皆实热者也，宜竹茹汤、麦门冬汤清之。若食积多者，用二陈加神曲、麦芽、黄连，保和丸之类消导之……

凡胃气本虚，而或停滞不行者，是又虚中有实，不得不暂从清理，然后可以培补。又或虽有停滞，而中气虚困不支者，是又所急在虚，不得不先顾元气，而略兼清理。此中本末先后，自有确然之理，所以贵知权也。

虚呕之治，但当以温胃补脾为主，宜人参理中汤为正治。

凡中毒而吐者，当察其所中者何物。盖中热毒而吐者，宜解以苦寒之剂；中阴寒之毒而吐泻不止者，宜解以温热之剂。

一以食饮寒凉，或误食性寒生冷等物致伤胃气，因而作呕。若果寒滞未散而兼胀兼痛者，宜温中行滞，以大小和中饮、神香散，或二陈汤加姜桂之类主之，或和胃饮亦佳。一以阴寒气冷，或雨水沙气及水土寒湿之邪犯胃，因而作呕、作泄。若寒滞未散而或胀或痛者，宜温中散寒，以平胃散、神香散、加减二陈汤、除湿汤、《局方》四七汤、大七香丸之类主之。一以风寒外感，或伤寒，或咳疟，凡邪在少阳，表邪未解而渐次入里，所以外为寒热，内为作呕，盖少阳之经下胸中贯膈而然，此半表半里证也。治宜解表散寒，以柴陈煎、小柴胡汤、正柴胡饮之类主之。若微呕微吐者，邪在少阳。若大呕大吐者，此又邪在阳明，胃家病也，宜二陈汤，或不换金正气散、藿香正气散之类主之。若胃虚兼寒者，惟理中汤、温胃饮之类为宜……火在中焦而作呕者，必有火证……吐必涌猛，形气声色必皆壮丽。若察其真有火邪，但降其火，呕必自止……气逆作呕者，多因郁怒，致动肝气，胃受肝邪，所以作呕。然胃强者未必易动，而易动者多因胃虚，故凡治此者，必当兼顾胃气，宜六君子汤或理中汤主之。

凡胃虚作呕者……必皆宜补，是固然矣。

如无实证实脉而见呕吐者，切不可以实邪论治。

《景岳全书·卷之二十·呕吐》

今观先生之治法，以泄肝安胃为纲领，用药以苦辛为主，以酸佐之。如肝犯胃而胃阳不衰有火者，泄肝则用芩、连、楝之苦寒。如胃阳衰者，稍减苦寒，用苦辛酸热，此其大旨也。若肝阴胃汁皆虚，肝风扰胃呕吐者，则以柔剂滋液养胃，熄风镇逆。若胃阳虚，浊阴上逆者，用辛热通之，微佐苦降。若但中阳虚而肝木不甚亢者，专理胃阳，或稍佐椒、梅。若因呕伤，寒郁化热，劫灼胃津，则用温胆汤加减。若久呕延及肝肾皆虚，冲气上逆者，用温通柔润之补，下焦主治。若热邪内结，则用泻心法。若肝火冲逆伤肺，则用养金制木，滋水制火。总之治胃之法，全在温通，虚则必用人参，药味皆属和平。至于治肝之法，药味错杂，或寒热互用，或苦辛酸咸并投。盖因厥阴有相火内寄，治法不得不然耳。但观仲景乌梅丸法，概可知矣。

《临证指南医案·卷四·呕吐》

是故外感邪入而呕者，胃阳被郁而上冲也，治宜辛散，生姜所必用也。不因外感而内热，胃火上冲者，治宜清降，石膏所必用也。痰湿郁滞成热上逆者，陈皮、半夏、茯苓所必用也。食郁气滞而上逆者，枳实、麦芽等所必用也。二便热结下不通，而反干乎上者，大黄、滑石等所必用也。此治实热之例也。若夫胃气虚衰不运，郁热而呕者，则推扬胃气。寒冷不运，压火而呕者，则温中散寒。胸中虚热，久不食而呕者，但得五谷之阴以和之，则立止。此治虚热之例也。

《医碥·卷三·呕吐》

《直指》曰：阳明之气，下行则顺，今逆而上行，谨不可泄，固也。然呕吐者，每每大便闭结，上下壅遏，气不流行，当思有以利导之。

《杂病源流犀烛·卷四·呕吐哕源流》

恶心者，胃口作逆，兀兀欲吐欲呕之状，或又不能呕吐，觉难刻过，此曰恶心，而实胃口之病也……实邪恶心者，其来速，其去亦速，邪去则止。虚邪恶心者，必得胃气复者方愈。且此症之虚者，十居八九，即有挟食、挟痰之实邪，亦必由脾气不健，不能运化而然。治者，当知实中有虚，勿得妄行攻击，以伤胃气也。

《罗氏会约医镜·卷之八·论恶心》

中寒则脉沉紧，四肢厥冷，饮食不下，当以温暖之药调之，挟暑则脉弦数，烦躁而渴，又当清凉之；停食则消化之；痰聚则顺气温胃……呕吐之症，名状不一，至若脚气内攻，妇人怀妊，中毒困酒，俱有呕吐，又须各从其类以求之。

《医方类聚·脏腑类·呕吐》

虚 劳

大都虚劳怯弱之症，当审其阴阳气血受病之处而温平调剂之，切勿有求速效之心……予所亲试者，但收功极缓，人不耐耳。最要保其胃气，胃气不伤，病终可救，予每见弱症医药乱投，致脾败而死者多矣。

治虚劳，当以脾肾二脏为要，何以言之？肾乃系元气者也，脾乃养形体者也。

《医宗摘要·虚劳》

治虚损之症，吃紧处工夫，只在保护脾胃为上。如和解、攻里二法，义之所当用者，虽老弱久病，亦所不避，乃拨乱反正之意。惟要用舍得宜，有先攻而后补者，有先补而后攻者，有攻补并行者。当攻则攻，当补则补。

《赤水玄珠·卷十·虚怯虚损劳瘵门》

孙思邈云：补脾不如补肾。许学士云：补肾不如补脾。两先生深知二脏为人生之根本，又知二脏有相赞之功能，故其说似背，其旨实同也。救肾者必本于阴血，血主濡之，血属阴，主下降，虚则上升，当敛而抑，六味丸是也；救脾者必本于阳气，气主煦之，气为阳，主上升，虚则下陷，当升而举，补中益气汤是也……大抵虚劳之证，疑难不少，如补脾保肺，法当兼行，然脾喜温燥，肺喜清润，保肺则碍脾，补脾则碍肺，惟燥热而盛，能食而不泻者，润肺当急，而补脾之药亦不可缺也。倘虚羸而甚，食少泻多，虽咳嗽不宁，但以补脾为急，而清润之品宜戒矣。脾有生肺之能，肺无扶脾之力，故补脾之药，尤要于保肺也……又如补肾理脾，法当兼行，然方欲以甘寒补肾，其人减食，又恐不利于脾；方欲以辛温快脾，其人阴伤，又恐愈耗其水，两者并衡而较重脾者，以脾土上交于心，下交于肾故也。若肾大虚，而势困笃者，又不可拘。要知滋肾之中，佐以砂仁、沉香，壮脾之中，参以五味、肉桂，随时活法可耳。

《医宗必读·卷之六·虚劳》

五脏虽皆有劳，心肾为多，心主血，肾主精，精竭血燥则劳生。治劳之法，当以调心补肾为先，不当用峻烈之剂，惟当温养、滋补，以久取效……

有患精血不足，明知当补肾，方欲一求之归、芪等药，其人素减食，又恐不利于脾，方欲理脾气，则不免用疏刷之药，又恐愈耗肾水……要知于滋肾之中，佐以砂仁、橙茄之类，于壮脾中，参以北五味、黄芪之属，此又临时审病用药之活法。

《秘传证治要诀及类方·虚损门》

病之虚损，变态不同……凡治此者，但当培其不足，不可伐其有余。夫既缘虚损，而再去所余，则两败俱伤矣，岂不殆哉！

阳虚者多寒……即当温补元气，使阳气渐回，则真元自复矣。

阴虚者多热，以水不济火而阴虚生热也……凡患虚损而多热多燥，不宜热食者，便是阴虚之候。欲滋其阴，惟宜甘凉酸静之物。凡阴中有火者，大忌辛温，如干姜、桂、附、破故纸、白术、苍术、半夏之属，皆不可轻用；即如人参、黄芪、枸杞、当归、杜仲之类，是皆阴中有阳，亦当酌宜而用之，盖恐阳旺则阴愈消，热增则水益涸耳。

《景岳全书·卷之十六·虚损》

故凡虚劳之症，既明气虚，又要细详气虚之有火无火；既明血虚，又要细详血虚之有火无火。血虚有火，人人知之矣；气虚有火，人都忽之也。故治气虚无火者，当温补其气；若气虚有火，则补气药中，要加清凉。若血虚无火者，当补其血；若血虚有火者，则滋阴药中，又要清火。立两法加减，则精血气三者，调补平和之理尽矣。

《症因脉治·阴虚阳虚证因各别治法不同》

治虚有三本，肺、脾、肾是也。肺为五脏之天，脾为百骸之母，肾为性命之根，治肺、治脾、治肾，治虚之道毕矣。夫东垣发脾胃一论，便为四大家之首；丹溪明滋阴一著，便为治劳症之宗；立斋究明补火，谓太阳一照，阴火自弭。斯三先生者。皆振古之高人，能回时之习尚，辟岐黄之心传者。然皆主于一偏而不获全体之用。是以脾胃之论，出于东垣则无弊，若执东垣以治者，未免以燥剂补土，有拂于清肃之肺金。滋阴之说，出于丹溪已有弊，若执丹溪以治者，全以苦寒降火，有碍于中州之土化。至于"阳常有余，阴常不足"，此实一偏之见，难为古人讳者，而后人沿习成风，偏重莫挽，凡遇虚火、虚热，阴剧阳亢之病，辄以黄柏补肾、知母清金，未能生肾家真水，而反以熄肾家真火。夫肾者，坎象，一阳陷于二阴之间。二阴者，真水也。一阳者，真火也。肾中真水，次第而上生肝木，肝木又上生心火。肾中真火，次第而上生脾土，脾土又上生肺金。故生人之本，从下而起，如羲皇之画卦然。盖肾之为脏，合水火二气，以为五脏六腑之根。真水不可灭，真火独可熄乎？然救此者，又执立斋补火之说，用左归、右归丸，不离苁蓉、鹿茸、桂、附等类，而不顾其人之有郁火无郁火，有郁热无郁热，更不虑其曾经伤肺不伤肺。夫虚火可补，理则诚然。如补中益气汤，用参、芪、术、草之甘温以除大热。然苟非清阳下陷，犹不敢轻加升、柴、归、姜辛热之品，乃反施之郁火、郁热之症，奚啻抱薪救火乎！余唯执两端以用中，合三部以平调。一曰清金保肺，无犯中州之土，此用丹溪而不泥于丹溪也。一曰培土调中，不损至高之气，此用东垣而不泥于东垣也。一曰金行清化，不觉水自流长，乃合金水于一致也。三脏既治，何虑水火乘时，乃统五脏以同归也。但主脾、主肾，先贤颇有发明，而清金保肺一著，尚未有透达其精微者，故余于论肺也独详。此治劳之三本，宜先切究也。

《理虚元鉴·卷上·治虚三本》

治虚二统，统之于肺、脾而已。人之病，或为阳虚，或为阴虚。阳虚之久者，阴亦虚，终是阳虚为本；阴虚之久者，阳亦虚，终是阴虚为本。凡阳虚为本者，其治之有统，统于脾也；阴虚为本者，其治之有统，统于肺也。此二统者，与前人之治法异。前人治阳虚者，统之以命火，八味丸、十全汤之类，不离桂、附者是；前人治阴虚者，统之以肾水，六味丸、百补丸之类，不离知、柏者是。余何为而独主金、土哉？盖阴阳者，天地之二气，二气交感，乾得坤之中画而为离，离为火；坤得乾之中画而为坎，坎为水。水火者，阴阳二气之所从

生，故乾坤可以兼坎离之功，而坎离不能尽乾坤之量。是以专
补肾水者，不如补肺以滋其源，肺为五脏之天，孰有大于天者
哉？专补命火者，不如补脾以建其中，脾为百骸之母，孰有大
于地者哉？

《理虚元鉴·卷上·治虚二统》

就阳虚成劳之统于脾者言之，约有三种：曰夺精，曰夺
气，曰夺火。气为阳，火者，阳气之属，精者，水火之兼。色
欲过度，一时夺精，渐至精竭。精者，火之原，气之所主。精
夺，则火与气相次俱竭，此夺精之兼火与气也。劳役辛勤太
过，渐耗真气。气者，火之属，精之用。气夺，则火与精连类
而相失，此夺气之兼火与精也。其夺火者，多从夺精而来，然
亦有多服寒药，以致命火衰弱，阳痿不起者。此三种之治，夺
精、夺火主于肾，夺气主于脾。余何为而悉统于脾哉？盖阳虚
之症，虽有夺精、夺火、夺气之不一，而以中气不守为最险，
故阳虚之治，虽有填精、益气、补火之各别，而以急救中气为
最先。有形之精血不能速生；无形之真气所宜急固，此益气之
所以切于填精也。回衰甚之火者，有相激之危，续清纯之气
者，有冲和之美，此益气之所以妙于益火也。夫气之重于精与
火也如此，而脾气又为诸火之原，安得不以脾为统哉！余尝见
阳虚者，汗出无度；或盛夏裹绵；或腰酸足软而成痿症；或肾
虚生寒，木实生风，脾弱滞湿，腰背难于俯仰，胕股不可屈伸
而成痹症；或面色皎白，语音轻微，种种不一，然皆以胃口不
进饮食，及脾气不化为最危。若脾胃稍调，形肉不脱，则神气
精血可以次第而相生，又何有亡阳之虞哉？此阳虚之治，所当
悉统于脾也。

《理虚元鉴·卷上·阳虚三夺统于脾》

就阴虚成劳之统于肺者言之，约有数种，曰劳嗽，曰吐
血，曰骨蒸，极则成尸疰。其症有兼有不兼，有从骨蒸而渐至
劳嗽者；有从劳嗽而渐至吐血者；有竟以骨蒸枯竭而死，不待
成劳嗽者；有竟从劳嗽起，而兼吐血者；有竟从吐血起，而兼

劳嗽者；有久而成尸疰者；有始终只一症，而或痉或毙者。凡此种种，悉宰于肺治。所以然者，阴虚劳症，虽有五劳、七伤之异名，而要之以肺为极则。故未见骨蒸、劳嗽、吐血者，预宜清金保肺；已见骨蒸、劳嗽、吐血者，急宜清金保肺；曾经骨蒸、劳嗽、吐血而愈者，终身不可忘护肺。此阴虚之治，所当悉统于肺也。

《理虚元鉴·卷上·阴虚之症统于肺》

上下交损，当治其中。

春深地气升，阳气动，有奔驰饥饱，即是劳伤。《内经》劳者温之。夫劳则形体震动，阳气先伤。此"温"字，乃温养之义，非温热竞进之谓，劳伤久不复元为损，《内经》有"损者益之"之文，益者，补益也。凡补药气皆温，味皆甘，培生生初阳，是劳损主治法则。

《临证指南医案·虚劳》

如水亏者，阴虚也，只宜大补真阴，切不可再伐阳气。火虚者，阳虚也，只宜大补元阳，切不可再伤阴气，此因阳气不足而复伐其阴，阴亦损矣。阴已不足而再伤其阳，阳又亡矣。夫治虚治实，本是不同。实者，阴阳固有余，但去其余，则得其平；虚者，阴阳有不足，再去所有，则两者俱败，其能生乎？故治虚之要，凡阴虚多热者，最嫌辛燥，恐助阳邪也，尤忌苦寒，恐伐生气也，惟喜纯甘壮水之剂，补阴以配阳，则刚为柔制，虚火自降而阳归乎阴矣；阳虚多寒者，最嫌凉润，恐助阴邪也，尤忌辛散，恐伤阴气也，只宜甘温益火之品，补阳以配阴，则柔得其主，阴寒自敛而阴从乎阳矣。是以气虚者，宜补其上；精虚者，宜补其下；阳虚者，宜补而兼暖；阴虚者，宜补而兼清。此固阴阳之辨治也，其有气因精而虚者，自当补精以化气；精因气而虚者，自当补气以生精。又如阳失阴而离者，非补阴何以收散亡之气；水失火而败者，非补火何以苏垂绝之阴，此又阴阳相济之妙用也。故善补阳者，必于阴中求阳，则阳得阴助而生化无穷；善补阴者，必于阳中求阴，则阴得阳升而泉源不竭。故以精气分阴阳，则阴阳不可离；以寒热分阴阳，则阴阳不可混。此又阴阳邪正之离合也。知阴阳邪正之治，则阴阳和而生道得矣。

凡治类风者，专宜培补真阴以救根本，使阴气复则风燥自除。然外感者非曰绝无虚症，气虚则虚也；内伤者非曰必无实症，有滞则实也。治虚者，察其在阴在阳而直补之；治实者，察其因痰因气而暂开之。此内伤、外感及虚实攻补之间，最当察其有无微甚而酌其治也。甚至有元气素亏，猝然倒仆，上无痰，下失禁，瞑目昏沉，此厥竭之症，尤与风邪无涉，使非大剂参、附或七年之艾，破格挽回，又安望其复真气于将绝之倾哉？倘不能察其表里，又不能辨其虚实，但以风为之名，多用风药，又知风药皆燥，燥复伤阳，风药皆散，散复伤气，以内伤作外感，以不足为有余，是促人之死也。

《古今名医汇粹·卷一·治虚损必辨阴虚阳虚》

审是水虚，脉必细数，只宜大补真阴，亦不可伐阳气，忌辛燥，恐助阳邪也，尤忌苦寒，恐伐元阳也；惟喜纯甘壮水之剂，补阴以配阳，虚火自降而阳归于阴矣，六味地黄丸是也。审是火虚，右尺必弱，只宜大补元阳，亦不可伤阴气，忌凉润，恐补阴邪也；尤忌辛散，恐伤阴气也；惟喜甘温益火之品，补阳以配阴，沉寒自敛而阴从乎阳矣，八味丸是也。然虚劳之症，疑难不少，阴虚火动，内热灼金，必致损肺，虚热内炽，多服寒凉，必致伤脾，补脾保肺，法当兼行，脾喜温燥，肺喜清润，保肺则伤脾。若虚羸食少，肠滑者，虽喘嗽不宁，但当补脾而清润宜戒，脾能生肺，肺不能补脾，故补脾尤要，劳症多死于泄泻可知也。又如补肾扶脾，法当并行，然甘寒补肾，不利于脾，辛温快脾愈于肾，两者并衡，土能生金，金为水母，即肾大虚，补肾勿脱扶脾，但壮脾不忘养肾可耳。又如补气补血，均不可少，古论阳生阴长，血脱补气，皆是至论，血药腻滞，非痰多食少所宜，血药清润，久行必有滑泄之患。必劳症受补可治，不受补不可治。人参一味，肺热脉洪数者勿用，节斋服参必死之说大是误人。黄柏、知母，苦寒泻实，劳症无实火断宜禁，持是法再加保养，虚损无不愈者。

《嵩崖尊生书·虚损病论》

补虚之最切要者，在扶胃气，胃气强则饮食进，饮食进则气血生，补何如之。今之不善补者，概用归、地、参、术、甘草、黄芪等类，以为补虚之法，莫此若矣，不知此等品类，皆甜腻壅膈之物，胃强者尚可，胃弱者服之，不胀则泻，不泻则呕吐而不能食矣，病不转加者，未之有也。

《续名医类案·卷中一·虚损》

吴澄曰：秦越人治虚损之祖宗也。其发明五脏治法，优入圣域，虽无方可考，而调治之法，已耀然矣。后世诸贤千方百论，有能逃此数语乎！

《不居集·卷之二·秦越人〈难经〉治虚损法》

吴澄曰：张仲景，医中之圣也。其治虚损之法，以行阳固阴为主，而补中安肾分别用之，故特立此二大法，可为万世之标准。

徐忠可曰：故见脉在浮大边，即当知阴不能维阳，肾为阴之主，务交其心肾而精血自足。见脉在细小边，即当知阳不能胜阴，脾为阳之主，即补其中气而三阳自泰。故仲景特揭此二大扇，以为后人治虚劳之准……后人见滋阴亦有愈者，乃用参不用参，聚讼不已，岂知仲景以行阳固阴为主，而补中安肾分别用之，不专恃参，不专滋阴，为恢恢游刃也哉。

《不居集·卷之三·张仲景〈金匮〉治虚损法》

吴澄曰：《河间三书》，多以暑火立论，此治春夏温热，补《伤寒》未备之旨也。其治虚损之法，则又不然，深明《难经》之旨，洞悉《金匮》之微，阴阳寒热，由渐入深，上下传变，不过脾胃五脏，条分各有主治，世言其偏者，皆非深知河间者也。

河间曰：虚损之人寒热，因虚而感也，感寒则损阳，阳虚则阴盛，故损自上而下，治之宜以辛、甘、淡，过于胃则不可治也。感热则损阴，阴虚则阳盛。故损自下而上，治之宜以甘、苦、酸、咸，过于脾则不可治也。

《不居集·卷之五·刘河间治虚损法》

吴澄曰：东垣治虚损之法，专主乎升，盖为虚损门中气虚下陷者而立法，非为治虚劳者设也。盖阴虚于下，法不宜升，而阳虚于下者，更不宜升。假令劳倦内伤，而不发补中益气之论，则内伤外感之辨不明，杀人多矣，此亦虚损门中一大阙略事也。惟不当升而升之，则阳气偏盛，而变为火矣。非东垣之法也。

《不居集·卷之六·李东垣治虚损法》

吴澄曰：丹溪治虚损之法，专主乎降，盖为虚损门中阴虚火旺者立法，亦非概治虚损症也。夫有东垣之升，自有丹溪之降，气下陷而不能升者，当用东垣之法为先；火上升而不能降者，则用丹溪之法莫缓。此阴阳对待一定之理，合二公之法而参之，则无一偏之弊耳。

《不居集·卷之七·朱丹溪治虚损法》

吴澄曰：历代名贤，其治虚损也，皆有宗派，各得其偏。景岳治虚损也，因症制宜，独得其全。其立论也，以真阴真阳为主，其治疗也，以脾胃元气为先，其用温补也，而不胶固温补，其禁寒凉也，而不弃绝寒凉。升堂入室，可为虚损之大成，故是集也，采择良多，实可宗而可法焉。

《不居集·卷之九·张景岳治虚损法》

吴澄曰：薛氏之治虚损也，仿仲景八味肾气之法，以六味补其阴，以桂、附壮其阴中之阳，引龙雷上泛之火，此又佐丹溪之不及矣。盖前有东垣之升，即后有丹溪之降，前有黄柏、知母之补阴，后有桂附八味之补阳。一升一降，一阴一阳，合而用之，法大备矣。

吴澄曰：薛氏治虚损之法，总以八味、六味、四君、六君、归脾、逍遥、补中益气、十全大补等方，次第选用，朝暮互更，无不大获奇中，《芷园》有云：世言医，曰医道，医既

有道，当从悟以入，如东垣则从阳生阴长一句入门，立斋则从
一者因得之一句入门。盖其读书深得古人心法，所以触处圆
通，不泥外症，直究病因，得因施药，莫不应手，非胸中漫无
主见，而只知此数方随意妄用也。

《不居集·卷之八·薛新甫治虚损法》

杨士瀛曰：劳倦之疾，百脉空虚，非滋润黏腻之物以养
之，不能实也……

冯兆张曰：……治者求其所因以调之，则百病不攻而自
退矣。盖人之躯壳，犹屋之墙垣也。人之肠胃，犹屋之内房
也。人之气血，犹屋之家人也。墙垣不固，盗贼乘虚而入，
自宜谨守房户，广集家人，则盗贼焉能为患？自当潜踪远遁
矣。若不知所重，妄行驱逐，故用大汗以耗其表者，如自破
其墙垣者也；用迅下药以竭其里者，如自毁其房户者也；用
消克药以伤其气血者，如自杀其屋中家人者也。况有劳苦内
伤中气而不能纳，下焦阴火以发热者，误用发散之药以汗
之，则益耗其阳，而愈竭其阴。如中气不健运而不思饮食
者，误用克伐之药以消之，则愈伤中气而益增痞闷；耗其阴
而发热不已者，再加发散寒凉；中气虚而痞闷不食者，再加
消导克削，则已伤已弱之元气，何当无凭无据之妄攻？正微
不能主宰，必随药力而变生他症。张以养荣、归脾之意，合
成一方，名为养荣归脾汤，滋阴即所以发汗，导火即所以除
热，固正即所以祛邪，补心即所以养胃，益火即所以补土，
清肺即所以纳气，降浊即所以升清，五脏既和，百骸俱健，
自能神清思食而愈矣。

《不居集·卷之十二·各名家治虚损法》

治虚损者，先辨阴阳，次分上下。阴虚者，最忌助气，阳
虚者，大禁寒凉；上损，则清金为先，下损，必固肾为主。此
千古不易之成法也。其有阴阳两亏，上下交损者，当权其轻重
缓急，而进药有先后之次序焉。但其病状变化无方，而理法通
微入妙，若不明先天后天生化之源，脏腑刚柔偏胜之弊，则莫

知其绪，而辨证不确，投剂无功矣……虚损之人，气血既亏，阴阳运行，不能循度，动多窒滞，故欲培其根本必先利其机枢。若不知此，而徒用呆补之药，则气血愈郁，反增其困。或致胀闷，或致泄泻，皆由机枢之不利也。然则何以利之乎？曰：清气出于肝胆，木也。性喜凉润而条达，故宜疏利，勿壅遏也，宜柔润，勿克伐也。风以扬之，雨以润之，木有不欣欣向荣者乎？脾为阴土，喜香燥而温暖，暖则阳和敷布，健运不停；胃为阳土，喜滋润而通畅，畅则饮食以时。脾气鼓动而化精微，生津液。津液周流，浊滓下降，浊降清升，机枢自利矣。若肝阳过升，胃气被逆；或脾气困弱，饮食难消，皆当随时审察者。故治虚损，而不知缓急先后进药之序者，未可与议也。补偏救弊，转危为安，虽在良工之用心，尤要病者之调护。不然，功不逮过，亦徒劳耳。

《医门棒喝·卷之二·虚损论》

然而治之最难，有三大要法，不可不讲也。一曰补肾水。《经》云："肾者主水，受五脏六腑之精而藏之。"精藏于此，气化于此，精即阴中之水也，气即阴中之火也，故命门之水火，为十二脏之化源。火不畏其衰，水则畏其少，所以保阴、六味、左归之属，皆甘寒滋水添精之品，补阴以配阳，正王太仆所谓壮水之主，以制阳光，丹溪所谓滋其阴则火自降，譬之灯残火焰，添油则焰光自小也。然须制大其剂，长久服之，以阴无速补之法也。至若因于酒者，清金润燥为主，而保阴之属仍不可废，盖补北方，正所以泻南方而救肺也。因于思虑者，清心养血为主，而佐保阴之属，所谓水壮而火熄，勿亟亟于清心是也。因于劳倦者，培补脾阴为主，而佐保阴之剂。《经》曰："有所远行劳倦，逢大热而渴，渴则阳气内伐，内伐则热舍于肾。"故知劳倦伤脾内热者，必及肾也。若忿怒伤肝动血，保阴、六味大为正治，盖水旺则龙火不炎，雷火亦不发，乃肾肝同治之法也。二曰培脾土。脾胃为后天根本，《经》曰："安谷则昌。"盖精生于谷，饮食多自能生血化精，虽有邪热，药得以制之，久则火自降而阴自复也。若脾胃一弱，则饮食少而血不生，阴不能以配阳，而五脏齐损，故越人归重脾胃而言，一损损于肺，皮聚而毛落，二损损于心，血脉不能营养脏腑，三损损于脾，饮食不为肌肤，四损损于肝，筋缓不能自收持，五损损于肾，骨痿不能起于床。从上而下者，过于胃则不治，至骨痿不能起于床者，死；从下而上者，过于脾则不治，至皮聚而毛落者，死。所以仲景治虚劳，惟用甘药建立中气，以生血化精，一遵"精不足者，补之以味"之旨也。味，非独药也，补以味而节其劳，则积贮渐富，大命不倾。《经》云："阴阳形气俱不足者，调以甘药。"故中气不足者，非甘不可。况土强则金旺，金旺则水充。又男子以脾、胃为生身之本，女子以心、脾为立命之根，故治此者，当以调养脾胃为主。三曰慎调摄。虚劳之因，因于酒色者固多，其因于忧愁思虑、抑郁多怒者亦不少，所以童子室女，不生欢笑，及鳏寡僧尼，易犯此病，《经》谓非针药之可治，必须消遣情怀，随遇皆安，然后疗治，庶能愈病。乃今之患此症者，徒仗诸草木，奉为复元之品，外则疲劳形体，内则沉湎七情，不知心有妄动，气随心散，气散不聚，精逐气亡，故广成子曰："必静必清，无劳汝形，无摇汝精，乃可以长生。"斯言真可为虚劳调摄之良法也。

　　　　　　　　　　　《吴医汇讲·卷十·虚劳论》

　　惟胃气调和者相宜。若胃气不和，则滋补肾阴，待令凝滞在脘，温补脾阳，反至劫燥胃阴，饮食日减，虚何有复？《经》谓："有胃气则生，无胃气则死。"又谓："胃为水谷之海，五脏六腑之大源。"足见一身气血，皆从胃中谷气生化而来。胃病则宜调胃，若五脏无论何脏虚而关于胃者，必从胃治。胃气有权，脏虚皆可弥补，故胃之关系于一身最重。余治虚证，人视为万无生理者，胃阴虚即养胃阴，胃阴虚胃气亦虚即养胃阴兼益胃气，无不应手取效，转危为安，生平治虚证别有心得者在此……以告来学，凡遇虚证，千万勿忘有顾胃救人之第一必效之法在。

《孟河费氏医案·虚劳》

所以仲景治虚劳，惟用甘温，以建立中气，以生血化精，为复虚劳之良法。又精不足者补之以味之旨，非独药也，五谷之味皆味也，补以味而节其劳，则渐有余矣。《经》云："阴阳形气俱不足者，调以甘药。"盖脾胃之强弱，关动五脏，况土强则金旺，金旺则水充，又当男子以脾胃为生长之本，女子以心脾为立命之根，故以此治虚劳者，毋论何脏受伤，皆当以调养脾胃为主。

《虚劳心传·虚劳总论》

泄　泻

凡治泻须理中焦，如理中汤丸等是也；次即分利水谷，如五苓散等是也。治中不效，然后断下，即用禹余粮、赤石脂等是也。

《三因极一病证方论·卷之十一·料简》

（泄泻）医疗方法，寒则温之，风则散之，热则清之，温则分利之，此不易之法。

《严氏济生方·大便门·泄泻论治》

假令伤寒饮食䐜满，而传飧泄者，宜温热之剂以消导之。伤湿热之物，而成脓血者，宜苦寒之剂以内疏之。风邪下陷者，升举之。湿气内盛者，分利之。里急者，下之。后重者，调之。腹痛者，和之。洞泄肠鸣，无力不及拈衣，其脉弦细而弱者，温之、收之。脓血稠黏，数至圊而不能便，其脉洪大而有力者，寒之、下之。大抵治病，当求其所因，细察何气所胜，取相克之药平之，随其所利而利之，以平为期，此治之大法也。

《东垣试效方·卷七·泄痢肠癖论》

夫脾为五脏之至阴，其性恶寒湿，今寒湿之气，内客于脾，故不能裨助胃气，腐熟水谷，致清浊不分，水入肠间，虚莫能制，故洞泄如水，随气而下，谓之濡泄。法当除湿利小便也，对金饮子主之。

《卫生宝鉴·卷十六·濡泄》

世俗类用涩药治痢与泻。若积久而虚者，或可行之；而初得之者，恐必变他疾，为祸不小矣。殊不知多因于湿，惟分利小水，最为上策。

《金匮钩玄·卷一·泄泻》

泄泻之症，虽分湿、火、寒、虚、痰、食六者之殊，必以渗湿燥脾为主，而随证加药焉。湿则导之，火则清之，寒则温之，虚则补之，痰则豁之，食则消之，是其治也。

《丹溪心法附余·泄泻》

凡泻皆兼湿，初直分理中焦，渗利下焦，久则升提，必滑脱不禁，然后用药涩之。其间有风胜兼以解表，寒胜兼以温中，滑脱涩住，虚弱补益，食积消导，湿则淡渗，陷则升举，随症变用，又不拘于次序，与痢大同。且补虚不可纯用甘温，太甘则生湿；清热亦勿太苦，苦则伤脾，每兼淡剂利窍为妙。

《医学入门·外集·泄泻》

东垣曰：飧泄是清气在下，乃胃气不升。上古圣人，皆以升浮药扶持胃气，一服而愈……大抵此症本胃气弱不能化食，夺食则一日而可止……当急疗之，宜先夺食而益气，便与升阳，先助真气，次用风药胜湿，以助升腾之气，病可已矣，余皆勿论，此治之上法也，治用升阳除湿汤之类。

《赤水玄珠·第八卷·泄泻门》

泄泻之症，只因脾胃虚弱，饥寒饮食过度，或为风寒暑湿所伤，皆令泄泻。治须分利小便、健脾燥湿为主。若泻太多而不止者，当用补住为要……若泄泻初起，不可就用补塞，恐积气未尽而成腹疼饱闷、恶心、烦躁、发呃而死。直待泻去四、五次方可补住，此大法也。

《万病回春·卷之三·泄泻》

夫脾胃受纳水谷，必藉肾间真阳之气熏蒸鼓动，然后能腐熟而消化之。肾脏一虚，阳火不应。此火乃先天之真气，丹溪

所谓人非此火不能有生者也。治宜益火之原，当以四神丸加人
参、沉香，甚者加熟附、茴香、川椒。

《先醒斋医学广笔记·卷之一·泄泻》

泄泻之暴病者，或为饮食所伤，或为时气所犯，无不由于
口腹，必各有所因，宜察其因而治之。如因食生冷寒滞者，宜
抑扶煎、和胃饮之属以温之。因湿滞者，宜平胃散、胃苓汤，
或白术芍药散以燥之利之。因食滞而胀痛有余者，宜大、小和
中饮之属以平之。因气滞而痛泻之甚者，宜排气饮，或平胃散
之属以调之。因食滞而固结不散，或胃气之强实者，宜神佑
丸、赤金豆、百顺丸之属以行之。凡初感者，病气未深，脏气
未败，但略去其所病之滞，则胃气自安，不难愈也……

凡泄泻之病，多由水谷不分，故以利水为上策。然利水之
法，法有不同，如湿胜无寒而泻者，宜四苓散、小分清饮之类
主之，但欲分其清浊也。如湿挟微寒而泻者，宜五苓散、胃苓
汤之类主之，以微温而利之也。如湿热在脾，热渴喜冷而泻
者，宜大分清饮、茵陈饮、益元散之类主之，去其湿热而利
之也。

泄泻之病，多见小水不利，水谷分则泻自止，故曰：治泻
不利小水，非其治也……

……然痢之初作，必由于泻，此泻之与痢本为同类，但泻
浅而痢深，泻轻而痢重；泻由水谷不分，出于中焦；痢以脂血
伤败，病在下焦。在中焦者，湿由脾胃而分于小肠，故可澄其
源，所以治宜分利；在下焦者，病在肝肾大肠，分利已无所
及，故宜调理真阴，并助小肠之主，以益气化之源。此泻痢之
证治有不同，而门类亦当有辨，然病实相关，不可不兼察以为
治也。

《景岳全书·卷之二十四·泄泻》

吾尝考之，凡泻心腹不痛者是湿，饮食入胃不能停止，完
谷不化者气虚，或欲泻不泻，或食去作疼，此痰食积为病也，
治宜行痰去积可也。由是观之，泄泻之症，湿热、寒痰、食积

为病最多，法宜补脾燥湿，分利消导为要。

《医林绳墨·卷二·泄泻》

治法有九：一曰淡渗，使湿从小便而去，如农人治涝，导其下流，虽处卑隰，不忧巨浸。经云：治湿不利小便，非其治也。又云：在下者，引而竭之是也。一曰升提，气属于阳，性本上升，胃气注迫，辄尔下陷，升、柴、羌、葛之类，鼓舞胃气上腾，则注下自止。又如地上淖泽，风之即干，故风药多燥，且湿为土病，风为木药，木可胜土，风亦胜湿，所谓"下者举之"是也。一曰清凉，热淫所至，暴注下迫，苦寒诸剂，用涤燔蒸，犹当溽暑伊郁之时，而商飚飒然倏动，则炎熇如失矣，所谓"热者清之"是也。一曰疏利，痰凝气滞，食积水停，皆令人泻，随证祛逐，勿使稽留，经云："实者泻之"，又云："通因通用"是也。一曰甘缓，泻利不已，急而下趋，愈趋愈下，泄何由止？甘能缓中，善禁急速，且稼穑作甘，甘为土味，所谓"急者缓之"是也。一曰酸收，泻下有日，则气散而不收，不能统摄，注泄何时而已？酸之一味，能助收摄之权。经云："散者收之"是也。一曰燥脾，土德无渐，水邪不滥，故泻皆成于土湿，湿皆本于脾虚，仓廪得职，水谷善分，虚而不培，湿淫转甚。经云："虚者补之"是也。一曰温肾，肾主二便，封藏之本，况虽属水，真阳寓焉！少火生气，火为土母，此火一衰，何以运行三焦，熟腐五谷乎？故积虚者必挟寒，脾虚者必补母。经曰："寒者温之"是也。一曰固涩，注泄日久，幽门道滑，虽投温补，未克奏功，须行涩剂，则变化不愆，揆度合节，所谓"滑者涩之"是也。夫此九者，治泻之大法，业无遗蕴。至如先后缓急之权，岂能预设！须临证之顷，圆机灵变，可以胥天下于寿域矣！

《医宗必读·卷之七·泄泻》

肝者脾之贼，肝经虚邪盛，木能克土亦作泄泻，此当归厚朴汤所以实肝止泻也。丹溪云：泄泻有湿、有火、有气虚、有痰积、有食积。凡泻水腹不痛者是湿，用五苓散加苍术，甚者苍、白二术炒用，燥湿渗泻；腹痛泻水肠鸣，痛一阵泻一阵者是火，用五苓散加术、通、黄芩伐火利小水；或泻时或不泻时，或多或少是痰积，用海蛤粉、青黛、黄芩、神曲糊丸以豁其痰；在上者用吐提，在下陷者宜升提之，用升麻、防风……脾虚当补脾气，用炒白术为主，炒神曲、炒白芍佐之……若夫新泻便不止涩，邪得补而愈盛，惟当以分利小便，导去湿气为上。又论治泻用药不可太苦太甘，盖太苦则伤脾，太甘则生湿，惟当以淡剂利窍为最。然泄泻之症，虽分湿、火、寒、痰、食之殊，必以渗湿燥脾为主。温则导之、火则清之、寒则温之、虚则补之、痰则豁之、食则消之，是其治也。

《国医宗旨·卷四·泄泻》

古云：治湿不利小便，非其治也。故世俗治泄泻多用淡渗之剂利其小便，利而不已，则以燥剂兜涩之，此一偏之治也。殊不知泻虽生于湿，亦有协风、寒、热、虚、实之不同……病有若此之不同，岂可执一而治乎？

《明医指掌·卷之八·泄泻》

补虚不可纯用甘温，太甘则生湿；清热不可纯用苦寒，太苦则伤脾；兜涩不可太早，恐留滞余邪；淡渗不可太多，恐津枯阳陷。

《证治汇补·卷之八·泄泻》

治法不外乎渗湿、消导、分利、补脾数法而已。然尤宜分寒热、新久，如泻久而元气下陷者，宜升提之；肠胃虚滑不禁者，宜收涩之。利水不可施于久病之后；收涩不可投于初起之时。面赤渴泻者，暖剂宜禁；泻久作渴者，凉剂忌投。盖暴泻非阴，久泻非阳。渴者，当致不渴方愈，谓其邪热去，脾气复，津液生也。不渴者，当致微渴才痊，谓其积滞去，阴阳和也。如泻时止时发者，可发散脾间湿气，后与扶脾可也；若交寅时而泻者，谓之晨泻，宜为温补肾阳，盖肾开窍于二阴，而失闭藏之职也。故有脾虚、肝虚、肾虚，谓之三虚。有因湿、因火、因痰、因虚、因暑、因积、因风、因冷，谓之八症。

《冯氏锦囊秘录·卷五·论泻》

其急则治标，必使因时随症，理固然也，及其缓则治本，惟知燥脾渗湿，义有未尽者乎。盖脾同坤土，本至静之体，而有乾健之用，生万物而役于万物，从水从火，为寒为热。历观协热下利者，十不得一二，从水之寒泄者，十常八九焉。言当然者，主治在脾。推所以然者，必求之水火。因思人身水火，犹权衡也，一胜则一负，火胜则水负，水胜则火负。五泄多湿，湿水同气，水之盛，则火之衰也。于是推少阳为三阳之枢，相火寄焉，风火煽胃，而熟腐五谷，少阴为三阴之枢，龙火寓焉，熏蒸脏腑，而转输糟粕。胃之纳、脾之输，皆火之运也。然非雷藏龙驯，何能无燥无湿，势有冒明燎上之眚，如果土奠水安，从此不泛不滥，定无清气在下之患矣。吾故曰：五泄之治，平水火者清其源，崇堤土者塞其流耳。今观叶氏诊记，配合气味，妙在清新，纵横治术，不离规矩，依然下者升，滑者固，寒者温，热者清，脉弦治风，脉濡渗湿。总之，长于辨症立方，因而投剂自能辄效。所谓读古而不泥于古，采方而不执于方，化裁之妙，人所难能者。

《临证指南医案·卷六·泄泻》

大便泄泻，小便秘涩，默思《内经》云："在下者，引而竭之。"是利小便也。故《经》又云："治湿不利小便，非其治也。"当用淡渗之剂，以利之为正法。

《古今医案按·卷二·泄泻》

酒湿泄，用葛花解醒汤，此因酒之湿热也。而亦有因酒生寒湿者，以酒性去，而水性留为寒也，惟峻补命门则可。

《罗氏会约医镜·卷之十·论泄泻》

方书之泻痢，与《经》中之洞泄、飧泄、溏泄、溢泄、濡泄、水谷注下等，其实一也。惟是受病不同，与夫人之禀赋异耳！所调寒甚为泄；春伤于风，夏必飧泄；肠虚则泄，即其病源也。凡治泄泻，须先理中焦，理中汤丸等是也；其次分利水谷，五苓散等是也；治中分利而后未安，却与断下之剂，即用禹余粮赤石脂丸散也。

《医方类聚·卷一百四十二·泄泻》

食泻者，腹中绞痛，痛一阵下一阵，下即稍宽，少顷又痛又下者是也，宜以通利为先。气食兼并而泻者，两胁、中脘皆痛，腹中尝闷，泻亦不甚通利者是也，宜以行气消食为先。宿食不消作泻者，饱闷作痛，或时嗳酸臭之气，大便溏滑不甚通快者是也，专以消宿食为主，不必治其泻，审其所伤之物，而以所治之药消之。

《医镜·卷之二·泄泻》

霍　乱

然此辈实由避暑而反为寒伤致病，若拘泥时令，误投清暑之剂而更助其阴，则顷刻亡阳莫挽矣。前人有治此证而愈者，尚未确之其为寒病也，逐谓夏月暑病，通宜热药，妄立阴暑名目，贻误后人，此因偶中而错认面目也，余于《温热经纬》辨之详也。

《随息居重订霍乱论·卷上·寒证》

若因其素禀之亏，而忘其现病之暑，进以丁、附、姜、桂之剂，真杀人不转睫矣。凡伤暑霍乱，有身热烦渴，气粗喘闷，而兼厥逆躁扰者，慎勿认为阴证。但察其小便必黄赤，舌苔必黏腻，或白厚，宜燃照汤，澄冷服一剂，即现热象，彼时若投姜附药，转见浑身青紫而死矣。甚或手足厥冷少气，唇面爪甲皆青，腹痛自汗，六脉皆伏，而察其吐出酸秽，泻下臭恶，小便黄赤热短，或吐下皆系清水，而泻出如火，小便点滴或全无者，皆是热伏厥阴也。热极似阴，急作地浆煎，竹叶石膏汤服之。又有吐泻后，身冷如冰，脉沉欲绝，汤药不下，或发哕，亦是热伏于内，医不能察，投药稍温，愈服愈吐。验其口渴，以凉水与之，即止。后以驾轻汤之类投之，脉渐出者生。然暑之为病，伤之骤，则发之暴，伤之渐，则发之缓，故九月时候，犹多伏暑霍乱之证，医者不可不知。

《随息居重订霍乱论·卷上·热证》

痢 疾

大凡痢有沉积者，不先去其积，虽安暂安，后必为害。

《普济本事方·卷第四·脏腑泄滑及诸痢》

然常叹世之人，初感此病，往往便用罂粟壳、石榴皮、诃子肉、豆蔻辈以止涩之，殊不知痢疾多因饮食停滞于肠胃所致，倘不先以巴豆等剂，以推其积滞，逐其邪秽，鲜有不致精神危困，久而羸弱者，余尝鉴焉。每遇此症，必先导涤肠胃，次正根本，然后辨其风冷暑湿而为之治法。故伤热而赤者，则清之；伤冷而白者，则温之；伤风而纯下清血者，则祛逐之；伤湿而下豆羹汁者，则分利之。又如冷热交并者，则温凉以调之，伤损而成久毒痢者，则化毒以保卫之。夫如是药无不应，而疾无不愈者矣。

《严氏济生方·大便门·痢疾论治》

下血调气，《经》曰：溲而便脓血，行血则便脓自愈，调气则后重自解。

《素问病机气宜保命集·泻论》

《经》曰：溲而便脓血，知气行而血止也，宜大黄汤下之，是为重剂；黄芩芍药汤，是为轻剂。

《卫生宝鉴·卷十六·泄痢门》

刘河间分别在表、在里、挟风、挟湿、挟热、挟寒、挟虚，明著经络，提防传变，大概发明滞下证治尤为切要。和血则便脓自愈，调气则后重自除，此实盲者之日月，聋者之雷霆也。

《局方发挥》

初下腹痛，不可用参、术，虽气虚、胃虚者，皆不可用。下血有风邪下陷，宜升提之，盖风伤肝，肝主血故也。有湿伤血，宜行湿清热，后重者，积与气坠下，当和气，兼升兼消，木香、槟榔之类。

《丹溪治法心要·卷二·痢》

滞下之病，尝见世方以赤白而分寒热，妄用兜涩燥剂止之，或言积滞，而用巴、硇丸药攻之；或指湿热，而与淡渗之剂利之。一偏之误，可不明辨乎。谨按《原病式》所论，赤白同于一理，反复陈喻，但不熟察耳。果肠胃积滞不行，法当辛苦寒凉药，推陈致新，荡涤而去，不宜巴硇毒热下之，否则郁结转甚，而病变危者有之矣。若泻痢不分两证，混言湿热，不利小便，非其治也。夫泄者，水谷湿之象。滞下者，垢瘀之物同于湿热而成。治分两歧，而药亦异，若淡渗之剂，功能散利水道，浊流得快，使泄自止，此有无之形，岂可与滞下混同论治，而用导滞行积可乎。其下痢出于大肠传送之道，了不干于肾气……众言难处何法，则可求之？长沙论云：利之可下者，悉用大黄之剂；可温者，悉用姜、附之类。何尝以巴、硇热毒下之，紧涩重药兜之。又观河间立言：后重则宜下、腹痛则宜和、身重则宜温、脉弦则去风、脓血黏稠以重药劫之、身冷自汗以毒药温之、风邪内束宜汗之，鹜溏为痢当温之，在表者汗之，在里者下之，在上者涌之，在下者竭之，身表热者内疏之，小便涩者分利之。用药轻重之别，又加详载：行血则便脓自愈，调气则后重自除。治实、治虚之要论。而丹溪又谓大虚大寒者，其治验备载《局方发挥》。观此治法，岂可胶柱而鼓瑟。又有胃弱而闭不食，此名噤口痢病，七方未有详论者。以《内经》大法推之，内格呕逆，火起炎上之象。究乎此，则胃虚木火乘之，是土败木贼也，是此多成危候。

《金匮钩玄·附录·滞下辩论》

戴云：痢虽有赤白二色，终无寒热之分，通作湿热治，但分新旧，更量元气用药……

后重，积与气郁坠下，兼升兼消。

《金匮钩玄·卷一·痢》

痢是湿热及食积，治者别赤、白、青、黄、黑五色以属五脏。白者湿热伤气分，赤者湿热伤血分，赤白相杂气血俱伤，黄者食积。治法：泻肠胃之湿热，开郁结之气，消化积滞，通因通用。其初只是下，下后未愈，随症调之。痢稍久者不可下，胃虚故也。痢多属热，然亦有虚与寒者。虚者宜补，寒者宜温。年老及虚弱人不宜下……

大凡血症久而不愈，多因阳气虚而不能生血，或因阳气虚而不能摄血，故丹溪先生治此症久而不愈，用四君子汤以收其功。

愚按：痢而便脓血者，乃气行而血止也，行血则便脓自愈，调气则后重自除。若大肠积滞，壅实而后重，法当疏导；若大肠气虚下陷而后重，法当升补。

《明医杂著·卷之二·痢疾》

河间云：行气则后重除，养血则痢止，此千古不易之法也。今幼科治痢之方，不用其法何也。曰：痢者，《素》云肠澼，《难》云大瘕泄。古云：滞下，肠澼者，因于饱食也。大瘕泄者，食症也。滞下者，积滞之物下出也。故云无积不成痢。治法以攻积为先务也，积不去则气不行，去积所以行其气，而不里急后重也，热则伤血，痢久则伤血，去热止泄，所以养其血也。法虽不同，意则合也。

《幼科发挥·卷下·痢疾》

休息痢者，愈后数日又复痢下，时作时止，积年累月，不肯断根者是也。此因始得之时，不曾推下，就以调理之剂，因循而致也。又或用兜涩药太早，以致邪不尽去，绵延于肠胃之间而作者。或痢愈之后，而肠胃虚弱，复为饮食所伤而作者。当看轻重调理，或热或寒，或消导，或再推下，然后以异功散等补剂加收涩之药。

《赤水玄珠·第八卷·休息痢》

外有时行疫痢一症，三十年前，间或有之，今则往往夏末秋初，沿门阖境患此……治法当清热解毒表散为急，如升麻、葛根、柴胡、黄连、黄芩之类。或热甚渴甚，前药中可加寒水石。更有别证，以意加减。切忌下行、破气、收涩，如大黄、芒硝、槟榔、枳实、乌梅、粟壳等。犯此者多致不救。

《先醒斋医学广笔记·上卷·痢》

治痢之法，其要在虚实寒热，得其要则万无一失，失其要则为害最多，辨论如前，所当熟察……

徐东皋曰：凡痢疾之治，须审病者气体厚薄，曾无通泻及用攻积苦寒之药，脉之有力无力，及正气邪气有余不足，对证施治，未有弗效。今医治痢，多峻用下剂及苦寒太过，鲜有不致误者。

凡里急后重者，病在广肠最下之处，而其病本则不在广肠，而在脾肾。凡热痢、寒痢、虚痢皆有之，不得尽以为热也。盖中焦有热，则热邪下迫，中焦有寒，则寒邪下迫，脾肾气虚，则气陷下迫。欲治此者，但当察其所因，以治脾肾之本，则无有不愈。然病在广肠，已非食积，盖食积至此，泻则无留，而所留者，惟下陷之气，气本无形，故虽若欲出而实无所出，无所出而又似欲出，皆气之使然耳。故河间之用芍药汤，谓行血则便自愈，调气则后重除，是固然矣。然调气之法，如气热者凉之则调，气寒者温之则调，气虚者补之则调，气陷者举之则调，必使气和，乃为调气行血之法，其义亦然……

久痢阳虚，或因攻击、寒凉太过，致竭脾肾元神而滑脱不止者，本源已败，虽峻用温补诸药，亦必不能奏效矣。宜速灸百会、气海、天枢、神阙等穴以回其阳，庶或有可望生者。

《景岳全书·卷二十四·痢疾》

痢必由乎积滞，故曰："无积不成痢"。治痢初起，必用消积导滞，以推荡为法。此仲景治痢有十法，均主大、小承气。而河间亦曰："行气则后重自除，调血则便脓自止。"此盖为痢之有实邪者言也，所谓"痢无止法"是也。若久痢之后，元气已亏。如气本陷矣，而复行其气，后重不将甚乎？中本虚矣，而再攻其积，元气不将竭乎？湿热伤血，自宜调血，若过用推陈，血愈伤矣。积滞频下，谓当消导，久为克伐，积益多矣。此但知据见在者，为有形之疾病，而不知所伤者，皆无形之气血也。岂可执"痢无止法"一语，而曰《内经》有"通因通用"之治，以致杀人也哉！

《质疑录·论痢无止法》

痢虽有赤白二色，终无寒热之别。白者湿伤热气，自大肠来；赤者，湿热伤血，自小肠来；赤白相杂，气血俱伤，亦兼气血两治可也……

丹溪曰：养血则便自安，调气则后重自除。又曰：后重则宜下，如大黄、槟榔之属；腹痛则宜和，如木香、厚朴之类；身重则除湿，非苍朴不能除；脉弦则去风，非秦艽不能去；脉大当清热，非芩连不能清；脓血稠黏以重药竭之，非大黄、滑石不能竭。

《医林绳墨·卷一·痢》

凡治痢不分标本先后，概用苦寒者，医之罪也。

凡治痢不审病情虚实，徒执常法，自恃专门者，医之罪也。

凡治痢不分所受湿热多寡，辄投合成丸药误人者，医之罪也。

外感三气之热而成下痢，其必从外而出之，以故下痢必从汗，先解其外，后调其内。首用辛凉以解其表，次用苦寒以清其里，一二剂愈矣。失于表者，外邪但从里出，不死不休，故虽百日之远，仍用逆流挽舟之法，引其邪而出之于外……又有骤受暑湿之毒，水谷倾囊而出，一昼夜七八十行，大渴引水自救，百杯不止，此则肠胃为热毒所攻，顷刻腐烂。比之误食巴豆、铅粉，其烈十倍，更用逆挽之法，迂矣！远矣！每从《内经》通因通用之法，大黄、黄连、甘草，一昼夜连进三五十杯，俟其下利、上渴之势少缓，乃始平调于内，更不必挽之于外。

《医门法律·卷五·痢疾论》

至于治法，须求何邪所伤，何脏受病，如因于湿热者，去其湿热；因于积滞者，去其积滞；因于气者调之；因于血者和之。新感而实者，可以通因通用；久病而虚者，可以塞因塞用。是皆常法，无待言矣。独怪世之病痢者，十有九虚。而医之治痢者，百无一补。气本下陷，而再行其气，后重不益甚乎？中本虚衰，而复攻其积，元气不愈竭乎？湿热伤血者，自宜调血，若过行推荡，血不转伤乎？津亡作渴者，自宜止泄，若但与渗利，津不转耗乎？世有庸工，专守痛无补法，且曰：直待痛止，方可补耳，不知因虚而痛者，愈攻则愈虚愈痛矣。此皆本末未明，但据现在者为有形之疾病，不思可虑者在无形之元气也。请以宜补之证悉言之：脉来微弱者可补，形色虚薄者可补，疾后而痢者可补，因攻而剧者可补。然而尤有至要者，则在脾肾两脏，如先泻而后痢者，脾传肾为贼邪难疗，先痢而后泻者，肾传脾为微邪易医，是知在脾者病浅，在肾者病深，肾为胃关，开窍于二阴，未有久痢而肾不损者。故治痢不知补肾，非其治也。

《医宗必读·第七卷·痢疾》

邪迫而后重者，至圊稍减，未几复甚，芍药汤。虚滑而后重者，圊后不减，以得解愈虚故也，真人养脏汤。下后仍后重者，当甘草缓之，升麻举之。

《医宗必读·第七卷·后重》

大法初起当先推荡，而后调理，病久则带补带收，切不可骤用涩药，初痢一涩，积蓄不去多致死亡。又不可因久利之人气血不摄，妄投黄芪、升麻之类，下痢若服黄芪，即发膨胀，多服升麻则小便与积皆升至上焦，此速死之道也。但伤血则调血，伤气则调气，伤脾则养脾，当寒而寒，当温而温，当燥而燥，当清而清，因病用药，其可以执一乎。

《丹台玉案·卷之三·痢疾门》

盖肠澼之属，皆缘传化失职，津液受伤，而致奔迫无度，岂可恣行攻伐，以为不易之定法乎。历观时师治痢，无高下贤愚，必用橘皮、枳壳、厚朴、槟榔之属。稍有赤沫，即用芩、连、芍药。水道不利，便与木通、车前。口噤不食，不出黄连、石莲，况世所谓石莲者，皆粤中草食伪充，大苦大寒，与本草所言莲子堕淤泥中，经岁取出者迥异也。凡遇五色噤口，及瘀晦清血诸痢，每用甘草、干姜，专理脾胃，肉桂、茯苓，专伐肾邪，其效如鼓应桴，初起腹痛后重者，则兼木香、槟、朴以泄之；饮食艰进者，则兼枳实、焦术以运之；阴气上逆，干呕不食者，则兼丁香、吴茱萸以温之；呕吐涎水者，则兼橘、半、生姜以豁之；脓血稠黏者，则兼茜根、乌梅以理之；水道不通者，则兼升、柴以举之；身热不除者，则兼桂枝、芍药、姜、枣以和之；阴虚至夜发热痛剧者，则兼熟地、黄芪、阿胶、归、芍以济之；若数日不已而腹痛后重转甚者，必须参、术、升、柴兼补而升之；久痢噤口不食，此胃气告匮，最为危候，较之初起口噤，尚有浊气可破，积沫可驱，迥乎不同，非大剂参、术，佐以茯苓、甘草、藿香、木香、煨葛根之属，大补胃气，兼行津液，不能升之，但得胃气一转，饮食稍进，便宜独参汤略加橘皮或制香附，缓缓调补，兼疏滞气，最为合剂，如茯苓之淡渗，木香之耗气，葛根之行津，皆当屏除，即如久痢后重用三奇散，取黄芪、防风以致开阖，枳壳以破滞气，以为卓识不群，然后重稍减，便当改用补中益气，转关妙用……世医治痢，专守通因通用，痛无补法之例，不知因气病而肠中切痛，非温理其气则痛不止；因气陷而浊气下坠，非升举其气则后重不除；因气伤而津液崩脱，非调补其气则积不已；因阴虚而至夜微热腹痛，非峻补其阴则痢痛不息。世人见余用参、术、姜、桂温补气血之药，以为可骇，更有用黄芪、地黄滋阴腻滞之药，益怪甚矣。且有用石脂、干姜温涩固脱之药，以为劫剂，而大诽之。不知《内经》中原有涩因涩用之法，盖里急后重，数至圊而不能便，非涩而何？况因涩而过用利气，乃致滑脱不收，安得不用涩以固之耶，更有不知调气，但见下痢日久，便行止涩，轻以粟壳、诃子投之。闭其滞气，迫痛愈加，愈劫愈甚，此与杀之无异也。

《张氏医通·卷七·痢》

（痢）初起时，若有风寒表证，于治痢药中，当加发散；若不发散，径治其痢，必乱其经脉，逆其气机，病转剧矣。外邪既去，但治其痢，更分寒、热、虚、实，顾本顾标，如但以通利之法治之，先通后补，不若标本兼治，补泻并行之为得也……又凡下痢必痛，痛者可治，谓有积也；不痛者，是为肾泄，难治，一起便宜温补，不宜行泄，若行泻于前，温补于后，亦难生矣。凡痢属三阳，精神不惫而能食者，当分新久，或泻或补，或泻补兼施；若身体疲倦，不能饮食，而属三阴者，止宜温补，不宜通利；亦有下痢无积，日夜十余次，解时微痛，是名脾泻，又名洞泄，亦宜温补，不宜通利。有脾家实，而腐秽当下者，乃新病为然，必非久也。有夏秋虚寒下痢，治得其法，至冬稍痊，明春方愈者；有夏秋实热下痢，治不得宜，乍轻乍重，至明春方死者。有痢疾初起，点滴艰涩，里急后重，宜芒硝、大黄通利者，所谓通则不痛也。

《医学真传·痢》

治痢大法，始当推荡，久当温补而尤宜以顾胃气为主，盖百病以胃气为本，而于痢为尤要，故能食者轻，不能食者重，绝不食者死，是痢之赖于胃气者，如此其重矣。而尤莫要于补肾阴，盖痢属脾肾二经，夫肾为胃关，开窍于二阴，未有久痢而阴不亡者，未有阴亡而肾不虚者，故欲治痢而不治肾阴者，非其治也。

《冯氏锦囊秘录·卷十三·方脉痢疾合参》

古人治痢，多用坠下之品，如槟榔、枳实、厚朴、大黄之属。所谓通因通用，法非不善矣，然而效者半，不效者半。其不效者，每至缠绵难愈……良由积热在中，或为外感风寒所闭，或为饮食生冷所遏，以致火气不得舒伸，逼迫于下，里急而后重也。医者不察，更用槟榔等药下坠之，则降者愈降而痢愈甚矣。予因制治痢散，以治痢症初起之时，方用葛根为君，鼓舞胃气上行也；陈茶、苦参为臣，清湿热也；麦芽、山楂为佐，消宿食也；赤芍药、广陈皮为使，所谓行血则便脓自愈，调气则后重自除也。

《医学心悟·卷三·痢疾》

　　倪涵初曰：痢为险恶之症，生死所关，不惟时医治之失宜，而古今治法千家，多不得其道，是以不能速收全效……又曰：古今治痢，皆云热则清之，寒则温之，初起盛热则下之，有表证则汗之，小便赤涩则分利之，此五者举世信用，如规矩准绳之不可易。予谓惟清热一法无忌，余则犯四大忌，不可用也。何谓四大忌？一曰忌温补，痢之为病，由于湿热蕴积，胶滞于肠胃中而发，宜清邪热，导滞气，行瘀血，而其病即去，若用参、术等温补之药，则热愈盛，气愈滞，而血亦凝，久之，正气虚，邪气盛，不可疗矣，此投温补之剂为祸最烈也。二曰忌大下，痢因邪热胶滞肠胃而成，与沟渠壅塞相似，惟用磨刮疏通则愈，若用承气汤大下之，譬如欲清壅塞之渠，而注狂澜之水，壅塞必不能清，无不岸崩堤塌矣，治痢而大下之，胶滞必不可去，徒伤胃气，损元气而已，正气伤损，邪气不可除，壮者犹可，弱者危矣。（鳌按：此条之论，应为凡治痢而必用大下者戒，固不可不遵。若邪积滞，壅遏太甚，三焦不能宣通，饮食不能容纳，并有气闭不得升降者，痢下虽多，终不能一时通，而正气为邪气遏塞日久，亦不免伤残，如此等症，非用大黄等推荡之，亦未易奏效，总在临时酌剂，不可固执耳。但即用下药，亦惟大黄一味为无弊，不得已佐以元明粉亦可，其余如牵牛、巴豆等，慎勿轻投也）。三曰忌发汗，痢有头痛目眩，身发寒热者，此非外感，乃内毒熏蒸，自内达外，虽有表证，实非表邪也，若发汗，则正气已耗，邪气益肆，且风剂燥热，愈助热邪，表虚于外，邪炽于内，鲜不毙矣。四曰忌分利，利小便者，治水泻之良法也，以之治痢，则大乖矣。痢因邪热胶滞，津液枯涩而成，若用五苓等剂，分利其水，则津液愈枯而滞涩更甚，遂至缠绵不已，则分利之为害也。若清热导滞，则痢自愈，而小便自清，又安用分利为哉。

《杂病源流犀烛·卷十五·痢疾源流》

泻痢之证，并无虚坐努责，惟觉倦怠，若滞下则不然，或脓或血，或赤白兼下，虽有病不痛之异，然皆里急后重……大抵治痢当宗仲景之法，可温则温，可下则下，或散表，或利小便。

《痢症汇参》

《经》言脏者，藏精气而不泻，腑者，传化物而不藏。故脏应实，实则气旺，能运化周流也；腑应虚，虚则通畅无积滞之患也。今虚者反实，实者反虚，气化乖违，阴阳否塞，岂不殆哉。盖肾司开阖，二便者，肾之门户也。肾伤而开阖失度，则便下不禁矣。脾主运化，为胃行其津液者也。脾伤而转运不前，则津液下溜，而积垢停滞，故虽便下不禁，而又涩滞不畅，所以古名痢疾为滞下也。初起时，轻者开泄外邪以化积，重者兼用大黄以破滞，使腑气宣通，则脏气亦甦。或邪重而脏气本弱，难施攻夺；或日久而元气已伤，邪积仍结。如此者，若不于清理之中，兼扶脾胃，助其运化，则积滞岂能流行。邪结日深，元气日削，无不危矣。

《医门棒喝·卷之四·菱仁辨》

下利一症，《内经》谓之肠澼。后来论症者，不下数十家，其专主肠胃而言者，固属挂漏，其主湿热及招凉冷食者，亦不过时痢一门。至分别内伤外感，三阴三阳，虚实寒热，则颇为详明周至矣。但虚者补之，实者泻之，寒者温之，热者清气，本属定法，岂独痢症为然？愚意尚有吃紧两条，试申言之。外感各有主病，内伤各有主经，从此分别，更易下手。外感之邪，不外风、寒、暑、湿、燥、火。风入肠胃，故为飧泄，内犯于肝；寒气中人，腹痛下利，内犯于肾；暑湿郁蒸，腹痛下利，兼有赤白，内犯于肺；火邪炽盛，渴饮不止，下利脓血，频数不休，内犯于心。此外感六淫，与五脏相应者也。至内伤之症，伤于肝者，胁痛、腹痛、作哕、下利；伤于肾者，腹痛、腰痛、身冷、下利；伤于脾者，胸满、身重、哕恶、食少、下利；伤于肺者、口燥、咽干、微咳、下利；伤于心者，烦躁、渴饮、下利不休。此内伤之所致也。感于风者表解之，感于寒者温通之，感湿热者清利之，感于燥者清润之，感于火者涤荡之，当各随所主之病以施治。伤肝者解其郁，伤肾者保其阳，伤于脾者运其中，伤于肺者存其津，伤于心者泄其气，当各随所主之经以施治。

《医醇賸义·卷四·下利》

凡里急后重腹痛者，治法宜通；口燥烦躁溲秘者，又当清渗。

《柳选四家医案·痢疾》

总之，寒热虚实，其色脉情形，不难立辨。最紧要处，只在初得一二日，认定是寒、是热、是虚、是实，立施汗、下、和、温、消导、升补之法，病虽险恶，亦不难立见奇功。或遇年迈气虚患积滞湿热之症，法应消导清里者，亦即照法清之导之，勿疑虑，勿畏葸，但其轻重缓急之间与年强力壮者，略有区别耳。盖积滞去则胃气升，邪气除则正气复，饮食一进，表里自和，若狃于气虚年迈不可攻伐，专进以补气养血之药，殊不知愈补愈壅愈痢，邪气未除，正气消尽，饮食不进，病势日增，补之不得，泻之不可，虽有善者，亦无如之何矣。我故曰：治痢疾与治瘟疫同，只在初得之一二日，全在胆力壮，识见定，认明寒热虚实以施治之。否则，鲜有不轻病转重，重病致死者，承斯任者，可不慎之于初哉。

《治痢捷要新书·治痢要诀》

古方滞下，即痢疾，由脾胃虚而变积，饮食不克化，六淫所干而成，当先用疏利之药，然后辨其冷热虚实。伤热而赤者清之，伤冷而白者温之，伤风湿者分利之，冷热兼者温凉之，伤酒食，恣情欲，或久毒痢者，则化毒以保卫之，切不可用止涩之药，宜酸苦，恶甘咸，盖酸收苦坚，甘缓咸濡也。

《医方类聚·卷之一百三十七·诸痢门·永类铃方·杂病痢》

有曰：行血则便自愈，调气则后重除。盖谓溲便脓血，血之滞也，故曰行血自愈；奔迫后重，气之实也，故曰调气自除，诚哉是言。

《医方类聚·卷之一百三十七·
诸痢门·玉机微义·滞下亦有夹虚夹寒》

大抵治痢之法，虚者补之，实者泻之，滑者涩之，闭者通之，有积者推之，风则散之，暑则涤之，湿则燥之，热则凉之，冷则温之，冷热者调之，以平为期，不可过，此为大法。

《妇人大全良方·卷之六·妇人滞下方论第十》

便　秘

老人便结，大部皆属血燥，盖人年四十而阴气自半，则阴虚之渐也，此外则愈老愈衰，精血日耗，故多有干结之症。治此之法无他，惟虚者补之，燥者润之而尽之矣。

《景岳全书·卷之三十四·秘结》

按便闭症，当与肠痹、淋浊门兼参，其大便不通，有血液枯燥者，则用养血润燥；若血燥风生，则用辛甘熄风，或咸苦入阴，故三才、五仁、通幽、虎潜等法，所必用者也；若血液燥则气亦滞，致气血结痹，又当于养阴润燥中，加行气活血之品；若火腑秘结，宜苦滑重镇者，用更衣丸以通之；若老人阳衰风闭，用半硫丸温润以通之；腑阳不行，则用玉壶丹；阳窒阴凝，清浊混淆痞胀，用来复丹；若郁热阻气，则用苦寒泄热，辛以开郁，或用三焦通法；若湿热伤气，阻遏经腑，则理肺气以开降之。此治大便之闭也。

《临证指南医案·卷四·便闭》

虚闭有二，一以阴虚，一以阳虚也。凡下焦阳虚，则阳气不行，阳气不行，则不能传送而阴凝于下。下焦阴虚，则精血枯燥，精血枯燥，则津液不到，而肠脏干槁。治阳虚者，但益其火，则阴凝自化；治阴虚者，但壮其水，则泾渭自通。

《金匮翼·卷八·便秘统论·虚闭》

有气秘，气壅滞不通，不升不降，其人多噫。实者破结导滞，木香、槟榔、枳壳、陈皮、杏仁等类。虚者（气虚不运故壅滞）补而行之，不宜破散，人参多用。

《医碥·卷之三·大便不通》

　　本病只宜以滋养阴血，使阳火不炽为上（宜当归润燥汤、苁沉丸、润肠丸）。必审知其人强壮，或热结太甚，或西北充实之人，犹可以脾约丸投之，否则宜谨慎也……丹溪曰：脾约症，在西北以开结为主，在东南以润燥为功。

《杂病源流犀烛·卷九·大便秘结源流》

　　世俗见大便坚难，多作火治，误矣！今脉虚涩，身重，不思食，而大便干少，正仲景所云之阴结也。然则何以验之？则当辨之于舌。舌为心之苗，心为君火，色本赤。三焦为相火，脾胃为中土，火土相生，气脉相贯。是故胃中或寒或热、或清或浊，其状其色，必现于舌。舌苔厚腻者，胃中阴浊凝聚也。其色若黄，黄为土之本色，土有生气，生土者火，火与阴浊交混，而成湿热之邪，则宜辛温苦降以祛浊，佐凉以清火。若色白者，白为金色，土无生气，相火衰弱已极。必用辛热助阳化浊，甘酸培土和肝。以其土无生气，故不纳食。胃阳不振，则浊阴盘踞，浊阴已盛，断非胃阴不足矣。若胃阴不足，舌红而光无苔垢，昔人论之已详。此阴阳清浊之理，确乎不易者也。口中并不酸苦，亦非肝火上逆矣。中焦湿聚，气化不行，下焦反燥，故大便干而少也。其面有红光，因呕多肺气逆，虚火浮于经脉之故，肺气顺，其红自退，是面红便少而赤者，上下之假热。舌苔白腐者，中焦之真寒，且脉虚涩，非火可知。又兼症病根由，膜原必有结邪，故病发呕吐，而畏寒发热，营卫不通也。遂用姜制半夏为君，佐参、苓、附子、干姜、生姜、桂枝、芍药、乌梅、草果仁，一剂，即甚效。继又去乌梅，加厚朴，连进十余剂，每剂附子用至三钱，胃口开而病愈。其大便反溏，小便反清。盖三焦气化，则水道行，而阴浊下也。

《医门棒喝·卷之二·虚损论》

黄　疸

　　酒黄疸者，或无热，靖言了了，腹满欲吐，鼻燥，其脉浮者，先吐之；沉弦者，先下之。

师曰：病黄疸，发热烦喘、胸满口燥者，以病发时，火劫其汗，两热相得。然黄家所得，从湿得之。一身尽发热，面黄、肚热，热在里，当下之。

诸病黄家，但利其小便。假令脉浮，当以汗解之，宜桂枝加黄芪汤主之。

黄疸腹满，小便不利而赤，自汗出，此为表和里实，当下之，宜大黄硝石汤。

黄疸病，小便色不变，欲自利，腹满而喘，不可除热，热除必哕。

《金匮要略方论·卷中·黄疸病脉证并治》

戴云：五疸者，周身皮肤并眼，如栀子水染。因食积黄者，量其虚实，下其食积，其余但利小便为先，小便利白，其黄则自退矣。

黄疸乃脾胃经有热所致，当究其所因，分利为先，解毒次之。诸疸口淡，怔忡耳鸣，脚软，微寒发热，小便白浊，此为虚证，治宜四君子汤，吞八味丸，不可过用凉剂强通小便，恐肾水枯竭，久而面黑黄色，及有渴者不治，不渴者可治。

《丹溪心法·卷三·疸三十七》

丹溪曰：不必分五种，同是湿热……先哲制茵陈五苓散、茵陈汤、茯苓渗湿汤之类，无不应手获效。故曰治湿不利小便，非其治也。又曰湿在上宜发汗，湿在下宜利小便，或二法并用，使上下分消其湿，则病无有不安者也，学者详之。

《医学正传·卷之六·黄疸》

疸症不可过用寒凉，当审其虚实寒热，各从其机，用法治之。诸证莫离脾胃，而疸更为脾胃之病，不可轻忽也。

《慎斋遗书·卷九·疸》

治疸须分新久，新病初起，即当消导攻渗，如茵陈五苓散、胃苓饮、茯苓渗湿汤之类无不效者。久病又当变法也，脾胃受伤日久，则血气虚弱，必用补剂，如参术健脾汤、当归秦尢散，使正气盛则邪气退，庶可收功。若口淡、怔忡、耳鸣、脚软，或微寒热、小便赤白浊，又当作虚治，宜养荣汤，或四君子汤吞八味丸，五味子、附子者，皆可用，不可过用凉剂，强通小便，恐肾水枯竭，久而面黑黄色不可治矣。然有元气素弱，避渗利之害，过服滋补，以致湿热愈增者，则又不可拘于久病调补之例也。

《证治准绳·第五册·杂门·黄疸》

阳黄证，多以脾湿不流，郁热所致，必须清火邪，利小水，火清则溺自清，溺清则黄自退……

阴黄证，多由内伤不足，不可以黄为意，专用清利，但宜调补心脾肾之虚，以培血气，血气复则黄必尽退……

伤寒发黄，凡表邪未清，而湿热又盛者，其证必表里兼见，治宜双解……若因内伤劳倦，致染伤寒者，亦多有发黄之证，但察其本无湿热实邪等证，即当以阴黄之法调补治之，或用后韩祗和法亦可，若但知攻邪，则未有不败。故孙真人曰：黄疸脉浮者，当以汗解之，宜桂枝加黄芪汤，此即补虚散邪之法也……

胆黄证，皆因伤胆而然，胆既受伤，则脏气之损败可知，使非修缉培补，则必至决裂。故凡遇此等证候，务宜大用甘温，速救元气。然必察其所因之本，或兼酸以收其散亡，或兼涩以固其虚脱，或兼重以镇其失守之神魂，或与开道利害以释其不解之疑畏。凡诸用药，大都宜同阴黄证治法，当必有得生者。

《景岳全书·卷三十一·黄疸》

虽云湿热，不可纯用寒凉，必佐之以甘温，君之以渗泄，则湿易除，热易解，其病自愈。若纯用凉药，重伤脾土，湿未必除，热未必去，反变为腹胀者矣。

《明医指掌·卷四·黄疸》

大法上半身黄甚，则宜发汗；下半身黄甚，则宜利小便，以分消其湿而兼以退热之剂。然又必观其所伤之物而消化之，非徒治其湿热而已。

《丹台玉案·卷之三·黄疸门》

盖黄疸外感之湿易治，内伤之湿难医，外感单治湿而疸随愈，内伤单治湿而疸难痊，泻水则气愈消，发汗则精愈泄。

《石室秘录·卷六·水湿门》

诸疸之症，而治之有要者，丹溪之言极为真切也。特治之之时，既概以湿热，复能察各症之由，加药以瘳之，更为对症无误耳。至于治疸之药，不宜多用寒凉，必君以渗泄，佐以甘平，斯湿可除，热易解。若太寒凉，重伤脾土，恐变为腹胀，此防于未然者也。若既成腹胀者，治法必须疏导湿热于大小二便之中。总之，新起之症，惟通用化疸、渗湿二汤，及久病则宜补益，宜参术健脾汤。

《杂病源流犀烛·卷十六·诸疸源流》

阳黄者，湿热证也，宜于清利；阴黄者，血气败也，宜于温补。

《赵李合璧·黄疸》

脾胃经有热所致，当求所因，分利为先，解毒次之。治法纲领大要，疏导湿热大小于便之中。

《医方类聚·五疸》

治疗之法，大要疏导湿热于大小便之中，如茵陈、五苓、黄连、三黄剂，皆其要药者也。

大法宜利小便，除湿热。

忌破气、闭气、下、咸、滑利、滞腻、润、燥热。有瘀血者兼忌酸寒。宜清热、利水、除湿、养胃气。有停滞者宜消积滞，有瘀血者宜行血。

疸病必须分其新久而治。新病初起，即当消导攻渗，如茵陈汤、茵陈五苓散、茯苓渗湿汤之类，无不应手获效。久病又当变法也，夫脾胃受伤日久，则血气虚弱，必宜补益，如参术健脾汤、当归秦艽散，使正气盛则邪气退，庶可收功。又有元气素弱之人得此疸者，犹恐渗利以虚其元，反投滋补之剂，殊不知邪未除而先补，则湿愈盛，热愈增，而渐加眼目遍身俱黄，虽欲退之，必得岁月方愈，其不能善治者，终不免于毙矣。

赵羽皇曰：治法有汗下之分，补泻之异焉。今人治此，但用平胃、五苓、茵陈汤之类，清热渗利之外，并无他说。虽然其湿热之甚于肠胃者，或可攻之；若郁于肌肤之间而不得发越，过用疏利，则湿热反内陷而不出矣。仲景治身热发黄者，有麻黄连翘赤小豆汤一法，无非急解其表，令热邪自外而散耳。方论止知可降，而不知可升者，非理也。至于素患脾虚，寒凉过甚，或小水清白而大便微溏，力倦神疲而脉细少食，皆太阴脾气虚极而真色外现之候也。惟用补中益气汤，略加车前、茯苓一二味，热胜者连理汤尤宜。今此每遇此症，不辨其孰实孰虚，在表在里，概用寒凉通利，讵知脾胃虚者不宜寒，寒之则中气愈败矣；脾胃弱者不宜降，降之则下多亡阴矣。或攻或补，或升或降，惟随时变通耳。

《杂病广要·卷十三·黄疸》

积　聚

凡治积非有毒之剂攻之则不可……

先师尝曰：洁古老人有云，养正积自除，犹之满座皆君子，纵有一小人，自无容地而出。今令真气实、胃气强、积自消矣。洁古之言，岂欺我哉。《内经》云：大积大聚，衰其大半而止，满实中有积气，大毒之剂尚不可过，况虚中有积者乎。此亦治积之一端也，邪正虚实，宜精审焉。

《卫生宝鉴·卷十四·养正积自除》

丹溪曰：块乃有形之物，气不能成形，痰与食积、死血也……积块不可专用下药，徒损其气，病亦不去，当消导使之熔化，其死血块去，须大补……

治者当察其所痛，以知其应，有余不足，可补则补，可泻则泻，毋逆天时，详脏腑之高下，如寒者热之，结者散之，客者除之，留者行之，坚者削之，按之摩之，咸以软之，苦以泻之，全其真气而补益之，随其所利而行之，节饮食，慎起居，和其中外，可使必已。不然，徒以大毒之剂攻之，积不能除，反伤正气，终难复也，可不慎欤。

《医学正传·卷之三·积聚》

凡积不可用下药，徒损真气，病亦不去，只宜消积，使之熔化则积消矣，积去宜补之。

《慎斋遗书·卷八·积聚》

治积之要，在知攻补之宜，而攻补之宜，当于孰缓孰急中辨之。凡积聚未久而元气未损者，治不宜缓，盖缓之则养成其势，反以难制，此其所急在积，速攻可也。若积聚渐久，元气日虚，此而攻之，则积气本远，攻不易及，胃气切近，先受其伤，愈攻愈虚，则不死于积而死于攻矣。此其所重在命，不在乎病，所当察也。故凡治虚邪者，当从缓治，只宜专培脾胃以固其本，或灸或膏，以疏其经，但使元气日强，经气日通，则积痞自消。斯缓急之机，即万全之策也，不独治积，诸病亦然。

故凡治积聚者，必当详审所因，庶得其确。

洁古云：壮人无积，虚人则有之，脾胃怯弱，气血两衰，四时有感，皆能成积。若遽以磨坚破结之药治之，疾须去而人已衰矣。干漆、硇砂、三棱、大黄、牵牛之类，用时则暂快，药过则依然，气愈消，疾愈大，竟何益哉。故治积者，当先养正，则积自除……徐东皋曰：养正积除，此积之微者也；如脾胃失于健运，而气积、食积之不疏导者，惟养脾胃之正气，而滞积自疏矣。若夫大积大聚，如五积之久而成癥病，坚固不移者，若非攻击悍利之药，岂能推逐之乎？惟虚弱之人，必用攻补兼施之法也。

若徒用磨坚破积之药，只损真气，积虽去而体已惫，虽或暂时通快，药过依然，气愈耗而积愈大。惟当渐磨熔化，攻补兼施，若去积及半，即宜纯与甘温调养，使脾土健运，则破残余积，不攻自走，所谓养正积自除之谓也。

《景岳全书·卷之二十三·积聚》

古方治积聚癥瘕，多用耗气峻削之剂，又佐以辛香热药，若轻浅者，因以消化；根深蒂固，日久气虚者，宁不损正气者乎？正气既伤，其积转甚。故洁古有养正积自除之论，譬如满座皆君子，其中有小人，自不容而出，斯言信矣。然当审其浅、深、轻、重之机，久、近、虚、实之势，可消、可补，必量其人之虚弱、强盛而施之可也。

《明医指掌·卷四·积聚癥瘕》

若徒用磨坚破积之药，抵损真气，积虽去而体已惫，虽或暂时通快，药过依然，气愈耗而积愈大，惟当渐磨溶化，攻补兼施，若去积及半，即宜纯与甘温调养，使脾土健运，则破残余积，不攻自走，所谓养正积自除之谓也。

《证治汇补·卷之六·腹肋门·积聚》

治之之法，即从诸经，再究其气血之偏胜，气虚则补中以行气，气滞则开郁以宣通，血衰则养营以通络，血瘀则入络以攻痹，此治癥瘕之大略……今参先生方案，如营伤气阻者，于益营之中，佐通泄其气；如络虚则胀，气阻则痛者，以辛香苦温入络通降；又如肝、胃两病者，以泄肝救胃；肝、胃、脾同病者，则扶土制木；肝脏之气独郁不宣者，辛香专治于气；血痹络逆失和者，辛香专理其血；病由冲任扰及肝胃之逆乱者，仍从肝胃两经主治，以疏降温通。凡此悉灵机法眼，药不妄投。总之，治癥瘕之要，用攻法，宜缓宜曲；用补法，忌涩忌呆。上逆则想肝脏冲病之源头，下垂则究中气阴邪之衰旺。吞酸吐水，必兼刚药，液枯肠结，当祖滋营，再辨脉象之神力，形色之枯泽，致病之因由，则治法自然无误矣。

《临证指南医案·卷九·癥瘕》

气滞成积也，凡忧思郁怒，久不得解者，多成此疾。故王宇泰云：治积之法，理气为先，气既升降，津液流畅，积聚何由而生。丹溪乃谓气无形，不能作聚成积，只一消痰破血为主，误矣。天地间有形之物，每自无中生，何止积聚也。戴复庵只以一味大七气汤，治一切积聚，其知此道欤。

《金匮翼·卷四·积聚统论·气积》

治积聚者，当按初、中、末之三法焉。邪气初客，积聚未坚，宜直消之，而后和之。若积聚日久，邪盛正虚，法从中治，须以补泻相兼为用。若块消及半，便从末治，即住攻击之药，但和中养胃，导达经脉，俾荣卫流通，而块自消矣。更有虚人患积者，必先补其虚，理其脾，增其饮食，然后用药攻其积，斯为善治，此先补后攻之法也。初治，太无神功散主之；中治，和中丸主之；末治，理中汤主之。予尝以此三法，互相为用，往往有功。

《医学心悟·卷三·积聚》

大法，结者散之，客者除之，留者行之，坚者削之，咸以软之，苦以泄之，辛以开之。（莪术、三棱、鳖甲，专治积聚。）凡磨积之药，必用补正之药兼服，积消及半即止，过则伤正。盖壮人无积，必正气不足，邪乃留滞，须分初、中、末三治。初起正不甚弱，邪尚浅，可攻；中则邪深正弱，可补泻迭用；末但补益正气，兼导达经脉，使气旺流通，破残之邪不攻自走矣。又日久则气郁已久，其初即寒，至此亦郁成湿热，积得湿热愈大，当兼驱湿热之邪。胃弱少食，勿与攻下，二贤散常服自消。张子和谓五积六聚，治同郁断，盖积聚由于郁滞也。

《医碥·卷之二·积聚》

若积之既成，又当调营养卫，扶胃健脾，使元气明而间进以去病之剂，从容调理，俾其自化，夫然后病去而人亦不伤。乃今之治积者，动议吐下，竟谓非此不除，不知吐与下，只知治病之卒暴作者。若积之成，必匪朝伊夕，其所由来者渐矣，故积之治亦必匪朝夕，其所由去者，不可不以渐也。

《杂病源流犀烛·卷十四·积聚癥瘕疹癖痞源流》

故治积聚者，计惟有补益攻伐，相间而进（补益以补中益气汤等为主，随症加减，攻伐以攻积丸等为主，随症加减），方为正治。病深者，伐其大半即止，然后俟脾土健运，积聚自消。且夫积聚必成块，治块宜丸，不宜煎，煎药如过路之水，徒耗元气，无损于块。盖块者有形之物，气不能成块，必成于痰、食、死血。贵察其所痛，以知其病之有余不足而攻补之。东垣谓当详脏腑之高下，而高者越之，结者散之，客者除之，留者行之，坚者削之，强者夺之，咸以软之，苦以泻之，全真气药补之，随所利而行之，节饮食，慎起居，和其中外，可使必已，斯诚千古治积聚之良法也。

　　　　　　　《杂病源流犀烛·积聚癥瘕痃癖痞源流》

　　真气实，胃气强，积自消，断厚味，节色欲，戒暴怒，正思虑。

　　凡攻击药，有病病受之，无病胃气受伤，虽参芪性偏，况攻击者乎！

　　　　　　　　　　　　《济众新编·积聚》

　　夫大积大聚，乃可攻之；积聚非大，则未可攻也，十去六七，即衰其半矣，止者不可复攻也……凡攻其积块者，以辛散之，以苦泻之，以咸软之，以坚削之，未有不愈者也……故善治者，当先补虚，使血气壮，积自消，如满座皆君子，则小人自无容地也。不问何脏，先调其中，使能饮食，此是本也……

　　治法总说，治之当察其所痛，以知其应有余不足，可补则补，可泻则泻，无逆天时。详脏腑之高下，如寒者热之，结者散之，客者除之，留者行之，坚者削之，按之摩之，咸以软之，苦以泻之，全其真气以补之，随其所利而行之，节饮食，慎起居，和其中外，可使必已。不然，遽以大毒之剂攻之，积不能除，反伤正气，终难治也，医者不可不慎……

　　调摄法：医为病所困，首惟阴虚之难补，久积之难除。玉山自倒，阴虚之谓也。养虎遗患，久积之谓也。呜呼！人之罹此二者，须节欲以养性，内观以养神，澹泊自如，从容自得，然后委之于医。不然，虽刘张李诸子复生，亦不能为我保也。

　　积聚有余，宜消导，分新与久，新病为寒，宜辛温消导，久则为热，宜辛寒推荡。不足，止宜缓治。盖阳虚有积易治，阴虚难以峻攻，痞积又忌滞药……

凡积成而形渐悴，速补真气，待荣卫充实，方可下之。或且攻且补，或先补后攻，或先攻后补，必至于邪去正复而后已。然除之不以渐，则必致于颠覆之害矣。其积余之尚在者，若不亟下之，必将复起，恣害亡身者有矣……

大抵积之初固为寒，而积之久则为热矣。予今分辛温、辛平、辛凉三例，正欲人知新久之义尔。

大抵治积，或以所恶者攻之，以所喜者诱之，则易愈。

《杂病广要·内因类·积聚》

鼓 胀

医不察病起于虚，急于作效，炫能希赏。病者苦于胀急，喜行利药，以求一时之快，不知宽得一日半日，其肿愈甚，病邪甚矣，真气伤矣……制肝补脾，殊为切当……

或曰：气无补法，何子补气而获安，果有说以通之乎？予曰：气无补法，世俗之言也。以气之为病，痞闷壅塞似难于补，恐增病势。不思正气虚者不能运行，邪滞所著而不出，所以为病。《经》曰：壮者气行则愈，怯者著而成病。苟或气怯不用补法，气何由行？或曰：子之药，审则审矣，何效之迟也？病者久在床枕，必将厌子之迟而求速者矣。予曰：此病之起，或三五年，或十余年，根深矣，势笃矣，欲求速效，自求祸耳！知王道者能治此病也。或曰：胀病将终不可与利药耶？予曰：灼知其不因于虚，受病亦浅，脾胃尚壮，积滞不病，而又有可下之证，亦宜略与疏导。若授张子和濬川散、禹功丸为例行速攻之策，实所不敢。

《格致余论·鼓胀》

治胀当辨虚实，若察其果，由饮食所停者，当专去食积；因气而致者，当专理其气；因血逆不通而致者，当专清其血。其于热者寒之，结者散之，清浊混者分利之，或升降其气，或消导其邪，是皆治实之法也。但凡病肿胀者，最多虚证，若在中年之后，及素多劳伤，或大便溏滑，或脉息弦虚，或声色憔悴，或因病后，或因攻击太过，而反致胀满等证，则皆虚损之易见者也。诸如此类，使非培补元气，速救根本，则轻者必重，重者必危矣。

《景岳全书·卷十二·气分诸胀论治》

由山岚蛊毒之气，因感入腹，聚而不散，结为腹满之症。治当利其肠胃，出其寒积，则蛊自除，而胀可平矣。如承气汤加黄连、甘草、雄黄、槟榔之类。

《医林绳墨·臌胀》

臌胀经年而不死者，必非水臌。水臌之症，不能越于两年，未有皮毛不流水而死者。今二三年不死，非水臌，乃气臌、血臌、食臌、虫臌也。但得小便利而胃口开者，俱可治。方用茯苓五两；人参一两，雷丸三钱，甘草二钱，萝卜子一两，白术五钱，大黄一两，附子一钱，水十碗，煎汤二碗。早服一碗，必然腹内雷鸣，少顷必下恶物满桶，急拿出倾去，再换桶，即以第二碗继之，又大泻大下，至黄昏而止，淡淡米饮汤饮之，不再泻。然人弱极矣，方用人参一钱，茯苓五钱，薏仁一两，山药四钱，陈皮五分，白芥子一钱，水煎服，一剂即愈。忌食盐者一月，犯则无生机矣。先须断明，然后用药治之……臌胀之症，年久不死，原是可救，所以用下药以成功，非土郁之中固有水积，若果水症，早早死矣，安能三年之未死也。然而，虽非水症，而水必有壅阻之病，方中仍用茯苓为君，以雷丸、大黄为佐，不治水而仍治水，所以奏功如神也。

《石室秘录·卷五·远治法》

水臌，满身皆水，按之如泥者是。若不急治水，留于四肢而不得从膀胱出，则变为死证而不可治矣。方用决流汤：牵牛二钱，甘遂二钱，肉桂三分，车前子一两，水煎服。一剂而水流斗余，二剂即痊愈，断不可与三剂也，与三剂，反杀之矣。盖牵牛、甘遂，最善利水，又加之车前、肉桂，引水以入膀胱，但利水而不走气，不使牵牛、甘遂之过猛，利水并走气也，但此二味，毕竟性猛；多服伤人元气，故二剂逐水之后，断宜屏绝，须改用五苓散，调理二剂，又用六君子汤以补脾可也。更须忌食盐，犯则不救。

气臌，乃气虚作肿，似水臌而非水臌也。其症一如水臌之状，但按之皮肉不如泥耳。必先从脚面肿起，后渐渐肿至上身，于是头面皆肿者有之。此等气臌，必须健脾行气，加利水之药，则可救也。倘亦以水臌法治之，是速之死也。我今传一奇方，名消气散。白术一两，薏仁一两，茯苓一两，人参一钱，甘草一分，枳壳五分，山药五钱，肉桂一分，车前子一钱，萝卜子一钱，神曲一钱，水煎服。日日一剂，初服觉有微碍，久则日觉有效，十剂便觉气渐舒，二十剂而全消，三十剂而痊愈。此方健脾，而仍是利水之品，故不伤气，奏功虽缓，而起死实妙也。

虫臌，惟小腹作痛，而四肢浮胀，不十分之甚，面色红而带点，如虫蚀之象，眼下无卧蚕微肿之形，此是虫臌也，必须杀虫可救。然过于峻逐，未免转伤元气，转利转虚，亦非生之之道。方用消虫神奇丹：雷丸三钱，当归一两，鳖甲一两，醋炙，地栗粉一两，鲜者取汁一茶瓯，神曲三钱，茯苓三钱，车前子五钱，白矾三钱，水煎服。一剂即下虫无数，二剂虫尽出无留矣。虫去而臌胀有消，不必用三剂也。盖雷丸最善逐虫去秽，而鳖甲、地栗更善化虫于乌有。然虫之生，必有毒结于肠胃之间，故又用白矾以消之，诚虑过于峻逐，又佐之当归以生血，新血生而旧瘀去，更佐之茯苓、车前，分利其水气，则虫从大便而出，而毒从小便而行，自然病去如扫矣。但此药服二剂后，必须服四君、六君汤去甘草，而善为之调理也。

血臌之症，其由来渐矣。或跌闪而血瘀不散，或忧郁而结血不行，或风邪而血蓄不发，遂至因循时日，留在腹中，致成血臌。饮食入胃，不变精血，反去助邪，久则胀，胀则成臌矣。倘以治水法逐之，而症犯非水，徒伤元气；倘以治气法始之，而症犯非气，徒增饱满，是愈治愈胀矣。我有奇方，妙于逐瘀，名消瘀荡秽汤，水蛭三钱，必须炒黑可用，大约一两炒黑，取末用三钱，当归二两，雷丸三钱，红花三钱，枳实三钱，白芍三钱，牛膝三钱，桃仁四十粒，去皮尖捣碎，水煎服。一服即下血斗余，再服即血尽而愈。盖血臌之症，惟腹胀如鼓，而四肢手足并无胀意，故血去而病即安也。服此方一剂之后，切勿再与二剂，当改用四物汤调理，于补血内加白术、茯苓、人参，补气而利水，自然痊愈，否则血臌虽痊，恐成干枯之症。

《石室秘录·卷六·内伤门》

少年纵酒无节，多成酒臌……其有积渐日久，而成酒臌者，则尤多也。盖酒性本湿，壮者气行则已，酒即血也，怯者著而成病。酒即水也，不惟以酒为水，而血气既衰，亦皆随酒悉化为水矣，所以凡治水臌者，必当以血气为主，而养阴利湿，是诚善矣。

《不居集·卷之十二·酒伤·酒臌》

胀　满

予曰：胀满非肿满比也，故治不同，肿满由脾虚不能摄水，水渗皮肤，遍身光肿。今胀满者，先因中虚以致皮胀，外坚中空，腹皮胀紧象鼓，盖由气虚而成中满，若气不虚，何中满之有。气虚为本，中满为标，是以治先温补使脾气健运，则清浊始分，清浊分而胀斯愈也。

《生生子医案·卷一·三吴治验》

生生子曰：胀满之疾，谷食不消，小便不利，腹皮胀急而光，内空空然如鼓是矣。俗知谓之臌胀，不察其致之者有由也……是肿满之疾，起于下元虚寒也。若非温补下元，则小便何能独利？且夫人之胃如釜甑然，釜底火旺，则热气熏蒸，甑炊歇熟。若徒有水而无火，则无气上升，物何由熟？即此可以例观矣。故治胀满者，先宜温补下元，使火气盛而湿气蒸发，胃中温暖，谷食易化，则满可宽矣。夫清气既升，则浊气自降，浊气降则为小便也，小便利，胀有不消乎？《经》谓：

"地气上为云，天气下为雨。"惟此气流行，斯为云为雨也。今之医者，一遇此疾，则曰：《内经》有言，诸湿肿满，皆属脾土，土虚则湿停，湿停则渗透肌肤，遍身肿满，不可不通利也。辄用利小便及补中之剂，如五苓散、胃苓汤，加木通、车前子、大腹皮、滑石之类。法未为爽谬，不然顾服之愈多，而小便愈少，肿胀愈急，何故哉？不温补下元，而徒以通利之药施之也。果若此，岂惟不效，则下元益虚，真气益弱，死期且至，安望其有瘳乎！

《赤水玄珠·卷五·臌胀说》

更要分虚寒实热，其脏腑之气本盛，被邪填塞不行者为实；其气本不足，因邪所壅者为虚。实者祛之，虚者补之，寒者热之，热者寒之，结者散之，留者行之。邪从外入内而盛于中者，先治其外，而后调其内，阴从下逆上而盛于中者，先抑之而调其中，阳从上降下而盛于中者，先举之亦调其中，使阴阳各归其部。故《内经》治法谓平治权衡，去菀陈莝，开鬼门，洁净腑，宣布五阳，巨气乃平，此之谓也。

《证治准绳·第二册·胀满》

中满者，其证悉与鼓胀水肿无异，何故属之气虚。曰：气虚者，肾中之火气虚也。中满者，中空似鼓，虚满而非实满也。大略皆脾肾两虚所致。海藏云："夫水气者，乃胃土不能制肾水，水逆而上行，传入于肺，故令人肿。治者惟知泄水，而不知益胃，故多下之，强令水出，不依天度流转，故胃愈虚，食无滋味，则发而不能制也，莫若行其所无事，则为上计。"何今之人，不知此等高论，举手便以为水肿，用《内经》去菀陈莝、开鬼门、洁净府之法治之，如舟车丸、禹功散之类。若真知其为水湿之气客于中焦，侵于皮肤，皮肤中如水晶之光亮，手按之随起者，以前药一服而退。若久病大病后，或伤寒疟痢后，女人产后，小儿痘后，与夫元气素弱者，概以前法施之，脾气愈泄愈虚，不可复救矣。故治肿者，先以脾土为主，须补中益气汤，或六君子汤温补之，俾脾土旺，则能散精于肺，通调水道，下输膀胱，水精四布，五经并行矣。或者疑谓喘胀水满，而又加纯补之剂，恐益胀满，必须补药中，加行气利水之品方妙。此论似深得病情，终非大方家体。盖肺气既虚，不可复行其气，肾水已衰，不可复利其水，纯补之剂，初时似觉不快，过时药力得行，渐有条理矣。

至于补肾以治肿，其说难明，盖禹之治水……《经》曰：肾开窍于二阴，肾气化则二阴通，二阴闭则胃䐜胀，故曰肾者胃之关，关门不利，故水聚而从其类也。又曰：肾主下焦，三焦者，决渎之官，水道出焉。膀胱者，州都之官，津液藏焉。必待三焦之火化……是故肾虚者，下焦之火虚也。《宣明五气论》云："下焦溢为水，以水注之，斯气窒而不泻，则溢而为水也。"《经》曰："三焦病者，气满，小腹尤坚，不得小便，溢则水留而为胀。"惟张仲景制金匮肾气丸，补而不滞，通而不泄，诚治肿之神方。

《医贯·卷之五·气虚中满论》

水　肿

太阳病，脉浮而紧，法当骨节疼痛。反不疼，身体反重而酸，其人不渴，汗出即愈，此为风水。恶寒者，此为极虚，发汗得之……咳而喘，不渴者，此为脾胀，其状如肿，发汗即愈。

师曰：诸有水者，腰以下肿，当利小便；腰以上肿，当发汗乃愈。

《金匮要略方论·卷中·水气病脉证并治第十四》

水肿叙论　《治法》曰：平治权衡者，察脉之浮沉也；去菀陈莝者，疏涤肠胃也；开鬼门，洁净府者，发汗、利小便也。

《三因极一病证方论·卷之十四·水肿叙论》

治疗之法，先实脾土，脾实则能舍水，土得其政，面色纯黄，江河通流，肾水行矣，肿满自消。

《严氏济生方·水肿门·水肿论治》

肿满，实者利水，虚者壮脾元兼用消浮等剂，自有奇效。

仍须戒咸断欲，庶不再复。

《世医得效方·卷第十一·大方脉杂医科·集治说》

水肿，因脾虚不能制水，水渍妄行，当以参术补脾，使脾气得实，则自健运，自能升降，运动其枢机，则水自行，非五苓神佑之行水也，宜补中、行湿、利小便，切不可下。

腰以下肿，宜利小便；腰以上肿，宜发汗。此仲景之要法也。

《丹溪心法·卷三·水肿》

东垣曰：宜以辛散之，以苦泻之，以淡渗利之，使上下分消其湿，正所谓开鬼门、洁净府。开鬼门者，谓发汗也；洁净府者，利小便也。

《医学正传·卷之三·肿胀》

故凡治肿者，必先治水，治水者，必先治气，若气不能化，则水必不利，惟下焦之真气得行，始能传化，惟下焦之真水得位，始能分清。求古治法，惟薛立斋先生加减金匮肾气汤，诚对证之方也，余屡用之，无不见效，此虽壮水之剂，而实即脾肺肾三脏之正治也……

凡年少纵酒，致为湿热所乘，元气尚强，脉实有力，而不便于温补者，此当逐去湿热，亦能速效。宜禹功散、导水丸、濬川散、三花神佑丸之类，皆可择用，泻后宜薄滋味，戒饮酒，久之方可复元。古法治肿，大都不用补剂，而多用去水等药，微则分利，甚则推逐……

水肿证，以精血皆化为水，多属虚败，治宜温脾补肾，此正法也。然有一等不能受补者，则不得不从半补，有并半补亦不能受者，则不得不全用分消，然以消治肿，惟少年之暂病则可，若气血既衰，而复不能受补，则大危之候也。故凡遇此辈，必须千方百计，务救根本，庶可保全。尝见有专用消伐而退肿定喘者，于肿消之后，必尫羸骨立，略似人形，多则半年，少则旬日，终无免者。故余之治此，凡属中年积损者，必以温补而愈，皆终身绝无后患。盖气虚者不可复行气，肾虚者不可复利水。且温补即所以化气，气化而全愈者，愈出自然；消伐所以逐邪，逐邪而暂愈者，愈由勉强，此其一为真愈，一为假愈，亦岂有假愈而果愈者哉。

《景岳全书·卷之二十二·肿胀·水肿论治》

徐东皋曰：……水肿本因脾虚不能制水，水渍妄行，当以参、术补脾，使脾气得实，则自健运而水自行。大抵只宜补中行湿利小便，切不可下。

《景岳全书·肿胀·述古》

治胀当辨虚实。若察其果由饮食所停者，当专去食积；因气而致者，当专理其气；因血逆不通而致者，当专清其血；其于热者寒之，结者散之，清浊混者分利之，或升降其气，或消导其邪，是皆治实之法也。凡病肿胀者，最多虚证，若在中年之后，及素多劳伤，或大便溏滑，或脉息弦虚，或声色憔悴，或因病后，或因攻击太过，而反致胀满等证，则皆虚损之易见者也。诸如此类，使非培补元气，速救根本。

《景岳全书·卷之二十二·肿胀·气分诸胀论治》

面肿有虚实，肿者为实，浮者为虚。实肿者，或热或痛，乃因风火上炎，此以邪之有余也，脉必紧数，证必寒热。风则散之，火则清之，壅滞秘结则通之、利之，邪去而肿自消也。虚浮者，无痛无热而面目浮肿，此或以脾肺阳虚，输化失常，或以肝肾阴虚，水邪泛溢。然浮而就上，其形虚软者，多由乎气；肿而就下，按而成窝者，多由乎水。治气者，须从脾肺，虚则补之，实则顺之；治水者，须从脾肾，虚则化之，实则泻之。然水气虽分上下，而气即水之母，水即气之质，故有相因之化，而亦有相因之治也。凡虚浮在气者，虽曰气虚，然亦有虚实之异，不可执也。盖虚而浮者，多因于脾，此或以劳倦，或以色欲，或以泻痢，或以中寒，而脉必微弱，气必虚馁者是也。实而胀者，多因于胃，或木火炽盛而湿热上浮，或纵酒纵食而阳明壅滞，此其脉必滑数，证必多热者是也。然此证虽浮而不痛不肿，自与前证有异，虚实既辨，则或补或泻，或利或清，所当详酌而为之治也。

《景岳全书·卷之二十六·面病》

叙曰：……故治水肿者，亦因其势而利导之，宜汗、宜下、宜渗、宜清、宜燥，而药惟宜焉，则医之大智也。

《医方考·卷四·水肿门》

从来肿病，遍身头面俱肿，尚易治。若只单单腹肿，则为难治。此其间有所以然之故，不可不辨也。盖传世诸方，皆是悍毒攻劫之法，伤耗元气，亏损脾胃，可一不可再之药，纵取效于一时。倘至复肿，则更无法可疗，此其一也。且遍身俱肿者，五脏六腑，各有见证，故泻肝、泻肺、泻膀胱、泻大小肠之药，间有取效之时。而单单腹肿，则中州之地，久窒其四运之轴，而清者不升，浊者不降，互相结聚，牢不可破，实因脾气之衰微所致，而泻脾之药，尚敢漫用乎，此又其一也。且肿病之可泻者，但可施之西北壮盛，及田野农夫之流，岂膏粱老少之所能受。设谓肿病为大满大实，必从乎泻，则病后肿与产后肿，将亦泻之耶，此又其一也。且古方原载肿病五不治，唇黑伤肝，缺盆平伤心，脐出伤脾，背平伤肺，足底平满伤肾，此五者不可治矣。是其立方之意，皆非为不可治之证而设。后人不察，概从攻泻者何耶，惟理脾一法，虽五脏见不治之证，而能治者尚多，此又其一也。张子和以汗吐下三法，劫除百病，后人有谓子和之书，非子和之笔，乃麻征君文之者，诚为知言，如常仲明云：世人以补剂疗病，宜乎不效，此则过信刘张之学，而不顾元气之赢劣耳。所以凡用劫夺之药者，其始非不遽消，其后攻之不消矣，其后再攻之如铁石矣。不知者见之，方谓何物邪气，若此之盛，自明者观之，不过为猛药所攻，即以此身之元气，转与此身为难者，实有如驱良民为寇之比，所谓赤子盗兵，弄于潢池，亶其然哉。明乎此，则有培养一法，补益元气是也，则有招纳一法，升举阳气是也，则有解散一法，开鬼门洁净府是也。三法虽不言泻，而泻在其中矣，无余蕴矣。

《寓意草·面议何茂倩令嫒病单腹胀脾虚将绝之候》

论治法，本当专利小水以宽其胀，但肿势太盛，内而膀胱，外而阴囊，相连紧急，阻塞道路，虽加利水之剂，苦无一线之通，病何由去？必开其大便，以逐其水。随下而随补，则病已去而脾无恙，渐为调理，庶可得生。苟病势已极而犹守旧规，吾恐闭城门而欲其盗之出也，难矣！如肿势未盛，还是利水为上。

《明医指掌·卷四·水肿》

水肿胀满，二便阻隔，皆水郁也，治宜折之。折者，制御之也，伐而挫之也，渐杀其势也。

《证治汇补·卷之二·郁症》

从上肿者，多外感风邪，故宜乎汗；从下肿者，多内生湿邪，故宜乎利水。

《医宗金鉴·杂病心法要诀·卷三·肿胀总论》

水之本在肾，标在肺。实土可以制水，治在脾；壮火可以制水，治在命门；自强可以帅水，治在肾。分利可以泄水，治在膀胱。凡此皆谓之折。

《杂病源流犀烛·卷十八·诸郁源流》

水肿者，其色明润，其皮光薄，其肿不速，肿有分界，阴本乎下，其浸渍自下渐上，阴中无阳也。按之窅而不起，以水在肉中，如糟如泥，按而散之，猝不能聚也。其病为脾、肺、肾三脏相干之症。盖水为至阴，其本在肾；水化于气，其标在肺；水惟畏土，其制在脾。今肺虚则气不化精而化水，脾虚则土不制水而反克肾，肾虚则水无所主而妄行，水不归经则逆而上泛。故传于脾而肌肉浮肿，传于肺则气息喘急。虽三脏各有所干，而其本则在肾。《内经》曰：肾为胃关，关门不利，故聚水而从其类也。夫关门何以不利？以阴中无火，是无阳也，故气不化，水道不通，溢而为肿。治者惟补命门之火，使下焦之真气得行，始能传化；滋肾中之水，使下焦之真水得位，始能分清。故惟薛立斋金匮肾气汤，无有出其右者矣。肾为先天生气之源，峻补命门，则元气复，而后天胃气，生之有本，土旺能生金，且水安火息，肺气舒矣。是方实三经悉顾者也。后人用之，必须重剂，始能注下。或汤药不顺，为丸服之，但桂、附须重，勿拘古方分量，相体而裁之，乃为善用。

《罗氏会约医镜·卷之九·论肿胀》

腰以上肿者，宜发汗；腰以下肿者，宜利小便。然后实其脾土，土盛自能摄养肾水，其肿自消。虚弱者，又当温补下元，尤宜节饮食，绝生冷，戒房事，否则愈而复作。

《医方类聚·卷一百二十六·水肿门·医方大成·水肿》

平治权衡，谓察脉浮沉也，脉浮为在表，脉沉为在里。在里者泻之，在表者汗之。故云：开鬼门，洁净府也。去菀陈莝，谓去积久之水物，犹如草莝之不可久留于身中也。

《医方类聚·玉机微义·论水气证治大法》

<h2 align="center">淋　证</h2>

淋沥赤涩，皆内热也，宜解热利小便。

《丹溪手镜·卷中·小便淋闭》

诸方中类多散热利小便，而于开郁行气，破血滋阴盖少焉。若夫散热利小便，只能治热淋、血淋而已；其膏淋、沙淋、石淋三者，必须开郁利气、破血滋阴方可也。古方用郁金、琥珀，开郁药也；用青皮、木香，行气药也；用蒲黄、牛膝，破血药也；川黄柏、生地黄，滋阴药也。

《丹溪心法附余·淋疾》

治宜清热利小便，开郁行气，破血滋阴。至于调平心火，乃治淋闭之纲领也。又分在气在血而治，以渴不渴辨之，如渴而小便不利者，热在上焦气分，宜清热；不渴而小便不利者，热在下焦血分，宜滋阴养血。

《丹台玉案·卷之五·淋闭门》

石淋者，脐腹隐痛，小便难，痛不可忍，溲如砂石，或黄赤，或浑浊，色泽不定，正如汤瓶久受煎熬，底结白碱，宜清其积热，涤其砂石。

《张氏医通·卷七·大小府门·淋》

　　淋有五淋之名，浊有精浊、便浊之别。数者当察气分与血分，精道及水道，确从何来？大凡秘结宜通，滑脱当补。若因心阳亢而下注者，利其火腑；湿热甚而不宣者，彻其泉源；气陷用升阳之法，血瘀进化结之方，此数端，人所易晓也。独不知厥阴内患，其症最急，少腹绕前阴如刺，小水点滴难通，环阴之脉络皆痹，气化机关已息。先生引朱南阳方法，兼参李濒湖意，用滑利通阳，辛咸泄急，佐以循经入络之品，岂非发前人之未发耶？若夫便浊之恙，只在气虚与湿热推求。实者宜通水道，虚者调养中州。若虚实两兼，又有益脏通腑之法。精浊者，盖因损伤肝肾而致，有精瘀、精滑之分。精瘀当先理其离宫腐浊，继与补肾之治；精滑者用固补敛摄，倘如不应，当从真气调之。景岳谓理其无形，以固有形也。然此症，但知治肝治肾，而不知有治八脉之妙。先生引孙真人九法，升奇阳，固精络，使督、任有权，漏卮自已。可见平日若不多读古书，而临症焉知此理。若不经先生讲明，予今日亦不知此方妙处。又尿血一症，虚者居多，若有火，亦能作痛，当与血淋同治。倘清之不愈，则专究乎虚，上则主于心脾，下则从乎肝肾，久则亦主于八脉，大约与前症相同，要在认定阴阳耳。

　　治淋之法，有通有塞，要当分别。有瘀血积塞住溺管者，宜先通；无瘀积而虚滑者，宜峻补。

《临证指南医案·卷三·淋浊》

　　治法：行滞气，解邪热，通水道，其大纲又在平心火。此证最忌发汗，（淋证属热耗津液，发汗则愈涸，无水可出则动血矣。）汗之则尿血。

《医碥·卷之三·杂症·淋》

　　凡治五淋，总宜壮水滋阴，渗湿分利小便为主。

《顾松园医镜·卷十五·淋》

　　凡一切淋病，小便赤涩而痛者，必有热证，方以清热为急。若膏淋自流，不得以热论。

《罗氏会约医镜·卷十一·杂证·论淋癃》

　　男子血淋成块，尿出痛，医治一年罔效。夫淋属肝经郁火，湿热皆有是病。思少壮情欲勉强，必致败精凝窍，精腐变瘀，理固有诸。用虎杖散法，服五六日，痛减血少，晨溺尚有血丝，此盖窍中有未尽之败浊，宜通不宜涩。

　　　　　　　　《清代名医医案精华·叶天士医案精华·淋》

　　五淋之中，惟石淋、膏淋最难治。石淋乃是膀胱蓄热而成，正如汤瓶久在火中，底结白碱而不能去，理宜清彻积热，使水道通，则砂石出而可愈。

　　　　　　　　　　　　《杂病广要·脏腑类·淋病》

癃　闭

　　二便不通，最急之候，无分标本，宜先治之……《金匮》云："热在下焦则淋闭不通。"故滋肾水，泻膀胱，名为正治。《经》又言："膀胱为津液之府，气化则出。"盖水出高原，肺气运行，水随而注，故清金润燥，名为隔二之治。又言："脾气散精，上归于肺，通调水道，下输膀胱。"故健脾利水，名为隔三之治。

　　　　　　　　　　《顾松园医镜·卷十五·小便不通》

　　小便之通与不通，全在气化与不化。然而气化二字难言之矣，有因湿热郁闭而气不化者，用五苓、八正、禹功、舟车之剂，清热导湿而化之；有因上窍吸而下窍之气不化者，用搐鼻法，是求北风开南牖之义，通其上窍而化；有有阴无阳而阴不生者用八味丸、肾气汤引入肾命，熏蒸而化之；有因无阴而阳无以化者，用六味丸、滋肾丸，壮水制阳光而化之；有因冷结关元而气凝不化，真武汤、苓姜术桂之类，开冰解冻，通阳泄浊而化之；有因脾虚而九窍不和者，理中汤、七味白术散之类，扶土利水而化之。古法森立，难以枚举，总之，治病必求其本。

　　　　　　　　　　　　《得心集医案·卷三·癃闭》

消　渴

　　其为治者，泻实补虚，以平为期而已矣。故治消渴者，补肾水阴寒之虚，而泻心火阳热之实，除肠胃燥热之甚，济人身津液之衰，使道路散而不结，津液生而不枯，气血利而不涩，则病日已矣。

故治消渴者，补肾水阴寒之虚，而泻心火阳热之实，除肠胃燥热之甚，济人身津液之衰，使道路散而不结，津液生而不枯，气血利而不涩，则病日已矣。

所谓肾热而渴者……叙世惟言肾虚不能制心火，为上实热而下虚冷，以热药温补肾水，欲令胜退心火者，未明阴阳虚实之道也。夫肾水属阴而本寒，虚则为热；心火属阳而本热，虚则为寒。若肾水阴虚，则心火阳实，是谓阳实阴虚，而上下俱热明矣。故《气厥论》曰：肾气衰，阳气独胜。《宣明五气论》曰：肾恶燥，由燥肾枯水涸。《藏气法时论》曰：肾苦燥，急食辛以润之。夫寒物属阴，能养水而泻心；热物属阳，能养火而耗水。今肾水既不胜心火，则上下俱热，奈何以热药养肾水？欲令胜心火，岂不谬哉？

又如胃与大肠热结而渴者……夫数饮而不得中，其大便必不停留。然则消渴数饮而小便多者，止是三焦燥热怫郁，而气衰也明矣。岂可以燥热毒药，助其强阳，以伐衰阴乎？此真实实虚虚之罪也！

然阳实阴虚而为病热，法当用寒药养阴泻阳，是谓泻实补衰之道也……或言人惟胃气为本，脾胃合为表里，脾胃中州，当受温补以调饮食。今消渴者，脾胃极虚，益宜温补。若服寒药，耗损脾胃，本气虚乏而难治也。

《儒门事亲·卷十三·刘河间先生三消论》

洁古老人分而治之，能食而渴者，白虎加人参汤；不能食而渴者，钱氏方白术散倍加葛根治之，上中即平，不复传下消矣，前人用药厥有旨哉！

《东垣试效方·卷三·消渴门》

凡消渴，大忌饮酒、房事、食油、面、煎炙、糟藏咸物……百日以上不可针灸，则疮中生脓水或成痈疽，脓水不止则死。

《世医得效方·卷第七·消渴》

消渴之证，乃三焦受病也，东垣有法，分上、中、下治。上消者，肺也，多饮水而少食，大小便如常，或云小便清利，其燥在上焦也，治宜流湿润燥；中消者，胃也，渴多饮水，而小便赤黄，宜下至不饮而愈；下消者，肾也，小便浊淋如膏之状，宜养血而肃清，分其清浊而自愈。大法养肺、降火、生血为主。

《丹溪治法心要·卷三·消渴》

消渴，养肺、降火、生血为主，分上中下治。

《金匮钩玄·卷一·消渴泄泻》

夫治此疾者，补肾水阴寒之虚，而泻心火阳热之实，除肠胃燥热之甚，济身津液之衰，使道路散而不结，津液生而不枯，气血利而不涩，则病日已矣。岂不以滋润之剂，养阴以制燥，滋水而充液哉？

《玉机微义·卷二十一·论三消之疾燥热胜阴》

天花粉，治消渴之圣药也。凡消渴药中，大禁半夏及不可发汗。

《医学正传·卷之五·三消》

又肺为五脏华盖，若下有暖气蒸，则肺润；若下冷极，则阳气不能升，故肺干即渴……阳无阴而不降，阴无阳而不升，上下不交，故成否也。譬如釜中有水，以火暖之，其釜若以板覆，则暖气上腾，故板能润也。若无火力，水气则不能上，此板则终不能润也。火力者，则是腰肾强盛也，常须暖补肾气。饮食得火力，则润上而易消，亦免干渴也，故张仲景云：宜服肾气八味丸。

《医说·卷五·渴服八味丸》

益火之源以消阴翳，则便溺有节（八味丸）；壮水之主以制阳光，则渴饮不思（六味丸）。

《证治准绳杂病·第五册·杂门·消瘅》

故治消之法，无分上中下，先治肾为急，惟六味、八味及加减八味丸，随证而服，降其心火，滋其肾水，则渴自止矣。

故用附子、肉桂之辛热，壮其少火，灶底加薪，枯笼蒸溽，稿禾得雨，生意维新。

《医贯·卷之五·先天要论（下）·消渴论》

凡治消之法，最当先辨虚实。若察其脉证，果为实火致耗津液者，但去其火则津液自生，而消渴自止。若由真水不足，则悉属阴虚，无论上中下，急宜治肾，必使阴气渐充，精血渐复，则病必自愈。若但知清火，则阴无以生，而日见消败，益以困矣。

上消善渴，中消善饥。虽曰上消属肺，中消属胃，然总之火在中上二焦者，亦无非胃火上炎而然，但当微为分别以治之。若二焦果由实火，则皆宜白虎汤主之。若渴多饥少，病多在肺者，宜人参白虎汤主之；若水亏于下，火炎于上，有不得不清者，宜玉女煎，或加减一阴煎之类主之。一云上焦渴是心火刑金所致，宜降火清金，以兰香叶、白葵花、黄柏、知母，少加升麻以引清气上升，而渴自止，此说亦可酌用。

中消火证，以善饥而瘦，古法直以调胃承气汤及三黄丸之类主之。然既以善饥，其无停积可知，既无停积，则止宜清火，岂堪攻击，非有干结不通等证而用此二剂，恐非所宜。若其果属胃火，别无虚证，则三补丸、玉泉散、白虎汤及抽薪饮之类，皆可择而用也。

下消证，小便淋浊，如膏如油，或加烦躁耳焦，此肾水亏竭之证，古法用六味地黄丸之类主之，固其宜矣。然以余观之，则亦当辨其寒热滑涩，分而治之，庶乎尽善。若淋浊如膏，兼热病而有火者，宜补而兼清，以加减一阴煎，或补阴丸、大补阴丸，或六味地黄丸加黄柏、知母之类主之；若下消而兼涩者，宜补宜利，以六味地黄丸之类主之；若下焦淋浊而全无火者，乃气不摄精而然，但宜壮水养气，以左归饮、大补元煎之类主之；若火衰不能化气，气虚不能化液者，犹当以右归饮、右归丸、八味地黄丸之类主之。若下焦无火而兼滑者，当以固肾补阴为主，宜秘元煎、固阴煎及苓术菟丝丸之类主之。

《景岳全书·卷之二十八理集·三消干渴》

凡治初得消渴病，不急生津补水，降火彻热。用药无当，迁延误人，医之罪也。

凡治中消病成，不急救金水二脏，泉之竭矣。不云自中，医之罪也。

凡治肺消病而以地黄丸治其血分，肾消病而以白虎汤治其气分，执一不通，病不能除，医之罪也。

凡消渴病少愈，不亟回枯泽槁，听其土燥不生，致酿疮疽无救，医之罪也。

凡治消渴病，用寒凉太过，乃至水胜火湮，犹不知反，渐成肿满不救，医之罪也。

《医门法律·卷六·消渴续论》

初起宜养肺清心，久病宜滋肾养脾。盖五脏之津液，皆本乎肾，故肾暖则气上升而肺润，肾冷则气不升而肺枯，故肾气丸为消渴良方也。又五脏之精华，悉运乎脾，脾旺则心肾相交，脾健而津液自化，故参苓白术散为收功神药也。

《证治汇补·卷之六·胸膈门·消渴》

当分三消而治之，上消者，肺也，舌上赤裂，大渴引饮，《经》曰："心移热于肺，传为膈消"是也。由火盛克金，肺热叶焦，津液枯涸而然。治法，人虚以治消渴方主之，人强用白虎加花粉、葛根、乌梅、杷叶，及清肺药。中消者，胃也，善食而饥，自汗，大便硬，小便数，叔和云：口渴饮水，多饥虚，疸成为消中是也。治法：人虚宜补中，渴甚白虎加人参、川连、生地、栀子，人强便燥，用调胃承气、三黄丸下之。下消者，肾也，烦躁引饮，耳轮焦干，小便淋浊如膏之状，叔和云：焦烦水易亏，此肾消也。治法：六味地黄丸、八味丸，及用人参、知、柏、车前、二冬、泽泻、五味、熟地之类。三消通用当归润肠汤，生津甘露饮，清心莲子饮，麦冬饮子，四物汤加减，用效猪肚丸，大禁半夏及发汗。

《苍生司命·卷七·三消症》

三消一症，虽有上、中、下之分，其实不越阴亏阳亢，津涸热淫而已。考古治法，唯仲景之肾气丸，助真火蒸化，上升津液，《本事方》之神效散，取水中咸寒之物，遂其性而治之。二者可谓具通天手眼，万世准绳矣。他如《易简》之地黄引子，朱丹溪之消渴方，以及茯苓丸、黄芪汤、生津甘露饮，皆错杂不一，毫无成法可遵。至先生则范于法，而不囿于法。如病在中上者，膈膜之地，而成燎原之场，即用景岳之玉女煎、六味之加二冬、龟甲、旱莲，一以清阳明之热，以滋少阴；一以救心肺之阴，而下顾真液。如元阳变动而为消烁者，即用河间之甘露饮，生津清热，润燥养阴，甘缓和阳是也。至于壮水以制阳光，则有六味之补三阴，而加车前、牛膝，导引肝肾，斟酌变通，斯诚善矣。

《临证指南医案·卷六·三消》

三消之症，皆燥热结聚也。大法：治上消者，宜润其肺，兼清其胃，二冬汤主之；治中消者，宜清其胃，兼滋其肾，生地八物汤主之；治下消者，宜滋其肾，兼补其肺，地黄汤、生脉散并主之。夫上消清胃者，使胃火不得伤肺也；中消滋肾者，使相火不得攻胃也；下消清肺者，滋上源以生水也。三消之治，不必专执本经，而滋其化源，则病易痊矣。

《医学心悟·卷三·三消》

消疸，肝心肾三经之阴虚而生内热病也。即经所谓热中，与三消异……是知消疸之病，本起于不足，必以滋阴平肝清热为主也（宜生地黄饮子、玉泉丸）。

然多食而饥不止为中消，此又云饥不欲食，则知消渴之病，亦有不欲食者，但能食而渴者，全重二阳论治。饮一溲二，重在肾虚论治。其不能食而气冲者，重在厥阴论治。此又临症时微细之辨乎。

《杂病源流犀烛·卷十七·三消源流》

上消多渴，下消多溲，上消属肺，下消属肾。肺肾阴伤，胃火内炽，治火无益，宜壮水之主，以制阳光。

《丁甘仁医案·卷五·消渴案》

口甜属脾热，龈烂属胃火。口渴引饮，热在上焦无疑。脘嘈求食，热在中焦显著。小溲频多，热在下焦可知。照此形状，已成三消。脉象左大，舌质薄腻。滋五脏之阴，泻三焦之火。形肉未削，尚可挽救。

《清代名医医案精华·消渴》

当先固其本，宜肾气八味丸之类，若不先固其本，又将何以御其渴哉！

《普济方·消渴门·总论》

消渴疾，三焦受病，有上消，有中消，有肾消。上消者，上焦受病，又谓之高消，肺也，多饮水而少食，大便如常，或小便清利，知其燥在上焦也，治宜流湿以润肺；中消者，胃也，渴而饮食多，小便赤黄，《经》曰：热能消谷，知其热在中也，治法下至不饮食而愈；肾消者，病在下焦，初发为膏淋，谓淋下如膏油之状，至病成而面色黧黑，形瘦而耳焦，小便浊而有脂液，治法宜养血以肃清，分其浊而愈也。

《济生拔粹方·消渴证》

故仲景治渴而小便反多，用肾气丸补肾救肺，后人因名之肾消及下消也。

《医学纲目·卷之二十二·脾胃门·消瘅门》

遗　精

故先生于遗精一症，亦不外乎宁心益肾、填精固摄、清热利湿诸法。如肾精亏乏，相火易动，阴虚阳冒而为遗精者，用厚味填精、介类潜阳、养阴固涩诸法；如无梦遗精，肾关不固，精窍滑脱而成者，用桑螵蛸散填阴固摄，及滑涩互施方法；如有梦而遗，烦劳过度，及脾胃受伤，心肾不交，上下交损而成者，用归脾汤、妙香散、参术膏、补心丹等方，心脾肾兼治之法；如阴虚不摄，湿热下注而遗滑者，用黄柏、草薢、黄连、苓、泽等，苦泄厥阴郁热，兼通腑气为主；如下虚上实，火风震动，脾肾液枯，而为遗滑者，用二至百补丸，及通摄下焦之法；如龙相交炽，阴精走泄而成者，用三才封髓丹、滋肾丸、大补阴丸，峻补真阴，承制相火，以泻阴中伏热为主。又有房劳过度，精竭阳虚，寐则阳陷而精道不禁，随触随泄，不梦而遗者，当用固精丸，升固八脉之气。又有膏粱酒肉，饮醇厚味之人，久之脾胃酿成湿热，留伏阴中而为梦泄者，当用刘松石猪肚丸，清脾胃蕴蓄之湿热。立法虽为大备，然临症之生心化裁，存乎其人耳。

《临证指南医案·卷三·遗精》

血　证

血病，治之之法，风则散之，热则清之，寒则温之，虚则补之。

《严氏济生方·血病门·便血评估》

治血不可纯用寒凉药，当寒因热用，必于寒凉药中用辛味升温之药，如酒浸炒凉药，酒煮黄连丸之类。

《丹溪治法心要·卷五·下血》

治血必血属之药，欲求血药，其四物之谓乎？河间谓随证辅佐谓之六合汤者，详言之矣。余故陈其气味专司之要，不可不察。夫川芎血中之气药也，通肝经，性味辛散，能行血滞于气也。地黄血中血药也，通肾经，性味甘寒，能生真阴之虚也。当归分三，治血中主药。通肾经，性味辛温，全用能活血各归其经也。芍药阴分药也，通脾经，性味酸寒，能和血气腹痛也。若求阴药之属，必于此而取则焉。《脾胃论》有云：若善治者，随经损益，损其一二味之所宜为主治可也。此特论血病而求血药之属者也。若气虚血弱，又当从长沙。血虚以人参补之，阳旺则生阴血也，若四物者，独能主血分受伤，为气不虚也。辅佐之属：若桃仁、红花、苏子、血竭、牡丹皮者，血滞所宜；蒲黄、阿胶、地榆、百草霜、棕灰者，血崩所宜；乳香、没药、五灵脂、凌霄花者，血痛所宜；苁蓉、锁阳、牛膝、枸杞子、益母草、夏枯草、败龟板者，血虚所宜；乳酪血液之物，血燥所宜；干姜桂者，血寒所宜；生地黄、苦参，血热所宜；此特取其正治之大略耳。以其触类而长，可谓无穷之应变矣。

《金匮钩玄·卷二·血属阴难成易亏论》

丹溪曰：口鼻出血，皆是阳盛阴虚，有升无降，血随气上，越出上窍，法当补阴抑阳，气降则血归经……凡用血药，不可单行单止，又不可纯用寒凉药，必加辛温升药，如加凉药用酒煮、酒炒之类，乃寒因热用之法也。

……凡诸见血证，皆是阳盛阴虚，君相二火亢甚，煎迫其血而出诸窍也，悉宜四物汤加知母、黄柏补阴降火之剂为主治……或行之，或清之，或止之，皆当视其证新久缓急而施治之，俱以四物为君主之药也。

《医学正传·卷之五·血症》

一切血症，皆属于热。药用清凉。俱是阳盛阴虚，火载血上，错经妄行而为逆也。用犀角地黄汤随症加减。鲜血者，新血也，用止之；紫黑成块者，瘀血也，宜去之；已后俱用补荣汤加减调理。

《万病回春·卷之四·失血》

《经》云：善治血者先清气。盖气清则血和，气浊则血乱，斯言信矣。大凡失血，先辨出于何经，当用此经清气之药，然后凉血，审其虚实调治，庶无误矣。

咳血者，嗽出痰内有血点者是，此血出自心经，其色鲜红，由火升痰甚，法宜补心养血。

下血者，大便血也，此血出自大肠，其络上系于心，属热，法宜清心，兼降小肠火。

《国医宗旨·卷二·失血病机》

治法　未见血则宜消宜和，既见血则宜凉宜止，旧血未尽则化其血，新血未尽则补其血，因其势之轻重为缓急之施，则无不中矣。

《丹台玉案·卷之四·诸血门》

若以为属火属热，一概混用凉剂涩剂，在治实火实热则可，而属虚火虚热与无火无热之症，未有不败胃伤脾，绝生化之源，而速人于死者，可胜道哉。

《轩岐救正论·卷之五·治验案下·诸失血》

凡治血证，须知其要，而血动之由，惟火惟气耳。故察火者，但察其有火无火，察气者，但察其气虚气实，知此四者而得其所以，则治血之法无余义矣。详列如下：

凡诸口鼻见血，多由阳盛阴虚，二火逼血而妄行诸窍也，悉宜以一阴煎加清降等剂为主治。盖血随气上则有升无降，故惟补阴抑阳，则火清气降而血自静矣。此治阳盛动血之大法也。

火盛逼血妄行者，或上或下，必有火脉火证可据，乃可以清火为先，火清而血自安矣。宜芩、连、知、柏、玄参、栀子、童便、犀角、天花粉、生地、芍药、龙胆草之属，择而用之。如阳明火盛者，须加石膏；三焦热极，或闭结不通者，须加大黄；如热壅于上，火不能降者，于清火药中，须加泽泻、木通、栀子之属导之泄之，则火可降，血可清也。然火有虚实，或宜兼补，或宜兼清，所当酌也。若以假火作真火，则害不旋踵矣。

气逆于脏，则血随气乱而错经妄行，然必有气逆喘满，或胸胁痛胀，或尺寸弦强等证，此当以顺气为先，宜陈皮、青皮、杏仁、白芥子、泽泻之属主之。有火者，宜栀子、芍药之类，兼以平肝；无火者，宜香附、乌药、干姜、郁金之属用行阴滞。然此必气实多逆者，乃堪用此。盖气顺则血自宁也。其或实中有虚，不堪消耗者，则或宜暂用，或酌其佐使，不可拘也。

凡火不盛，气不逆，而血动不止者，乃其元阴受损，营气失守，病在根本而然。经曰：起居不节，用力过度，则络脉伤，阳络伤则血外溢，血外溢则吐衄，阴络伤则血内溢，血内溢则后血。此二言者，最得损伤失血之源。故凡治损伤无火无气而血不止者，最不宜妄用寒凉以伐生气，又不宜妄用辛燥以动阳气。盖此二者，大非真阴亏损者所宜，而治此之法，但宜纯甘至静之品培之养之，以完固损伤，则营气自将宁谧，不待治血而自安矣。且今人以劳伤而病者多属此证，若不救根本，终必败亡。方列后条，用宜详酌。

吐血失血等证，凡见喘满、咳嗽，及左右腔膈间有隐隐胀痛者，此病在肺也。若胸膈膻中之间觉有牵痛，如缕如丝，或懊憹嘈杂有不可名状者，此病在心主包络也。若胸腹膨膨，不知饥饱，食饮无味，多涎沫者，此病在脾也。若胁肋牵痛，或躁扰喘急不宁，往来寒热者，此病在肝也。若气短似喘，声哑不出，骨蒸盗汗，咽干喉痛，动气忡忡者，此病在肾也。若大呕大吐，烦渴头痛，大热不得卧者，此病在胃也。于此而察其兼证，则病有不止一脏者，皆可参合以辨之也。其于治法，凡肺病者，宜清降不宜升浮。心主病者，宜养营不宜耗散。脾病者，宜温中不宜酸寒。肝病者，或宜疏利，或宜甘缓，不宜秘滞。肾病者，宜壮水，宜滋阴，不宜香燥克伐。胃病者，或宜大泻，或宜大补，当察兼证虚实，勿谓阳明证尽可攻也。

治血之药，凡为君为臣，或宜专用，或宜相兼，病有浅深，方有轻重。其间参合之妙，固由乎人，而性用之殊，当知其类，故兹条列于下：血虚之治有主者。宜熟地、当归、枸杞、鹿胶、炙甘草之属。

血虚之治有佐者。宜山药、山茱萸、杜仲、枣仁、菟丝子、五味子之属。

血有虚而微热者。宜凉补之，以生地、麦冬、芍药、沙参、牛膝、鸡子清、阿胶之属。

血有因于气虚者，宜补其气。以人参、黄芪、白术之属。

血有因于气实者宜行之降之。以青皮、陈皮、枳壳、乌

药、沉香、木香、香附、瓜蒌、杏仁、前胡、白芥子、海石
之属。

血有虚而滞者，宜补之活之。以当归、牛膝、川芎、熟
地、醇酒之属。

血有寒滞不化及火不归原者，宜温之。以肉桂、附子、干
姜、姜汁之属。

血有乱动不宁者，宜清之和之。以茜根、山楂、丹皮、丹
参、童便、贝母、竹沥、竹茹、百合、茅根、侧柏、藕汁、荷
叶蒂、柿霜、桑寄生、韭汁、萝卜汁、飞罗面、黑墨之属。

血有大热者，宜寒之泻之。以黄连、黄芩、黄柏、知母、
玄参、天花粉、栀子、石膏、龙胆草、苦参、桑白皮、香薷、
犀角、青黛、童便、槐花之属。

血有蓄而结者，宜破之逐之。以桃仁、红花、苏木、玄
胡、三棱、蓬术、五灵脂、大黄、芒硝之属。

血有陷者，宜举之。以升麻、柴胡、川芎、白芷之属。

血有燥者，宜润之。以乳酪、酥油、蜂蜜、天门冬、柏子
仁、苁蓉、当归、百合、胡桃肉之属。

血有滑者，宜涩之止之。以棕灰、发灰、白及、人中白、
蒲黄、松花、百草霜、百药煎、诃子、五味子、乌梅、地榆、
文蛤、川续断、椿白皮之属。

血有涩者，宜利之。以牛膝、车前、茯苓、泽泻、木通、
瞿麦、益母草、滑石之属。

血有病于风湿者，宜散之燥之。以防风、荆芥、葛根、秦
艽、苍术、白术、半夏之属。

治血之剂，古人多以四物汤为主，然亦有宜与不宜者。盖
补血行血无如当归，但当归之性动而滑，凡因火动血者忌之。
因火而嗽，因湿而滑者，皆忌之。行血散血无如川芎，然川芎
之性升而散，凡火载血上者忌之。气虚多汗，火不归原者，皆
忌之。生血凉血无如生地，敛血清血无如芍药，然二物皆凉，
凡阳虚者非宜也，脾弱者非宜也，脉弱身凉，多呕便溏者，皆

非宜也。故凡四物汤以治血者，不可不察其宜否之性。

《景岳全书·卷之三十·杂证谟·血证·论治》

柯韵伯曰：失血之瘀，关系最重，先辈立论甚详，治法甚备。如血脱益气，见之东垣矣；滋阴清火，见之丹溪矣；安神补血，见之陆迎矣；引血归源，见之吴球矣；攻补选用，见之伯仁矣；逐瘀生新，见之宇泰矣；辛温从治，见之巢氏矣；先止后补，见之葛氏矣；胃药收功，见之石山矣；宜滋化源，见之立斋矣。无说不通，无治不善。乃创法者用之而瘥，遵法者因循而败，岂古今人有不相及耶？抑亦未知其要耳？请言治血之要：其取效在调气而补血，其收功在安神而固精。夫人身中惟气血用事，"血随气行"，谁不能言？独于失血病，不言调气之理；"血脱须补"，谁不知之？反于失血症，不知补血之法，惟以降火为确论，寒凉为定方，至于气绝血凝犹不悔悟，不深可悯耶？夫气亢于上焦阳分，则阳络伤，血随气上溢于口鼻，当桃仁承气以下之；气并于下焦之阴分，则阴络伤，血随气而下陷于二便，用补中益气汤举之；气有余必挟火，当用苦寒以凉其气；气不足便挟寒，宜用甘温以益其气。此调气之大要也。血自心来者，补心丹主之；脾来者，归脾汤主之；肺来者，生脉散主之；肾来者，肾气丸主之。此补血之大要。然气血者后天，精神者先天，故精神不散，气血和调，形体不敝，精神内守。故治血者，必用安神，固精，使病者积精主神，以善其后，何有天枢之憾哉？

《古今名医汇粹·病能集四·血症治要》

夫血者，水火合德而生，其形象天一之水，其色法地二之火，取水之精以为体，合火之神以为用。人赖以有生，其出入、升降、濡润、宣通者，由气使然也。故气即无形之血，血即有形之气，经曰："血之与气，异名同类"是也。然人之一身，气血不能相离，气中有血，血中有气，气血相依，循环不息。凡血之越出上窍者，皆气为之也。先贤主论，治法不一，或主温补，或主寒凉，或以活血行气，或以滋阴降火，或以心肾为主，或以脾胃为急，或主润肺，或主疏肝。有是病用是法，非漫然也。无如时师不察，不明无寒热虚实之旨，欲用温补，畏其助火添邪；欲用寒凉，畏其血凝不散；活血行气，又恐伤其真气；滋阴降火，又恐伤脾胃，心阳，肾阴不分，脾胃勇怯罔顾；润肺难痊，疏肝恐误；药饵妄投，希图侥幸；未有能毅然独断于中者也。余历练数十年，见症甚多，务求其要，昼夜苦思，深知根底，立为八法，以气为主，贯通寒热虚实，经纬其间，条分缕析，开卷了然。以见气虚者补气，陷者宜升气，逆者宜降气，滞者宜行气，外寒者宜散，内寒者宜温，虚火者宜滋，实火者宜清。当用寒凉者，竟用寒凉，而无伤脾败胃之虞；当用温补者，竟用温补，而无添邪助火之弊；活血行气，非活血行气则血不痊；滋阴降火，非滋阴降火则血不止；以心阳为主者，必当行阳固阴；以脾胃为急者，必当调和中土；当润肺则润肺；当疏肝则疏肝，确然可据，不致临症茫然，妄执臆见，歧中又歧也……

血症八法扼要总纲：

气虚失血：中气虚则不能摄血，宜补气、温气；中气陷则自能脱血，宜补气，升气。

气实失血：气逆则血随气升，宜降气活血；气滞则血随气积，宜利气行血。

气寒失血：内寒则阳虚而阴必走，宜引火归源；外寒则邪解而血归经，宜温表散寒。

气热失血：实火则热甚逼血而妄行，宜苦寒泻火；虚火则阳亢阴微而上泛，宜滋阴降火。

以上八法，各有所宜，随病所因；诸家之法，俱不可废。则寒热、温凉、升降、补泻之法，临症不惑，而诸法皆得为吾用矣。

《不居集·卷之十三·血症八法扼要》

不可骤用止涩，不可专行腻补，不可轻用苦寒，不可妄事攻伐。

《类证治裁·卷之二·吐血论治》

吐衄便漏，其血无不离经，凡系离经之血，与荣养周身之血，已睽绝而不合……此血在身，不能加于好血，而反阻新血之化机，故凡血证，总以去瘀为要。

《血证论·卷五·瘀血》

故东垣之补气，丹溪之滋阴，陆迎之安神补血，吴球之引火为源，攻补叠用之滑仁，逐瘀生新之宇泰，辛温从治之曹民，先止后补之葛氏，胃药收功石山，宜滋化源之立斋，治法种种不同。

《医学辨证·血症》

天地之理，阳统乎阴，血随乎气，故治血必先理气，血脱必先益气，盖有形之血不能速生，无形之气所当急固，无形自能生有形也。

《医宗己任编·卷三·四明心法血症》

治分八法：一曰降气，缘上盛下虚，气升不降，血随气上，越出上窍，法以苏子、沉香之类顺其气，气降而血自归经矣。一曰破瘀，缘上膈壅热积瘀，紫黑成块，胸中满痛，法以熟大黄、桃仁、丹皮、枳实之类导之使下，转逆为顺矣。一曰温中，缘衣冷食寒，渗入血分，血得寒则凝，不归经络而妄行，血出黯黑，色夭身凉，法以炮姜、肉桂之类温中和气，气温和则血自归经矣。一曰温散，倘衣冷感寒，色黯窍热，身痛头痛，法以姜、桂、芎、苏之类温中散寒，寒去血自归经矣。一曰补气，缘人真气素亏，精神疲惫，阴阳不相为守，卫气虚散，营亦妄行，法以大剂参附之类以补元气，气旺自能摄血矣。一曰补益，凡失血人阴分亏损，法于四物汤中取一二味以为主药，或人参养荣汤、十全大补汤以培养之，则自阳生阴长矣。一曰阻遏，血色红赤，逢黑即止，水克火之义，久而不止，法以百草霜、京墨、十灰散之类以控抑之，或花蕊石以消化之，庶不令上溢矣。一曰升阳，缘阳气不升，血乃下漏，法以升、柴、荆、防之类升之，则血自安于故道矣。总之，血循气行，气升则升，气降则降。火气上升，逼于火则血因之上溢;湿气下行,滞于湿则血因之而下渗。故治上溢无如降气,若瘀则破之,寒则温之,而阻遏之方则兼用之。治下渗无如升阳,若虚则补之,热则清之,而阻遏之方则多用之。总以甘温收补,调理脾胃,以建末功,此大法也。

......

诸失血证,固为火盛妄行,而不宜于甘温,理故然也。其有虚火体气弱甚者,宁有不用参、芪者乎。葛可久治大吐血后,用独参汤一味服之,所以治其虚也。大抵用药补泻,宜审人之虚实,则无施而不当也,何甘温之必不可用哉。

......

治者,当以气而平之,致令气归于经而血不妄行者可也。又以血而和之,致使气归于血而气不妄动者可也。治血之法。全在兹乎。

......

凡失血之证,以甘寒之剂和之自止。止血不难,惟生血为难。若泥用苦寒,先伤脾胃之气,多致生机日损,传为虚怯,可不慎欤。

......

血遇热而行,故止血多用凉药。然亦有中寒气虚,阴阳不相守,血乃妄行者,经所谓阳虚阴必凑之者是也。却当用辛温药如干姜、官桂之类,中温则血自归经也。吐、泻、衄皆有此证。

......

出血诸证,每每以胃药收功。盖心主血、肝藏血,胃者又所以生其血而能使真气归元,故其血自止。

......

咳血多是火郁肺中,治宜清肺降火,开郁消痰,咳止而血亦止也。不可纯用血药,使气滞痰塞而郁不开,咳既不止,血安止哉。设下午身热而脉细数,此真阴不足,当清上补下。

......

风行水动，气行血流，治衄者则知血药以治衄，而不知气降则血归经。古人所以血药中必加气药一、二味，如上所谓苏子降气汤是也。

……

风湿则祛之，寒则温之，热则清之，停滞则疏涤之，气则调之，有毒者解利之。下血之证，非只一端，大概血得热而行，遇黑而止，用药当审之。

《杂病广要·诸血病》

咳　血

先吐红，后吐痰，多是阴虚，火逆痰上，四物汤起料，加痰火药。先痰嗽，后见红，多是痰积热，降痰火为急。

《丹溪治法心要·卷五·咳血》

《统旨》云：嗽出痰内有血者，名咳血。又曰：嗽血其因有二，热壅于肺者易治，不过凉之而已；久嗽损于肺者难治，此已成痨也。

《赤水玄珠·第九卷·血门·咳血》

此其病标固在肺，而病本则在肾也。苟欲舍肾而治血，终非治之善者。第肾中自有水火，水虚本不能滋养，火虚尤不能化生。有善窥水火之微者，则洞垣之目无过是矣。

《景岳全书·卷之三十·血证·咳血论治》

（痰涎血）痰中带血，多属脾经，须分痰血先后施治，先见血而后嗽痰者，此相火上炎，煎熬成痰，降火为至，若用消痰，则血溢而不止。其先痰嗽而后见血者，是积热生痰，载血上行，清痰为要，若用血药，则痰滞而不行。

《证治汇补·卷五·痰血》

先痰嗽而后见红者，是积痰生热，宜急降痰火，宜橘红、苏子、贝母、麦冬、黄连、瓜蒌霜；先见红而后痰嗽者，是阴虚火动，痰不下降，宜滋阴降火，宜补阴丸加麦冬。

《杂病源流犀烛·卷十七·诸血源流》

衄 血

大抵与吐血不同。大概是血被热气所逼，而随气上行，以散气退热为主。凉血行血为主。

《丹溪心法·卷二·衄血》

衄血，凉血行血为主，大抵与吐血同。

《丹溪心法·卷二·衄血》

治宜益火之源，古有八味地黄汤，乃其对证之剂。余复有镇阴煎之制，其效尤捷，盖此证不惟内伤者有之，即伤寒者亦有之，然必其素多断丧，损及真阴者，乃见此证。

《景岳全书·卷之三十·衄血新按》

火亢则治宜清降，生地黄饮子，茜根散；阳虚则治宜温摄，理中汤，黑神散；……暴衄则治须凉泻，犀角地黄汤、七汁饮；久衄则治须滋养，止衄散、生脉散。

《类证治裁·卷之二·衄血论治》

吐 血

血脱益气，古圣之言，盖血药治血有余，不治血之不足，寒剂治火之有余，不治火之不足，吐血概用滋阴清火，则胃失生发之气，脾肺先绝，血从何生，必至于死矣……

吐血久而不愈者，肾虚不纳气故也，杂病久而不愈者，脾虚不能统血故也。故血病宜求之肾，杂病宜求之脾。

《慎斋遗书·卷之七·吐血》

宜行血，不宜止血；血不行经络者，气逆上壅也。行血则血循经络，不止自止，止之则血凝，血凝则发热、恶食，病日痼矣。

宜补肝，不宜伐肝。《经》曰：五脏者，藏精气而不泻者也。肝为将军之官，主藏血。吐血者，肝失其职也。养肝则肝气平而血有所归，伐之则肝虚不能藏血，血愈不止矣。

宜降气，不宜降火。气有余即是火，气降即火降，火降则气不上升，血随气行，无溢出上窍之患矣。降火必用寒凉之剂，反伤胃气，胃气伤则脾不能统血，血愈不能归经矣。

今之疗吐血者，大患有二：一则专用寒凉之味，如芩、连、山栀、四物汤、黄柏、知母之类，往往伤脾作泄，以致不救。一则专用人参，肺热还伤肺，咳嗽愈甚。亦有用参而愈者，此是气虚喘嗽，气属阳，不由阴虚火炽所致，然亦百不一二也。

仲淳立论，专以白芍药、炙甘草制肝。枇杷叶、麦门冬、薄荷叶、橘红、贝母清肺。薏苡仁、怀山药养脾。韭菜、番降香、真苏子下气。青蒿、鳖甲、银柴胡、牡丹皮、地骨皮补阴清热。酸枣仁炒研、白茯神养心。山茱萸肉、枸杞子补肾。予累试之辄验，然阴无骤补之法，非多服药不效。病家欲速其功，医者张皇无主，百药虽试，以致殒身。覆辙相寻不悟，悲夫！（郁金治吐血圣药，患无真者尔）。

《先醒斋医学广笔记·卷之二·吐血三要法》

血家治禁：劳伤误用寒凉，则胸满膈痛，血愈郁矣；阴火误用燥热，则血愈枯竭，痨瘵成矣；坠堕闪挫，气逆气郁，误行补涩，则淤蓄于脾，大腹臌胀，渐成鼓满，名曰血蛊。

《证治汇补·卷之五胸膈门·吐血》

吐血者，肝失其职也。若再伐之，则无力摄血收藏，而血愈不止矣。更宜行血不宜止血，盖吐血者，气逆上壅，而血不行经络也。行血则血循经，不止自止。若勉强止之，则瘀血凝滞，胸胁胀满，发热恶食，反成痼疾。况血生化于脾，而脾又统血，倘不以调理脾胃为主，而概用四物纯阴伤胃，徒增其病矣。

《冯氏锦囊秘录·卷十一·方脉吐血咳血咯血唾血合参》

凡吐血，其因甚多。或因用力动火，须用和络化瘀，固气调中，或因暴怒气逆动血，须顺气化痰，或外邪郁火冲动，或受热邪动血，皆当清邪化瘀，今观世俗，多不细辨，一见吐血，率用二冬二地阿胶等类。其因用力及暴怒动血者，得凉润腻补，血虽暂止，瘀遂结于络中，续生新血，不能循行归经，满则必溢。故逾时复吐，吐则又补，愈后又发，旋发旋重，终至不救。其因外邪吐血而误补者，变证尤多。以上诸弊，余目击不可数计，竭心力治之，全愈者十无一二，半愈者十无三四。或吐血虽不发，而咳嗽终身不瘳，带病延年，即为万幸，医者不悟，自以为是，病者畏寒，甘于补死。殊不知虚损吐血，总因肝肾同伤，尺脉必然虚动。虽暴怒伤肝，肝脉大而尺脉不虚。既非虚损，其血出于胃络，必当审其所因，以清理化瘀为主。瘀化气和，其血自止，饮食调理，渐可复元，与其误补而成病根，何如勿药之为善乎。

《医门棒喝·卷之二·虚损论》

故凡吐血，胸背必痛，是血由背脊而来，气迫之行，不得其和，故见背痛之证也。又或由两胁肋走油膜，入小肠，重则潮鸣有声，逆入于胃，以致吐出，故凡失血复多腰胁疼痛之证。此二者，来路不同，治法亦异。由背上来者，以治肺为主；由胁下来者，以治肝为主，盖肺为华盖，位在背与胸膈，血之来路，既由其界分溢出，自当治肺为是。肝为统血之脏，位在胁下，血从其地而来，则又以治肝为是。然肝肺虽系血之来路，而其吐出，实则胃主之也。凡人吐痰吐食，皆胃之咎。血虽非胃所主，然同是吐证，安得不责之于胃。况血之归宿，在于血海，冲为血海，其脉丽于阳明，未有冲气不逆上，而血逆上者也。仲景治血以治冲为要，冲脉丽于阳明，治阳明即治冲也。阳明之气，下行为顺，今乃逆吐，失其下行之令。急调其胃，使气顺吐止，则血不致奔脱矣。此时血之原委，不暇究治，惟以止血为第一要法。血止之后，其离经而未吐出者，是为瘀血。既与好血不相合，反与好血不相能，或壅而成热，或变而为痨，或结瘕，或刺痛，日久变证，未可预料，必亟为消除，以免后来诸患，故以消瘀为第二法。止吐消瘀之后，又恐血再潮动，则须用药安之，故以宁血为第三法。邪之所凑，其正必虚，去血既多，阴无有不虚者矣。阴者阳之守，阴虚则阳无所附，久且阳随而亡，故又以补虚为收功之法。四者乃通治血证之大纲，而纲领之中又有条目，今并详于下方云。

一止血：其法独取阳明。阳明之气下行为顺，所以逆上者，以其气实故也。吐血虽属虚证，然系血虚非气虚。且初吐时，邪气最盛，正虽虚而邪则实。试思人身之血，本自潜藏，今乃大反其常，有翻天覆地之象，非实邪与之战斗，血何从而吐出哉。故不去其邪愈伤其正，虚者益虚，实者愈实矣。况血入胃中，则胃家实，虽不似伤寒证以胃有燥屎为胃家实，然其血积在胃。亦实象也。故必廓夺其实，釜底抽薪，然后能降气止逆，仲景泻心汤主之。血多者，加童便、茅根；喘满者，加杏仁、厚朴；血虚者，加生地、当归；气随血脱不归根者，加人参、当归、五味附片；有寒热者，加柴胡、生姜，或加干姜、艾叶，以反佐之。随证加减，而总不失其泻心之本意，则深得圣师之旨，而功效亦大。盖气之原在肾，水虚则气热；火之原在心，血虚则火盛。火热相搏则气实，气实则逼血妄行，此时补肾水以平气，迂阔之谈也；补心血以配火，不及之治也。故惟有泻火一法，除暴安良，去其邪以存其正。方名泻心，实则泻胃，胃气下泄，则心火有所消导，而胃中之热气亦不上壅，斯气顺而血不逆矣。且大黄一味，能推陈致新，以损阳和阴，非徒下胃中之气也，即外而经脉肌肤躯壳，凡属气逆于血分之中，致血有不和处，大黄之性，亦无不达。盖其药气最盛，故能克而制之，使气之逆者，不敢不顺。既速下降之势，又无遗留之邪，今人多不敢用，惜哉。然亦有病之轻者，割鸡焉用牛刀？葛可久十灰散亦可得效，义取红见黑即止之意，其妙全在大黄降气即以降血。吐血之证，属实证者十居六七，以上二方投之立效。然亦有属虚属寒者，在吐血家，十中一二，为之医者不可不知也。虚证去血太多，其证喘促昏愦，神气不续，六脉细微虚浮散数，此如刀伤出血，血尽而气亦尽，危脱之证也，独参汤救护其气，使气不脱，则血不奔矣。寒证者，阳不摄阴，阴血因而走溢，其证必见手足清冷，便溏遗溺，脉细微迟涩，面色惨白，唇口淡和。或内寒外热，必实见有虚寒假热之真情，甘草干姜汤主之，以阳和运阴血，虚热退而阴血自守矣。然血系阴汁，刚燥之剂乃其所忌。然亦有阳不摄阴者，亦当用姜附也。上寒下热，芩连姜附同用亦有焉。以上数法，用之得宜，无不立愈。其有被庸医治坏，而血不止者，延日已久，证多杂见，但用以上诸方，未能尽止血之法，审系瘀血不行，而血不止者，血府逐瘀汤主之。火重者，加黄芩黄连；痰多者，加云苓瓜霜；咳逆，加杏仁、五味、寸冬；盗汗身热，加青蒿、冬桑叶、黄柏、牡蛎；喘者，加杏仁、苏子；身痛、胸腹满、大便闭为瘀结，加大黄。如欲求详，参看痰瘀痨热等门，乃尽其治。又有审病之因，而分别以止其血者，治法尤不厌详。因于酒及煎炒厚味之物者，其证脉数滑，口干燥，胸中烦热，大小便不利，宜用白虎汤加茵陈、炒栀、大黄、藕节治之。因于外感者，先见头痛恶寒发热，脉浮而紧者，为寒犯血分，外束闭而内逆壅，是以吐血，麻黄人参芍药汤治之。若脉浮而数者，为伤风，风为阳邪，宜小柴胡汤加荆芥、防风、当归、白芍、丹皮、蒲黄、知母、石膏、杏仁治之。若因瘟疫，外证颇似伤寒，而内有伏热攻发，口舌苔白，恶热羞明，小便短赤，大便浊垢，心中躁烦，脉见滑数，宜升降散加桃仁、丹皮、花粉、生地、蒌仁、石膏、杏仁、甘草治之，犀角地黄汤亦治之。若因于暑，则发热心烦，暑者，湿热二气合化之名也，以清热利湿为主，升降清化汤加防己、木通、蒌仁治之，病轻者去大黄。因于怒气逆上，血沸而吐者，宜丹栀逍遥散加青皮、牡蛎、蒲黄、胆草治之。气火太甚者，则用当归芦荟丸，以平其横决。因于劳倦困苦饥饱不匀，以及忧思抑郁，心神怔忡，食少气短，吐血虚烦者，宜用归脾汤主之。中土虚寒者加煨姜；虚热者加柴胡、山栀。因于跌打损伤，以及用力努挣，而得失血之证者，法宜补气以续其绝，消瘀以治其伤，四物汤加黄芪、人参、续断、桃仁、红花、陈酒、童便治之。因于色欲过度，阴虚火旺，其证夜则发热，盗汗梦交，耳鸣不寐，六脉细数芤革，宜地黄汤加蒲黄、藕节、阿胶、五味治之。止血之法，此其大略，如欲变化而尽善，非参透全书，不能丝丝入彀。总而论之，血之为物，热则行，冷则凝，见黑则止，遇寒亦止。故有用热药止血者，以行血为止血，姜艾等是也。有用凉水止血者，或用急流水，或用井华水，取冷则凝之义，芩连诸药，亦即冷止之义。有用百草霜、京墨、十灰散等，以止血者，取见黑则止之义。黑为水之色，红为火之色，水治火故止也。此第取水火之色，犹能相克而奏功，则能知水火之性，以消息用药，何血证难治之有。又有用咸以止血者，童便马通扬尘水之类，此《内经》咸走血之义。童便尤能自还神化，服制火邪以滋肾水，大有功用，故世医云，服童便者，百无一生，不服童便者，百无一死。本人小便，清晨每服一碗，名回龙汤。各种随笔，赞回龙汤之妙者，甚夥，病家皆所当服也。顾止血之法虽多，而总莫先于降气，故沉香、降香、苏子、杏仁、旋覆、枳壳、半夏、尖贝、厚朴、香附之类，皆须随宜取用。而大黄一味，既是气药，即是血药，止血而不留瘀，尤为妙药。识得诸法，其于止血之用，思过半矣。夫所谓止血者，非徒止其溢入胃中之血，使不吐出而已也。盖大吐之时，经脉之血，辐辏而至，其溢入胃中者，听其吐可也，下可也，即停留胃中，亦与糟粕无异，固无大害也。独动于经脉之中，而尚未溢出者，若令溢出，则不可复返矣，惟急止之，使犹可复还经脉，仍循故道，复返而为冲和之血。所谓止血者，即谓此未曾溢出，仍可复还之血，止之使不溢出，则存得一分血，便保得一分命，非徒止已入胃中之死血已耳。今医动言止血，先要化瘀，不知血初吐时，尚未停蓄，何处有瘀？若先逐瘀，必将经脉中已动之血，尽被消逐，则血愈枯而病愈甚，安能免于虚损乎，惟第用止血，庶血复其道，不至奔脱尔，故以止血为第一法。

二消瘀：血既止后，其经脉中已动之血，有不能复还故道者，上则着于背脊胸膈之间，下则着于胁肋少腹之际，着而不和，必见疼痛之证。或流注四肢，则为肿痛，或滞于肌腠，则生寒热。凡有所瘀，莫不壅塞气道，阻滞生机，久则变为骨蒸、干血、痨瘵，不可不急去之也。且经隧之中，既有瘀血踞住，则新血不能安行无恙，终必妄走而吐溢矣，故以去瘀为治血要法。用花蕊石散，令瘀血化水而下，且不动五脏真气，为去瘀妙药。如无花蕊石，用三七、郁金、桃仁、牛膝、醋炒大黄，亦有迅扫之功。顾旧血不去，则新血断然不生，而新血不生，则旧血亦不能自去也。譬诸君子之道不长，则小人之道亦不消。须知瘀血之去，乃新血日生，瘀血无处可留，迫之不得不去，故或化而走小便，或传而入大肠。花蕊石化血从小便去，醋黄散下血从大便去。但能去瘀血，而不能生新血，不知克敌者存乎将，祛邪者赖乎正，不补血而去瘀，瘀又安能尽去哉，治法宜用圣愈汤以补血，加桃仁、丹皮、红花、枳壳、香附、云苓、甘草补泻兼行，瘀既去而正不伤，治瘀之法大旨如是。然亦有宜用温药者，《内经》曰：血者喜阴而恶寒，寒则涩而不流，温则消而去之。且有热伏阴分，凉药不效，而宜用从治之法，以引阳出阴者，方用仲景柏叶汤，为寒凝血滞之正治，亦瘀血伏于阴分之从治法也。然三药纯温，设遇火烈之证，非其所宜，或略加柔药调之，则合四物汤用，又有合泻心汤用者，则直以此反佐之也。以上通论治瘀之法，而瘀血着留在身，上下内外，又各有部分不同，分别部居，直探巢穴，治法尤百不失一。审系血瘀上焦，则见胸、背、肩膊疼痛，麻木、逆满等证，宜用血府逐瘀汤，或人参泻肺汤加三七、郁金、荆芥，使上焦之瘀一并廓清。血瘀中焦，则腹中胀满，腰胁着痛。带脉绕脐一周，下连血室，女子以系胎，男子以束体，乃血之管领也。凡血证，未有带脉不病者，今瘀血滞于其分，则宜去之以安带脉，带脉在中焦脾之部分，即从脾治之。观仲景肾着汤，可知治脾即是治带，带有瘀血，宜用甲己化土汤加桃仁、当归、姜黄主之。腰痛甚者加鹿角尖；胁腹痛甚者加蒲黄、灵脂。血瘀下焦，腰以下痛，小腹季胁等处胀满，是血瘀肝之部分，或积胞中血海为痛，宜归芎失笑散主之。大便闭结者均加大黄。仲景逐瘀大剂则有抵当汤、桃仁承气汤数方，皆苦寒大破下，为治瘀能事。亦有当用温药下之者，生化汤及牛膝散主之，本女科治产后恶露及胞衣不下之方。余谓男女虽异，其血则同，同是下焦瘀血，故借用其方往往有验。且下焦原系阴分，上焦之瘀多属阳热，每以温药为忌，下焦之瘀多属阴凝，故产妇喜温而忌寒，以其血在下焦也。知此，则知以温药治下焦瘀血尤为合宜，然亦须审系寒凝乃用温药，若血室热，则仍是桃仁承气之证。又有瘀血流注，四肢疼痛肿胀者，宜化去瘀血，消利肿胀，小调经汤加知母、云苓、桑皮、牛膝治之。又有瘀血客于肌腠，阻滞荣卫，发寒发热，似疟非疟，骨蒸盗汗，咳逆交作。用小柴胡汤加当归、桃仁、丹皮、白芍主之。寒甚者再加艾穗、细辛；热甚者再加花粉、粉葛、青蒿、知母；咳有痰火加瓜霜、杏仁、寸冬、五味、云苓、知母；水饮上冲加葶苈子。益小柴胡原是从中上疏达肝气之药，使肝气不郁，则畅行肌腠，而荣卫调和，今加去瘀之品，则偏于去瘀，凡瘀血阻滞荣卫者，用之立验。总而论之，血瘀于脏腑之间者，久则变为干血，化为痨虫。血瘀于躯壳之间者，或病偏枯，或化痈脓。血瘀于肌腠之间者，则变骨蒸，毛发焦折，肢体瘦削。一切不治之证，总由不善去瘀之故，凡治血者，必先以去瘀为要，另详瘀血门。

三宁血：吐既止，瘀既消，或数日间，或数十日间，其血复潮动而吐者，乃血不安其经常故也，必用宁之之法，使血得安乃愈。其法于止吐消瘀中已寓厥治，然前药多猛峻以取效，乃削平寇盗之术，尚非抚绥之政，故特将宁血旨意，重加发明，以尽其用。有外感风寒，以致吐血，止后，荣卫未和，必有身痛、寒热等证，香苏饮加柴胡、黄芩、当归、白芍、丹皮、阿胶治之。有胃经遗热，气燥血伤而血不得安者，其证口渴哕气，恶闻人声，多躁怒，闻木音则惊，卧寐烦而不安，犀角地黄汤主之。重则合白虎汤，大清大凉以清胃热。轻则止用甘露饮，以生胃津而血自愈。有因肺经燥气，气不清和，失其津润之制节，而见喘逆咳嗽等证，以致其血牵动，清燥救肺汤主之。火甚加犀角，血虚加生地，痰多加尖贝润燥宁血，为肺痿等证之良方。葛可久《十药神书》专医虚损失血，用保和汤亦佳，润肺利气，平燥解郁。前方清纯，此方活动，随宜取用，血自安静而不动矣。有因肝经风火，鼓动煽炽，而血不能静者，则见口苦咽干，目眩耳鸣，胁痛逆气，躁怒决裂，骨蒸妄梦，以逍遥散平剂和之。审系肝经风气鼓动而血不宁者，再加桑寄生、僵蚕、玉竹、枣仁、牡蛎、青蒿，此从仲景白头翁汤得来。仲景治产后血痢，取白头翁平木息风。盖肝为藏血之脏，风气散而不藏则必平之使安，而从血乃得安也。又或肝火偏胜，横决而不可遏，致令血不能藏者，则宜加阿胶、山栀、胆草、胡黄连、蒌仁、牛膝、青皮、牡蛎，当归芦荟丸尤破泻肝火之重剂，但不如逍遥散加减之稳。又有冲气上逆，其证颈赤头晕，火逆上气，咽喉不利，乳下动脉辟辟弹指，颈上动脉现出皮肤。冲脉原不上头项，咽干者，以冲为血海属肝，因肝脉而达于咽也。颈脉动面赤色者，以冲脉丽于阳明，冲气逆，则阳明之气随逆故也。《内经》谓冲为气街，又谓冲为血海，气逆血升，此血证之一大关键也，故仲景治血以治冲为要，麦门冬汤主之。陈修园谓去粳米加白蜜尤能滋补其阴。予谓治冲脉，独取阳明，促景既引其端，后人亦即当扩而充之。审其冲阳太旺者，知母、枳壳、白芍、煅石膏均可加入，以清折之。栀子、黄芩、木通、蒌仁、牛膝利阳明之水者尤可加入，以分消之，此冲脉之气上合阳明之治法也。然冲为气街，气根于肾，血海即丹田，肾气之所藏也。若冲脉挟肾中虚阳上逆喘急者，宜用四磨汤调纳逆气，是仲景桂苓甘草五味汤意。但仲景用桂枝化膀胱之寒水，谓气从少腹上冲咽喉，面热如醉，或热流于两股，或小便难而昏冒，忽上忽下，如电光之闪灼无定，乃阴盛格阳而阳气飞越，故以辛温化之。今系失血，阴气既伤，再用桂枝，岂不犯阳盛则毙之戒，故用沉香代桂，以纳浮阳，而即用人参以滋阴，沉香直走下焦，乌药治膀胱肾间之气。冲为血海，居膀胱肾间之地，治阳明者治其末，治膀胱肾间者是治其本也。若肾中阴气大虚，而冲阳不能安宅，则用四磨汤加熟地、枣皮、山药、五味、枸杞子滋阴配阳以安之。若其人素有水饮，格阳于上，因而动血者，仲景桂苓甘草五味汤又为对证。第其方与血证本不相关，可加当归、白芍、丹皮、阿胶，或用苏子降气汤利痰降气以靖冲逆，或用小柴胡汤加龙骨、牡蛎以导冲逆。桂苓苏子汤是治痰饮以治冲之法，小柴胡又是清火以治冲之法。本方治热入血室，血室者，肝之所司也，冲脉起于血室，故又属肝，治肝即是治冲。血室在男子为丹田，在女子为子宫，其根系于右肾，肾中真阳寄于胞中，为生气之根，乃阴中之阳，肝木得之，发育条达，是为相火，其火如不归根即为雷龙之火。龙骨、牡蛎乃阳物而能蛰藏，取其同气以潜伏阳气，此尤治冲脉更进一层之法，合小柴胡，大有清敛相火之功。若肾经阴虚，阳无所附，雷龙之火上腾者，用二加龙骨汤加阿胶、麦冬、五味以引归其宅亦妙，肾气丸、麦味地黄汤皆可酌用。二方一以温药化气，一以阴药滋降。肾居冲脉之下，又为冲脉之根，安肾气即是安冲气，冲气安而血海宁，自不至于潮上矣。总而论之，血之所以不安者，皆由气之不安故也，宁气即是宁血。以上所论各气治法，亦云详备，临证者细审处之。

　　四补血：邪之所凑，其正必虚。不独补法是顾虚，即止血消瘀，用攻治法，亦恐其久而致虚，故亟攻之使邪速去，以免其致虚耳。但彼时虽恐其虚，而犹未大虚，故以去邪为急，若延日已久，未有不虚怯者。即血既循经，一如平人，而前次所吐之血，已属有去无回，其经脉脏腑，又系血所走泄之路，非用封补滋养之法乌能完全。补法不一，先以补肺胃为要。肺为华盖，外主皮毛，内主制节，肺虚则津液枯竭，喘嗽、痿燥诸证作焉。因其制节不得下行，故气上而血亦上，未有吐血而不伤肺气者也。故初吐必治肺，已止尤先要补肺，用辛字润肺膏，滋补肺中阴液。肺既津润，则其叶下垂，气因之得以下降，利膀胱，传大肠，诸窍通调，五脏受益。如肺叶枯焦，不能覆下，则翘举而气亦上逆，不得卧息，外应皮毛不荣，下则二便不调，足痿肠燥，百病俱生，惟此膏润津，为痿燥良剂。近人黄坤载所立地魄汤，补土生金，补金生水，于补肺之法颇得。平时代茶，可用生脉散、黄芪糯米汤加阿胶、麦冬尤能充补肺脏，凡此皆滋补肺阴，为失血必有之证治也。而陈修园谓血虽阴类，运以阳和，心肺之阳一宣如日月一出，爝火无光，诸般邪热俱除，血自不扰，而循经矣。故又有温补肺阳之法，用保元汤甘温除大热，使肺阳布濩，阴翳自消；设有痰饮咳嗽者，加五味、杏仁，或用六君汤加炮姜、五味。《内经》云：形寒饮冷则伤肺。上二方为形寒者立补肺之法。凡阳虚生外寒及浊阴干上焦者，用以扶肺之阳，洵属良剂。然失血之人多是阴虚，若执甘温除大热之说，妄投此等药料鲜不致误。故年来从修园法者，能医杂证而不能医虚劳，以其偏于补阳故也。第以理论之，原有气不摄血之义，故什百之中，亦有一二宜补阳者，因并列其方，使人参观，以尽其变。心为君火，主生血，血虚火旺，虚烦不眠，怔忡健忘，淋遗秘结，神气不安，用天王补心丹启肾之水，上交心火，火不上炎则心得所养。心经水火不相济者，以此补水宁心。若不关水虚，但由本脏之血虚火旺者，则但用养血清心之药而已。朱砂安神丸泻心火，补心血，并安心神，凡怔忡、昏烦、不寐之证，皆可治之。若心阳不收，汗出惊悸，以及心火不下交于肾，而为梦遗、溺赤等证者，随用上二方，再加龙骨、牡蛎、枣仁、莲心、浮麦等以敛戢之，此为心经血虚火旺之大法。其有心经火虚，不能生血，瘦削悸怯，六脉细弱，宜用人参养荣汤补脾胃以补心。《内经》云：中焦受气取汁，变化而赤是为血。是汤补心化血以奉周身，名养荣者，专主以阳生阴，和畅荣血，凡气血两虚，变见诸证，皆可服也。然女人血崩及产后亡血过多，均以温补为主，因其血下泻，属于脱证故也。至于吐血，乃血脉奋兴，上干阳分，是为逆证，宜温补者最少，然亦有阳不统阴，暴脱大吐，阴亡而阳亦随亡者，温补又为要法。甚矣！医者辨证不可不详，而用药不可执一也。故近日从丹溪者专用苦寒，从修园者专用温药，皆是一弊。脾主统血，运行上下，充周四体，且是后天，五脏皆受气于脾，故凡补剂，无不以脾为主。思虑伤脾，不能摄血，健忘怔忡，惊悸盗汗，嗜卧少食，大便不调等证，归脾汤统治之。脾虚发热加丹皮、炒栀，兼肺气燥者加麦冬、五味，胀满而水谷不健运者加陈皮、煨姜，或加阿胶以滋血，或加柴胡、贝母以解郁，或加鱼胶以固血，独于熟地不可加入，以碍其统摄运行之用。盖此乃以阳生阴，以气统血之总方，不似四物、六味以阴益阴也。且脾与肝肾，滋阴之法亦各不同。若脾阴虚，脉数身热，咽痛声哑，《慎柔五书》用养真汤，煎去头煎，止服二三煎，取无味之功以补脾，为得滋养脾阴之秘法。杨西山专主甲己化土汤亦颇简当。而人参、花粉尤滋生津液之要药。世但知砂、半、姜、蔻为扶脾进食之要药，不知脾阳不足不能熏化水谷者，砂、半、姜、蔻自系要药，若脾阴不足，津液不能融化水谷者，则人参、花粉又为要药。试观回食病，水谷不下由于胃津干枯，则知津液尤是融化水谷之本。近日西洋医法书传中国，与《内经》之旨多有牴牾。实则《内经》多言其神化，西洋多滞于形迹。以《内经》之旨通观之，神化可以该形迹。然西人逐迹细求，未尝无一二通于神化者也。《内经》之旨，谓脾主消磨水谷，肝胆之气寄在胃中，以疏泄水谷。西医则云，谷入于胃，有甜肉汁来注以化之，又苦胆汁注于小肠以化之，与胃津合并化其谷食。《内经》所言化谷以气，西医所言化谷以汁。有此气自有此汁。今人读《内经》，不知经文举精以该粗，竟至得用而遗体，反不若西医逐迹以求，尚知谷食之化在于汁液也。但西医有此论，而用药不经，不足为训。吾于滋胃汁每用甘露饮、清燥养荣汤、叶氏养胃汤，滋脾汁用人参固本汤、炙甘草汤去桂枝加白芍，滋胆汁用小柴胡汤去半夏加花粉，生津化谷，以折衷中西之医法，而为补养脾阴要义。知此，庶可补李东垣《脾胃论》之所不足。若果脾阳不旺，不能磨化水谷者，则用六君子加香砂以燥之。如欲专意填补，则仲景小建中汤尤胜，补阳致阴，为虚痨圣方。今即不能恪遵，但得其意，则于归脾、六君、补中益气诸方，可以变化神奇，用收广效。归脾汤从建中汤重浊处用意，补中汤从建中汤轻清处用意。第此方，桂枝阳燥，于血证有宜不宜，用者审之。如命门真火不能生土，吐利厥冷，阴火上冲，头面赤色，恶心逆满，用正元丹温补少火，而又无壮火食气之虞，是能得小建中之遗意者也。葛可久白凤膏化平胃散之燥，变为柔和，又用酒送，取五谷之精合诸药以养脾胃，治饮食不进，发热劳倦，和血顺气，功效最大。肝为藏血之脏，血所以运行周身者，赖冲、任、带三脉以管领之，而血海胞中，又血所转输归宿之所，肝则司主血海。冲、任、带三脉。又肝所属，故补血者总以补肝为要。李时珍谓肝无补法，盖恐木盛侮土，故为此论。不知木之所以克土者，肝血虚则火扰胃中，肝气虚则水泛脾经，其侮土也如是，非真肝经之气血有余也。且世上虚痨，多是肝虚，此理自东垣《脾胃论》后少有知者。肝血虚，则虚烦不眠，骨蒸梦遗，宜四物汤加枣仁、知母、云苓、柴胡、阿胶、牡蛎、甘草敛戢肝魂，滋养肝血，清热除烦，为肝经阴虚滋补之法。又有肝经气虚，脏寒魂怯，精神耗散，桂甘龙牡汤以敛助肝阳，阳虚遗精，惊悸等证宜之，独与失血未尽合宜，以其纯用气分药故也。仁熟散用血分药较多，温润养肝血，功与炙甘草汤相近。若肝之血不畅和，亦可用滑氏补肝散，以酸味补肝体，以辛味补肝用，妙独活一味，借风药以张其气，若去独活加桑寄生则又有宁息风气之妙，方意实从逍遥散套出。但此方气味厚，俱纯于补肝，逍遥散气味较薄，故纯于和肝。凡肝有郁火，胸胁刺痛，头眩心悸，颊赤口苦，寒热盗汗，少食嗜卧，无不治之。又有肝经血脉大损，虚悸脉代者，法宜大生其血。宜仲景炙甘草汤大补中焦，受气取汁，并借桂枝入心，化赤为血，使归于肝，以充百脉，为补血第一方。世医补血，而不得血之化源，虽用归、地、千石无益。果参透此旨，则归脾汤之用远志、枣仁是入心理血之源也。逍遥散之用丹、栀，是入心清血之源也。从此一隅三反，自有许多妙用。肾为水脏，上济君火则水火既济，上交肺金则水天一气，水升火降，不相射而相济，安有不戢自焚之患。设水阴之气虚而火热之气亢，喘咳蒸灼、痰血痨瘵均作矣。凡人后天之病，久则及于先天，寇深矣。若之何？凡治虚者不可以不早也，地黄汤主之，补肾之阴而兼退热利水，退热则阴益生，利水则阴益畅。盖膀胱化气，有形之水气下泄，则无形之水阴如露上腾而四布矣。以济君火，则加枸杞、元参；以输肺金，则加生脉散；火甚者再加黄柏、知母。如小便清和，无痰气者，只须专意滋肾，左归饮多服为佳。回龙汤滋阴降火，同气相求，视无情草木尤胜。如阴虚火旺，足痿筋焦，骨蒸头晕，用丹溪大补阴丸滋阴潜阳，以苦寒培生气，较地黄汤更优。以上补肾阴法，又有宜补肾阳者，肾为水脏，而内含阳气。是为命火，此火上泛则为雷龙之火，下敛则为元阳之气。引雷龙之火以归根，则无上热下寒，头晕腰痛，肿喘癃闭之证，用肾气丸从阴化阳，补火济水以治之，再加牛膝、车前或黄柏、知母更能利水折火。如不须化水，但须补阳者，则用黄芪天魂汤，是从仲景附子汤套出，虽不及附子汤力量之厚，较附子汤药尤纯和。血家忌刚燥，间有宜补元阳者，亦以此等为佳。夫肾中之阳达于肝则木温而血和，达于脾则土敦而谷化。筋骨强健，手足不清冷，卫气固，不恶寒，皆肾阳足故也。然肾水赖阳以化，而肾阳又赖水封之，此理不可偏废。补肾者所宜细求，以上所论补法，轻重进退，各有法度，非如张景岳辈多集补药而已也。总而论之，血证属虚痨门，固宜滋补，第恐瘀邪未清，骤用补法，则实以留邪为患，而正气反不受益。历见干血痨瘵等证，皆系医人横用滋补，以致旧血不去，新血不生，不知旧血客于经络脏腑之间，如木之有蛀，不急去之，非木死其蛀不止也，故仲景治干血用大黄䗪虫丸。夫既成虚痨之证，而内有干血犹须峻药去之。则其虚未成者更不可留邪为患。故实证断不可用补虚之方，而虚证则不废实证诸方，恐其留邪为患也。或虚中实证则攻补兼用，或十补一攻，在医者之善治焉。

《血证论·卷二·吐血》

便　血

（下血）不可纯用寒凉药，必于寒凉药中用辛味并温，如酒浸炒凉药、酒煮黄连之类……凡用血药，不可单行单止。

有风邪下陷，宜升提之。盖风伤肝、肝生血故也。有湿伤血，宜行湿消热可也。

《金匮钩玄·卷二·下血》

补剂补中益气汤、参苓白术散、厚朴煎，盖补气血皆生于谷气，胃气一复，血自循轨。

《医学入门·卷四·内伤类·便血》

其治法总宜温补，不宜凉泻；温暖则血循经脉，补益则气能统血。初便血时，治得其宜，亦可全愈；若因循时日，久则不能愈矣。

《医学真传·便血》

大要初起当清解肠胃之湿热，久则调和中焦之气血，服凉药不愈者，必佐以辛味，服辛味不愈者，必治以温中。

《证治汇补·卷之八·便血》

滋脾胃之阴，而从阴以引阳；补脾胃之阳，而从阳以引阴。先哲有言曰：血脱益气，须以参、芪救之。又云：下血诸症，日久多以胃药收功。无非为阳生阴长，以滋化生之源耳！世人往往不识此症，多用地黄、童便以清火养阴，岂知脾胃既虚，多不利地黄之泥滞；中气既弱，断不宜童便之沉寒。

《古今名医汇粹·卷六·诸血证》

故治血者，当以辨虚实为要。或热、或湿、或风、或冷、或虚，及新久之异以治之，不可纯用寒凉。即用凉药，必加辛味为佐。久不愈者，当用温剂以补脾土，使能统血而血有所归也。又要兼酸涩之味者，是欲少敛之也。药多用酒炒者，是欲

升举之也。收敛之后，仍和气血、厚肠胃，使阴络无复伤之
患耳。

《罗氏会约医镜·卷十一·论便血》

脏毒者，肛门肿硬，疼痛流血，与痔漏相似，仲景用赤豆
当归散主之……仲景略示其端，以为治脏毒者，必须利湿热，
和血脉也……脏毒久不愈者，必治肝胃，血者肝所司，肠者胃
之关，胃若不输，湿热于肠，从何而结为脏毒哉？肝之血分如
无风火，则亦不迫结肛门矣。治胃宜清胃散加银花、土茯苓、
防己、黄柏、苡仁、车前子，升清降浊，使阳明之湿热不再下
注，则脏毒自愈；治肝者宜龙胆泻肝汤、逍遥散。

……凡治肠风下血，总以清火养血为主，火清血宁而风自
熄矣。

《血证论·卷四·便血》

尿 血

论曰：《内经》谓："悲哀太甚，则胞络绝，阳气动中，
数溲血。"又曰："胞移热于膀胱，为癃溺血。"二者皆虚热妄
溢，故溲血不止也，治宜去邪热，调心气。

《圣济总录·卷之九十六·小便出血》

尿血者，精不通行而成血，血不归经而入便，然其原在肾气
衰而火旺，治当清肾，清肾之法，补脾益肺以生水，则火自平而
精血各归其所矣。用四君加木通、香附，则气理而精旺矣。

小便尿血，升麻葛根汤调益元散，上下分消之也。

《慎斋遗书·卷之七·尿血》

暴热实火，宜甘寒清火，房劳虚损，宜滋阴补肾，此病日
久中枯，非清心静养，不可治也。

《证治汇补·卷之八·溺血》

凡治尿血，不可轻用止涩药，恐积淤于阴茎，痛楚难
当也。

《医学心悟·卷三·尿血》

尿血，治心与肝而不愈者，当兼治其肺，肺为水之上源，

金清则水清，水宁则血宁。盖此证原是水病累血，故治水即是治血，人参泻肺汤，去大黄，加苦参治之；清燥救肺汤加藕节、蒲黄亦治之。

《血证论·卷四·尿血》

痛者为血淋，不痛者为尿血，肾阴不足，君相之火下移小肠，逼血下行，小溲带血，溺管不痛，脉象细小而数。王太仆曰：壮水之主，以制阳光。当宜育坎藏之真阴，清离明之相火

《丁甘仁医案·卷六·溲血案》

蓄　血

蓄血者，瘀血结于内者。或当汗不汗，或不当汗而汗，皆能致此也。大要热能燥血，故血不流行，而蓄结于内耳。凡伤寒有热，小腹硬满，小便反利者，蓄血证也。甚者喜怒如狂、屎黑、身黄。通用抵当丸、桃仁承气汤主之。若有外症不解者，先用桂枝汤解外，后用桃仁承气汤。下尽瘀血为愈。上焦蓄血，胸中手不可近而痛者，犀角地黄汤。中焦蓄血，中脘手不可近而痛者，桃仁承气汤。下焦蓄血，小腹手不可近而痛者，抵当汤。

《伤寒补天石·蓄石》

凡血妄行瘀蓄，必用桃仁、大黄行血破瘀之剂。盖瘀败之血势无复返于经之理，不去则留蓄为患，故不问人之虚实强弱，必去无疑，虚弱者加入补药可也。

《医碥·卷之一·血·蓄血》

惊悸　怔忡

惊者，与豁痰定惊之剂；悸者，与逐水消饮之剂。所谓扶虚，不过调养心血，和平心气而已。

《丹溪心法·卷四·惊悸怔忡》

治怔忡之法，惟当益其心血，壮其神气。

《赤水玄珠·第六卷·怔忡惊悸门》

惊悸者，忽然惊惕而不安也。惊悸属血虚火动者，宜养心

以清火也。

惊悸属痰火而兼气虚者，宜清痰以补虚也。

惊悸属心虚气虚而有痰者，宜安神补虚以化痰也。

《万病回春·卷之四·惊悸》

凡治怔忡、惊恐者，虽有心脾肝肾之分，然阳统乎阴，心本乎肾，所以上不宁者，未有不由乎下，心气虚者，未有不因乎精，此心肝脾肾之气，名虽有异，而治有不可离者，亦以精气互根之宜然，而君相相资之全力也。然或宜先气而后精，或宜先精而后气，或兼热者之宜清，或兼寒者之宜暖，此又当因其病情而酌用之，故用方者宜圆不宜凿也。

《景岳全书·卷之十八·怔忡惊恐·论治》

（惊恐）宜安养心神，滋培肝胆，当以专扶元气为主治。

《景岳全书·卷之十八·怔忡惊恐·论惊恐》

治之之法，怔忡者，与之逐水消饮之剂；惊悸者，与之豁痰定惊之剂；健忘者，与之定志安神之药。总之，要在调养心血，和平心气而已。

《丹台玉案·卷之四·附怔忡惊悸健忘》

痰则豁痰定惊，饮则逐水蠲饮，血虚者调养心血，气虚者和平心气，痰结者降下之，气郁者舒畅之，阴火上炎者，治其肾而心悸自已。若外物卒惊宜行镇重。又惊者平之，所谓平者，平昔所见所闻，使之习熟，自然不惊也。

《证治汇补·卷之五·惊悸怔忡》

惊则气上，以重坠之药镇其浮越。（丹砂、龙骨之类。）由于火盛血虚者，甘寒滋润之剂以泻心补血。惊则心神出而舍空，液入成痰，拒其神不得归，而惊不能已，十味温胆汤、养心汤、寿星丸、（见狂癫。）控涎丹（见痰）加辰砂、远志。

……热郁有痰，寒水石散。气郁有痰，加味四七汤。睡卧不安，时时惊觉者，温胆汤加枣仁、莲肉，以金银同煎，吞十四友丸，或镇心丹、远志丸。惊者平之，子和谓平，乃平常之义。如闻响而惊者，常击物作响，使习闻如平常，则不惊矣。

《医碥·卷之四·惊》

有由肾虚而惊者（宜人参、黄芪、当归、白术、元参、陈皮、黄柏）。有由胆虚而惊者（宜人参、枳壳、肉桂、五味子、枣仁、熟地、杞子、柏子仁）。有由肝胆俱虚，百药不效者，须补肾（宜酒化鹿角胶，空腹廿五钱，极效）。古人谓肝无虚，不可补，补肾正补肝也。有被物惊，心跳不宁者（宜秘方）。有心气不足，神不定而惊者（宜妙香散）。有肝虚受风，卧若惊状者（宜珍珠母丸）。有血虚而惊者（宜朱砂安神丸）。有由痰盛而惊者（宜加味定志丸），有思虑过度者（宜清心补血汤）。有气血俱虚者（宜养心汤）。皆当求其端而治之，而惊始可安矣。

《杂病源流犀烛·卷六·惊悸悲恐喜怒忧思源流》

惊悸、健忘、怔忡、失志、心风、不寐，皆是痰涎沃心，以致心气不足，若凉心太过，则心火愈微，痰涎愈盛，惟以理痰顺气为第一义，宜导痰汤、温胆汤。

《不居集·卷之二十二·怔忡惊悸健忘善怒恐不眠》

凡心跳头眩，梦寐不安者，世俗多作虚损怔忡，而用补剂。不知有痰凝气滞，郁火冲动者。一投参地枣仁萸肉等药，初不之觉，或见小效。而涩补之味，渐渐敛痰，入于包络，旋发旋重。或变风痫抽掣，不省人事，甚则癫狂，不可救治。夫虚损而至怔忡者，先因肾亏，劳心耗血。水不济火，虚火上冲心神动惕；血不养肝，肝风上冒而头眩。其心肾之脉，必动数、虚大，肝脉急强，乃为木火偏胜，阴血虚损之象。若因痰凝火郁者，外证虽似，而脉则迥异，尺部沉静如常，两关寸沉迟弦涩。以其清阳不振，气滞痰凝故也。或因触怒劳心，心肝火动，为痰涎郁遏，火不得泄，则亦怔忡，甚或昏厥。但用理气清痰，则郁火解而病自愈。当其病时，寸关沉滞，而尺部或见浮大似虚。此正因涎浊阻于中焦，而下焦阳气不能上达之故，非为真虚。但理中上二焦，气顺痰清，其尺脉亦即平复。

如果细审有兼肾亏者，亦必使关寸之脉调达，而无浊涩之阻，方可滋补。否则气血未滋，而痰涩更结矣。

《医门棒喝·卷之二·虚损论》

怔忡者，心中跳动不安，如击鼓然，凡事不能用心，一思更甚。此由思索过劳，心血虚损而然。治者宜生血养心，稍加凉血之味。

惊悸者，肝胆怯也。凡有危险触之，或自汗，或战栗，或眠多异梦，或口中有声。经曰："东方青色，入通于肝，发为惊骇"，由是子令母虚，而心血不足；又或遇事冗繁，心阴耗损，治宜安养心神，滋培肝胆为主。虽有客邪，亦当知先本后标之义。

恐惧者，如人将捕之状，不能独卧，自知而自畏也。经曰："在脏为肾，在志为恐"，虽与惊悸同类，而实不同。惊从外起，恐由内生。惊出于暂，而暂者即可复；恐积于渐，而渐者不易解。治宜以养心滋肾为主。

健忘者，心肾之不交也。为事有始无终，言谈不知首尾。治者，宜补肾而使之上交，养心而使之下降，则水火交济，何健忘之有！

烦躁者，心中扰乱不宁也。或病后劳后，津液干涸，荣血不足；或肾水下竭，心火上炎，故虚热为烦，甚则或至于躁。治宜补后天之血以养心，滋先天之水以壮肾，则得矣。

宗气动者，上或见于胸臆，下或见于脐旁，无时振撼，不能安也。经曰："胃之大络名曰虚里，出于左乳下，其动应衣，宗气泄也。"此惟阴虚于下，则宗气无根，故气不归源。患此者速宜节劳苦，戒酒色，养气养精，以培根本，犹可及也；若误为痰火治之，则危矣。

以上诸证，虽有心、脾、肝、肾之分，然阳统乎阴，心本乎肾，上不宁者，未有不由乎下；心气虚者，未有不因乎精，以精气原有互根之用也。又须知人之所主者心，心之所藏者神，神之所养者血；心血一虚，神无所依，而诸证自生。治者，或先养心，或先补肾，或早夜补肾，中时补心，或有兼热者清之，兼寒者温之，或又有兼痰者化之。但痰有由生，察其源，乃可治也。前辈多有谓属痰者，却不数见。后之人不必泥执古书，因病情而揣摩之，则随机应变，万无一失矣。

《罗氏会约医镜·卷之十·论怔忡惊悸恐惧健忘》

怔忡惊恐，与悲思忧怒，比拟情志之病，患者非节劳欲、摄心神、壮胆力，则病根难拔。

《类证治裁·卷之四·怔忡惊恐论治》

五液下亏，二火上炽，水不济火，阴不配阳，缘昔年过服克伐之剂，肾阴受伤，致见怔忡、惊悸等证。自服滋心之剂，本是合理，然治上者必求其下，滋苗者必灌其根，心为致病之剂，肾为受病之本，不必治心，当专补肾。

《清代名医医案精华·王九峰医案·惊悸》

治惊悸必先以养心安神之剂，随后豁痰，或用此法，大便结而脉实者，以朱砂滚痰丸下之。一服不愈，再服之无不愈者。

《杂病广要·惊悸》

胸　痹

厥心痛，因内外邪犯心之胞络，或他脏邪犯心之支脉，谓之厥者，诸痛皆少阴、厥阴气逆上冲，又痛极则发厥也。新者，身既受寒，口又伤冷，郁遏元阳，宜草豆蔻丸、鸡舌香散温散之，或神保丸温利之。稍久寒郁为热，或因七情者，始终是火，此古方多以苦寒泻火为主，辛热行气为向导也。

《医学入门·卷四·厥心痛》

人有真正心痛，法在不救，然用药得宜，亦未尝不可生也。其症心痛不在胃脘之间，亦不在两胁之处，恰在心窝之中，如虫内咬，如蛇内钻，不特用饭不能，即饮水亦不可入，手足冰冷，面目青红者是也。

……

夫真心痛，原有两症，一寒邪犯心，一火邪犯心也。寒犯心者，乃直中阴经之病，猝不及防，一时感之，立刻身死。死后必有手足尽紫黑者，甚则遍身俱青，多非药食能救，以至急而不遑救也。倘家存药饵，用人参一、二两，附子三钱，急煎救之，可以望生，否则必死。若火犯心者，其势虽急而犹缓，可以远觅药饵，故不可不传方法，以救人也。余言前症，正火邪犯心也，但同是心疼，何以辨其一为寒而一为热？盖寒邪舌必滑，而热邪舌必燥耳。倘辨其为火热之心痛，即用救真汤投之。

《辨证录·卷之二·心痛门》

夫胸痹，则但因胸中阳虚不运，久而成痹。《内经》未曾详言，惟《金匮》立方，俱用辛滑温通，所云：寸口脉沉而迟，阳微阴弦，是知但有寒症而无热症矣。先生宗之加减而治，亦惟流运上焦清阳为主，莫与胸痞、结胸、噎膈、痰、食等症混治，斯得之矣。

《临证指南医案·卷四·胸痹》

胸痹，胸中阳微不运，久则阴乘阳位而为痹结也。其症胸满喘息，短气不利，痛引心背，由胸中阳气不舒，浊阴得以上逆，而阻其升降，甚则气结咳唾，胸痛彻背。夫诸阳受气于胸中，必胸次空旷，而后清气转运，布息展舒。胸痹之脉，阳微阴弦，阳微知在上焦，阴弦则为心痛，此《金匮》、《千金》均以通阳主治也。

……喻嘉言曰：胸中阳气，如离照当空，旷然无外，设地气一上，则窒塞有加。故知胸痹者，阳气不用，阴气上逆之候也。然有微甚不同，微者但通其不足之阳于上焦；甚者必驱其厥逆之阴于下焦。仲景通胸中之阳，以薤白、白酒，或瓜蒌、半夏、桂枝、枳实、厚朴、干姜、白术、人参、甘草、茯苓、杏仁、橘皮。选用对症，三四味即成一方，不但苦寒尽屏，即清凉不入，盖以阳通阳，阴药不得预也。甚者用附子、乌头、川椒。大辛热以驱下焦之阴，而复上焦之阳，补天浴日，独出手眼。世医不知胸痹为何病，习用豆蔻、木香、诃子、三棱、神曲、麦芽等药，坐耗其胸中之阳，其识见亦相悬哉。

《类证治裁·卷之六·胸痹论治》

心为君主，义不受邪，故心痛多属心包络病。若真心痛，经言旦发夕死，夕发旦死。由寒邪攻触，猝大痛，无声，面青气冷，手足青至节，急用麻黄、桂、附、干姜之属温散其寒，亦死中求活也。

《类证治裁·卷之六·心痛论治》

湿邪郁遏，阳气不宣，外寒里热，胸满溺赤，宜开达上焦。胸中为阳之位，阳气不布，则室而不通，宜温通。

《柳选四家医案·下卷·痹气门》

胸为肺之分野，治以散结、顺气、化痰为主。

《医理汇精·胸痛》

眩　晕

（眩晕）随其所因治之，乃活法也。

《严氏济生方·眩晕门·眩晕》

大抵人肥白而作眩者，治宜清痰降火为先，而兼补气之药。人黑瘦而作眩者，治宜滋阴降火为要，而带抑肝之剂。抑考《内经》有曰：风胜则动。风木太过之岁，亦有因其气化而为外感风邪而眩者，治法宜祛风顺气，伐降肝火，为良策焉。外有因呕血而眩晕者，胸中有死血迷闭心窍而然，是宜行血清心自安。医者宜各类推而治之，无有不瘥也……

丹溪曰……又曰：火动其痰，二陈汤加黄芩、苍术、羌活。挟气虚者，亦以治虚为主，兼补气降火药。

《医学正传·卷之四·眩晕》

丹溪则曰无痰不作眩，当以治痰为主，而兼用他药。余则曰无虚不能作眩，当以治虚为主，而酌兼其标。

《景岳全书·卷之十七·眩晕》

头眩虽属上虚，然不能无涉于下。盖上虚者，阳中之阳虚也，下虚者，阴中之阳虚也……然伐下者，必枯其上，滋苗者，必灌其根，所以，凡治上虚者，犹当以兼补气血为最，如大补元煎、十全大补汤，及诸补阴补阳等剂，俱当酌宜用之。

眩晕症，凡如前论首条所载病源者，当各因其证求而治之。其或有火者，宜兼清火；有痰者，宜兼清痰；有气者，宜兼顺气。亦在乎因机应变，然无不当以治虚为先，而兼治为佐也。

《景岳全书·卷之十七·眩晕》

外感六淫，内伤七情，皆能眩晕，然无不因痰火而作。谚云：无火不动痰，无痰不作晕。须以清火豁痰为主，而兼治六淫之邪。无不愈者。

《张氏医通·卷六·诸风门·眩晕》

夫头痛，头眩者，乃病之标，必治其病之本而痛方已。如产后眩晕，只补其血，脾虚眩晕，只补其气，即所谓治其病之本也。

《冯氏锦囊秘录·卷六·方脉头眩晕合参》

气虚有二：一者肾虚不能纳气，致虚火上炎，迷乱清气而作眩，淫欲过度致此，八味丸引火归源最当；一者中气不足，不能上升，外邪乘袭而作眩，补中益气汤加天麻、蔓荆最当。

《嵩崖尊生书·眩晕》

大抵人肥白而作眩者，多宜清痰降火，或兼补气之药；人黑瘦而作眩者，治宜滋阴补肾，而兼养肝之剂，此治眩晕之大旨也。

《顾松园医镜·卷十四·眩晕》

晕眩内虚宜固本，外邪宜和解，肥人宜清痰降火兼补气，瘦人宜滋阴降火兼抑肝。

《医宗说约·头眩》

徐春甫曰：寻致病之因，随机应变，其间以镇坠下行为最，不可妄施汗下。

《中国医药汇海·眩晕》

中　风

偏枯，身偏不用而痛，言不变，志不乱，病在分腠之间……益其不足，损其有余，乃可复也。

《灵枢经·热病·第二十三》

人病中风偏枯，其脉数而面干黑黵，手足不遂，言语謇涩，治之奈何？在上则吐之，在中则泻之，在下则补之，在外则发之，在内则温之、按之、熨之也。吐谓其出涎也，泻谓通其塞也，补谓益其不足也，发谓发其汗也，温谓驱其湿也，按谓散其气也，熨谓助其阳也，治之各合其宜，安可一揆？在求其本。

《中藏经·卷中·论治中风偏枯方法》

古人有云：医风先医血，血行风自灭。

《妇人大全良方·卷之三·妇人贼风偏枯方论》

（中风）若中腑者，先以加减续命汤，随证发其表，若忽中脏者，则大便多秘涩，宜以三化汤通其滞。

《素问病机气宜保命集·卷中·中风论》

治中风，外无六经之形症，内无便溺之阻隔，是知为血弱不能养于筋，故手足不能运动，舌强不能语言，宜此药养血而筋自荣也。

《卫生宝鉴·卷七·中风门》

中风大率主血虚有痰，治痰为先，次养血行血。

治风之法，初得之即当顺气，及日久即当活血，此万古不易之理。

《丹溪心法·卷一·中风》

治之之法，调气为先。《经》云：善治风者，以气理风，气顺则痰消，徐理其风，庶可收效。

《证治要诀·卷之一·中风》

凡言中风，有真假内外之别。差之毫厘，谬以千里。何者？西北土地高寒，风气刚烈，真气空虚之人，猝为所中，中脏者死，中腑者成废人，中经络者可调治而瘳。治之之道，先以解散风邪为急，次则补养气血，此治真中外来风邪之法也。其药如小续命汤，桂枝、麻黄、生熟附子、羌独活、防风、白芷、南星、甘草之属为本。

若夫大江以南之东西两浙、七闽、百粤、两川、滇南、鬼方，荆、扬、梁三州之域，天地之风气既殊，人之所禀亦异。其地绝无刚猛之风，而多湿热之气，质多柔脆，往往多热多痰。真阴既亏，内热弥甚，煎熬津液，凝结为痰，壅塞气道，不得通利，热极生风，亦致猝然僵仆类中风证。或不省人事，或语言謇涩，或口眼歪斜，或半身不遂。其将发也，外必先显内热之候，或口干舌苦，或大便秘涩，小便短赤，此其验也。刘河间所谓此证全是将息失宜，水不制火。丹溪所谓湿热相火，中痰中气是也。此即内虚暗风，确系阴阳两虚，而阴虚者为多，与外来风邪迥别。法当清热、顺气、开痰以救其标；次当治本，阴虚则益血，阳虚则补气，气血两虚则气血兼补，久之自瘳。设若误用治真中风药，如前辛热风燥之剂，则轻变为重，重则必死。祸福反掌，不可不察也。初清热，则天门冬、麦门冬、甘菊花、白芍药、白茯苓、瓜蒌根、童便；顺气则紫苏子、枇杷叶、橘红、郁金；开痰则贝母、白芥子、竹沥、荆芥、瓜蒌仁、霞天膏。次治本，益阴则天门冬、甘菊花、怀生地、当归身、白芍药、枸杞子、麦门冬、五味子、牛膝、人乳、白胶、黄柏、白蒺藜之属；补阳则人参、黄芪、鹿茸、大枣、巴戟天之属。

《神农本草经疏·卷一·
论似中风与真中风治法迥别误则杀人》

刘氏原以补肾为本，观其地黄饮子之方可见矣。故治中风，又当以真阴虚为本。

《医贯·卷之二·中风论》

余按：常病阳厥补阴，壮水之主；阴厥补阳，益火之源。此阴厥阳厥，与伤寒之阴阳二厥不同。伤寒阳厥，用推陈致新之法，阴厥则用附子理中，冰炭殊途，死生反掌，慎之哉，慎之哉！

《医贯·卷之二·中风论》

凡中风昏倒，先须顺气，然后治风，用竹沥、姜汁调苏合香丸。如口噤，抉开灌之，如抉不开，急用牙皂、生半夏、细辛为细末，吹入鼻内，有嚏可治，无嚏则死。最要分别闭与脱，二证明白，如牙关紧闭，两手握固，即是闭证，用苏合香丸，或三生饮之类开之；若口开心绝，手撒脾绝，眼合肝绝，遗尿肾绝，声如鼾肺绝，即是脱证，更有吐沫直视，肉脱筋骨痛，发直，摇头上窜，面赤如妆，汗出如珠，皆脱绝之证。宜大剂理中汤灌之，及灸脐下，虽曰不治，亦可救十中之一。若误服苏合香丸、牛黄、至宝之类，即不可救矣。盖斩关夺门之将，原为闭证设，若施之脱证，如人既入井而又下之石也。

《医宗必读·卷之六·真中风》

大法中风诸症，总属风痰，初中之时，不论在表在里，必先以攻痰祛风为主，待其苏醒，然后审其经络，分其气血而治之，不可因其内气之虚，而骤用补剂。

……

中脏者，宜下，中腑者，宜汗，中经者，宜补血以养筋，中血脉者，宜养血以通气，此皆可治之症也。而又有难易于其间，中脏为难，中腑次之，中经又次之。

《丹台玉案·卷之二·中风门》

平人手指麻木，不时眩晕，乃中风先兆，须预防之，宜慎起居，节饮食，远房帏，调情志。

《证治汇补·卷之一·中风》

东垣之论，专以气虚为主……急以人参、乌附大剂煎服即苏，此诚有通经达络之能，斩关夺旗之力。然每服必用人参两许，补助真气，驾驭其邪，否则不惟无益，适足以取败。观先哲芪附、参附等汤，其义可见。若遗尿手撒，口开鼻鼾，虽为不治，然服前药，多有生者。

《冯氏锦囊秘囊·卷八·方脉中风合参》

凡初中昏倒，宜急掐人中，俟其苏醒，方用痰药，或用吐法。若脱势急迫，不能姑待者，急为补精补神补气，以为性命之需，慎勿降火降痰降气，益促丧生之速，河间、东垣专治本而不治风，可谓至当不易之论，学者必须以阴虚阳虚为主，自后医书杂出，而使后学狐疑不决。

……

中风一症，多由肝阴不足，肾水有亏，虚火上乘，无故卒倒，筋骨无养，偏枯不遂，故滋肾养肝，治本之至要。

《冯氏锦囊秘录·卷八·方脉中风合参》

（半身不遂）为治之初，亦先顺气，次辨风火痰虚，何有何无，要当以养正为本，而兼以治标之药。若筋骨疼痛，举动不便，多则痰火风气流注经络，又当先以通经活络之味，然后治本可也……

治偏枯者，但当补养血气，急灌其未枯者，使已枯者可通气而复荣……

若痰迷心窍，舌强不语，当涤痰为先……

四肢不举，皆属脾土，然有虚实之分。若膏粱太过，积热内蕴者，为脾土实热，宜泻以开其瘀。

《风劳臌膈四大证治·中风》

今叶氏发明内风，乃身中阳气之变动，肝为风脏，因精血衰耗，水不涵木，木少滋荣，故肝阳偏亢，内风时起，治以滋液熄风，濡养营络，补阴潜阳。

肝肾虚馁，阴气不主上承，重培其下，冀得风熄。

上病当实下焦。

《临证指南医案·中风》

猝中之候，但见目合，口开，遗尿，自汗者，无论有邪无邪，总属脱证。脱则宜固，急在元气。元气固，然后可以图邪气。参附汤。

《金匮翼·卷一·中风统论》

风懿病有由于热者，则以痰火郁积而然，非清火不可（宜牛黄清心丸）；有由于虚者，则以元弱痰横之故，非化痰不可（宜导痰汤）。

......

小中者何？其风之中人，不至如脏腑血脉之甚，止及手足者是也。若遇小中症，切不可用正风药深切治之，或至病反引而向里，只须平和之剂调理。

《杂病源流犀烛·卷十二·中风源流》

其余名家所论病因，皆是因风、因火、因气、因痰之论。所立之方，俱系散风、清火、顺气、化痰之方。有云气血虚弱而中风邪者，于散风清火方中，加以补气养血之药；有云阴虚亏损而中风邪者，于滋阴补肾药内，佐以顺气化痰之品。或补多而攻少，或补少而攻多，自谓攻补兼施，于心有得。今人遵用，仍然无效。又不敢议论古人之非，不曰古方不合今病，便云古今元气不同。既云方不合病，元气不同，何得伤寒病，麻黄、承气、陷胸、柴胡，应手取效，何得中风门愈风、导痰、秦艽、三化，屡用无功？总不思古人立方之本，效与不效，原有两途。其方效者，必是亲治其症，屡验之方；其不效者，多半病由议论，方从揣度，以议论揣度，定论立方，如何能明病之本源。因何半身不遂，口眼歪邪；因何语言蹇涩，口角流涎，大便干燥，小便频数，毫无定见，古今混猜。以一亏损五成元气之病，反用攻发克消之方，安得不错？溯本穷源，非错于医，乃错自著书者之手。嗟乎！此何等事，而竟以意度，想当然乎哉！

《医林改错·卷下·半身不遂论》

治偏枯，宜从阴引阳，从阳引阴，从右引左，从左引右，使气血灌注，周流不息，莫如养血温经。补中汤少加附子，下七味地黄丸……营卫俱虚者，黄芪五物汤，膝骨软，加牛膝、虎骨，节软，加木瓜、当归。

《类证治裁·卷之一·中风》

然当风火披猖，挟痰上涌之时，而遽欲顾其根本之虚，滋补浊腻，适以助痰为疟，奚能有济？独有缪氏仲淳谓真阴亏而内热生风，猝然僵仆，初宜清热顺气开痰，继则培本，分作两层治法，乃有次序可言。

《中风斠诠·论中风之病汉唐
治法皆是外因金元辨证乃识内因》

喻嘉言曰：河间指火为本，东垣指气为本，丹溪指痰为本。曷不曰：阳虚邪害孔窍为本，而风多外入者，必挟身中素有之邪，或火或气或痰而为标耶！故挟虚者，补虚则风去；挟火者，清热则风去；挟气者，开郁则风去；挟痰者，豁痰则风去。

《医学课儿策·问中风》

《发明》曰：此中风者，非外来风邪，乃本气病也。凡人年逾四旬，气衰之际，或因忧喜忿怒伤其气者，多有此疾，壮岁之时无有止，若肥盛则间有之，亦是形盛气衰而如此，治法当和脏腑，通经络，便是治风。

《发明》云：中血脉则口眼㖞斜；中腑则肢节废；中脏则性命危。三治各不同，中血脉，外有六经之形症，则以小续命加减；中腑，内有便溺之阻隔，宜三化汤等通利之；外无六经之形症，内无便溺之阻隔，宜养血通气，大秦艽汤、羌活愈风汤主之。

按：此分在表、在里、在经之三证，立汗、下、调养之三法，可谓开后世之盲聋，但所用诸方，学者详审之。

《医方类聚·中风门》

周京曰：凡遇脱证，法在治，惟大进参附，或可冀其万一。按：《医学纲目》曰：五脏气绝，速宜大料参、芪煎浓汤灌之，及脐下大艾灸之，亦可转死回生也。

《杂病广要·外因类·中风》

失眠　健忘

（健忘）治之必须先养其心血，理其脾土，凝神定智之剂，日以调理，亦当以幽闲之处，安乐之中，使其绝于忧惫，远其六欲七情，如此渐安矣。

《寿世保元·卷五·健忘》

治健忘者，必交其心肾，使心之神明，下通于肾，肾之精华，上升于脑。精能生气，气能生神，神定气清，自鲜遗忘之失。

《类证治裁·卷之四·健忘》

大抵惊悸、健忘、怔忡、失志、不寐、心风，皆是胆涎沃心，以致心气不足。若用凉心之剂太过，则心火愈微，痰涎愈盛，病愈不减，惟当以理痰气为第一。

凡人劳心思虑太过，必至血液耗亡，而痰火随炽，所以神不守舍，烦数而不寐也。导痰清火以治其标，稍得效验，仍须养血收神，兼之静定以治其本，则不再复以竭其真也。

无邪而不寐者，必营气之不足也。营主血，血虚则无以养心，心虚则神不守舍，故或为惊惕，或为恐畏，或若有所系恋，或无因而偏多妄思，以致终夜不寐，及忽寐忽醒而为神魂不安等证，皆宜以养营养气为主治。凡人以劳倦思虑太过者，必致血液耗亡，神魂无主。所以不寐，即有微痰微火者不必顾，只宜培养气血，血气复则诸证自退。若兼顾而杂治之，则十暴一寒，病必难愈，渐至元神俱竭而不可救者有矣。

不得眠，属心血虚有热，忌升、辛燥、热，宜敛、养阴血、清热。

凡病后及妇人产后不得眠者，此皆血气虚而心脾二脏不足，虽有痰火，亦不宜过于攻治，仍当以补养为君，而略佐以清痰火之药。其不因病后而不寐者，须以痰火处治，亦必少佐以养血补虚之药，方为当也。

凡治病者服药即得寐，此得效之征也。正以邪居神室，卧必不宁。若药已对证，则一匕入咽，群邪顿退，盗贼甫去，民即得安。此其治乱之机，判于顷刻，药之效否，即此可知。其有误治妄投者，反以从乱，反以助虐，必致烦恼懊恢，更增不快。知者见几，当以此预知之矣。

《杂病广要·脏腑类·不眠》

清臣曰：健忘者，陡然而忘其事也。年老由精枯髓涸，年少由思虑劳心，宜养心肾，培脾土，和气血，安神定志。

《医学集成·卷三·健忘》

郁　证

郁病多在中焦，六郁例药，诚得其要……治郁之法，有中外四气之异，在表者汗之；在内者下之；兼风者散之；热微者寒以和之；热甚者泻阳救火，养液润燥，补其已衰之阴，兼湿者审其温之太过不及，犹土之旱涝也。寒湿之胜，则以苦燥之，以辛温之，不及而燥热者，则以辛温之，以寒调之，大抵须得仲景治法之要，各守其经气而勿违。

《推师求意·卷之下·郁病》

生生子曰：《内经》有五郁之论，谓："木郁达之，火郁发之，土郁夺之，金郁泄之，水郁折之。"虽统揭夫郁之名，而未显言夫郁之症，与详明其达、发、夺、泄、折之义。惟是后之人认达为吐，认发为发汗，以泄为解表利小便，以夺为下，以折为抑其冲逆，意义未必非是，恐于经义未之尽也，余故缕析五郁之症，并治法焉。

夫五脏一有不平则郁。达，是条达或通达也，发是发越，泄是疏泄，夺是攘夺，折是决折。何者？夫《内经》曰：木郁达之，木郁者，肝郁也。达者，条达、通达之谓也。木性上升，怫逆不遂，则郁。故凡胁痛耳鸣，眩运暴仆，目不认人，皆木郁症也。当条而达之，以畅其挺然不屈之常（如食塞胸中，而肝胆之气不升，故胸腹大痛，宜而吐之，以舒其木之气，是在上者因而越之也。木郁于下，胁疼日久，轻则以柴胡、川芎之类开而提之，亦条达之意也；重则用当归龙荟丸摧而伐之，孰非通达之意欤）。

火郁发之，火郁者，心郁也。发者，发越之谓也。火性炎上，怫逆不遂，则郁。故凡瞀闷目赤，少气疮疡，口渴溲黄，卒暴僵仆，呕哕吐酸，瘛疭狂乱，皆火郁症也。当发而越之，以返其自然之常（又如五心烦热，肌肤大热，过食冷物，抑遏阳气于脾土之中，以火郁汤、升阳散火汤，皆发之之意也，又谓从其性而扬之。思想无穷，所愿不遂，悒郁不乐，因生痰涎，不进饮食，或气不升降，如醉如痴，以木香、石菖蒲、生姜、雄黄之类帅而动之，亦发之之意也。小便浑浊，疮疡舌疳，以黄连解毒汤、导赤散、八正散之类引而下之，孰非越之之意欤）。

土郁夺之，土郁者，脾郁也。夺者，攘夺之谓也。土性贵燥，惟燥乃能运化精微，而致各脏也。壅滞溃濡，则郁。故凡肿满痞塞，胕肿，大小便不利，腹疼胀，皆土郁症也。当攘而夺之，以复其健运之常（又如腹中窒塞，大满大实，以枳实导滞丸，木香槟榔丸、承气汤下而夺之，是中满者，泻之于内也。饮食伤脾，痞闷，痰涎日生，以橘半枳术丸；忧思痞结，不思饮食，腹皮微急，以木香化滞汤、消痞丸消而磨之，亦攘之之意也。诸湿肿满，胕肿，湿热发黄，以实脾利水之剂燥之，孰非攘而夺之之意欤）。

金郁泄之，金郁者，肺郁也。泄者，疏泄之谓也。金贵空清，壅塞窒密，则郁。故凡咳逆，喉疼声哑，胸满喘息，抬肩撷项，肌热，鼻塞呕脓，皆金郁症也。当疏而泄之，以肃其清降之常（又如伤风，咳嗽鼻塞，以参苏饮、人参败毒散，皆疏之之意。胸膈停饮，或水饮入肺，喉中如水鸡之声，或肺痈呕脓血，以葶苈大枣泻肺汤治之，孰非泄之之意欤）。水郁折之，水郁者，肾郁也。折者，决折之谓也。水贵沉静，搏激窒塞，则郁。故凡冷唾上涌，水肿腹胀，腰膝不利，屈伸不便，皆水郁症也。决而折之，以导其东归之常（又如肾气抑郁，邪水泛上而冷唾，以茯苓、泽泻之类导而下之，决之之意也。腰脐疼痛，不可俯仰，或如奔豚之状，以桂心之类折之，或小便癃疼，久亢不泄，而为白浊，以小茴香、泽泻、黄柏之类治之，孰非决之之意欤）。是皆因其曲而直之也，举其概则余可推矣。若以达为吐，以发为汗，以泄为解表利小便，以夺为下，以折为抑其冲逆，然固然，于经义恐犹未尽善也。且后文又曰："然调其气，过者折之，以其畏也，所谓泻之。"愚谓过者，淫胜之谓也，折之者，谓裁之也，如木胜助之以辛，火胜助之以咸之类，投其畏而伐之，故曰："五脏一有不平，所胜平之，递相济养，交互克伐"，此之谓也。

《医旨绪余·上卷·论五郁》

王汝言云：丹溪治病，不出乎气、血、痰三者，故用药之要有三：气用四君子汤，血用四物汤，痰用二陈汤。久病属郁，故立治郁之方曰越鞠丸。盖气、血、痰三病，多有兼郁者。

《赤水玄珠·第十一卷·郁证门》

注《内经》者，谓达之吐之也，令其条达也；发之汗之也。令其疏散也，夺之下之也，令其无壅凝也；泄之谓渗泄解表利小便也；折之谓制其冲逆也。予谓凡病之起，多由于郁。郁者抑而不通之义。内经五法，为因五运之气所乘而致郁。不必作忧郁之郁。忧乃七情之病，但忧亦在其中。丹溪先生云：气血冲和，百病不生；一有怫郁，诸病生焉。又制为六郁之论，立越鞠丸以治郁，曰气、曰湿、曰热、曰痰、曰血、曰食。而以香附抚芎苍术，开郁利气为主。谓气郁而湿滞，湿滞而成热，热郁而成痰，痰滞而血不行，血滞而食不消化。此六者相因为病者也。此说出而《内经》之旨始晦。《内经》之旨，又因释注之误而复晦。此郁病之不明于世久矣，苟能神而明之，扩而充之，其于天下之病，思过半矣。且以注《内经》之误言之，其曰达之谓吐之，吐中有发散之义。盖凡木郁乃少阳胆经半表半里之病，多呕酸吞酸证，虽吐亦有发散之益，但谓无害耳。焉可便以吐字该达字郁。达者畅茂条条之义。王安道曰：肝性急怒气逆，肢胁或胀，火时上炎。治以苦寒辛散而不愈者，则用升发之药，加以厥阴报使而从治之。又如久风入中为飧泄，及不因外风之入而清气在下为飧泄，则以轻扬之剂举而散之。凡此之类，皆达之之法也。此王氏推广达之之义甚好。火郁则发之，发之汗之也，东垣升阳散火汤是也，使势穷则止。其实发与达不相远。盖火在木中，木郁则火郁相因之理。达之即所以发之。即以达之之药发之，无有不应者。但非汗之谓也。汗固能愈，然火郁于中，未有不蒸蒸汗出，须发之得其术耳。土郁夺之。谓下夺之。如中满腹胀，势甚而不能顿除者，非力轻之剂可愈。则用咸寒峻下之剂，以劫夺其势而使之平，此下夺之义也。愚意谓夺不止下。如胃亦土也，食塞胃中，下部有脉，上部无脉，法当吐，不吐则死。《内经》所谓"高者因而越之"，以吐为上夺。而衰其胃土之郁，亦无不可。东垣书引木郁于食填肺分，为金克木。何其牵强。金郁泄之，如肺气膹满，胸凭仰息非解利肺气之剂，不足以疏通之。只解表二字，足以尽泄金郁之义，不必更渗泄利小便，而渗利自在其中。况利小便是涉水郁之治法矣。独水郁折之难解。愚意然调其气四句，非总结上文也，乃为折之二字，恐人不明。特说此四句，以申明之耳，然犹可也。水之郁而不通者，可调其气而愈。如《经》曰。膀胱者州都之官，津液藏焉，气化则能出矣。肺为肾水上源，凡水道不通者，升举肺气，使上窍通则下窍通。若水注之法，自然之理。其过者，淫溢于四肢，四肢浮肿，如水之泛滥，须折之以其畏也。盖水之所畏者，土也。土衰不能制之，而寡于畏，故妄行。兹惟补其脾土，俾能制水，则水道自通。不利之利，即所谓泻之也。如此说，则折之与泻字，于上文接续，而折之之义益明矣。《内经》五法之注，乃出自张子和之注，非王启玄旧文，故多误。予既改释其误，又推广其义，以一法代五法，神而明之，屡获其效。故表而书之。盖东方先生木，木者生生之气，即火气，空中之火，附于木中。木郁则火亦郁于木中矣，不特此也。火郁则土自郁，土郁则金亦郁，金郁则水亦郁。五行相因，自然之理，唯其相因也。予以一方治其木郁，而诸郁皆因而愈。一方者何，逍遥散是也。

《医贯·卷之二·郁病论》

　　若初病而气结为滞者，宜顺宜开；久病而损及中气者，宜修宜补。然以情病者，非情不解，其在女子，必得愿遂而后可释，或以怒胜思，亦可暂解；其在男子，使非有能屈能伸，达观上智者，终不易却也。若病已既成，损伤必甚，而再行消伐，其不明也亦甚矣。又若忧郁病者，则全属大虚，本无邪实，此多以衣食之累，利害之牵，及悲忧惊恐而致郁者，总皆受郁之类。盖悲则气消，忧则气沉，必伤脾肺；惊则气乱，恐则气下，必伤肝肾，此其戚戚悠悠，精气但有消索，神志不振，心脾日以耗伤。凡此之辈，皆阳消证也，尚何实邪？使不知培养真元，而再加解散，真与鹭鸶脚上割股者何异？是不可不详加审察，以济人之危也。

怒郁之治：若暴怒伤肝，逆气未解，而为胀满或疼痛者，宜解肝煎、神香散，或六郁汤，或越鞠丸。若怒气伤肝，因而动火，以致烦热，胁痛胀满或动血者，宜化肝煎。若怒郁不解或生痰者，宜温胆汤。若怒后逆气既散，肝脾受伤，而致倦怠食少者，宜五味异功散，或五君子煎，或大营煎、归脾汤之类调养之。

思郁之治：若初有郁结滞逆不开者，宜和胃煎加减主之，或二陈汤，或沉香降气散，或启脾丸皆可择用。凡妇人思郁不解，致伤冲任之源，而血气日亏，渐至经脉不调，或短少渐闭者，宜逍遥饮，或大营煎。若思忆不遂，以致遗精带浊，病在心肺不摄者，宜秘元煎。若思虑过度，以致遗精滑泄及经脉错乱，病在肝肾不固者，宜固阴煎。若思郁动火，以致崩淋失血，赤带内热，经脉错乱者，宜保阴煎。若思郁动火，阴虚肺热，烦渴，咳嗽见血，或骨蒸夜热者，宜四阴煎，或一阴煎酌宜用之。若生儒蹇厄，思结枯肠，及任劳任怨，心脾受伤，以致怔忡健忘，倦怠食少，渐至消瘦，或为膈噎呕吐者，宜寿脾煎，或七福饮；若心膈气有不顺或微见疼痛者，宜归脾汤，或加砂仁、白豆蔻、丁香之类以微顺之。

忧郁内伤之治：若初郁不开，未至内伤，而胸膈痞闷者，宜二陈汤、平胃散，或和胃煎，或调气平胃散，或神香散、或六君子汤之类以调之。若忧郁伤脾而吞酸呕恶者，宜温胃饮，或神香散。若忧郁伤脾肺而困倦、怔忡、倦怠、食少者，宜归脾汤，或寿脾煎。若忧思伤心脾，以致气血日消，饮食日减，肌肉日削者，宜五福饮、七福饮，甚者大补元煎。

总治

郁病虽多，皆因气不周流，法当顺气为先，开提为次，至于降火化痰消积，犹当分多少治之。

郁宜调中

治郁之法，多以调中为要者，无他。盖脾胃居中，心肺在上，肾肝处下，四脏所受之邪，过于中者，中气常先受之，况乎饮食不节，寒暑不调，停痰积饮，而脾胃亦先受伤，所以中焦致郁恒多也。治宜开发运动，鼓舞中州，则三阴三阳之郁，不攻自解矣。

《证治汇补·卷之二·郁症》

《经》曰：木郁达之，宜用吐剂，令条达也；火郁发之，宜用汗剂，令疏散之；土郁夺之。宜用下剂，令无壅滞也；金郁泄之，宜渗泄解表利小便也。水郁折之，折之制其冲逆也。然百病不出乎气、血、痰三者，而用药亦随之，气用四君子汤，血用四物汤，痰用二陈汤，郁用越鞠丸。盖气、血、痰三病，多有兼郁者，或郁久而生病，或病久而生郁，或误药杂乱而成郁，治病当以郁法参之，或气、或血、或痰，施以四君、四物、二陈加减为妙。

《冯氏锦囊秘录·卷七·方脉六郁合参》

先生用药大旨，每以苦辛凉润宣通，不投燥热敛涩呆补，此其治疗之大法也。此外更有当发明者，郁则气滞，其滞或在形躯，或在脏腑，必有不舒之现症。盖气本无形，郁则气聚，聚则似有形而实无质，如胸膈似阻，心下虚痞，胁胀背胀，脘闷不食，气瘕攻冲，筋脉不舒，医家不察，误认有形之滞，放胆用破气攻削，迨至愈治愈剧，转方又属呆补，此不死于病，而死于药矣。不知情志之郁，由于隐情曲意不伸，故气之升降开阖枢机不利，虽《内经》有泄、折、达、发、夺五郁之治，犹虑难获全功，故《疏五过论》有始富后贫，故贵脱势，总属难治之例。盖郁症全在病者能移情易性，医者构思灵巧，不重在攻补，而在乎用苦泄热而不损胃，用辛理气而不破气，用滑润濡燥涩而不滋腻气机，用宣通而不揠苗助长，庶几或有幸成耳！

《临证指南医案·卷六·郁》

　　丹溪分六郁，气、血、湿、火、食、痰也。故制越鞠丸，以香附理气，抚芎行血，苍术开湿，栀子治火，神曲消食，痰郁加贝母。而大要以理气为主，盖气滞则血亦滞，而饮食不行，痰湿停积，郁而成火。气行则数者皆行，故所重在气，不易之理也。赵献可则以加味逍遥为主，（逍遥之归、芍即越鞠之川芎，逍遥之白术即越鞠之苍术，逍遥之陈皮即越鞠之神曲，逍遥之柴胡即越鞠之香附，逍遥之加味即越鞠之栀子也。）谓肝胆少阳木气，象草穿地而出，此时被寒风一郁，即萎软遏抑而不能上伸。惟温风一吹即畅达，盖木喜风，风摇即舒畅，寒风则畏，温风则喜。柴胡、薄荷辛而温者，辛故能发散，温故入少阳。其郁甚而热者加左金丸，（见发热。）热非寒品不除，故用黄连治火，实则泻其子也。郁非辛热不开，吴萸辛热且气臊，肝之气亦臊，同气相求，故用为反佐，引以入肝。服后木郁已舒，继用六味地黄汤（见虚损）加柴胡、芍药以滋肾水。逍遥，风以散之也；六味，雨以润之也。木有不得其天者乎？按赵氏此论甚精，但谓此方可以通治诸郁，则主张太过，举一废百，乌乎可也？

《医碥·卷之二·郁》

　　治郁之法，岐伯所言：木郁达之，火郁发之，土郁夺之，金郁泄之，水郁折之。尽之参。余则撮其要而为之辨，曰达者，通畅之义。木郁，风之属，脏应肝胆，对在胁肋，主在筋爪，伤在脾胃，症多呕酸，木喜调畅，宜用轻扬之剂，在表疏其经，在里疏其脏，但使气得通行，均谓之达……发者，越之也。火郁之病，为阳为热。其脏在心，主小肠、三焦，其主在脉络，其伤在阴分，凡火之结聚敛伏者，不宜蔽遏，当因其势而解之、散之、升之、扬之。如腠理外闭，邪热怫郁，则解表取汗以散之；如龙火郁甚，非苦寒降沉之剂可治，则用升浮之药，佐以甘温，顺其性而从治之，汗未足以概之也……夺者，直取之也。湿滞则土郁，其脏应脾胃，其在肌肉四肢，其伤在胸腹，土畏壅滞。滞在上宜吐；滞在中宜伐；滞在下宜泻。皆夺也……泄，疏利也。金郁之病，为敛闭、为燥塞，其脏应肺、大肠，其主在皮毛声息，其伤在气分，或解表，或利气，皆谓泄……折，调制也。水之本在肾，标在肺，反克在脾胃，伤在阳分，水性善流，愤郁不通，宜防泛溢。折之之法，如养气可以化水，治在肺；实土可以制水，治在脾；壮水可以泄水，治在命门；自强可以帅水，治在肾；分利可以泄水，治在膀胱；凡此皆谓之折。

《嵩崖尊生书·气郁诸病论》

　　木郁风之属，脏应肝，腑应胆，主在筋爪，伤在脾胃，症多呕酸。木喜条达，宜轻扬之药，在表疏其经，在里疏其脏，但使气得通行，均谓之达。

《杂病源流犀烛·诸郁源流》

　　外郁者，六气之郁也。六气伤人，皆有传变，由轻及重。惟外郁之症，只在经，聚而不散，有失升降变化之权，胶结不开，厌厌有似虚损痨瘵之症。又：此外郁之类损者，盖气血充和，脉络贯通，百病不生，今为六淫所伤，气血抑窒，则有寒热吐衄之患，虽年深月久，郁有不开，不兼舒郁，治必不效。

《不居集·卷之十八·诸郁》

　　至若情志之郁，则有三焉：一曰怒郁。方其盛气凌人，面赤声厉，多见腹胀。及其怒后，逆气已平，中气受伤，多见胀满疼痛，倦怠少食之症。一曰思郁。凡芸窗秀士，茅店羁人，以及室女尼姑，心有所忆而生意，意有所属而生思，思有未遂而成郁，结于心者，必伤于脾，及其既甚，上连肺胃，为咳喘失血，膈噎呕吐，下连肝肾，为带浊崩淋，不月劳损。一曰忧郁。或因衣食之累，或因利害之牵，终日攒眉而致郁者，志意乖违，神情萧索，心脾渐至耗伤，气血日消，饮食日少，肌肉日削，遂至发为目症，前七情论中已详之矣，故不赘述。然五气之郁，因病而郁者也，情志之郁，因郁而病者也。凡患是症者，宜自为节制，皆非草木所能奏效，所谓妙药难医心上病也。可不慎之？

《银海指南·卷二·郁病论》

《内经》云："木郁达之。"古来注释者，以"达"为宣吐；又云：用柴胡、川芎条而达之。愚谓此不过随文训释，而于"达之"之意，犹有未尽然也。夫木郁者，即肝郁也。《素问》云："治病必求其本。"而郁症之起，必有所因，当求所因而治之，则郁自解，郁者既解，而达自在其中矣。矧木郁之症，患于妇人者居多，妇人情性偏执，而肝病变幻多端，总宜从其性，适其宜，而致中和，即为达道。彼若吐、若升，止可以言实，未可以言虚也。今人柔脆者恒多，岂可概施升吐哉？其余火、土、金、水四郁，古人之注释，虽于《经》义未必有悖，然亦止可以言实，止可以言外因，未可以言虚，未可以言内因也。盖因郁致疾，不特外感六淫，而于情志为更多。调治之法，亦当求其所因而治之，则郁自解，郁者既解，则发、夺、泄、折俱在其中矣。因者病之本，本之为言根也、源也，"君于务本，本立而道生，"可师也。

《吴医汇讲·卷八·木郁达之论》

叶氏论治郁症，不重在偏攻偏补，其要在乎用苦泄热而不损胃，用辛理气而不破气，用滑润需燥涩而不滋腻气机，用宣通而不揠苗助长，数语深得治郁之理。

《程杏轩医案·鲍鲸翁夫人厥证治法节略》

忧思怒郁，最伤肝脾。木性条达，不畅则抑；湿土敦厚，不运则壅。壅气无以流贯诸经，循环营卫。肝乃肾子，子伤则盗母气，无以自养，致令水亏于下，水不济火，灼阴耗血，筋失营养，瘰病凝结于项侧之右，脉来细数无神，溃久脓清不敛。法当壮水生木，益气养营，恬淡无为，以舒神志，方克有济。

《清代名医医案精华·王九峰医案·下卷·肝郁》

癫狂痫

（痫证）大率行痰为主，黄连、南星、瓜蒌、半夏。

寻痰寻火分多少，治无不愈。

分痰分热：有热者，以凉药清其心；有痰者，必用吐药。吐用东垣安神丸。

此症必用吐，吐后用平肝之药，青黛、柴胡、川芎之类。

《金匮钩玄·卷第二·痫》

大率多因痰结于心胸间，治当镇心神、开痰结。

《丹溪心法·卷四·杂病·内伤类·癫狂》

治法，痫宜乎吐，狂宜乎下，癫则宜乎安神养血，兼降痰火。

……五志之火，因七情而起，郁而成痰，故为癫痫狂妄之证，宜以人事制之，非药石所能疗也。须诊察其由以平之：怒伤于肝者，为狂为痫，以忧胜之，以恐解之。喜伤于心者，为癫为痫，以恐胜之，以怒解之。忧伤于肺者，为痫为癫，以喜胜之，以思解之。思伤于脾者，为痫为癫为狂，以怒胜之，以喜解之。恐伤于肾者，为癫为痫，以思胜之，以忧解之。惊伤于胆者为癫，以忧胜之，以恐解之。悲伤于心胞者为癫，以恐胜之，以怒解之。此法惟贤者能之耳。

《医学正传·卷之五·癫狂痫症》

狂则专于下痰降火，癫则兼乎安神养血。

《医学入门·卷四·杂病·内伤类·癫狂》

（狂证）当以治火为先，而或痰或气，察其甚而兼治之。若止因火邪，而无胀闭热结者，但当清火，宜抽薪饮、黄连解毒汤、三补丸之类主之。若水不制火，而兼心肾微虚者，宜朱砂安神丸，或服蛮煎、二阴煎主之。若阳明火盛者，宜白虎汤、玉泉散之类主之。若心脾受热，叫骂失常，而微兼闭结者，宜清心汤、凉膈散、三黄丸、当归龙荟丸之类主之。若因火致痰者，宜清膈饮、抱龙丸、生铁落饮主之。甚者宜滚痰丸。若三焦邪实热甚者，宜大承气汤下之。若痰饮壅闭，气道不通者，必须先用吐法，并当清其饮食。此治狂之要也。

《景岳全书·卷之三十四·癫狂痴呆》

狂由热致，当清其热而利大便；癫因痰生，当开其痰而养血气。

《医林绳墨·卷六·癫狂》

大抵狂病，宜大吐，不则可愈，大黄一物汤。

肝气太旺，木来乘心，名之曰狂，又谓之大癫，法当抑肝镇心，降龙丹主之……痰少降，则正性复明，痰复升，则又发，名之曰癫，法当利肺安心，安神滚痰丸主之。

《明医指掌·卷七·癫狂证》

然癫为心血不足，狂为痰火实盛。治狂专于下痰降火，治癫则兼乎安神养血。

《丹台玉案·卷之四·心痛门（附癫狂）》

夫痫有五：马痫则张口摇头马鸣；牛痫则目正直视腹胀；猪痫则喜吐沫；羊痫则扬目吐舌；鸡痫则摇头反折善惊。盖以其形之类而名之也。古者既有五痫之名，治无分别，概用香窜镇坠之药，殊为未当。丹溪云：痫病盖因痰涎壅盛，迷瞒孔窍，发则头旋颠倒，手足搐搦，口眼相引，胸背强直，叫吼吐沫，食倾乃苏，大率属痰与火。法当寻火寻痰，分多分少治之。亦有因惊而得者，惊则神不守舍，舍空而痰聚也，宜以行痰为主，佐以定悸宁心安神可也。彼香窜燥剂，宁不助火耗气乎？！

《明医指掌·卷七·痫证》

石顽曰：痫证往往生于郁闷之人，多缘病后本虚，或复感六淫，气虚痰积之故……古人虽分五痫，治法要以补肾为本，豁痰为标，随经见证用药。

《张氏医通·卷六·痫症》

若抚掌大笑，言出不论，左顾右盼，如见神鬼，片时正性复明，深有报悔，少倾态状如故者，此膈上顽痰泛溢洋溢，塞其道路，心为之得，痰少降则正性复明，痰复升则又举发，名之曰癫。法当利肺、安心、安神，滚痰丸主之。

《证治汇补·卷之五·胸膈门·癫狂》

至于主治，察形证，诊脉候，以辨虚实。狂之实者，以承气、白虎直折阳明之火，生铁落饮重制肝胆之邪；虚者当壮水以制火，二阴煎之类主之。癫之实者，以滚痰丸开痰壅闭，清心丸泄火郁勃；虚者当养神而通志，归脾、枕中之类主之。痫之实者，用五痫丸以攻风，控涎丸以劫痰，龙荟丸以泻火；虚者当补助气血，调摄阴阳，养营汤、河车丸之类主之。狂癫痫三症治法，大旨不越乎此。今如肝风、痰火者，苦辛以开泄；神虚火炎者，则清补并施；肝胆厥阳化风旋逆者，以极苦之药折之；神志两虚者，用交心肾法；劳神太过者，宗静以生阴意，为敛补镇摄。方案虽未详备，而零珠碎玉，不悉堪为世宝哉！医者惟调理其阴阳，不使有所偏胜，则郁逆自消，而神气得反其常焉矣。

《临证指南医案·卷七·癫狂痫》

夫痫者，有五等而类五畜，以应五脏。发则卒然倒仆，口眼相引，手足搐搦，背脊强直，口吐涎沫，声类畜叫，食倾乃醒。原其所由，或因七情之气郁结，或为六淫之邪所干，或因受大惊恐，神气不守，或自幼受惊，感触而成，皆是痰迷心窍，如痴如愚。治之不须分五，俱宜豁痰顺气，清火平肝。

《古今医鉴·卷之七·五痫》

若河间主热，故专以清凉为主；丹溪主痰与热，故以星、半、芩、连为主，而热多者清心，痰多者行吐，然后用安神平肝，如归、地、牛黄、朱砂、青黛、柴胡、川芎、金银箔之类。

《杂病源流犀烛·卷九·诸痫源流》

治癫贵于养心，兼以行痰；治狂务于祛邪，灭火为要。

《医法圆通·卷三·癫狂》

癫疾始发，志意不乐，甚则精神痴呆，言语无伦，而睡于平时，乃邪并于阴也。狂疾始发，多怒不卧，甚则凶狂欲杀，目直骂詈，不识亲疏，乃邪并于阳也。故《经》曰：重阴者癫，重阳者狂。盖癫之为病，多因谋为不遂而得，宜以安神定志丸治之。狂之为病，多因痰火结聚而得，宜以生铁落饮主之。

《医家四要·卷二·癫狂者，审阴阳之邪并》

痫症者，忽然昏倒无知，口噤牙闭，神昏吐涎，抽搐时之长短不等，而醒后起居饮食一似平人。古人虽听五声、分五脏；……其实不越痰、火、惊三字范围。总宜三痫丸治之（白矾、荆芥为丸，朱砂为衣）。痰盛加僵蚕、川贝、天竺牛黄，火加栀子、连翘、黄连、桑叶，惊加钩藤、金箔、龙齿、朱砂。

《医家四要·卷二·痫症者，究痰火之与惊》

癫乃重阴，病属五脏；狂乃重阳，症属六腑。癫则癫呆多喜，如醉如痴，若心虚则胆怯，肾虚则失志，脾虚则不乐，肺虚则悲忧，肝虚则怒，虽有痰火，不足之症，宜补勿泻；狂则狂妄多怒，登高而歌，弃衣而走，逾垣上屋，骂詈不避亲疏，此气火有余之症，有泻无补。大概心经蓄热者清之，痰迷心窍者豁之，产后血迷者行之，脉实者死，虚者生。

《医宗说约·癫狂》

（癫痫）须详考其因，施以治法。大抵当以祛痰顺气为先，然后辨其有无风寒暑湿之气，方可补其五脏。

《医方类聚·卷之一百五十九·癫痫》

大抵狂为痰实，癫为心血少，治法俱豁痰顺气，清火平肝。

《济众新编·癫狂》

以其病在头巅，故曰癫疾。治之者，或吐痰而就高越之，或镇坠痰而从高抑之，或内消痰邪使气不逆，或随风寒暑湿之法，用轻剂发散上焦，或针灸头中脉络而导其气，皆可使头巅脉道流通，孔窍开发，而不致晕眩也。

《医学纲目·卷之十一·癫痫》

此是阴虚血少，心火不宁以致此也。有怒气愤郁，一时不得舒越，以成狂癫者，须先开达肝火。

《杂病广要·脏腑类·癫狂》

痧　证

痧毒中于脏腑之气，闭塞不通，上攻三阳巅顶，故痛入脑髓，发晕沉重，不省人事，名真头痛，朝发夕死，夕发旦死，急刺破巅顶，出毒血以泄其气，药惟破其毒气，清其脏腑为主；痧毒中于脏腑之血，壅瘀不流，上冲三阳头面肌肉，故肌肉肿胀，目闭耳塞，心胸烦闷，急刺破巅顶及诸青筋，出毒血，药宜清其血分，破其壅阻为要。

《痧胀玉衡·卷之下·头痛痧》

痧毒冲心发晕闷，倒地，一似中暑、中风，人不知觉，即时而毙，此痧之急者，如略有苏醒，扶起放痧，不愈，审脉服药施治。如发晕不醒，扶之不能起，必须审脉辨症明确，果系何因，先用药数剂灌醒，然后扶起放痧，渐为调治。

《痧胀玉衡·卷之中·闷痧》

默默不语，语亦无声，形如哑子，此乃痧气壅盛，热痰上升，阻逆气管，故咽喉闭塞而然。治宜先放其痧，审其肺肾脾三经之脉为要，然后推详余经之脉，则知病之所本矣。

《痧胀玉衡·卷之中·噤口痧》

痧毒传变，不待时日，朝发于足而足肿痛，夕流于手而手肿痛；朝发于肌肤而肌肤红肿，夕入于里而痰喘不休；此等之痧，乍隐乍现，乍来乍去。按之脉，而痧脉或不现，最难识认。如痧毒所流及之处，热者似流火而非流火，肿者似流痰而非流痰，或痛极难忍，或痒痛不已，又痧之变者也。欲知此痧，须看病势凶暴，不比流痰流火之轻缓者，验之于痧筋，发现刺之无疑。然后凭脉，所犯风寒暑湿及食积痰血气阻，分治之。

《痧胀玉衡·卷之中·流火流痰痧》

蛔结痧，痧毒攻胃故蛔死，入于大肠与宿粪相结，腹中大痛，是为蛔结。又有痧毒入胃，胃必热胀之极，蛔不能存，因而上涌，乘吐而出，或蛔结腹痛，不大便，或入大肠由大便而出，与伤寒吐蛔、伏阴在内者不同，法当清其痧胀为主，先用刮放，后服药……

《杂病源流犀烛·卷二十一·痧胀源流》

霍乱痧，痛而不吐泻者，名干霍乱，毒入血分也，宜放痧。新食宜吐，久食宜消，食积下结宜攻。痛而吐泻者，毒入气分也，宜刮痧，有痧筋则放，宜调其阴阳之气，须知肠胃食积，宜驱不宜止，止则益痛。若吐泻而后痛者，此因泻粪秽气所触，宜用藿香正气散，须防食积血滞，或消或攻，或活血，山药、茯苓不可乱施，燥湿之品，温暖之药，俱在所禁。

《杂病源流犀烛·卷二十一·痧胀源流》

阳痧，即热毒郁结之痧，多因冒暑耕耘，趋炎奔走，或怒劳郁勃，或醉饱迎凉，皆能成痧。发则头痛、眩晕、恶心、腹痛、面赤、目红，甚则护心嗜口，汗出如油。治之不速，不半日而死。凡见此等热痧，其四肢必温暖，脉必暴数，或沉伏。与阴痧不同，切不可饮热粥、热汤，尤最忌姜汤、烧酒之类，反致不救。法当先刮后放，并鼻嗜卧龙丹，调服痧药，以开闭塞，而通结滞，或令饮冷水，亦可解毒回生。

《痧症度针·阳痧》

阴痧，俗称冷痧。人当夏月乘凉于深堂广厦之中，消暑于冰雪瓜桃之类，遂致遏郁清阳，阴寒内洹，伤脾败胃，凝结成痧者有之；又或寒凉败脾，食痰内滞，或夜凉失被，触犯外邪；又如暑天行路，骤饮冰浆，酷日操劳，多啖生冷。发则呕泻、腹痛、面白唇青，汗出肢冷，甚则蓄血唾血，寒逼热溢，阴极似阳；或为盘肠、吊脚等痧症，死者不知凡几也。若以时令温热，辄用寒凉，无不立毙。是当以脾胃为主，疏散温通，以开结滞，加以刮放，自安。

《痧症度针·阴痧》

厥　证

气虚发厥者，当用温药；血虚发热者，不宜用凉药，当用温养气血之药以补之……又有一种病实热者，极而手足厥冷，所谓热深厥亦深，此当用凉药，须以脉别之也，此最难辩，差之毫厘，则害人性命，戒之。

《医说·卷四·气血虚发厥逆》

阳厥者，是热深则厥，盖阳极则发厥也，不可作阴证而用热药治之，精魂绝而死矣。急宜大承气汤，随其轻重治之。

《丹溪心法·卷四·厥》

厥逆之证，危证也……观《内经》诸论已极显明，奈何后人犹不能察？凡遇此证，则悉认之为中风，竟不知厥逆为何病，而通作风治，害孰甚焉！余深悲之，故于前非风门悉力辨正。至于治此之法，即当以前非风证治互相参用，正所以治厥逆也。其有未尽等证，仍列如后条。

《景岳全书·卷之十一·厥逆·论治》

寒厥、热厥之治：……即当以非风门治寒、治热之法主之。至若伤寒厥证，其阴其阳，亦当以此法为辨。但伤寒之厥，辨在邪气，故寒厥宜温，热厥可攻也。《内经》之厥，重在元气，故热厥当补阴，寒厥当补阳也。二者之治，不可不察！

气厥……治宜以排气饮，或四磨饮，或八味顺气散、苏合香丸之类，先顺其气。然后随其虚实而调理之。又若因怒伤气逆，气旋去而真气受损者，气本不实也；再若素多忧郁恐畏，而气怯气陷者，其虚尤可知也，若以此类而用行气开滞等剂则误矣……痰厥之证，凡一时痰涎壅塞，气闭昏愦，药食俱不能通，必先宜或吐或开以治其标，此不得不先救其急也。但觉痰气稍开，便当治其病本。如因火生痰者，宜清之降之；因风寒生痰者，宜散之温之；因湿生痰者，宜燥之利之；因脾虚生痰者，自宜补脾；因肾虚生痰者，自宜补肾，此痰之不必治也。但治其所以痰而痰自清矣。然犹有不可治痰者，恐愈攻愈虚，而痰必愈甚也。诸治痰法，见前非风门治痰条中。

《景岳全书·卷之十一·厥逆·论治》

厥者，手足逆冷，阴阳不相接也。寒厥即阴厥，阴盛阳衰，唇青四逆，脉沉伏，宜温中散寒。阳厥即热厥，热极化寒，冷不过肘膝，脉数有力，宜清凉解散，苦寒利之。痰厥痰涌昏愦，宜先吐后导。气厥暴怒，肢冷面青，脉伏，宜顺气。血厥昏晕肢冷，宜降火。蛔厥，胃寒，脉沉，宜安蛔理中。尸厥，体僵口噤，脉沉，宜补元气。凡厥而不醒，必先通关，而后治其本病。

《医宗说约·厥》

痿　证

诸治痿法，当养阳明与冲脉。阳明主胃，乃五脏六腑之海，主润宗筋，束骨以利机关。冲脉者，诸经之海，主渗灌溪谷与阳明，合养于宗筋，会于气街，属于带脉，络于督脉。故阳明虚，则宗筋纵，带脉不引，故足痿不用也。治之，各补其荥而通其输，调其虚实，和其逆顺，至筋脉骨肉各得其旺时，病乃已矣。

《三因极一方论·卷之九·五痿治法》

诸痿生于肺热，只此一句便见治法大意，经曰：东方实，西方虚，泻南方，补北方，以此，因就生克言补泻，而大经大法不外于此……泻南方肺金清，而东方不实，何脾伤之有？补北方则心火降，而西方不虚，何肺伤之有？故阳明实，则宗筋润，能束骨而利机关矣。治痿之法无出于此。

《仁斋直指方论·卷之四·附痿证》

（痿）断不可作风治而用风药。

《金匮钩玄·卷之二·痿》

泻南则肺金清而东方不旺，脾不伤而宗筋润矣，补北则心火降而西方不虚，肺不焦而荣卫通矣。清燥汤、虎潜丸、肾气丸，调利金水二脏，治痿之大经也。

《医学入门·卷四·痿》

治痿独取阳明……此"取"字，有教人补之之意，非所谓攻取也。

《医旨绪余·上卷·痿论》

生生子曰：《内经》治痿独取阳明之法，乃治痿之大概也。原其病皆自肺中来，在于方萌之时，故独治阳明，使宗筋润，能束骨而利机关之意，是澄其源而流自清之谓也。设五痿之疾既痼，而阳明虚，宗筋纵，带脉不引，足痿不用之时，而独治阳明，斯亦晚矣。

《赤水玄珠·第十一卷·痿证门》

故先生治痿，无一定之法，用方无独执之见。如冲任虚寒而成痿者，通阳摄阴，兼实奇脉为主；湿热沉着下焦而成痿者，用苦辛寒燥为主；肾阳奇脉兼虚者，用通纳八脉，收拾散越之阴阳为主；如下焦阴虚，及肝肾虚而成痿者，用河间饮子、虎潜诸法，填纳下焦，和肝熄风为主；阳明脉空，厥阴风动而成痿者，用通摄为主；肝肾虚而兼湿热，及湿热蒸灼筋骨而成痿者，益下佐以温通脉络，兼清热利湿为主；胃虚窒塞，筋骨不利而成痿者，用流通胃气。及通利小肠火腑为主；胃阳肾督皆虚者，两固中下为主；阳明虚，营络热及内风动而成痿者，以清营热熄内风为主，肺热叶焦而成痿者，用甘寒清上热为主；邪风入络而成痿者，以解毒宣行为主；精血内夺。奇脉少气而成痿者，以填补精髓为主。

《临证指南医案·卷七·痿》

丹溪曰：治痿之法，独取阳明一经何也？阳明者，胃与大肠之经也；泻腑则脏自清，和脾则肺自安。

《医林绳墨·卷六·痿》

故古人治痿，首重阳明，此为气虚者立法也。其专重肾肝，因肾主骨而藏精，肝主筋而藏血，故肾肝虚则精血竭，精血竭则内火消烁筋骨为痿。治当补养肾肝，此为阴虚者立法也。善治者辨其孰为气虚，孰为阴虚，合宜而用。至于七情六欲，所挟多端，或行痰瘀，或清湿热，泻实补虚，是在神而明之。

《证治汇补·卷之七·痿躄》

食积痿者，饮食太过，妨碍道路，升降失常，脾气不得运于四肢，手足软弱，或腹膨胀痛，或恶心嗳气，右手脉洪弦滑者，宜运脾消导，从食积治，俟食消积化，然后补脾。

《证治汇补·卷之七·痿躄》

凡痿由湿热，脉洪滑而证多烦热者，必当先去其火，宜二妙散随证加减用之。若阴虚兼热者，宜《正传》加味四物汤、虎胫骨丸，或丹溪补阴丹、滋阴八味丸之类主之。若绝无火证，而止因水亏于肾，血亏于肝者，则不宜兼用凉药，以伐生气，惟鹿角胶丸为最善。或加味四斤丸、八味地黄丸、金刚丸之类，俱可择用。若阴虚无湿，或多汗者，俱不宜轻用苍术。盖痿证最忌散表，亦恐伤阴也。

东垣取黄柏为君，黄芪等补药辅佐，以治诸痿，无一定之方。有兼痰积者，有湿多热多者，有湿热相半者，有挟气者。临病制方，其亦治痿之良法也。

《景岳全书·卷之三十二·痿》

故治痿独取阳明者，非补阳明也，治阳明之火邪，毋使干于气血之中，则湿热清而筋骨强，筋骨强而足痿以起。张子和尝言痿病皆因客热而成，断无有寒。丹溪亦云治痿以清热为主，不可作风治用风药。诚得取阳明之义者矣。

《质疑录·论泻南补北不可以治痿取阳明》

痛则不通，痛无补法。此论邪壅气血之谓，今以脉络失养，是用补方中宣通八脉为正。

《评点叶案存真类编·卷二·痿》

因生于火者有之，而败伤元气者亦有之。若概从火治，则恐真阳亏败，水衰土涸者，必不能堪。是当因脉因证，酌寒热之浅深，审虚实（虚者，元气虚也。实者，邪气实也。）之缓急，以施治疗，庶得治痿之法矣。凡痿证不一，有兼痰积者，有湿多热多者，有湿热相半者，有挟气者，临病制方，不拘古方可也。而东垣取黄柏为君，用黄芪等补药以辅佐之，亦可触类而会其意矣。

《罗氏会约医镜·卷十三·痿》

故治痿独取阳明，以阳明为脏腑之海，而肺金尤赖胃土以上供也。盖此证属干热者多，如草木遇烈日而枝叶萎软也。故以滋胃液为首务……间有胃中湿热不攘，亦能上熏于肺，而叶焦为痿，此当主以清阳明之湿热为先。所谓独取阳明者，滋之清之，肺病总以治胃为本也。

《重庆堂随笔·卷上·痿》

（痿病）治法，泻心补肾，淡薄食味，切不可作风治。

《济众新编·痿病治法》

痹　证

肉痹者，饮食不节，膏粱肥美之所为也……宜节饮食以调其脏，常起居以安其脾，然后依经 补泻以求其愈矣尔。

《中藏经·卷中·论肉痹》

论曰：《内经》谓寒气胜者为痛痹。夫宜通，而塞则为痛。痹之有痛，以寒气入经而稽迟，泣而不行也。痛本于寒气偏胜，寒气偏胜，则阳气少阴气多，与病相益。治宜通引营卫，温润经络。血气得温则宣流，自无壅阏也。

《圣济总录·卷第一十九·痛痹》

论曰：《内经》谓湿气胜者为着痹。地之湿气感则害人皮肉筋脉。盖湿土也，土性缓，营卫之气，与湿俱留，所以湿胜则着而不移也。其证多汗而濡者，以阴气盛也。治宜除寒湿，通行经络则瘥。

《圣济总录·卷第一十九·着痹》

论曰：《内经》谓风寒湿三气杂至，合而为痹，其风气胜者为行痹。夫气之在人，本自流通，所以痹者，风寒湿三气合而为病也。然三气之中，各有阴阳，风为阳气，善行数变，故风气胜则为行痹。其证上下左右，无所留止，随其所至，气血不通是也。治法虽通行血气，宜多以治风之剂。

《圣济总录·卷第一十九·行痹》

痛风在上者，多属风；在下者，多属湿。治用活血疏风、消痰去湿，羌活汤加减。

《万病回春·卷之五·痛风》

治行痹者，散风为主，御寒利湿，仍不可废，大抵参以补血之剂，盖治风先治血，血行风自灭也。治痛痹者，散寒为主，疏风燥湿，仍不可缺，大抵参以补火之剂，非大辛大温，不能释其凝寒之害也。治着痹者，利湿为主，祛风解寒，亦不可缺，大抵参以补脾补气之剂，盖土强可以胜湿，而气足自无顽麻也。

《医宗必读·卷之十·痹》

然五脏痹各有形状之不同，浅深之各异，善治者，审其所因，辨其所形，真知其在皮肤、血脉、筋骨、脏腑浅深之分而调之，斯无危瘤之患矣。若一概混作风治而用风燥热药，谬矣！

《明医指掌·卷七·痹证》

兹以先生治痹之法，为申明一二，有卫阳疏，风邪入络而成痹者，以宣通经脉，甘寒去热为主，有经脉受伤，阳气不为护持而为痹者，以温养通补，扶持生气为主；有暑伤气，湿热入络而为痹者，用疏通脉络之剂，使清阳流行为主；有风湿肿痛而为痹者，用参术益气，佐以风药壮气为主；有湿热伤气，及温热入血络而成痹者，用固卫阳以却邪，及宣通营络，兼治奇经为主；有肝阴虚，疟邪入络而为痹者，以咸苦滋阴，兼以通逐缓攻为主；有寒湿入络而成痹者，以微通其阳，兼以通补为主；有气滞热郁而成痹者，从气分宣通为主；有肝胃虚滞而成痹者，以两补厥阴阳明为治，有风寒湿入下焦经隧而为痹者，用辛温以宣通经气为主；有肝胆风热而成痹者，用甘寒和阳，宣通脉络为主；有血虚络涩，及营虚而成痹者，以养营养血为主，又有周痹行痹肢痹筋痹，及风寒湿三气杂合之痹，亦不外乎流畅气血，祛邪养正，宣通脉络诸法。故张景岳云：治痹之法，只宜峻补真阴，宣通脉络，使气血得以流行，不得过用风燥等药，以再伤阴气，亦见道之言也。

《临床指南医案·卷七·痹》

至于治痹之要，如李士材云：治行痹者，散风为主，御寒利湿仍不可废，大抵参以补血之剂，盖治风先治血，血行风自灭也；治痛痹者，散寒为主，疏风燥湿仍不可缺，大抵参以补火之剂，非大辛大温不能释其凝寒为害也；治著痹者，利湿为主，祛风解寒仍不可缺，大抵参以补脾利气之剂，盖土强可以胜湿，而气足自无顽麻也。此其推本《内经》，立说甚善，但痹而果因三气者，治之宜然，若邪郁病久，风变为火，寒变为热，湿变为痰，又当易辙寻之，宜通经活血，疏散邪滞剂中，而参以降火清热豁痰之品……此义丹溪得之，在《内经》原有热痹之证，非凿说也。

《顾松园医镜·卷十三·痹》

内痹者，血不荣筋，风入节络。当以养血为第一，通络次之，去风又次之。若不补血，而先事搜风，木愈燥而筋益拘挛，殊非治法。

痛痹者，营卫受寒，不通而痛。宜调养气血，温通经络，龙火汤主之。

著痹者，病在肌肉。当补燥湿，立极汤主之。

《医醇賸义·卷四·痹》

痹者闭也，以血气为邪所闭不得通得而病也。其病有三，均属外感，如行痹由于风胜，治当从散；痛痹由于寒胜，治当从温；著痹由于湿胜，治当从燥。

《赵李合璧·风痹》

何书田曰：《经》云："诸痛痒疮，皆属于心。"夫心主君火，自当从热而论……诸痛，古人总以"通"字立法，非攻下通利之谓，谓通其气血则不痛也。

《医学妙谛·卷中·痛风》

若邪在肌肉之时，或针、或汗、或灸俱易成功，不然，至人筋骨之际，必不易治，患者医者两宜致意焉。虽然，又有气虚不能导血荣养筋脉而作麻木者，有因血虚无以荣养肌肉，以致经隧涩涩而作麻木者，又不可专执汗、灸、针三法，当要分辨气虚、血虚、痰饮、瘀血而疗。

《杂病广要·身体类·痹》

疟 疾

无汗要有汗，散邪为主带补。有汗要无汗，补正气为主带散。

《丹溪治法心要·卷一·疟》

疟脉弦数者多热，又风痰也。弦迟者多寒。风宜汗之，寒宜温之，痰宜吐之。

《丹溪手镜·卷之中·疟》

病疟后多黄，盖疟谓之脾寒，脾受病，故色见于面，理脾为先。

《秘传证治要诀及类方·卷之十·疟》

邪在阳明经谓之热疟，治多下之。

《素问病机气宜保命集·卷中·诸疟门》

不能食者，必于饮食上得之，当食治。

虚者，必用参术一二帖，托住其气，不使下陷，后用他药。若无汗，要有汗，散邪为主，带补。若有汗，要无汗，扶正为主，带散邪。

数发之后，便宜截而除之。久发则中气虚弱，病邪已深而难治。

《医学正传·卷之二·疟症》

疟无痰不成，内伤脾胃虚寒，宜清利湿痰为主，内伤疟皆汗多，阳疟敛以参、术、黄芪；阴疟敛以归、地、知、柏、芍药。大抵有汗要止汗，以补其虚；无汗要发汗，以散其邪。稍久者一补一发丹，久虚补中益气汤加山楂、麦芽，扶脾自止，极忌吐截。

《医学入门·卷四·杂病·外感·疟》

大凡疟初起者，散邪正气为先也。无汗要有汗，散邪为主……

有汗要无汗，正气为主……

虚人患疟者，养正邪自除也……

人虚者，截补兼用也……

人壮盛者，宜单截也……

疟久不止者，先截而后补也……

疟已后者，须调养血气也。

《万病回春·卷之三·疟疾》

盖邪之所凑，其气必虚，故其人元气不固者，暑邪得以乘之，所以治疟，以扶元气为。

独无痰不疟，无食不成疟，深得致疟之因。无汗要有汗，散邪为主，有汗要无汗，扶正气为主，深得治疟之法。

《医贯·卷之六·后天要论·疟论》

凡治疟当知标本。予尝言：有标则治标，无标则治本，此最为治疟之肯綮。何以言之？盖标以邪气言，本以正气言也。夫邪正相争，所以病疟。凡疟之初起，本由邪盛，此当治邪，固无疑也。若或表散已过，或久而不愈，则于邪正之间，有不可不辨矣。盖有邪者，证必猖炽，脉必弦紧，或头疼头痛未除，或汗虽出而未透，凡属形证有余者，即其病虽已久，亦必有表邪之未清也。但觉有微邪，此犹宜兼标为治。若汗出已多，邪解已透，别无实证实脉可据，而犹然不愈者，必由正气全虚，或以质弱，或以年衰，故余气有未能却，而真阴有未能静耳。此当专治其本，但使元气既复，则无有不愈。设或不明标本，无论有邪无邪，而但知攻疟，则害者多矣。予为此说虽因疟而发，然诸病皆同此理，明者，当心志之。

《景岳全书·卷之十四·疟疾》

凡截疟之法，方固不可，然亦无必效之方。若以愚见并及治验，则未尝藉于截也。盖有邪者，去邪则愈。若散邪既透，解表已过，则但收拾元气而气复即愈。惟能于邪正之间，得其攻补之宜，则无不自愈，此截之最善者也。至如截疟诸方，虽不可执，亦不可无。第有效于此而不效于彼者，亦以人之气血阴阳各有不同故耳。故凡用截药者，亦当察人之强弱而酌以用之，庶乎得效，然亦惟轻者，易截。而重者，不易截也。

《景岳全书·卷之十四·截疟》

凡治疟，不求邪之所在，辄行大汗大下，伤人正气者，医之罪也。疟邪在于半表半里，故有寒有热，若大汗以伤其表，大下以伤其里，是药反增疟矣。倘疟邪伏而未尽，药过再发，更将何法以处之？凡用吐法，妄施恶劣之药，并各种丸药，伤人脏腑者，医之罪也。吐法，止可用清芬之气，透入经络，引出疟邪。如酒浸常山，不用火煎之类。其胆矾、信石等丸，吞入腹中，黏著不行，搅乱肠胃脏腑，究竟无益，戒之！戒之！凡用截疟之法，不俟疟势稍衰，辄求速止者，医之罪也。

《医门法律·卷五·疟症门》

故治疟者，察其邪之浅深，证之阴阳，令其自脏而腑，散而越之，邪去则安。古法：有汗欲其无汗，养正为先；无汗欲其有汗，散邪为急。然邪在阳者取汗易，邪在阴者取汗难，必使由阴而阳，由晏而早，乃得之也。又热多者，凉药为君；寒多者，温药为主。至于痰、食、血、饮、瘴、劳与牝之七证，各随其甚者而兼理之。

《医宗必读·卷之七·疟疾》

截疟法：疟发四五遍后，曾经发散者，方可截之，何首乌散、常山饮、独蒜丸。久疟大虚者，人参一两、生姜一两，连进三服。若病初起，未经发散，遽用酸收劫止之剂，必致绵延难愈，或变成他证，不可不谨也。

《医宗必读·卷之七·截疟法》

大抵疟初起，宜散邪消导，日久宜养正调中……

疟母者，顽痰挟血食而结为癥瘕，鳖甲煎丸，或小柴胡加鳖甲、蓬术、桃仁……此《金匮》法也。病气俱实者，疟母丸。虚人久疟，时止时发，芎归鳖甲饮。不应，脾虚也。急用补中益气加鳖甲。少食痞闷，胃虚也。四兽饮加鳖甲、当归、蓬术、肉桂。虚人疟母，必用补益。盖缘治之失宜，邪伏肝经，而胁下有块，仍寒热时作，不可以癥积治之。每见急于攻块者，多致不救，久疟不愈，必有留滞，须加鳖甲消之。如无留滞，只宜补益。

《张氏医通·卷三·疟》

纳凉之风寒，淋浴之水寒，先伏于膝中，因秋风凉肃而发。其症腰背头项疼痛，先寒后热，治当大汗。

《证治汇补·卷之三·疟疾》

凡疟疾多热，久而不解者，其人必本阴虚，法当益阴除热，非当归、鳖甲、制首乌、牛膝之属，不能除也。多寒而久不解者，其人必本阳虚，法当甘温散邪，非干姜、附子、桂枝、人参之属，不能已也。

《金匮翼·卷三·疟疾统论》

虚疟者，或体虚而病疟，或因疟则致虚，六脉微弱，神气倦怠，是以补养正气为主。经云：疟脉缓大虚，便用药，不宜用针。盖病疟而脉虚，气先馁矣，故不宜用针而宜用药。所谓阴阳形气俱不足者，勿刺以针，而调以甘药也。治用人参养胃汤，新宝人参乌梅散等。

《金匮翼·卷三·虚疟》

故治者，宜察其邪之浅深，证之阴阳，有汗者，以养正为主；无汗者，以散邪为急。又热盛者，凉药为君；寒多者，温药为重。至于痰、食、血、疸、瘴、牝、鬼等证，各随其甚者而兼理之。总之，脉实证实者，攻邪以治标；脉虚证虚者，补正以治本。倘不明虚实，辄用凉药，恐表邪未解，而邪益固；骤用截药，恐正气已虚，而症必变。非徒无益，而又害之，医之咎也。

《罗氏会约医镜·卷之十·论疟疾》

疟之为病，邪正分争，往来不已，有战之义也。治之必先助其正气，或急去其邪气，盖正旺则邪自解，邪去则正亦安也。今有人体虚患疟，不数日而作渐晏，势渐衰，神气反昏而不可救，非正虚而邪陷之故欤。

《医学读书记·续记·疟》

疟疾初宜发散，用汗解之药一二剂。次宜和解，用清热之药一二剂。然后发至四五次，方可行截。

《医林绳墨·卷一·疟》

疟病宜分昼发夜发、寒热多少和解之。和解之方，以小柴胡汤、二陈汤二方相合为主。

《保命歌枯·卷之二十三·疟疾》

疟中惟忌用心过度，劳役忧心，最为难治。若能清心养体，节食避风，如此调治，无不愈矣。

《杂病广要·外因类·疟》

汗 证

……若服诸药，欲止汗固表里，并无效验，药愈热而汗愈不收，只理心血。

《秘传证治要诀及类方·汗病治则》

若夫自汗与盗汗者，病似而实不同也。其自汗者，无时而濈濈然出，动则为甚，属阳虚，胃气之所司也。盗汗者，寐中而通身如浴，觉来方知，属阴虚，营血之所主也。大抵自汗宜补阳调卫，盗汗宜补阴降火。大法：心虚冷汗自出者，理宜补肝，益火之原，以消阴翳也。阴虚火炎者，法当补骨，壮水之主，以制阳光也。

《医学正传·卷之五·汗证》

汗由血液，本乎阴也。经曰：阳之汗，以天地之雨名之，其义可知。然汗发于阴而出于阳，此其根本则由阴中之营气，而其启闭则由阳中之卫气。故凡欲疏汗而不知营卫之盛衰，欲禁汗而不知橐籥之牝牡，亦犹荡舟于陆而驾车于海耳。吾知其不败不已也。

《景岳全书·卷之十二·汗证·论证》

小儿盗汗，虽是常事，在东垣诸公，皆曰不必治之。盖由血气未足也。然汗之太多者，终属气分之虚。余于儿辈见汗之甚者，每以人参一钱许，煎汤与服，当夜即止。正恐他日之强弱未必不由乎此，所以培补之功原不可少。病后多汗，若伤寒，若疟疾。凡系外感寒邪，汗出热退而有汗不即止者，此以表邪初解，必由腠理卫气开泄，其汗宜然，即数日旬日亦自无妨，俟卫气渐实，汗必自止，无足虑也。若其他杂证，本非外感之解，而有自汗盗汗者，乃非所宜，不容不治。

《景岳全书·卷之十二·汗证》

盗汗者……此症多见于虚劳之人，阴气损伤，宜养荣清热。若大病之后，新产之余，及久出盗汗不止，则阳气亦虚，宜补气固阳。

《证治汇补·卷三·汗病》

大汗之病，阳气尽随汗而外越，若不急为止抑，则阳气立散，即时身死。法当以大补之剂煎饮，一线之气可留，而大汗可止。方用人参一两，或黄芪二两代之，当归一两，北五味一钱，桑叶七片，急为煎服。此方即补血汤之变，妙在补气药多于补血，使气旺则血自生，血生汗可止。况方中加五味子以收汗，加桑叶以止汗，有不相得益彰者乎。倘以大汗之人，气必大喘，不可以参芪重增其气，纯用补血之品，未为无见。然而，血不可骤生，气当急固，不顾气，徒补血，未见功成。此似是而非，又不可不急辨之也。此收法宜知，医可不细加体认乎。

《石室秘录·卷四·收治法》

凡人毋论有病无病，一旦汗如雨出，不肯止者，名曰亡阳。汗尽，止有气未绝。最危之症也。若因汗出而用止汗之药，则汗不能止；若因汗尽而用补血之药，则血难骤生。所当急补其气，尚可挽回。然而补气之药，舍人参实无他药可代。方用收汗生阳汤：人参一两，麦冬一两，北五味三钱，黄芪一两，当归五钱，熟地一两，炒枣仁五钱，甘草一钱，水煎服。一剂而汗收，再剂而气复，三剂而气旺，四剂而身健矣。此方之妙，妙在气血均补，而尤补于气，使气足以生阳，阳旺而阴亦生矣。夫亡阳之症，虽是阳亡，其实阴虚不能摄阳，以致阳气之亡也。倘阴足以摄阳，则汗虽出，何至亡阳。然治亡阳之症，乌可徒救阳乎，我所以救阳兼救阴也。

《石室秘录·卷六·亡阳》

大汗势必用补气之药，以救亡阳之症。然而，过用补气之药，仍恐阳旺而阴消。服数剂补气之后，即宜改用补阴之品。况亡阳之后，阴血正枯，进以补水之药，正投其所好也。阴定则阳生，而阴阳无偏胜之弊矣。

《石室秘录·卷五·大汗证治》

盗汗属阴虚……盗汗乃睡中汗出，醒则汗收，因阴气空虚，睡时卫气乘虚陷入，则表无护卫而营中之火旺于外，蒸腾汗出，醒则卫气行阳而气固于表，其汗乃止，多见于虚劳之人，宜养阴清热。热盛者，当归六黄汤；阴虚者，六味地黄汤。

《杂病证治·卷之三·汗病》

湿　证

风湿相搏，一身尽疼痛，法当汗出而解。值天阴雨不止，医云此可发汗，汗之病不愈者，何也？盖发其汗，汗大出者，但风气去，湿气在，是故不愈也。若治风湿者，发其汗，但微微似欲出汗者，风湿俱去也。

……

湿家，身烦疼，可与麻黄加术汤。发其汗为宜，慎不以火攻之。

《金匮要略方论·卷上·痉湿暍病脉证治》

所谓风湿、寒湿、湿温者，其证各不同，为治亦别，不可不辨。若治风湿、寒湿，当发其汗，但微微似汗出，则风湿俱去；若大汗出，风去湿不去，则不能愈；若治单单中湿，只宜利小便，忌不得以火攻并转利。湿家下之，额上汗出，微喘，小便不利者死；若下利不止者亦死。论曰：治湿不利小便，非其治也。

《三因极一病证方论·卷之五·伤寒叙论》

治湿不利小便，非其治也，猪苓甘温平，泽泻咸平，淡以

渗之，又能导其留饮，故以为佐。气味相合，上下分消，其湿
气得以宣通矣。

　　　　　　《医学启源·卷之下·五行制方生克法》

　　凡治湿，皆以利溲为主。

　　　　　　《儒门事亲·卷十·金匮十全五泄法后论》

　　大抵宜发微法及利小便，使上下分消其湿，是其治也。

　　　　　　　《医学正传·卷之二·湿证论》

　　中湿一身痛，风湿邪在表，风药能胜湿，医者当分晓。

　　　　　　　　　　《云林神彀·中湿》

　　湿热之病，宜清宜利，热去湿亦去也；寒湿之病，宜燥宜
温，非温不能燥也。知斯二者，而湿无余义矣。

　　　　　　《景岳全书·卷之三十一·湿证·论证》

　　治湿之法，古人云宜理脾、清热、利小便为上。故曰治湿
不利小便，非其治也，此固然矣。然湿热之证，多宜清利；寒
湿之证，多不宜利也。何也？盖凡湿而兼寒者，未有不由阳气
之虚，而利多伤气，则阳必更虚，能无害乎？但微寒微虚者，
即温而利之，自无不可。若大寒大虚者，则必不宜利。此寒湿
之证，有所当忌者也。再若湿热之证，亦有忌利者，以湿热伤
阴者也。阴气既伤，而复利之，则邪湿未清，而精血已耗。如
汗多而渴，热燥而烦，小水干赤，中气不足，溲便如膏之类，
切勿利之。以致重损津液，害必甚矣。

　　　　　　《景岳全书·卷之三十一·湿证·论治》

　　湿证之辨，当辨表里。《经》曰：因于湿，首如裹。又
曰：伤于湿者，下先受之。若道路冲风冒雨，或动作辛苦之
人，汗湿沾衣，此皆湿从外入者也。若嗜好酒浆生冷，以致泄
泻、黄疸、肿胀之类，此湿从内出者也。在上在外者，宜微从
汗解；在下在里者，宜分利之。湿热者宜清宜利；寒湿者宜补
脾温肾。

　　　　　　　《景岳全书·卷之一·表证篇》

　　丹溪云：湿在上焦，宜发汗而解表，此疏泄其湿也；湿在

中焦，宜宽中行气，通畅脾胃，此渗泄其湿也；湿在下焦，宜利小便，不使水逆上行，此开导其湿也。

治湿不分三焦，非其治也。

治湿不理脾胃，非其治也。

《医林绳墨·卷一·湿》

凡治湿病，禁发其汗，而阳郁者不微汗之，转致伤人，医之过也。湿家不可发汗，以身本多汗，易至亡阳。故湿温之证，误发其汗，名曰重暍。此为医之所杀，古律垂戒深矣。

……凡治湿病，当利小便。而阳虚者一概利之，转至杀人，医之罪也。湿家当利小便，此大法也。而真阳素虚之人，汗出小便滴沥。正泉竭而阳欲出亡之象。若以为湿热，恣胆利之，真阳无水维附，顷刻脱离而死矣。此法所不禁中之大禁也。

凡治中湿危笃之候，即当固护其阳。若以风药胜湿，是为操刃，即以温药理脾，亦为待毙，医之罪也。人身阳盛则轻矫，湿盛则重著，乃至身重如山，百脉痛楚，不能转侧，此而不用附子回阳胜湿，更欲何待？在表之湿，其有可汗者，用附子合桂枝汤以驱之外出。在里之湿，其有可下者，用附子合细辛、大黄以驱之下出。在中之湿，则用附子合白术以温中而燥其脾。

《医门法律·卷四·热湿暑三气门》

今观先生治法，若湿阻上焦者，用开肺气，佐淡渗，通膀胱，是即启上闸，开支河，导水势下行之理也。若脾阳不运，湿滞中焦者，用术朴姜半之属以温运之，以苓泽腹皮滑石等渗泄之，亦犹低窊湿处，必得烈日晒之，或以刚燥之土培之，或开沟渠以泄之耳。其用药总以苦辛寒治湿热，以苦辛温治寒湿。概以淡渗佐之，或再加风药，甘酸腻浊，在所不用。

《临证指南医案·卷五·湿》

补曰：仲景将暍合于湿后，此有精意存焉。盖暑者，湿郁而发热也……惟有清之而已，如白虎人参汤，使热退金清，则湿自利矣。暑之变证，化痢化疟，皆可由此化裁治之。其瓜蒂散则又单利湿之一法。玩仲景言外之旨，明明示人清热利湿之两端，从此两法推广，而暑之变证，兼证，皆可误矣。

《金匮要略浅注补正·卷一·痉湿暍病脉证》

湿　温

湿热证，舌遍体白，口渴，湿滞阳明，宜开辛开，如厚朴、草果、半夏、干菖蒲等味。

《温热经纬·卷四·湿热病篇》

湿热证，舌根白，舌尖红，湿渐化热，余湿犹沸，宜辛泄佐清热，如蔻仁、半夏、干菖蒲、大豆黄卷、连翘、绿豆衣、六一散等味。

　　〔自注〕此湿热参半之证。而燥湿之中，即佐清热者，亦所以存阳明之液也。

《温热经纬·卷四·湿热病篇》

甘苦合化阴气利小便，举世不知，在温热门中，诚为利小便之上上妙法。盖热伤阴液，小便无由而生，故以甘润益水之源。小肠火腑，非苦不通，为邪热所阻，故以苦药泻小肠而退邪热。甘得苦则不呆滞，苦得甘则不刚燥，合而成功也。

《吴鞠通医案·卷二·湿温》

中　暑

治暑之法，清心利小便最好，暑伤气宜补真气为要。

《明医杂著·卷之三·暑病》

凡治中暑病，不兼治其湿者，医之过也。热蒸其湿是为暑，无湿则但为干热而已，非暑也。故肥人湿多，即病暑者多。瘦人火多，即病热者多。

凡治中暑病，遇无汗者，必以得汗为正。若但清其内，不解其外，医之罪也。中暑必至多汗，反无汗者，非因水湿所持，即为风寒所闭，此宜先散外邪，得汗已，方清其内。若不先从外解，则清之不胜清，究成疟痢等患，贻累无穷。

凡治中暑病，无故妄行温补，致令暑邪深入，逼血妄行，医之罪也。暑伤气,才中即怏怏短息,有似乎虚。故清暑益气,兼而行之。不知者,妄行温补,致令暑邪深入血分,而成衄痢。即遇隆冬大寒,漫无解期,故热邪误以温治,其害无穷也。

《医门法律·卷四·热湿暑三气门》

今人不明人身运气之理,遇炎天酷暑之病,不曰伤暑,即曰中暑,香薷、石膏、竹叶、芩、连,概投混施,其杀人不知几许矣!夏月之时,世人尽知有暑,用寒凉之药,人皆曰宜也。服之不愈,则更服之,更服不愈,则频服之,虽至于死,亦无怨言。若遇明者,洞鉴其源,投以温药,人皆曰不宜也。服之不效,必不再服,其心皇皇曰:此暑病也,可服热药乎?清凉之药,恣意投之,厥身已毙,仍咎热药之非,则夏月寒凉杀人,所必不能免者。

《医学真传·暑》

治法大略宜清心,利小便,补真气为要。热渴者,并宜滋水,盖渴则阳气内伐,热含于肾,令人骨乏无力,总由火盛则金病,水衰肾与膀胱俱竭之状,当急救之,滋肺气以补水之上源,所以有生脉散,既扶元气,复保肺生津耳。

《冯氏锦囊秘录·卷九·暑病》

夏为热病,然夏至已前,时令未为大热,经以先夏至病温,后夏至病暑。温邪前已申明,暑热一症,幼医易眩。夏暑发自阳明,古人以白虎汤为主方,后贤刘河间创议,迥出诸家,谓温热时邪,当分三焦投药,以苦辛寒为主,若拘六经分症,仍是伤寒治法,致误多矣。盖伤寒外受之寒,必先从汗解,辛温散邪是已,口鼻吸入之寒,即为中寒阴病,治当温里,分三阴见症施治。若夫暑病,尚方甚少,皆因前人略于暑详于寒耳,考古如《金匮》暑、暍、痉之因,而洁古以动静分中暑、中热,各具至理,兹不概述。论幼科病暑热夹杂别病有诸,而时下不外发散消导,加入香薷一味,或六一散一服。

《临证指南医案·卷十·夏热》

叶氏治暑而分上、中、下三焦主治不同，而所立之方亦异。邪在上焦，则以辛凉轻剂清解；邪在中焦，则以苦温宣通，邪在下焦，则以温味重质开下。而如吴氏统治概以辛凉，立有桑菊饮、银翘散等剂，却亦不离古之大法。以辛能散，以凉能清，清中有散，则火邪不郁，散中有清，则火邪不留。如以辛凉一法，参合黄土汤之意，诚治暑之金针，实有桴鼓相应之妙，此中相应之理深玩焉，斯可知也。

《引经证医·暑》

疝　气

治疝必先治气……

当以温经散寒，行气除湿为主，切不可早用寒凉，致留邪气，则遗害非浅。

《景岳全书·卷之三十三·疝气》

百合病

百合病见于阴者，以阳法救之，见于阳者，以阴法救之。见阳攻阴，复发其汗，此为逆，见阴攻阳，乃复下之，此亦为逆。

《金匮要略·卷二·百合狐蜚阴阳毒病脉证治》

痞　证

伤寒大下后，复发汗，心下痞，恶寒者，表未解也。不可攻痞，当先解表，表解乃可攻痞。解表宜桂枝汤，攻痞宜大黄黄连泻心汤。

《伤寒论·辨太阳病脉证并治下第一六四条》

刘宗厚曰：痞之为病，由阴伏阳蓄，气血不运而成。处心下，位中央，膜满痞塞，皆土之病也，与胀满有轻重之分。痞则内觉痞闷，而外无胀急之形，胀满则外有形也。前人所论，皆指误下而致之，亦有不因误下而然者。如中气虚弱，不能运化精微，则为痞。饮食痰积，不能施化则为痞。湿热太盛土乘心下则为痞，既痞与湿同治，惟上下分消其气。如果有内实之症，庶可略与疏导。

《赤水玄珠·第五卷·痞气门》

结　胸

病发于阳，而反下之，热入胃作结胸，病发于阴，而反下之，因作痞也。所以成结胸者，以下之太早故也。结胸者，项亦强，如柔痉状，下之则和，宜大陷胸丸。

《伤寒论·辨太阳病脉证并治下第一三一条》

结胸证，其脉浮大者，不可下，下之则死。

《伤寒论·辨太阳病脉证并治下第一三二条》

病人心下紧满。按之石硬而痛者，结胸也。结胸证于法当下。虽三尺之童，皆知用大黄甘遂陷胸汤下之。然仲景云：结胸脉浮者不可下，下之则死。以此推之，若只凭外证，便用陷胸汤则误矣。

《类证活人书·卷第二·结胸》

斑　疹

阴证发斑，亦出胸背，又出手足，亦稀少而微红，若作热疾，投之凉药，大误矣。此无根失守之火聚于胸中，上独熏肺，传于皮肤而为斑点。但如蚊、虻、蚤、虱咬形状，而非锦文也。调中温胃，加以茴香、芍药，以大建中之类。其火自下，斑自退。可谓治本而不治标也。

《伤寒广要·卷八·发斑》

凡斑欲出未出之际，且与葛根升麻汤，以透其毒，甚则升麻汤加犀角、黑参，若斑已出，不宜再行升发，始发又不宜下。恐毒内陷也。如热盛脉洪数，烦渴者，人参化瘀汤主之；如热毒内甚，心烦不得眠，错语呻吟者，以黄连解毒汤加黑参、升麻、大青主之。若斑已尽，外热稍退，内实不大便，谵语，小剂凉膈散或大柴胡汤微下之。

《伤寒辨证·发斑》

但仿伤寒类推其治，即仲景所谓至春变温，夏变热，秋变湿，亦略而不察，且立言附和，有云瘟疫伤寒，瘟疹伤寒，斑疹伤寒，甚至热病伤寒，抑知既曰伤寒，何以有瘟、有斑、有疹、有热，认症既讹，故立言也谬，是以肆行发表攻里，多至不救。至河间清热解毒之论出，有高人之见，异人之识，其旨既微，其意甚远。后人未广其说，而反以为偏。《冯氏锦囊》亦云：斑疹不可妄为发表，此所谓大中至正之论，惜未畅明其旨，后人何所适从。吴又可注《瘟疫论》，辨伤寒、瘟疫甚晰，如头痛、发热、恶寒，不可认为伤寒表症，强发其汗，徒伤表气；热不退，又不可下，徒伤胃气。斯语已得其奥妙，奈何以瘟毒从鼻口而入，不传于胃而传于膜原，此论似有语病。至用达原、三消、诸承气，犹有附会表里之意。惟熊恁昭热疫之验，首用败毒散去其爪牙，继用桔梗汤，同为舟楫之剂治胸膈。

《疫疹一得·卷上·疫疹穷源》

疹出于胃，古人言热毒未入于胃而下之，热乘虚入胃，故发斑；热毒已入于胃，不即下之，热不得泄，亦发斑。此指误下、失下而言。夫时行疫疹，未经表下，有热不一日而即发者，有迟至四、五日而仍不透者。其发愈迟，其毒愈重。一病即发，以其胃本不虚，偶染邪气，不能入胃，犹之墙垣高大，门户紧密，虽有小人，无从而入，此又可所谓达于募原者也。至于迟至四、五日而仍不透者，非胃虚受毒已深，即发表攻里过当。胃为十二经之海，上下十二经都朝宗于胃，胃能敷布十二经，荣养百骸，毫发之间，靡所不贯。毒既入胃，势必亦敷布于十二经，戕害百骸。使不有以杀其炎炎之势，则百骸受其煎熬，不危何待？瘟既曰毒，其为火也明矣。且五行各一其性，惟火有二：曰君，曰相。内阴外阳，主乎动者也。火之为病，其害甚大，土遇之而赤，金遇之而熔，木遇之而燃，水不胜火则涸，故《易》曰：燥万物者，莫熯乎火。古人所谓元气之贼也。以是知火者疹之根，疹者火之苗也。如欲其苗之外透，非滋润其根，何能畅茂？一经表散，燔灼火焰，如火得风，其焰不愈炽乎？焰愈炽，苗愈遏矣，疹之因表而死者，比比然也。其有表而不死者，乃麻疹、风疹、暑疹之类。有谓疹可治而斑难医，人或即以疫疹为斑耳。夫疹亦何不可治之有？但人不敢用此法耳！

《疫疹一得·卷上·疫疹案》

疫疹之脉，未有不数者。有浮大而数者，有沉细而数者，有不浮不沉而数者，有按之若隐若现者，此《灵枢》所谓阳毒伏匿之象也。诊其脉，即知其病之吉凶。浮大而数者，其毒发扬，一经表热，病自霍然；沉细而数者，其毒已深，大剂清解，犹易扑灭；至于若隐若现，或全伏者，其毒重矣，其症险矣。此脉得于初起者间有。得于七、八日者颇多，何也？医者初认为寒，重用发表，先亏其阳；表则不散，继之以下，又亏其阴。殊不知伤寒五、六日不解，法在当下，尤必审其脉之有力者宜之。疫症者，四时不正之疠气。夫疠气，乃无形之毒，胃虚者感而受之，病形颇似大实，而脉象细数无力。若以无形之疠气，而当硝、黄之猛烈，邪毒焉有不乘虚而入耶？弱怯之人，不为阳脱，即为阴脱；气血稍能驾御者，必至脉转沉伏，变症蜂起，或四肢逆冷，或神昏谵语，或郁冒直视，或遗尿、旁流，甚至舌卷囊缩，循衣摸床，种种恶症，颇类伤寒。医者不悟引邪入内，阳极似阴，而曰变成阴症，妄投参、桂，死如服毒，遍身青紫，鼻口流血。如未服热药者，即用大剂败毒饮，重加石膏，或可挽回。予因历救多人，故表而出之。

《疫疹一得·卷上·论疫疹之脉不宜表下》

（二）外科

总　论

外治之理，即内治之理；外治之药，亦即内治之药。所异者法耳！医理、药性无二，而法则神奇变幻。上可以发泄造化五行之奥蕴，下亦扶危救急，层见叠出而不穷。且治在外则无禁制，无窒碍，无牵掣，无黏滞。世有博通之医当于此见其才……

外治必如内治者，先求其本。本者何，明阴阳，识脏腑也，《灵》、《素》而下。如《伤寒论》、《金匮》以及诸大家所著，均不可不读。即喻嘉言、柯韵伯、王晋三诸君所阐发，俱有精思，亦不可不细绎。今无名师，是即师也，通彻之后，诸书皆无形而有用。操纵变化自我，虽治在外，无殊治在内也。外治之学，所以颠扑不破者，所以与内治并行，而能补内治之不及者，此也。若不考其源流，徒恃一二相传有效之方，自矜捷径秘诀，而中无所见，设遇疑难之证，古无传方，其不坐窘者几何？或知其一，未知其二，此虽无失，而彼已阴受其损者有矣。

外治药中多奇方，学识未到，断不能悟，或少见多怪，反詈古人为非，则大不可。吾谓医之所患在无法耳，既有其法，可不执一。如一证中古有洗法、熏法，我即可以药洗之、熏之；有盦法、擦法、熨法，我即可以药盦之、擦之、熨之。原方可用则用，不可用则选他方，或制新方用之。张元素云：古方今病不相能。许学士云：用其法不用其方。非独时异势殊，证多变迁，方未可拘泥，亦恐后人不识前人，妄加訾议，而教人以圆而用之之法也。所谓善以师古者，此也。

《理瀹骈文·略言》

疮 疡

气血闻香则行，闻臭则逆。大抵疮疡多因营气不从，逆于肉理，郁聚为脓，得香味，则气血流行。故当多服五香连翘汤、万金散、金粉散。凡疮本腥秽，又闻臭触则愈甚，若毒入胃则咳逆，古人用之，可谓有理。且如饮食调令香美以益脾土，养其真元，可保无虞矣。

《外科精要·卷中·用香药调治论》

初患痈疽，便服内托散，以免后来口舌生疮……痈疽溃后，宜服排脓内补散……痈疽将安，宜用加味十全汤补其气血。

《外科精要·卷上·治痈疽用药大纲》

大凡疮疡当调脾胃，盖脾为仓廪之官，胃为水谷之海，主养四旁，须进饮食以生气血。

《外科精要·卷下·调节饮食与平胃气论》

大抵治疮要法，须脏腑坚而不秘，通而不泄，则真气不耗，邪无所留。

《外科精要·卷中·治疮要法》

脉浮洪滑数为阳，沉缓迟涩为阴；阴则热治，阳则冷治。初觉宜清热拔毒，已溃宜排脓止痛，脓尽则长肌敷痂。治当寒者温之，热则清之，虚则补之，实则泻之；导之以针石，灼之以艾炷，破毒溃坚，各遵成法，以平为期。

《外科精要·卷上·痈疽叙论》

经云："诸痛痒疮疡，皆属心火。"前辈又谓痈疽多生于丹石房劳之人。凡人年四十以上，患发背等疮，宜安心早治。此症如虎入室，御而不善，必至伤人。宜先用内托散，次用五香连翘汤，更以骑竹马法，或隔蒜灸，并明灸足三里，以发泄其毒。盖邪之所凑，其气必虚，留而不去，其病乃实。故痈疽未溃，脏腑蓄毒，一毫热药，断不可用。痈疽已溃，脏腑既亏，一毫冷药，亦不可用，犹宜忌用敷贴之药闭其毫孔。若热渴便秘，脉沉实洪数，宜用大黄等药以泄其毒；后国老膏、万金散、黄矾丸、远志酒之类，选而用之。

《外科精要·卷上·疗发背痈疽灸法用药》

治大疔之法，必当泻其营气。标本言之，先受病为本，非苦寒之剂为主为君，不能除其苦楚疼痛也。诸疮疡有痛，往往多以乳香、没药杂以芳香之药止之，必无少减之理，若使经络流通，脏腑中去其壅滞，必无痛矣，苦寒之剂，除其疼痛，药下于咽，则痛立已，此神品药也。

《玉机微义·卷十五·疮疡门》

疮疡之症，有五善，有七恶。五善见三则瘥，七恶见四则危。夫善者：动息自宁，饮食知味，便利调匀，脓溃肿消，水鲜不臭，神彩精明，语声清朗，体气和平是也，此属腑症，病微邪浅，更能慎起居，节饮食，勿药自愈。恶者：乃五脏亏损之症，多因元气虚弱，或因脓水出多，气血亏损；或因汗下失宜，荣卫消铄；或因寒凉克伐，气血不足；或因峻厉之剂，胃气受伤；以致真气虚而邪气实，外似有余而内实不足，法当纯补胃气，多有可生。不可因其恶，遂弃而不治。

《外科枢要·卷一·论疮疡五善七恶主治》

疮疡之作，皆由膏粱厚味，醇酒炙爆，房劳过度，七情郁火，阴虚阳辏，精虚气节，命门火衰，不能生土；荣卫虚弱，外邪所袭，气血受伤而为患。当审其经络受证，标本缓急以治之。若病急而元气实者，先治其标；病缓而元气虚者，先治其本；或病急而元气又虚者，必先于治本，而兼以治标。大要肿高焮痛，脓水稠黏者，元气未损也，治之则易。漫肿微痛，脓水清稀者，元气虚弱也，治之则难。不肿不痛，或漫肿黯黑不溃者，元气虚甚，治之尤难者也。主治之法，若肿高焮痛者，先用仙方活命饮解之，后用托里消毒散。漫肿微痛者，用托里散；如不应，加姜、桂。若脓出而反痛，气血虚也，八珍汤。不作脓，不腐溃，阳气虚也，四君加归、芪、肉桂。不生肌，不收敛，脾气虚也，四君加芍药、木香。恶寒憎寒，阳气虚也，十全大补加姜、桂。晡热内热，阴血虚也，四物加参、术。欲呕作呕，胃气虚也，六君加炮姜。自汗盗汗，五脏虚也，六味丸料加五味子。食少体倦，脾气虚也，补中益气加茯苓、半夏。喘促咳嗽，脾肺虚也，前汤加麦门、五味。欲呕少食，脾胃虚也，人参理中汤。腹痛泄泻，脾胃虚寒也，附子理中汤。小腹痞，足胫肿，脾肾虚也，十全大补汤，加山茱萸、山药、肉桂。泄泻足冷，脾肾虚寒也，前药加桂、附。热渴淋秘，肾虚阴火也，加减八味丸。喘嗽淋秘，肺肾虚火也，补中益气汤，加减八味丸。大凡怯弱之人，不必分其肿溃，惟当先补胃气，或疑参芪满中，间有用者，又加发散败毒，所补不偿所损。又有泥于气质素实，或有痰，不服补剂者，多致有误。殊不知疮疡之作，缘阴阳亏损，其脓既泄，气血愈虚，岂有不宜补者哉！故丹溪先生云：但见肿痛，参之脉症虚弱，便与滋补，气血无亏，可保终吉。

《外科枢要·卷一·论疮疡当明本末虚实》

凡察痈疽者，当先察元气以辨吉凶，故无论肿疡溃疡，但觉元气不足，必当先虑其何以收局，而不得不预为之地。万勿见病治病，且顾目前，则鲜不致害也。其有元气本亏，而邪盛不能容补者，是必败逆之证。其有邪毒炽盛，而脉证俱实者，但当直攻其毒，则不得误补助邪，所当详辨也。

《景岳全书·卷之四十六圣集·论证》

痈疽发背怎生医，不论阴阳先灸之，不痛灸至痛，疼灸不疼时。

……

高肿起者，忌用攻利之药，以伤元气；平塌漫者，宜投补托之剂，以益其虚。

……

内热甚者，量加消毒清剂；便秘燥者，必须通利相宜；使脏腑得宣通，俾气血自流利。

……又关节在于斯时，变生出于此候。

……治当大补，得全收敛之功，切忌寒凉，致取变生之局。

……盖疮全赖脾土，调理必要端详。

……冬要温床暖室，夏宜净几明窗。

……饮食何须戒口，冷硬腻物休餐。

……痈疽虽属外科，用药即同内伤。

……脉虚病虚，首尾必行补法；表实里实，临时暂用攻方。

……病要论久新，要法在于宽治猛治。

……药必求标本，功莫别于先医后医，若一概之攻补，恐两途之误用。

……又说阳变为阴，内外被寒凉克伐。

……岂期阴变为阳，首尾得辛热扶装，病分真似，理究阴阳

……既有针工之异说，岂无线药之品详。

……汤散丸丹要在发而必中，神圣工巧诚为学者机关。

……至于千方百症，难将说尽短长。

……治在活法，贵在审详。

……用之必得其当，医斯可以称良；词虽近于粗鄙，可为后学提纲。

《外科正宗·卷六一·痈疽门·痈疽治法总论》

痈疽二毒，由于心生。盖心主血而行气，气血凝而发毒。毒借部位而名，治论循经则误。症之根盘，逾径寸而红肿者谓痈，痈发六腑；若形止数分，乃为小疖。按之陷而不即高，虽温而顶不甚热者，脓尚未成；按之随指而起，既软而顶热甚者，脓已满足。无脓宜消散，有脓勿久留。醒消一品，立能消肿止疼，为疗痈之圣药。白陷者谓疽，疽发五脏，故疽根深而痈毒浅。根红散漫者，气虚不能拘血紧附也；红活光润者，气血拘毒出外也；外红里黑者，毒滞于内也；紫黯不明者，气血不充，不能化毒成脓也。脓色浓厚者，气血旺也；脓色清淡者，气血衰也。未出脓前，腠理之间，痈有火毒之滞，疽有寒痰之凝；既出脓后，痈有热毒未尽宜托，疽有寒凝未解宜温。既患寒疽，酷暑仍宜温暖，如生热毒，严冬尤喜寒凉。然阴虚阳实之治迥别，阅古方书，总觉未详，因畅其旨备览焉。诸疽白陷者，乃气血虚寒凝滞所致，其初起毒陷阴分，非阳和通腠，何能解其寒凝？已溃而阴血干枯，非滋阴温畅，何能厚其脓浆？盖气以成形，血以华色，故诸疽平塌，不能逐毒者，阳和一转，则阴分凝结之毒，自能化解；血虚不能化毒者，尤宜温补排脓，故当溃脓毒气未尽之时，通其腠理之功，仍不可缓。一容一纵，毒即逗留；一解一逐，毒即消散。开腠而不兼

温补，气血虚寒，何以成脓？犹无米之炊也。滋补而不兼开
腠，仅可补其虚弱，则寒凝之毒，何能觅路行消？且毒盛者反
受其助，犹车粟以助盗粮矣。滋补而不兼温暖，则血凝气滞，
孰作酿脓之具？犹之造酒不暖，何以成浆？造饭无火，何以得
熟？世人但知一概清火而解毒，殊不知毒即是寒，解寒而毒自
化，清火而毒愈凝。然毒之化必由脓，脓之来必由气血，气血
之化，必由温也，岂可凉乎？况清凉之剂，仅可施于红肿痛
疖，若遇阴寒险穴之疽，温补尚虞不及，安可妄行清解，反伤
胃气？甚至阳和不振，难溃难消，毒攻内腑，可不畏欤？盖脾
胃有生死，故首贵止痛，次宜健脾。痛止则恶气自化，脾健则
肌肉自生。阳和转盛，红润肌生，惟仗调和补养气血之剂，若
夫性寒之药，始终咸当禁服。

《外科全生集·卷一·痈疽总论》

　　初起之形，阔大平塌，根盘散漫，不肿不痛，色不明亮，
此疽中最险之症，倘误服寒凉，其色变如隔宿猪肝，毒攻内
腑，神昏即死。夫色之不明而散漫者，乃气血两虚也；患之不
痛而平塌者，毒痰凝结也。治之之法，非麻黄不能开其腠理，
非肉桂、炮姜不能解其寒凝。此三味虽酷暑，不可缺一也。腠
理一开，寒凝一解，气血乃行，毒亦随之消矣。学者照方依
治，自无不愈，倘有加减，定难奏效。阴疽治法

《外科全生集·卷一·阴疽治法》

　　治外科，始起欲其不大，将成欲其不痛。大则伤肌烂肤，
腐骨穿筋，难以收口；痛则冲心犯胃，耗血亡津，恶症丛生矣。
故始起之时最重围药，束其根盘，截其余毒，则顶自高而脓易
成，继则护心托毒治其内，化腐提脓治其外，自然转危为安。
乃始则不能束毒使小，又无护心定痛之方，惟外用五灰、三品，
内服桂、附热毒等药，必至腐肠烂肉，更轻用刀针。割肉断筋，
以致呼号瞀乱，神散魂飞，宛转求死，仁人之所不忍见也。况
痈疽用刀太早，最难生肌收口。凡毒药刀针，只宜施于顽肉老
皮，余者自有提头呼脓之法，至于恶肉，自有消腐化水之方，

故能使患者绝无痛苦，收功速而精神易复。乃此等良法，一切不问。岂传授之不真，抑或别有他念也。更可骇者，疮疡之症最重忌口，一切鲜毒，毫不可犯，无书不载。乃近人反令病者专服毒物，以为以毒攻毒。夫解毒尚恐无效，岂可反增其毒，种种谬误，不可殚述。间有患外症之人，若用安稳治法，全不以为妙，用毒药刀针者，血肉淋漓，痛死复活，反以为手段高强，佩服深挚，而遍处荐引。因知疾痛生死，皆有定数，非人所能自主，而医者与病人以苦楚，亦病者有以召之也。

《慎疾刍言·外科》

凡治痈疽，初觉则宣热拔毒，既觉则排脓定痛。初肿毒成未破，一毫热药不敢投，先须透散；若已破溃，脏腑既亏，饮食少进，一毫冷药吃不得，须用和营扶脾。此固昔人治痈疽发背之法，无过于此；然更当酌以时令，审以脉理，辨其虚实，决以轻重，量势而用，庶不致夭人之天年也。

至于伤寒流注，由可汗而失汗，由可和而失和，血滞皮肤，毒阻骨髓，故生斯毒，从上流下者，毒生必少，从下流上者，毒生必多，亦须解表清肌，拔毒清热，可内消而愈矣。若疔毒虽有三十六种之别，其害则一，宜以败毒为主，至于痰核、瘿瘤、瘰疬、马刀之疾，俱由湿胜生痰，痰胜生火，火胜生风，风极而患作矣，皆成于内蕴七情，外感六淫，宜清痰降火之剂，宣热败毒之药，既盛必用外消，始觉行以艾灸，切勿妄行勾割。

《疡科心得集·卷上·疡科调治心法略义》

疮疡未溃之先，脉宜有余；已溃之后，脉宜不足。有余者，毒盛也；不足者，元气虚也。倘未溃而现不足之脉，火毒陷而元气虚也；已溃而现有余之脉，火毒盛而元气滞也。按定六部之脉，细察虚实，其间宜寒、宜热、宜散、宜收、宜攻、宜补、宜逆、宜从，总以适事为故，未可卤莽图治也。再疮疡之部位，其经络气血之循行，即伤寒之经络也。伤寒无定形，故失治则变生。外证虽有一定之形，而毒气之流行亦无定位。

故毒入于心则昏迷，入于肝则痉厥，入于脾则腹疼胀，入于肺则喘嗽，入于肾，则目暗手足冷，入于六腑，亦皆各有变象，兼证多端，七恶叠见。经曰：治病必求其本。本者何？曰脏也，腑也，阴阳也，虚实也，表里也，寒热也。得其本，则宜凉、宜温、宜攻、宜补，用药庶无差误；倘不得其本，则失之毫厘，谬以千里，可不慎诸。

《疡科心得集·卷上·疡证总论》

乳房疾病

乳症多主肝胃心脾，以乳头属肝经，乳房属胃经，而心脾郁结，多见乳核、乳岩诸症。乳痈焮肿色红，属阳，类由热毒，妇女有之，脓溃易愈。乳岩结核色白，属阴，类由凝痰，男妇皆有，惟孀孤为多，一溃难治。且患乳有儿吮乳易愈，无儿吮乳难瘥。其沥核等，日久转囊穿破，洞见肺腑，损极不复，难以挽回。而乳岩尤为根坚难削，有历数年而后痛，历十数年而后溃者，痛已救迟，溃即不治。须多服归脾、养荣诸汤。切忌攻坚解毒，致伤元气，以速其亡。

《类证治裁·卷之八·乳症论治》

（三）妇科

总论

大率治病，先论其所主。男子调其气，女子调其血。气血，人之神也，不可不谨调护。然妇人以血为基本，气血宣行，其神自清。所谓血室，不蓄则气和；血凝结，则水火相刑。月水如期，谓之月信。

《妇人大全良方·卷之一·产宝方序论》

调经专以理气补心脾为主；胎前专以清热补脾为主；产后专以大补气血兼行滞为主。此妇人科调治之大略云。

《万氏女科·卷之一·立科大概》

月经不调

经候或前或后，多寡不定，何也？当和其阴阳。调其气血。以平为福。

《女科百问·卷上·第六问》

经事来而腹痛者，经事不来而腹亦痛者，皆血之不调故也。欲调其血，先调其气。

《秘传证治要诀及类方·卷之二十二·经事不调》

谨按：《经》云：女子二七而天癸至，冲任满盛，月事以时下，乃有子。故得其常候者为无病，不可妄投调经之剂。苟或不及期而经先行者，或过期而经后行者，或一月而经再行者，或数月而经一行者，或经闭不行者，或崩者，或漏下者，此皆失其常候，不可不调也。

大抵调治之法，热则清之，冷则温之，虚则补之，滞则行之，滑则固之，下陷则举之，对证施治，以平为期。如芩连栀柏，清经之药也；丁桂姜附，温经之药也；参术归茯，补虚之药也；川芎香附、青皮玄胡，行滞之药也；牡蛎赤石脂、棕榈炭侧柏叶，固精之药也；升麻柴胡、荆芥白芷，升举之药也。随其证而用之，鲜有不效者矣。

《万氏女科·卷之一·调经章》

经血为水谷之精气，和调于五脏，洒陈于六腑，乃能入于脉也。凡其源源而来，生化于脾，总统于心，藏受于肝，宣布于肺，施泄于肾，以灌溉一身，在男子则化而为精，妇人则上为乳汁，下归血海而为经脉。但使精气无损，情志调和，饮食得宜，则阳生阴长，而百脉充实，又何不调之有？苟不知慎，则七情之伤为甚，而劳倦次之。又或为欲不谨，强弱相凌，以致冲任不守者，亦复不少。此外则外感内伤，或医药误谬，但伤营气，无不有以致之。凡人有衰弱多病，不耐寒暑，不胜劳役，虽先天禀弱者常有之，然有以气血方长，而纵情亏损，或精血未满，而早为斫丧，致伤生化之源，则终身受害。此未病之先，所当深察而调之者也。若欲调其既病，则惟虚实阴阳四者为要。丹溪曰：先期而至者，血热也；后期而至者，血虚也。王子亨曰：阳太过则先期而至，阴不及则后时而来。其有乍多乍少，断绝不行，崩漏不止，皆由阴阳盛衰所致，是固不调之大略也。然先期而至，虽曰有火，若虚而挟火，则所重在虚，当以养营安血为主。矧亦有无火而先期者，则或补中气，或固命门，皆不宜过用寒凉也。后期而至者，本属血虚，然亦有血热而燥瘀者，不得不为清补，有血逆而留滞者，不得不为疏利。总之，调经之法，但欲得其和平，在详察其脉证耳。若形气脉气俱有余，方可用清用利。然虚者极多，实者极少，故调经之要，贵在补脾胃以资血之源，养肾气以安血之室。知斯二者，则尽善矣。若营气本虚，而不知培养，则未有不日枯而竭者，不可不察也。凡经行之际，大忌寒凉等药，饮食亦然。

《景岳全书·卷之三十八·经脉类·经不调》

血枯……欲其不枯，无如养营；欲以通之，无如克之。但使雪消则春水自来，血盈则经脉自至，源泉混混，又孰有能阻之者？奈何今之为治者，不论有滞无滞，多兼开导之药，其有甚者，则专以桃仁、红花之类，通利为事，岂知血滞者可通，血枯者不可通也。血既枯矣，而复通之，则枯者愈枯，其与榨干汁者何异？为不知枯字之义耳，为害不小，无或蹈此弊也。

《景岳全书·卷之三十八·经脉类·血枯经闭》

凡经有不调，而值此不足之证，皆不可妄行克削及寒凉等剂，再伤脾肾以伐生气，则惟有日甚矣。

《景岳全书·卷之三十八·经脉类·血虚经乱》

凡血热者……若脉证无火，而经早不及期者，乃其心脾气虚，不能固摄而然，宜大营煎、大补丸煎，或五福饮加杜仲、五味子之类主之。此辈极多，若作火治，必误之矣。若一月二三至，或半月、或旬日而至者，此血气败乱之证，当因其寒热而调治之，不得以经早者并论。

《景岳全书·卷之三十八·经脉类·血热经早》

凡妇人经期有气逆作痛，全滞而不虚者，须顺其气，宜调经饮主之，甚者如排气饮之类亦可用。若血瘀不行，全滞无虚

者，但破其血，宜通瘀煎主之。若气血俱滞者，宜失笑散主
之。若寒滞于经，或因外寒所逆，或素日不慎寒凉，以致凝结
不行，则留聚为痛而无虚者，须去其寒，宜调经饮加姜、桂、
吴茱萸之类主之，或和胃饮亦可酌用。

《景岳全书·卷之三十八·经脉类·经期腹痛》

女子十四天癸至，则源泉之通，自此而始，其往来有信如
潮汐之不愆其期，然后血脉调和，而病无由生；一失其期，便
能作疾，而生育之机。亦因以窒矣。故治女病者。以调经
为先。

《丹台玉案·卷之五·妇人科》

妇人有经前腹疼数日，而后经水行者，其经来多是紫黑
块，人以为寒极而然也，谁知是热极而火不化乎！夫肝属木，
其中有火，舒则通畅，郁则不扬，经欲行而肝不应，则抑拂其
气而疼生。然经满则不能内藏，而肝中之郁火焚烧，内逼经
出，则其火亦因之而怒泄。其紫黑者，水火两战之象也；其成
块者，火煎成形之状也。经失其为经者，正郁火内夺其权耳。
治法似宜大泄肝中之火，然泄肝之火，而不解肝之郁，则热之
标可去，而热之本未除也，其何能益！方用宣郁通经汤……此
方补肝之血，而解肝之郁，利肝之气，而降肝之火，所以奏功
之速。

《傅青主女科·女科上卷·经水未来腹先疼痛》

妇人有少腹疼于行经之后者，人以为气血之虚也，谁知是肾
气之涸乎！夫经水者，乃天一之真水也，满则溢而虚则闭，亦其
常耳，何以虚能作疼哉？盖肾水一虚则水不能生木，而肝木必克
脾土，木土相争，则气必逆，故尔作疼。治法必须以舒肝气为主，
而益之以补肾之味，则水足而肝气益安，肝气安而逆气自顺，又
何疼痛之有哉……此方平调肝气，既能转逆气，又善止郁疼。经
后之症，以此方调理最佳。不特治经后腹疼之症也。

《傅青主女科·女科上卷·行经后少腹疼痛》

方氏曰：妇人经病，有月候不调者，有月候不通者。然不

调不通中，有兼疼痛者，有兼发热者，此分而为四也。细详
之，不调中，有趱前者，有退后者。趱前为热，退后为虚。不
通中，有血枯者，有血滞者。血滞宜破，血枯宜补也。疼痛
中，有常时作痛者，有经前经后作痛者。常时与经前为血积，
经后为血虚也。发热中，有常时发热者，有经行发热者。常时
为血虚有积，经行为血虚而有热也。是四者之中，又分为八
矣。人之气血周流，忽有忧思忿怒，则郁结不行。经前产后，
忽遇饮冷形寒，则恶露不尽。此经候不调不通，作痛发热，所
由作也。大抵气行血行，气止血止。故治血病，以行气为先，
香附之类是也。热则流通，寒则凝塞，故治血病，以热药为
佐，肉桂之类是也。

　　慎斋按：妇人有先病而后致经不调者，有因经不调而生诸
病者。如先因病而后经不调，当先治病，病去则经自调。若因
经不调而后生病，当先调经，经调则病自除。李氏一论，可谓
调经之要。然偏而不全，予故补其未尽之旨。若方氏分因详
证，诚得统论调经大法。

《女科经纶·卷一·经候不调不通有分因详证治病之法论》

　　汪石山曰：妇人属阴，以血为本。但人肖天地，阴常不
足，妇人加乳哺月经之耗，是以妇人血病者多。夫月经者，
津液血脉所成。苟荣卫和，经候自然应期。如月之盈亏，不
失常度，故曰月经。苟气血一忤，则或先或后，多寡不匀，
或闭绝不行而百病生，必须分因而治。如真水亏败，阳火内
炽，血海枯竭，经绝不通者，宜补养阴血，则经自行。如寒
客胞门，子户凝泣，血不通，为癥瘕之候者，宜散寒逐瘀，
则经自行。但血乃气之配，其升降寒热虚实，一从乎气。是
以气热则血热而色紫，气寒则血寒而色凝，气升而血逆而上
出，气陷则血随而下崩。此调经莫先于养血，养血莫先于调
气也。

《女科经纶·卷一·调经养血莫先于调气论》

　　其实调经之要，务令血气和平，自然经准受孕……滞者理

其气，温而行之；虚者培其营，峻以填之。

《类证治裁·卷之八·调经论治》

崩 漏

崩漏之疾，本乎一证。轻者谓之漏下，甚者谓之崩中。且平居妇人，经脉调适，冲任二脉，互相滋养，阴阳二气，不相偏胜，则月事以时下。倘若将理失宜，喜怒不节，疲极过度，大伤于肝。盖肝为血之府库，喜怒劳役，一或伤之，肝不能藏血于宫，宫不能传血于海，所以崩中漏下。漏下者，淋沥不断是也。崩中者，忽然暴下，乃漏证之甚者。其状或如豚肝，或成五色，与血俱下，又或如泔涕，如烂瓜汁，又或如豆羹汁，如蓝靛色。至有黑如干血相杂，亦有纯下瘀血者，此皆冲任虚损，喜怒劳役之过，致伤于肝而然也。久久不止，面黄肌瘦，虚烦口干，脐腹冷痛，吐逆不食，四肢虚困，甚则为胀为肿。诊其脉，寸口脉弦而大，弦则为减，大则为芤，减则为寒，芤则为虚，寒虚相搏，其脉为革，主半产漏下。又尺寸脉虚者漏血，漏血脉浮者不可治，治之之法，调养冲任，镇注血海，血海温和，归于有用，内养百脉，外为月事，自无崩中漏下之患矣。

《严氏济生方·妇人门·崩漏论治》

调经升麻除湿汤，治女子漏下恶血，月事不调，或暴崩不止。多下水浆之物，皆由饮食失节，或劳伤形体，或素有心气不足。因饮食劳倦致令心火乘脾，其人必怠惰嗜卧，四肢不收，困倦乏力，无气以动，气短上气，逆急上冲，其脉缓而弦急，按之洪大皆中指下得之，脾土受邪也。脾主滋荣周身也，心主血，血主脉二者受邪病皆在脉，脉者，血之府也，脉者人之神也，心不主令，包络代之，故曰心之脉主属心系，心系者，包络、命门之脉。至月事因脾胃虚而心包乘之，故漏下，月事不调也。况脾胃为血气阴阳根蒂，当除湿去热，益风气上伸，以胜其温，又云火郁则发之。

……此药乃从权之法，用风胜湿，为胃下陷而气迫于下以救其血暴崩也。病血恶之物住后，必须黄芪、人参、当归之类；数服以补之，于补气升阳汤中，加以和血药便是也。若经血恶物下之不绝，尤宜究其根源，治其本根，只益脾胃，退心火之亢，乃治其根蒂也。

《东垣试效方·卷四·崩漏治验》

益胃升阳汤，治血脱益气。古人之良法也。先补胃气以助生发之气。故曰阳生阴长，用诸甘剂为之先务。举世皆以为补气，殊不知甘能生血，此阳生阴长之理也，故先理胃气，人之身内，谷气为宝。

《卫生宝鉴·卷十八·妇人门·崩漏带下》

崩之为病，乃血之大下，岂可为寒。但血去后，其人必虚，当大补气血。

《金匮钩玄·卷之三·妇人科·血崩》

（崩漏）宜大补脾胃，升举气血。

由心气不足，其火大炽，旺于血脉之中，形容似不病者，此心病也。四物汤加镇坠心火之药，补阴泻阳。

由肾水真阴虚，不能镇守胞络相火，故血走而崩，是气血俱脱，为大寒之证，轻手其脉数实，举手弦紧或涩，皆阳脱也，阴火亦亡，或渴，皆阴燥，宜温之、补之、升之。

《丹溪手镜·卷之下·崩漏》

广按：治崩次第，初用止血，以塞其流；中用清热凉血，以澄其源；末用补血，以还其旧。若止塞其流而不澄其源，则滔天之势不能遏；若止澄其源而不复其旧，则孤子之阳无以立。故本末勿遗，前后闿紊，方可以言治也。

《丹溪心法附余·崩漏》

妇人崩中之病，皆因中气虚，不能收敛其血，加以积热在里，迫血妄行，故令经血暴下而成崩中。崩久不止，遂成下漏。叔和《脉诀》云：崩中日久为白带，漏下时多肾水枯也。

治有三法，初止血，次清热，后补其虚，未有不痊者也。

凡妇人女子，初得崩中暴下之病者，宜用止血之剂，乃急则治其标也。四物汤调十灰散服之，以血止为度。

《万氏女科·卷之一·崩》

（崩漏）因劳损冲任脉虚，血非时下，脐腹冷痛，崩中脉迟，伏龙肝散。先因劳役，脾胃虚损，气短气逆，自汗身热，懒食，大便或泄或秘，体倦无力，崩中不止，当归芍药汤。劳损气血，参、芪、当归带升提之药治之。

《明医指掌·卷九·妇人科·崩漏》

崩者如土之崩，源泉逆流而不禁，乃血热而兼气虚，不能收摄也……治此病者，惟调其气血，清其内热而已。

《丹台玉案·卷之五·崩淋门》

世人一见血崩，往往用止涩之品，虽亦能取效于一时，但不用补阴之药，则虚火易于冲击，恐随止随发，以致经年累月不能全愈者有之。是止崩之药，不可独用，必须于补阴之中行止崩之法。方用固本止崩汤。

方妙在全不去止血而惟补血，又不止补血而更补气，非惟补气而更补火。盖血崩而至于黑暗昏晕，则血已尽去，仅存一线之气，以为护持，若不急补其气以生血，而先补其血而遗气，则有形之血，恐不能遽生，而无形之气，必且至尽散，此所以不先补血而先补气也。

《傅青主女科·女科卷上·血崩》

有少妇甫娠三月，即便血崩，再胎亦随堕，人以为挫闪受伤而致，谁知是行房不慎之过哉！治法自当以补气为主，而少佐以补血之品，斯为得之。方用固气汤。

此方固气而兼补血。已去之血，可以速生，将脱之血，可以尽摄。凡气虚而崩漏者，此方最可通治，非仅治小产之崩。其最妙者，不去止血，而止血之味，含于补气之中也。

《傅青主女科·女科卷上·少妇血崩》

凡崩漏初起，治宜先止血，以塞其流，加减四物汤，十灰丸主之。崩漏初止，又宜清热，以清其源，地黄汤，或奇效四物汤主之，崩漏既止，里热已除，更宜补气血以端其本，加减补中益气汤主之。要知崩漏皆由中气虚，不能受敛其血，加以积热在里，迫血妄行，或不时血下，或忽然暴下，为崩为漏。此证初起，宜先止血，以塞其流，急则治其标也；血既止矣，如不清源，则滔天之势必不可遏；热既清矣，如不端本，则散失之阳无以自持。故治崩漏之法，必守此三者次第治之，庶不致误。

《竹林女科证治·卷一·崩漏标本证治》

（崩漏）治宜当大补气血之药，举养脾胃，微加镇坠心火之药，治其心，补阴泻阳，经自止矣。

《丹溪心法·卷五·血崩》

戴原礼曰：……崩而腹痛，血住则痛止，芎归加姜附止其血而痛自止。

王海藏曰：妇人血崩，来如潮涌，明是热势妄行，岂可作寒论治，宜清补兼升提，不可骤止。

《女科经纶·卷七·崩带门》

带下病

汪石山曰：……治先清湿为主，必须却厚味，以防湿热之气……赵养葵曰："……治法俱以补肾为主……有脾虚者，六君子加升麻，有气虚者，补中汤；肝虚者，逍遥散兼六味丸。"

《女科经纶·卷七·带下证·崩漏门》

治带下同治湿，治泻利，皆宜逐水利小便。勿以赤为热，白为寒，今代刘河间书中言之详矣。

《儒门事亲·卷六·带下》

（带下）赤属血，白属气，主治燥湿为先。

带、漏，俱是胃中痰积流下，渗入膀胱，宜升……

临机应变，必须断厚味。

《金匮钩玄·卷之三·带下赤白》

带下之病，妇女多有之。赤者属热，兼虚兼火治之；白者属湿，兼虚兼痰治之。年久不止者，以补脾胃为主，兼升提。

……带久不止者，专以补虚为主，宜服十全大补汤去地黄，加陈皮、半夏、干姜（炒）。更服参术大补丸，以补脾胃之虚，及服补宫丸，以固下元之脱。

《万氏女科·卷之一·赤白带下》

白带多是脾虚……皆由风木郁于地中使然耳。法当开提肝气，补助脾元。

白带多属气虚。补气健脾，治法之要领也。

《先醒斋医学广笔记·卷之三·白带赤淋》

夫白带乃湿盛而火衰，肝郁而气弱，则脾土受伤，湿土之气下陷，是以脾精不守，不能化荣血以为经水，反变成白滑之物，由阴门直下，欲自禁而不可得也。治法宜大补脾胃之气，稍佐以舒肝之品，使风木不闭塞于地中，则地气自升腾于天上，脾气健而湿气消，自无白带之患矣。方用完带汤。

……

妇人有带下而色青者……解肝木之火，利膀胱之水，则青绿之带病均去矣。方用加减逍遥散。

……

妇人有带下而色黄者……法宜补任脉之虚，而清肾火之炎，则庶几矣。方用易黄汤。

《傅青主女科·女科卷上·带下》

带下令人不产育，宜急治之。扁鹊过邯郸闻贵妇人，所以专为带下医也……原其本皆湿热结于任脉，渗入膀胱，出于大小肠之分，溲出津液淋漓以下，故曰带下。轻则下而不多，重则下而无度，淋漓日久，遂使精血干枯，肌肉消瘦。治当升阳益阴，则清浊自分，补脾养胃，则湿热自除。尤当断厚味，补元阳，而带下可止矣。

《竹林女科证治·卷一·赤白带下证治》

慎斋按：以上七条，序治带下之大法也。带下有寒冷湿热虚实之不同，故诸家治法，有攻下温补之不一。如子和、太无、洁古，用攻下之法也。丹溪、约之、宗厚，用攻补兼施之法也。至杨仁斋、薛立斋，以厚脾壮胃立论，与东垣、仲淳之旨，为共贯矣。吴梅坡以补肾固本为治，与养葵之旨，有先得矣。此皆探本穷源之学，与张、刘之燥湿清热，丹溪之消痰升涩，又有标本内外之殊。读者当会通之。

《女科经纶·卷七·崩带门》

妇人多郁，郁则伤肝，肝伤则脾受克，湿土下陷，脾精不守，不能输为营血，而白物下流，宜开郁补脾。若色如浓泔臭秽者，湿热甚也，宜二术、芩、柏、半夏、车前，佐以升提。下如鸡子白状，脾肾虚也，腰腿酸疼，面目浮肿，必脾肾双补，宜归脾丸、八味丸。妇人又多忧思恚怒，伤损心脾，肺脏之火时发，血走不归经，而患赤白带下，白是脾虚，盖肝气郁，则脾受伤，脾伤则湿胜，皆由风木郁于地中使然耳，宜开提肝气，助补脾元，宜补中益气汤加茯苓、枣仁、山药、苍术、黄柏、麦冬；或六味丸加杜仲、牡蛎、牛膝、海螵蛸。若阴虚火盛，则以滋阴清火为要，宜六味丸加五味子、杞子、黄柏、车前、菟丝子。昔人云：崩中日久，变为白带，漏下多时，骨髓枯竭，何谓也？盖崩久气血虚脱，故白滑之物，下流不止也，必大补之。赤带多因心火时炽不已，久而阴血渐虚，中气渐损而下赤矣，宜养心和肝、缓中凉血清气之品。

……

然总要健脾燥湿，升提胃气，佐以补涩。如茯苓、白术、柴胡、川芎之类。

《女科玉尺·卷五·带下》

若带下如浓泔而臭秽者，湿热甚也，宜清热除湿为主。

《顾松园医镜·卷十六·带下》

凡此皆当壮脾胃，升阳气为主，佐以各经见症之药。

《女科撮要·卷上·带下》

妇人患带者最多。赤者属热，虚而兼火，白带属湿，虚而兼痰。治法总以补脾为主，又兼提升。

《女科秘要·卷四·原赤白带》

妊娠病

若其母有疾以动胎，治母则胎安，若其胎有不牢固，致动以病母者，治胎则母瘥。

《诸病源候论·卷之四十一·妇人妊娠病诸候上·

妊娠胎动候》

夫妊娠胎动不安者，多因劳役气力，或触冒冷热，或饮食不适，或居处失宜，轻者转动不安，重者便致伤堕。若其母有瘀致胎动，治母则胎安。

《太平圣惠方·卷第七十五·治妊娠胎动不安诸方》

妊娠胎动，或饮食起居，或冲任风寒，或跌仆击触，或怒伤肝火，或脾气虚弱，各当推其因而治之。若因母病而胎动，但治其母，或因胎动而母病，唯当安其胎。

《古今医鉴·卷之十二·妊娠》

妊娠将养如法，则血气调如，胎得其所，而产亦易，否则胎动气逆上逼，临产亦难，甚至危矣。

《赤水玄珠·卷第二十一·胎气上逼》

妊娠用药宜清凉，不可轻用桂枝、半夏、桃仁、朴硝等类。凡用药病稍退则止，不可尽剂，此为大法。

《校注妇人良方·卷六·妇人伤寒伤风方论》

（恶阻）治疗之法：顺气、理血、豁痰、导水，然后平安矣。

《严氏济生方·妇人门·恶阻论治》

愚按：小产重于大产。盖大产如瓜熟自脱，小产如生采，断其根蒂，岂不重哉！而人轻忽，死于是者多矣。大抵治法，宜补形气，生新血，去瘀血为主。

《校注妇人良方·卷十三·妊娠未足月欲产方论》

漏胎者，谓既有孕而复血下也。女子之血，在上为乳汁，在下为经水。一朝有孕，而乳汁、经水俱不行者，聚于子宫以养胎也。今复漏下则是气虚、血虚，胞中有热，下元不固也。法当用四君子以补其气，四物以补其血，黄芩、黄柏以清其热，艾叶以止其血，杜仲、续断以补下元之虚，未有不安者矣。增损八物汤主之。

《万氏女科·卷之二·妊娠漏胎》

妊娠在于清热养血。条实黄芩为安胎圣药，清热故也，置水中取沉者为佳。俗人不知，以为害，而不收用。又谓温经之药，可养胎气，误人多矣。

养胎全在脾胃。譬之钟悬于梁，梁软则钟下坠，梁断则钟下堕。故白术补脾，为安胎要药。胎中痛者，非缩砂不止，必择连壳者捶碎用之。妊娠七个月以后，须用枳壳、大腹皮则易产，行气开滞故也。

孕妇有疾，只以和胎安胎为本，所感外伤内伤之证，以末治之。

《万氏女科·卷之二·总论胎养》

胎气有寒而不安者，其证或吞酸吐酸，或呕恶胀满，或喜热畏凉，或下寒泄泻，或脉多沉细，或绝无火证，而胎有不安者，皆属阳虚寒证，但温其中而胎自安矣。宜用温胃饮、理阴煎之类加减主之。亦当以平素之脏气，察其何如，酌而用之……

凡治虚证，贵在随机应变，诚有不可以凿执言者。

胎气有实滞气滞，凡为恶阻，为胀满而不安者，惟其素本不虚，而或多郁滞者乃有之，但察其所由而开之导之，诸治实者固无难也。

《景岳全书·卷之三十八·胎孕类·安胎》

凡治堕胎者，必当察此养胎之源，而预培其损，保胎之法无出于此。若待临期，恐无及也。凡胎孕不固，无非气血损伤之病。盖气虚则提摄不固，血虚则灌溉不周，所以多致小产。故善保胎者，必当专顾血虚，宜以胎元饮为主而加减用之，其次则芍药芎归汤，再次则泰山磐石散，或《千金》保孕丸，皆有夺造化之功，所当酌用者也。又凡胎热者血易动，血动者胎不安，故堕于内热而虚者亦常有之。

《景岳全书·卷之三十八·胎孕类·数堕胎》

胎气有虚而不安者，最费调停。然有先天虚者，有后天虚者，胎元攸系，尽在于此。先天虚者，由于禀赋，当随其阴阳之偏，渐加培补，万毋欲速，以期保全。后天虚者，由于人事，凡色欲劳倦，饮食七情之类，皆能伤及胎气，治此者，当察其所致之由，因病而调，仍加戒慎可也。

　　　　　　《景岳全书·卷之三十八·胎孕类·安胎》

凡妊娠胎气不安者，证本非一，治亦不同。盖胎气不安，必有所因，或虚或实，或寒或热，皆能为胎气之病，去其所病，便是安胎之法。故安胎之方不可执，亦不可泥其月数，但当随证随经，因其病而药之，乃为至善。若谓白术、黄芩乃安胎之圣药，执而用之，鲜不误矣。

　　　　　　《景岳全书·卷之三十八·胎孕类·安胎》

以上诸动血证，若去血未多，血无所积，胎未至伤而不止者，宜凉则凉，宜补则补，惟以安之固之为主治。

　　　　《景岳全书·卷之三十八·胎孕类·妊娠卒然下血》

妊娠忽然下血，其证有四：或因火热迫血则妄行；或因郁怒气逆则动血；或因损触胎气，胞宫受伤而下血；或因脾肾气陷，命门不固而脱血。凡此皆动血之最者也。不速为调理，则必致堕胎矣。然治此者，必先察其血去之多少，及瘀血去之后，尤当察其邪之微甚。如火犹未清，仍当清火；气犹未顺，仍当顺气。若因邪而动血，血去而营虚，则速当专顾元气以防脱陷。此中或当治标，或当救本，或当兼标本而调理之。倘不知先后缓急，将恐治标未已，而救本无暇也。当详察之。

　　　　《景岳全书·卷之三十八·胎孕类·妊娠卒然下血》

故凡胎娠众疾，必先以安胎为主，驱疾次之，盖病去则胎自安，胎固则病自愈矣。

　　　　　　　　《明医指掌·卷九·胎前》

妊妇因行房致小产血崩不止，人以为火动之极也，谁知是气脱之故乎！

……若只以止血为主，而不急固其气，则气散不能速回，而血何由止！不大补其精，则水涸不能遽长，而火且益炽，不揣其本，而齐其末，山未见有能济者也。方用固气填精汤。

《傅青主女科·女科下卷·行房小产》

妊妇有胎不动腹不疼，而小便中时常有血流出者，人以为血虚胎漏也，谁知是气虚不能摄血乎！夫血只能荫胎，而胎中之荫血，必赖气以卫之，气虚下陷，则荫胎之血亦随气而陷矣。然则气虚下陷，而血未尝虚，似不应与气同陷也。不知气乃血之卫，血赖气以固，气虚则血无凭依，无凭依必燥急，燥急必生邪热；血寒则静，血热则动，动则外出而莫能遏，又安得不下流乎！倘气不虚而血热，则必大崩，而不止些微之漏矣。治法宜补其气之不足，而泄其火之有余，则血不必止而自无不止矣。方用助气补漏汤。

《傅青主女科·女科下卷·妊娠·妊娠小便下血病名胎漏》

妇人怀娠之后，恶心呕吐，思酸解渴，见食憎恶，困倦欲卧，人皆曰妊娠恶阻也，谁知是肝血太燥乎！夫妇人受妊，本于肾气之旺也，肾旺是以摄精，然肾一受精而完娠，则肾水生胎，不暇化润于五脏；而肝为肾之子，日食母气以舒，一日无津液之养，则肝气迫索，而肾水不能应，则肝益急，肝急则火动而逆也；肝气既逆，是以呕吐恶心之症生焉。呕吐纵不至太甚，而其伤气则一也。气既受伤，则肝血愈耗，世人用四物汤治胎前诸症者，正以其能生肝之血也。然补肝以生血，未为不佳，但生血而不知生气，则脾胃衰微，不胜频呕，犹恐气虚则血不易生也。故于平肝补血之中，加以健脾开胃之品，以生阳气，则气能生血，尤益胎气耳。或疑气逆而用补气之药，不益助其逆乎！不知妊娠恶阻，其逆不甚，且逆是因虚而逆，非因邪而逆也。因邪而逆者，助其气则逆增；因虚而逆者，补其气则逆转。况补气于补血之中，则阴足以制阳，又何虑其增逆乎！宜用顺肝益气汤。

《傅青主女科·女科下卷·妊娠·妊娠恶阻》

妊娠心腹痛而下血者为胎动，不痛而下血者为胎漏。大抵胎漏，由血热者下血必多……若母气壮盛，身无所苦，而月经如常漏下者，此阴胎有余而血之溢也。儿大能饮血自止矣，不必治之。然亦不可使之多下，治宜和血凉血，健脾安胎，宜四妙散。

《竹林女科证治·卷二·安胎上·胎漏》

妇人受孕月余之后，时时呕吐者，名曰恶阻。若无他病择食者，须随其意而与之。轻者过期自然勿药而愈，重者须以药治之。当以胃弱为主，更审其或因胎气阻逆，或痰饮阻逆，与夫兼热，兼寒，而分治之。

《彤园医书·卷四·胎前本病门·胎前恶阻》

慎斋按：以上十条，序胎前有堕胎证也。妊娠堕胎，有客邪外伤而堕者，有气血虚弱而堕者，有劳力房事动火而堕者，前条已备病机之要。而保胎之法，节斋之论，在养脾胃其本也。莫若《千金》保胎丸，用白术、黄芩、熟地、当归、杜仲、续断、阿胶、香附、益母、川芎、陈皮、砂仁、艾叶，枣肉丸一方为最妙。赵养葵得其意，以六味丸加杜仲、续断、阿胶、五味，急滋肾水，以固胎元。正以胎系于肾，肾气壮则胎固而可安。此正补脾不如补肾之要妙也。

《女科经纶·卷四·妊娠堕胎先补脾胃》

若知已有胎，而恶心呕吐，不思食，唯宜养血安胎，理气健脾，此为要着。

《妇科玉尺·卷二·胎前》

产后病

论曰产后血下，或多或少，皆致运闷者，血随气行，血多者气虚，血少者气逆故也。其候目旋转，精神昏愦，甚者沉默不知人。治法虚弱者宜调气而益血，气逆者，宜调气而下血，则思过半矣。

《圣济总录·卷第一百六十·产后血运》

凡妇人产后，阴血虚，阳无所依，而浮散于外，故多发热。治法用四物汤补阴血，而以炙干姜之苦温从治，收其浮散，使归依于阴。

《明医杂著·卷一·医论·产后发热》

产后血晕有汗、下、和解三法，当分表里虚实，精而别之。

《济阴纲目·卷之十一·产后门·血晕》

产后元气亏损，恶露乘虚上攻，眼花头晕，或心下满闷，神昏口噤，或痰涎壅盛者，急用热童便主之。若血下多而晕，或神昏烦乱者，芎归汤加人参三五钱、泽兰叶一握，童便半盏兼补而散之。痰合二陈加乌梅、姜汁。并用铁秤锤烧令赤以醋沃之，或烧漆器并乱发以烟熏之。产后因虚火载血上行而晕，用鹿茸灰为细末，好酒童便灌下，一呷即醒，行血极快。产后昏晕呕逆，不能饮食，此胃虚挟痰所致，以抵圣散去赤芍，加炮姜、茯苓，慎不可用芎、归血药腻膈，其呕逆愈不能止矣。

《张氏医通·卷十一·妇人门下·产后》

产后血晕，由气血暴虚，血随气上迷乱心神，故眼前生花，甚者闷绝口噤，神昏气冷，宜清魂散或立应汤……若下血多而晕，但昏闷烦乱而已，当补血，宜芎归汤。若下血少而晕，乃恶露上抢于心，心下急满，神昏口噤，不省人事，当破血行血，宜夺命散。

《竹林女科证治·卷三·保产下·血晕》

慎斋按：以上三条，序产后血晕之属有余也。败血入肝，恶露上攻，此瘀血为患，当用行血逐瘀之药。

《女科经纶·卷五·产后证上·产后血晕属恶露乘虚上攻》

朱丹溪曰：妇人产后血晕，乃虚火载血，渐渐上晕也。又崔氏云：凡晕皆是虚热，血气奔送，腹中空虚所致。慎斋按：以上三条，序产后血晕之属于不足也。阴血暴亡，虚火上升，皆由腹中空虚所致，当用补血滋阴降火之药。但滋阴不可用地、芍，降火不可用苦寒。

《女科经纶·卷五·产后血晕属虚火载血上升腹中空虚所致》

妇人怀孕，胞中一点真阳，日吸母血以养，故阳日旺而阴日衰。凡半产滑胎，皆火盛阴衰，不能全其形体故也。近人有胎前宜凉之说，颇为近理。至于产后则阴血尽脱，孤阳独立，脏腑如焚，经脉如沸，故仲景专以养血消瘀为主，而石膏、竹茹亦不禁用，余每遵之，无不立效。

《慎疾刍言·妇人》

朱丹溪云："产后当大补气血，即有杂病，从末治之；一切病多是血虚，皆不可发表。"张景岳云："产后既有表邪，不得不解；既有火邪，不得不清，既有内伤停滞，不得不开通消导；不可偏执。如产后外感风寒，头痛身热，便实中满，脉紧数洪大有力，此表邪实病也。又火盛者，必热渴躁烦，或便结腹胀，口鼻舌焦黑，酷喜冷饮，眼眵尿痛，溺赤，脉洪滑，此内热实病也。又或因产过食，致停蓄不散，此内伤实病也。又或郁怒动肝，胸胁胀痛，大便不利，脉弦滑，此气逆实病也。又或恶露未尽，瘀血上冲，心腹胀满，疼痛拒按，大便难，小便利，此血逆实证也。遇此等实证，若用大补，是养虎为患，误矣"。愚按二子之说，各有见地，不可偏废，亦不可偏听。如丹溪谓产后不可发表，仲景先师原有亡血禁汗之条，盖汗之则痉也。产后气血诚虚，不可不补，然杂证一概置之不问，则亦不可，张氏驳之，诚是。但治产后之实证，自有妙法，妙法为何？手挥目送是也。手下所治系实证，目中心中意中注定是产后。识证真，对病确，一击而罢；治上不犯中，治中不犯下，目中清楚，指下清楚，笔下再清楚，治产后之能事毕矣。如外感自上焦而来，固云治上不犯中，然药反不可过轻，须用多备少服法，中病即已，外感已即复其虚，所谓无粮之兵，贵在速战；若畏产后虚怯，用药过轻，延至三、四日后，反不能胜药矣。余治产后温暑，每用此法。如腹痛拒按则化瘀，喜按即补络，快如转丸，总要医者平日用功参悟古书，临证不可有丝毫成见而已。

《温病条辨·卷五·解产难·产后宜补宜泻论》

金溪曰：妇人产后，血晕下一，要因症调理。下血少而晕者，是败血冲心，心下胀满，神昏口噤，不省人事，宜破血行血之药治之，救产丸、失笑散选用。下血多而晕者，是去血过多，心无血养，神昏烦热，宜补血养血之药治之，八珍汤、十全大补汤、大补丸、独参汤选用。

《履霜集·卷二·救产论》

血晕是实症，逐瘀为主，此因恶露不行，恶血冲心，而心下满急，神昏口噤，不省人事者，切勿放倒，急与生化汤、失笑丹、佛手散选用。气脱是虚症，补正为主，此因平素虚弱，临产用力，劳伤去血过多，亦致昏晕不醒。微虚者，少顷即苏；大虚者，血竭即死。但察其面白口开自汗，手足厥冷，六脉微极，是气脱症也。生死判于顷刻，亦勿令产倒，令人挽住头发，即与大剂参、归、附子等，回其阳，煎浓，徐徐灌之，如能下咽，即可得生。

《女科秘诀大全·安全产后秘诀》

热入血室

妇人中风，发热恶寒，经水适来，得之七八日，热除而脉迟身凉，胸胁下满，如结胸状，谵语者，此为热入血室也，当刺期门，随其实而取之。

《伤寒论·辨太阳病脉证并治下第一四三条》

妇人伤寒，发热，经水适来，昼日明了，暮则谵语，如见鬼状，此为热入血室。无犯胃气及上二焦，必自愈。

《伤寒论·辨太阳脉证并治下第一四五条》

阴　挺

妇人阴中突出如菌如芝，或挺也数寸，谓之阴挺。此或因胞络伤损，或因分娩过劳，或因郁热下坠，因气虚下脱，大都此症当以升补元气，固涩真阴为主。

《景岳全书·卷之三十九·前阴类·前阴类》

（四）儿科

总　论

夫小儿脏腑娇嫩，皮骨软弱，血气未平，精神未定，言语未正，经络如丝，脉息如毫，不可妄投药饵。

　　　　　　　　　　《小儿病源方论·惊风》

尝闻小方脉科，古人谓之哑科，最费调治，诚哉是言也。盖以婴儿之流，难问证，难察脉耳。抑且脏腑脆嫩，而孟浪之剂，与夫峻寒峻热之药，俱不可轻用，试详论之。

　　　　　　　《医学正传·卷之八·小儿科》

夫小儿之病，多因脾胃娇嫩，乳食伤积，痰火结滞而然……胃者主受纳也，脾者主运化也，脾胃壮实则四体安康，脾胃虚弱则百病蜂起。业童科者，可不以调理脾胃为切要哉！

　　　　　　　《丹溪心法附余·小儿杂方》

小儿之病……其脏气清灵，随拨随应，但能确得其本而撮取之，则一药可愈……必其果有实邪，果有火证，则不得不为治标，然治标之法，宜精简轻锐，适当其可，及病则已，毫毋犯其正气，斯为高手，但见虚象，便不可妄行攻击，任意消耗。若见之不真，不可谓姑去其邪，谅亦无害，不知小儿以柔嫩之体，气血未坚，脏腑甚脆，略受伤残，萎谢极易，一剂之谬尚不能堪，而况其甚乎。矧以方生之气，不思培植而但知剥削，近则为目下之害，远则遗终身之羸，良可叹也。凡此者，实求本之道，诚幼科最要之肯綮。

　　　　　　《景岳全书·卷之四十·总论》

观王节斋曰：小儿无补肾法。盖小儿禀父精而生，男至十六而肾始充满，既满之后，妄用亏损，则可用药补之。若受胎之时，禀之不足则无可补，禀之原足，又何待于补耶？呜呼，此言之谬，谬亦甚矣！夫二五之精，妙合而凝，精合而形始成，此形即精也，精即形也，治精即所以治形，治形即所以治精也。

　　　　　《景岳全书·卷之二·小儿补肾论》

大抵小儿阴气未全，易于化热，若见口舌诸窍甚干、大渴能饮者，亟投甘寒之剂；挟实者、舌苔黄腻、口有热臭之气，亟宜荡涤之。缘小儿纯阳柔脆之脏腑，尤易枯涸，急下存阴，转危而安矣。至于阳明热甚痉厥之证，市医名之急惊，余惟清阳明热邪，则肝火自平。若妄投镇惊息风，是速其危哉。至久病中虚，土不镇木而显风象者，谓之慢惊，宜急进附子理中汤，或加温补如肉桂、黄芪等品，以追失散之虚阳，转危而安。

《证治心传·卷之一·幼科治验记》

夫人以脾胃为主，故乳哺须节，节则调脾养胃。否则损胃伤脾，百疴猬生。

……

小儿诸病，肝、脾二经居多。肝只有余，余者，是病气也，似重而易治；脾只不足，不足者，是元气也，似轻而难治。医者妄行攻克，滞虽暂消，脾胃转薄；平肝清热，肝未平而元气愈伤，薛氏谆谆补脾，万世婴儿之司命也。

《冯氏锦囊秘录·护持调治诸法》

小儿之疾，热与痰二端而已。盖纯阳之体，日抱怀中，衣被加暖，又襁褓之类，皆用火烘，内外俱热；热则生风，风火相煽，乳食不歇则必生痰；痰得火炼则坚如胶漆，而乳仍不断，则新旧之痰日积，必至胀闷啼哭，又强之食乳，以止其啼，从此胸高气塞，目瞪手搐，即指为惊风，其实非惊，乃饱胀欲死耳！此时告其父母，令减衣停乳，则必大愠，谓虚羸若此，反令其冻馁，无不唾骂；医者亦不明此理，非用刚燥之药，即用参滋补，至痰结气凝之后，则无可救疗。余见极多，教之适其寒温，停其乳食，以清米饮养其胃气，稍用消痰顺气之药调之，能听从者，十愈八九；其有不明此理，反目为狂言者，百无一生。

《慎疾刍言·小儿》

药之又与病合，若服一二三剂，病犹照常不除，又不加甚，切不可因人言药不合症，半路更方。盖在我望色既真，辨窍既稔，效不见速，无非病深药浅，药力未到，譬之舟人驾舟，两岸辽阔，一时难到，我既认定风色，亦只把定舵牙，活握篷索，一任浪涌兼天，鏖一鏖自然到岸。如把持不定，在半江中，或辞篷转舵。则断无不覆之舟。

《幼科铁镜·卷一·十传》

如果有实证，自当从实而治标，务须清简轻锐，使药力及病则已，不可任意消耗，况小儿柔嫩之体，血气未坚，脏腑甚脆，能堪攻乎？如果虚证，当按证求本培之，庶无误矣。

《扬氏提纲·幼科》

世人以小儿为纯阳也，故重用苦寒。夫苦寒药，儿科之在禁也。丹溪谓："产妇用白芍，伐生生之气。"不知儿科用苦寒，最伐生生之气也。

《温病条辨·卷六·儿科用药论》

用药这法，宁勿药，毋过剂，宁轻毋重，毋偏寒，毋偏热，毋过散，毋过攻。须遵《内经》"邪之所凑，其气必虚"之训，时以保护元气为主。知乎此，于婴儿诊治之道，思过半矣。至于虚寒败症，则非峻用温补，不可挽回，毋得稍涉因循，致令不救，此又不可不知也。

《儿科醒·诊治法论》

凡治小儿里症，亦惟宜忌二字而已。要在辨之明而见之确耳！夫小儿元气无多，脏腑脆嫩。若夫当下而不下，则津液消烁，所谓急下以救胃中津液是也；不当下而下，则里气受伤，邪反乘虚内陷，其祸更甚。今将宜忌诸形症，辨晰于下：如禀气素实、汗不解、发热、谵语、舌苔黄厚、渴而引饮、大便秘、小便赤、腹满拒按、手足心热、脉沉而实。此为阳邪入里，宜下之。虽二、三日，若见上项诸症，亦宜下之，如调胃承气汤、四顺清凉饮之类，少少与之，贵在与病相值，恐多下亡阴也。不可拘于庸医"下不厌迟"之说，谬称稳当，必待至七日之后始下也。如太阳证，表未罢，脉浮大，恶寒者，此邪在表，虽十余日，亦不宜下。呕多者，不可下；太阳、阳明合病，喘而胸满者，不可下；恶水者，不可下；禀赋虚者，不可下；逆厥者，不可下。仲景先生云：日数虽多，但有表证而脉浮者，犹宜发汗；日数虽少，若有里证而脉沉者，即宜下之。此不可不知也。此外有因气虚阳脱而谵语者，乃大虚之症，当用参附之剂，不得认为实证，而误下之也。慎之慎之！至于伤食停积，小儿虽间亦有之，然皆必由脾虚不运而致。经所谓"邪之所凑，其气必虚"者是矣。每见庸医肆行克伐，或遇表证，亦云有里，以致小儿外邪未解，里气已伤，往往变症蜂起而不可救。受此害者，不知凡几，殊堪痛恨！曾不知下者，下其邪耳，非饮食积滞之谓也。世人阴受此害者比比矣。故特表而出之，兼详实论。

《儿科醒·里论》

大都小儿病症，虚寒者多。凡一见面色青白、肢冷神疲、脉沉无力。蜷曲而卧、食少不渴、声音迟缓者，皆是虚寒之候，急宜温补。业幼科者，毋得狃于俗见，谬谓小儿阳体多热，不敢温补，致多害事，宜深戒之。

《儿科醒·寒论》

是皆属虚之症，急宜温补脾胃为要，仍须分别以治之。如气虚者，四君子汤；血虚者，四物汤；气血俱虚者，八珍汤；气虚自汗者，四君子汤；血虚发躁者，当归补血汤。表虚者，宜固其气；里虚者，宜实其中，阳虚恶寒者，宜温分肉；阴虚发热者，宜滋肾肝。脾肺气虚者，四君子汤、五味异功散、补中益气汤；肝肾血虚者，六味丸、加味四物汤。汗后阴虚，阳无所附而热者，四物加参芪；汗后阳虚，阴无所附而热者，四君加芎、归。久事表散，而身热不退者，阳气虚也，补中益气汤；过用攻下，而滑泄不禁者，脾肾虚也，六神散、胃关煎。

《儿科醒·虚论》

小儿属实之症，惟表、里、食积三者而已。盖表邪实者……宜从表散……里邪实者……宜从攻下。

……医者临症之际，果属实邪，于应表、应下之药，皆当作小剂，少少与之，要在中病即止，不可过剂，务宜顾定元气，斯无孟浪偾事之非。至于饮食停积……于消导药中，慎毋损及中气，宜多温中健脾之品，俾得自强不息之妙。

……

大抵小儿实症无多，若禀赋素虚，或病患已久，或过服克伐之剂，皆当作虚症施治，不得概以为实也。慎之慎之！

《儿科醒·实论》

沈芊绿云：婴儿脏气未全，不胜药力……即两三岁内，形气毕竟嫩弱，用药不可太猛，峻攻峻补，反受药累。此幼科之要诀也。

《冷庐医话·卷一·诊法》

小儿之病，百倍难于方脉。其疾痛疴痒不能自言，旁人又不能代言，全恃医家以意揣之，揣之不合，杀人易于反掌；即揣得其当，而小儿纯阳之体，易虚易实，药一过分，变幻百端。此非顶聪明，好学深思，心知其意者，未易胜任也。至于护惜之深，姑息之至，则饱暖失宜，果物恣食，畏苦废药，或求速杂投，则又非医家之咎矣。

《笔花医镜·卷之二·儿科证治》

小儿……稚阳未充，稚阴未长者也。稚阳未充，则肌肤疏薄，易于感触；稚阴未长，则脏腑柔嫩，易于传变，易于伤阴。故小儿病较大人尤重，尤当以存阴为第一义。夫存阴，非补阴之谓。凡辛燥升散，温燥苦涩、消导，皆是耗伤阴液之药；往往阴液被伤，肝风内动，鼓痰上升，血不荣筋，筋急拘挛，致成痉瘲。稚阳未充，忌用苦寒，以苦寒善伐生生之气，且苦能化燥，化燥则又伤阴，不独伐生生之气已也。

《医原·卷下·儿科论》

故予治小儿表病，不过香苏散、惺惺散之类；治小儿里病，不过平胃散、藿香散之类；治小儿虚痰诸症，不过二陈汤、六君子汤之类；治小儿实热诸症，不过小儿牛黄丸、泻青丸之类。凡此表里虚实之病，解表攻里，只宜轻剂，毋庸大表

大下以伤元气。至于惊风吐泻各种杂症，则分入门别例而治
之矣。

《幼科切要·小儿要略论》

清臣曰：小儿号为哑科，治之最难。景岳独谓其易，盖以
小儿之病，不过外感风寒，内伤饮食及惊风吐泻，并无七情六
欲之忧，用药只宜轻剂，不可过为克伐，损伤元气，此为
至要。

《医学集成·卷三·小儿》

小儿脏腑柔脆，药入不能运化，是以用药宜轻。如外感风
寒之邪，解肌疏表之药，每味几分可矣。药味亦不宜多，药多
而重，则药反过病，病必不能愈也。

《一得集·卷上·治小儿用药宜轻论》

感　冒

小儿表症，谓外感风寒，其见证必先发热。然发热之证有
三，最宜详辨，不可一概混同也。其在冬月感于寒者，头痛、
身痛、项背强、恶寒、壮热、无汗，脉浮而紧，此太阳表证，
用药得法，一汗即解，详见实论。其感于风者，头痛、鼻塞、
流涕、发热，或有汗、恶风，或无汗、恶寒，或咳嗽、干呕，
脉浮而数或紧，此四时之感冒是也。治法不可大发散，微表之
即已。如《易简》参苏饮、惺惺散之类主之。大抵近日人情，
爱护小儿者众。富贵之家，重衣厚褥，贫贱之子，亦皆衣絮，
以致汗液不断，腠理疏泄，偶触微风，即成感冒。是以迩来小
儿，冬月感寒之症，百无一二，而伤风发热之症恒多也。至若
内因于虚，发热之症极多，最为疑似，人殊不知，更宜详辨。
如阳虚生寒，阴虚发热；血虚发躁而热，气虚自汗不能食而
热；气虚疰夏而热；暑湿合病而热；汗后阴虚，阳无所附而
热；汗后阳虚；阴无所附而热；阳气下入阴中；昼安静、夜烦
躁而热；重阳无阴，夜安静、昼烦躁而热。以上诸症，同一发
热也，若误表之必死。其次则又有变蒸之热，将发痘疹之热，
亦同一发热也，而援守各异。每见庸医，一遇发热，动皆表

散，殊不知病有微甚，热有虚实，虽同一发热，而治法殊途，攻补迥别。

《儿科醒·表论》

咳　嗽

夫嗽者，肺感微寒，八九月间，肺气大旺，病嗽者，其病必实，非久病也。其证，面赤、痰盛、身热，法当以葶苈丸下之；若久者，不可下也……治嗽大法：盛即下之，久即补之，更量虚实，以意增损。

《小儿药证直诀·卷上·咳嗽》

泄　泻

凡泄泻肠鸣腹不痛者，是湿，宜燥渗之；饮食入胃不住，或完谷不化者，是气虚，宜温补之；腹痛肠鸣泻水，痛一阵、泻一阵者，是火，宜清利之；时泻时止，或多或少，是痰积，宜豁之；腹痛甚而泻，泻后痛减者，为食积，宜消之，体实者下之；如脾泄已久，大肠不禁者，宜涩之，元气下陷者升提之。

《幼幼集成·卷三·泄泻证治》

大抵泻症最伤元气，若热泻过甚，必变虚寒，宜兼参寒论。盖始病而热者，邪气胜则实也；终变为寒者，真气夺则虚也；久病而热者，内真寒而外假热也，久泻元气虚寒，急宜温补，不得误执热论。再如阳虚发躁，内实真寒，而外似热症者，如目赤、作渴、身热恶衣、扬手掷足。欲投于水，但诊其脉，洪数无伦，重按无力，是为假热，宜急投参附之剂，引火归元，若误进清凉，入口必死

《儿科醒·热论》

惊　风

钱仲阳治急惊，以凉泻之，肝风木也，主惊；心热火也，主动……夫慢惊者，皆因妄用快利食药，损其脾胃，功因乳食不调而成吐泻，亦令脾胃虚损。

《东垣试效方·卷之四·治惊各有所因用药不同论》

惊因热痰，主急，当泻，降火痰丸，养血汤下；因虚，主慢，当补，朱砂安神丸，参术汤下。

《脉因症治·卷四·小儿证·因治》

惊有二证：一者热痰，主急惊当直泻之；一者脾虚，乃为慢惊，所主多死，当养脾。

东垣云：慢惊者，先实脾土，后散风邪。急者，只用降火、下痰、养血。

《金匮钩玄·卷之三·急慢惊风》

热痰主急惊，当泻……

脾虚主慢惊，用补。

《丹溪手镜·卷之下·惊》

……急惊。治之之法，先以五苓散加黄芩、甘草，水煎，或百解散发表，次通心气，木通散、三解散，疏涤肝经，安魂退热，牛蒡汤、防风汤主之。惊风既除之后，轻者投半夏丸，重者下水晶丹，与之去痰，免成痴疾。但不可用大寒凉药治之，热去则寒起，亢则害，承乃制……

大凡幼稚欲令常时惊悸不作，在乎肾脏和平，故戴氏曰：治惊不若补肾。

《活幼心书·卷中明本论·急惊》

……吐泻，间以胃苓汤救其表里。若吐不止，可投定吐饮，泻不减，宜服六柱散或日生汤，去胃风，定瘛疭，清神气。五苓散导其逆，调荣卫，和阴阳，若痰多唇白，四肢如冰，不省人事，此虚慢之极，用固真汤速灌之，以生胃气。胃气既回，投醒脾散、沉香饮调理。

《活幼心书·卷中明本论·慢惊》

……惊与风证俱作，只用五苓散加辰砂末，薄荷汤调服，少解其证。盖五苓散内有泽泻导小便，心与小肠为表里，小肠流利，心气得通，其惊自减。内有桂，木得桂则枯，是以有抑肝之气，其风自停。况佐以辰砂，能安神魂，两得其宜，大略要解热凉心肝，后用平和汤散调理，稍热之剂则难用，医者宜审之。

愚尝感慨诸人，每见惊风搐作，不明标本，混为一证，遽然全用金石、脑、麝、蜈、蚕、蛇、蝎，大寒搜风等剂投之，耗伤真气，其证愈甚，多致弗救。殊不知惊生于心，风生于肝，搐始于气，是为三证。其惊与风，首已详及，然所谓畜气而成搐，陈氏之论，最为明理，但未著其方。余于此证，则用宽气饮治之，只以枳壳、枳实为主，盖其气也，四时平和则身安，一息壅滞则疾作。况小儿啼哭不常，其气蕴蓄，内则不能升降，外则无由发泄，辗转经时，亦能作搐。善医者审察病源，从而疗之，万无一失。更辨阴阳虚实，不可轻忽。若阳实证，煎平和汤调三解散主之，此急惊有搐之类。若阴虚证，煎固真汤调宽气饮治之，此慢惊有搐之类。若暴感此证，未别阴阳虚实，先用五苓散和宽气饮，及少加宽热饮，三药合用，姜汁沸汤调灌即解，大抵治搐之法，贵以宽气为妙，气顺则搐停，此自然之理。

　　　　　　　　《活幼心书·卷中明本论·急惊》

急惊是有余之症，属肝木、心火阳邪太旺，宜直泻之，降火下痰是也。

　　　　　　　　　　《明医杂著·卷之五·急惊》

小儿病，大率属脾土、肝木二经。肝只是有余，有余之病似重急，而为治却易，见效亦速；脾只是不足，不足之病似轻缓，而为治却难，见效亦迟。二经为病，惟脾居多，用药最要分别。若肝木自旺，则为急惊，目直视或动摇，手足搐搦，风痰上壅等症，此为有余，宜伐木泻肝、降火清心。若脾胃虚而肝木来侮，亦见惊搐动摇诸症，但其势微缓，名曰慢惊，宜补养脾胃，不可错认，将脾经误作肝经治也。

　　　　　　《明医杂著·卷之五·小儿病多属肝脾二经》

娄全善亦曰：急惊属木火土实……治法宜凉宜泻，而用凉惊、利惊等丸。

　　　　　　　　　　《保婴撮要·卷三·急惊》

《保婴集》云：急惊屡发而屡用直泻之药，则脾阴愈消，而变为慢惊多矣，大率吐泻痰鸣气喘，眼开神缓，昏睡露睛，惊跳搐搦，乍发乍静，或身热身冷，面淡青白，或眉唇青赤，其脉迟沉数缓是也，当温补脾气为主，而佐以安心制肝。

《保婴撮要·卷三·慢惊》

或问曰：上工治未病，急慢惊风，何以预治之？曰：方其热甚之时，腮赤面黑，两目如怒直视不转者，此急惊风之候也，宜服河间当归龙荟丸，以泻肝胆之火，则不成急惊风也，当吐泻不止之时，见其手足冷，睡露睛，口鼻气冷者，此慢惊欲成之候也，急用参苓白术散以补脾，琥珀抱龙丸去枳壳、枳实，加黄芪以平肝，则慢惊风不能成矣。此吾家传秘法。

《幼科发挥·卷之一·急慢惊风》

治法大要，用药有序，通关以后，且与截风定搐，痰热尚作乃下之，痰热一泄，又须急与和胃定心之剂，如搐定而痰热少者，则但用轻药消痰除热可也。盖急惊须当下，切不可过用寒凉及银粉巴消辈，荡涤太骤，此等重剂，医家不得已而用之，仅去疾即止，或不当用而用，或当用而过焉，往往由此而成慢惊矣。

《婴童百病·卷之二·急惊》

惊风有二，有急有慢，急惊风为实为热，当凉惊泻火；慢惊风为虚为寒，当用温补。不可一概混治，以致杀人。

《万氏秘传·片玉心书·卷四·惊风门》

如因吐泻大病之后，手足逆冷昏睡，目睛微露，而无搐掣者，此欲成慢惊症也。急温补之，四君子汤加熟附子一片，愈后以集圣丸调之。

凡吐泻大病之后，已成慢惊风者，其症口目牵引，手足掣挈，以醒脾散驱风醒脾。风退，以参苓白术散为丸服之。

心治惊风，不可妄用辛香之剂，寒凉之药，盖辛香能窜元气，寒凉反伤脾胃也。

《万氏秘传片玉心书·卷四·惊风门》

慢惊不可医，调元急补脾，渐醒能食吉，常昏不乳危。

《万氏秘传片玉心书·卷二·慢惊》

治搐先于截风，治风先于利惊，治惊先于豁痰，治痰先于解热，其若四证俱有，又当兼施并理，一或有遗，必生他证，故曰治有先后者此也。

《幼科证治准绳·卷之二·急慢惊风论》

凡治惊先截风；治风先于利惊，治惊先于解热；解热先于豁痰；治痰先于降火。若四症俱见兼而治之。慢脾风者，或泄泻、或呕吐、或痢久饮食不进，元气虚极乃变此症。须温脾和胃，扶元气为主，驱风豁痰次之。

《婴童类萃·上卷·急慢惊风证论》

痰壅气逆，结成搐搦……治法当先利痰顺气，后用清心安神。因热生痰，因痰生搐……治法当泻火开痰，后用清热安神。

惊风有二：有急有慢。急惊风为实为热，当用凉泻；慢惊风为虚为寒，当用温补，不可一例混治，恐致误人。

《图书集成医部全录·惊风》

疗惊必先豁痰，豁痰必先祛风，祛风必先解热。

《图书集成医部全录·惊风》

此虚症也，亦危症也。俗名谓之天吊风，虚风，慢脾风，皆此症也。若再用寒冷，再用消导，或用胆星抱龙以除痰，或用天麻全蝎以驱风，或用知柏芩连以清火，或用巴豆大黄以去积，杀人如反掌，实可畏也。若治风而风无可治，治惊而惊无可治也。此实因脾胃虚寒，孤阳外越，元气无根，阴寒至极，风之所由动也。治宜先用辛热，再加温补。盖补土即所以敌木，治木即所以治标。凡小儿一经吐泻多作，即是危险之症。若其屡作不止，无论痘后疹后病后，不拘何因，皆当急用参术以救胃气，姜桂枸熟等药以救肾气。

《推拿扶微·第三集·治慢风心得神方》

惊风与伤寒截然不同，若以伤寒法施之，轻药丝毫无用，重药适足以促其生而已矣。

《保赤新书·卷三·惊风》

（急惊风）治法：通关、截风、定搐、祛痰，其热尚作，则当下之，一泄已后，急须和胃镇心。

《东医宝鉴·卷第十一·活幼论》

腹　胀

腹胀由脾胃虚，气攻作也。实者闷乱喘满，可下之，用紫霜丸、白饼子。不喘者虚也，不可下。若误下，则脾气虚，上附肺而行，肺与脾子母皆虚。肺主目胞腮之类，脾主四肢，母气虚甚，即目胞腮肿也。色黄者，属脾也。治之用塌气丸渐消之。未愈渐加丸数，不可以丁香、木香、橘皮、豆蔻大温散药治之。何以然？脾虚气未出，腹胀而不喘，可以散药治之。使上下分消其气，则愈也。若虚气已出，附肺而行，即脾胃内弱，每生虚气，入于四肢面目矣。小儿易为虚实，脾虚不受寒温，服寒则生冷，服温则生热，当识此勿误也。胃久虚热，多生疳病，或引饮不止。脾虚不能胜肾，随肺之气上行于四肢，若水状；肾气浸浮于肺，即大喘也。此当服塌气丸。病愈后面未红者，虚衰未复故也。

治腹胀者，譬如行兵战寇于林。寇未出林，以兵攻之，必可获；寇若出林，不可急攻，攻必有失，当以意渐收之，即顺也。

治虚腹胀，先服塌气丸；不愈，腹中有食积结粪，小便黄，时微喘，脉伏而实，时饮水，能食者，可下之。盖脾初虚而后结有积。所治宜先补脾，后下之，下后又补脾，即愈也。补肺恐生虚喘。

《小儿药证直诀·卷上·虚实腹胀》

遗　尿

凡治小便不禁者，古方多用固涩，此固宜然；然固涩之剂，不过固其门户，此亦治标之意，而非塞源之道也。盖小水虽利于肾，而肾上连肺。若肺气无权，则肾水终不能摄，故治水者必须治气，治肾者必须治肺，宜以参、芪、归、术、桂、附、干姜之属为之主，然后相机加以固涩之剂为之佐，庶得治本之道，而源流如度。否则，徒障狂澜，终无益也。

《景岳全书·卷之二十九·论治》

疳　证

惟小儿之腑脏柔弱，不可痛击大下，必亡津液而成疳证。为儿医者，常当以幼幼之心为心而善调之，毋纵巨胆，妄为施治，以绝人之嗣续，幸甚！

《医学正传·卷之八·诸疳证》

盖疳者，干也，因脾胃津液干涸而患，在小儿为五疳，在大人为五劳，总以调补胃气为主。

《保婴撮要·卷八·疳证》

治疳之法，量候轻重，理其脏腑，和其中脘，顺其三焦，使胃气温而纳食，益脾元壮以消化，则脏腑自然调贴，令气脉与血脉相参，壮筋力与骨力俱健，神清气爽，疳消虫化，渐次安愈。若以药攻之五脏，疏却肠胃，下去积毒，取出虫子，虽曰医疗，即非治法，盖小儿脏腑虚则生虫，虚则积滞，虚则疳羸，虚则胀满，何更利下，若更转动肠胃致虚，由虚成疳，疳虚证候，乃作无辜，无辜之孩，难救矣。

《幼科证治准绳·集之八·脾脏部·疳》

钱仲阳曰：小儿诸疳，皆因病后脾胃亏损，或用药过伤，不能传化乳食，内亡津液，虚火妄动，或乳母六淫七情，饮食起居失宜，致儿为患……凡此皆因大病，脾胃亏损，内亡津液所致，当固脾胃为主，而早为施治，则不变败证也。

《景岳全书·卷之四十一·五疳》

麻　疹

初起，呵欠、发热、恶寒、咳嗽、喷嚏、流涕、头眩，宜升麻葛根汤加紫苏、葱白以解肌。切忌大汗。

《万病回春·卷之七·麻疹》

痧疹者，手太阴肺、足阳明胃二经之火热，发而为病者也。小儿居多，大人亦时有之，殆时气瘟疫之类与。其证类多咳嗽多嚏，眼中如泪，多泄泻，多痰，多热，多渴，多烦闷，甚则躁乱咽痛，唇焦神昏，是其候也。治法当以清凉发散为主。药用辛寒、甘寒、苦寒以升发之。惟忌酸收，最宜辛散。误施温补，祸不旋踵。

《先醒斋医学广笔记·卷之三·幼科·痧疹论并治法》

此症若调治得法，十可十全，而调治失宜，则杀人亦如反掌。盖麻证有所大忌，病家犯其所忌，则至于杀人，医家犯其所忌，亦至于杀人也。其所忌不同，皆忌闭塞其毒，不得发泄也。今标四大忌于后，令人勿犯也。

一忌荤腥生冷风寒。出麻疹时，大忌食荤腥，食生冷，冒犯风寒，皆能使皮肤闭塞，毒气抑郁而内攻也。

一忌骤用寒凉，初发热时，最忌骤用寒凉以冰毒，使毒气抑遏不得出，则成内攻之患。而昔人所谓天气喧热，宜用辛凉发之，如黄连解毒汤之类，不知天时暑热之气，岂寒凉之药所能解？今骤用寒凉，恐不足以解外热，而适足以阻内热，使不能出也。

一忌多用辛热。初发热时，最忌多用辛热以助毒，如桂枝、麻黄、羌活之类，能使毒壅蔽而不得出，亦致内攻之患。

一忌用补涩。麻出之时，多有自利不止者，其毒亦因利而散，此殊无妨。如泄利过甚，则以加味四苓散与之，切忌用参、术、河、蔻补涩之药，重则令腹胀喘满而不可救，轻则变为休息痢，戒之！戒之！

《图书集成医部全录·麻疹四忌》

史演山曰：疹喜清凉，痘喜温明，人皆知之。然疹子初出，亦须和暖，则易出。所以发苗之初，只要发出得尽，则其毒便解。大抵疹欲出已出之际，虽寒，勿用桂枝；虽虚，勿用参、术；虽呕而有痰，勿用半夏、南星。

　　叶桂曰……痧痢乃热毒内陷，与伤寒协热邪尽则痢止同法，忌升提，忌补涩，轻则分利宜通，重则宜用苦寒解毒。

　　鳌按：然叶氏忌升提、忌补涩二语，又为痧痢金科玉律，切不可犯，则于此而斟酌求治，惟以解毒为主，兼散肠间郁积，而肺、大肠表里，肠间之郁积清，肺经之毒自解，却不可犯胃气以绝生气。

《幼科释谜·卷二·麻疹·麻疹原由症治》

　　要知道第一个逆证的治法，先要明白为什么气急鼻煽……知痧子的咳嗽，为的是风寒袭肺，气管发痒，自然作用要驱逐这风寒……既然知道此理，对于第一逆证的治疗就容易着手了。只要帮助肺脏驱逐风寒，就是正当不误的方法。若是用药制止咳嗽，就是大错特错的方法。所以当此之时，若是无汗，便是麻黄发表；若是有汗，便用荆芥、防风、葛根等药疏散，却用杏仁、象贝、桑叶、橘红等宣肺化痰之品为副药，便是正当不误之药。若不知以疏散风寒为主，专门治咳，只将副药用为主药，便已落后一着，不能说是正确不误方法，更莫说用远志或肺露等等了。

　　要知道第二个逆证治法，先要明白手冷面青，是热自内攻……热病初期，照《内经》的规矩，只病三阳，不病三阴，痧子为热病，表为太阳；里为阳明。太阳主皮毛；阳明主肠胃。发热手冷，人王部位发青，是阳明经证，自然是热不是寒。热向里攻，与内陷不同……既知表闭是手冷面青的原因，正当治法，自然解表，还是无汗用麻黄发汗，有汗用葛根解肌。若是舌润苔腻，用厚朴为副药；若是舌绛口苦，用黄芩为副药；若是舌干汗多烦躁，用石膏为副药；咳甚，用象贝、杏仁、橘红为副药；痰多热重，用瓜蒌、桑叶、黄芩、黄连为副药。如此用药，就是正当不误的方法……

　　要知第三个逆证治法，须先辨寒热，若是热泻，舌色必红绛而干糙，粪必甚臭，带老黄色。其余辨证方法虽多，高手必将脉象、面色、证情、舌苔四方面合拢来考虑。单就舌色、粪色，辨泄泻的寒热，也可十不离八，若是属热，是两阳合病；若是属寒的，是太阴中寒。热的以葛根为主，寒的是炮姜为主。痧子最怕出不出，或一出就没，所以总以葛根为主，取其辛凉透达。就是以炮姜为主的寒证，还得用葛根为副药，最好加柴胡，柴葛并用，既能解肌退热，又能升举下陷。凡是陷的证候都当升，所以《内经》上说："高者抑之，下者举之。"

《保赤新书·卷二·痧疹·三逆证治法》

痘　证

痘症有二：一曰血热毒盛；一曰气虚毒盛。气虚者，可以徐补。血热毒甚者，势必呕，一发热便口渴，面赤，气喘，狂躁，谵语，此其证也。一见点即宜凉血解毒，急磨犀角汁多饮之，十可疗四五，稍迟难救矣。又有血热兼气虚者，初发先服凉血解毒之剂，五六朝后，可以并力补气助浆。唯初时不早凉血，则毒不解，毒不解，延至六七朝，势必以参、芪助浆，浆必不来，反滋毒火。又有血热毒盛似气虚者，初热放点，神思昏乱，足冷，痘色白如水窠，唯有唇肿，口渴，辨其火症，医者反以气虚治之，十无一生。

《先醒斋医学广笔记·卷之三·幼科》

然而为治之要，先宜解散为主，解散则皮肤通畅腠理开豁，则毒尽透解，则无余邪之为后患。若不知解散，或药误温寒，或坐视犯禁，使邪不尽泄，留蓄于中，变证百出。或烦躁闷乱，泻利失血，目赤口疮，不食便秘，喉痛声哑，喘嗽痰涎，疔痈疮肿等证见矣。古人曰：治别虚实，法宜变通。所谓活泼泼地是神术也。

《专治麻疹初编·卷三朱氏·疹》

治痘之要，全在辨毒气之重轻，元气之强弱，而权衡补泻，必使毒气尽出于外，元气始能获全。倘辨别不真，漫言温凉补泻。或云七日前必凉解，七日后必温补，斯如刻舟求剑，失之远矣。盖必计日以察其证，非按日而定治法也。如发热三日而见苗，见苗三日而起胀之类，或未及期而出而胀，或过期而不出不胀，则必计日而审其所因。或因毒盛，或因正虚，或内有积滞，或外邪闭遏，随证而治，岂可拘七日前凉解，七日后温补之说哉！

《医门棒喝·卷之四·治痘论》

夫痘毒之出，全赖元气鼓运，而人禀质，有阴阳强弱不同，故痘有虚实寒热之异。昔人论治之法，温凉补泻皆备。岂可以凉血攻毒，走心肝经药，为治痘定法乎。乃不知此，反谓余方不合成法。出痘家，多信不能辨，则受枉者多矣，良可慨也。心肝两脏痘，为有余之证，不药亦可愈。脾肺两脏痘，为不足之证，必助气疏毒。若以治有余之药，治不足之证，初起本顺，反变为险矣。然用补之道，原有权衡，非可混施。痘既出齐，毒势向外者多。若元气怯弱，余毒不能外出，数日后，元气不支，则外毒反从内入而死。故出齐时急须辨之，如色紫赤，或干枯者，此火毒闭结，须清火活血，兼利其气。大便燥结，必用生地大黄等药。若痘色淡红，或白，其顶平塌，或陷者，此阳气大虚，急须甘温助气，兼活血利气。气血活而元气壮，毒自外出化浆。但其进退之机甚速，治之必预审而预为之地。若迟误一二日，即不能挽回。

《医门棒喝·卷之四·治痘论》

今之治痘者曰：首尾不可汗下。听者和之曰：痘宜温补，汗下不可也。此亦喜补恶攻之遗弊耳！殊不知治痘之法，莫要于解毒，或攻或补，务使毒气得解而已。如其气血和畅，营卫流通，表里无邪，其出则尽，其发则透，其收则时，非但不可汗下，虽温补亦不可用也。设使外感风寒，约束皮肤，闭密腠理，疮出不快，此当汗之，令阴阳和，营卫通，而疮易出，毒得解散可也。苟不汗之，则毒无从得出，留伏于内，未免闭门留寇之祸矣。如大热不退，烦渴转增，谵妄昏沉，便溺阻塞，此毒蓄于肠胃之间，与谷气相并，宜急下之，使脏腑疏通，陈莝涤去可也。苟不下之，则藏污蓄毒煎熬于中，得无养虎遗患之悔乎？故大要曰：谨守病机，各司其属。有者求之，无者求之。盛者责之，虚者责之。疏其血气，令其条达，而致和平，此之谓也。

《痘疹心法·卷之六·痘疮首尾不可评下辨》

治疗之法，宜清肺火降痰，主乎解散，惟以发表出透为妙，汗之即愈。亦有可下者，但忌认作伤寒，妄汗妄下。汗之则增其热，为鼻衄，为咳血，为口疮咽痛，为目赤痛，为烦躁，为大小便不利。下之则虚其里，为滑泄，为带下，多致不救，慎之！慎之！故初热时，先宜发散，次清利，次清热，次补血。盖发散则风热解，清利则肺金清，清热则心火泻，免致金受火克，则证自轻。然麻疹属阳，热甚则阴分受损，血多虚耗，必宜滋养阴血，此首尾所以当泻心火，清肺金，散风热，滋阴血为主，不可少动其气，宜通圣散中消息用之。如人参、白术、半夏，一切燥悍之药，皆不可服。即升麻升动阳气上冲，亦不可多用。盖麻疹标属阴而本属阳也。苟麻疹未愈，轻用温热燥悍之剂，多致牙龈肿烂。虽气血虚弱，亦必待麻疹愈后，方用补虚养血，调理脾胃之药，斯乃万无一失。不则，毒气壅遏，顿生奇祸，不可不慎。此治麻疹之大端也。

《中国医药汇海·小儿痘疹病类》

烂喉丹痧

夫丹痧一症，方书未有详言，余究心是症之所来，不外乎风寒温热时厉之气而已。故解表清热，各有所宜，治之得当，愈不移时，治失其宜，祸生反掌，无非宜散、宜清之两途也。其症初起，凛凛恶寒，身热不甚，并有壮热而仍兼憎寒者，斯时虽咽痛烦渴，先须解表透达为宜；即或宜兼清散，总以散字为重，所谓"火郁发之"也。苟漫用寒凉，则外益闭而内火益焰，咽痛愈剧，溃腐日甚矣。不明是理者，反云如此凉药，尚且火势勃然，不察未散之误，犹谓寒之未尽，于是愈凉愈遏，以致内陷而毙者有之。或有云是症专宜表散者，余谓所见亦偏。前所云寒热之时，散为先务，俾汗畅而丹痧透发；已无恶寒等症，至此则外闭之风寒已解，内蕴之邪火方张，寒凉泄热，是所宜投，热一尽而病自愈矣。若仍执辛散之方，则火得风而愈炽，肿势反增，腐亦滋蔓，必至滴水下咽，痛如刀割。间有议用清凉者，乃以郁遏诽之，炎热燎原，杀人最暴，此偏于散而谤匪清者之为害也。彼言散之宜，此言散之祸，彼言寒之祸，此言寒之宜，要惟于先后次第之间，随机权变，斯各中其窾耳。

《吴医汇讲·卷八·烂喉丹痧治宜论》

凡痧子初发时，必有寒热、咳嗽、胸闷、泛恶、骨痛等证。揆度病因，盖外邪郁于腠理，遏于阳明，肺气学得宣通，胃气不得泄越也。必用疏散之剂疏表解郁，得汗则痧麻透，而诸证俱解。此治正痧、风痧、红痧之大略也。

……白喉固宜忌表，而时疫喉痧初起，则不可不速表，故先用汗法，次分清法，或用下法，须分初中末三层，在气为营，或气分多，或营分多，脉象无定，辨之宜确，一有不慎，毫厘千里。初则寒热、燥躁、呕恶、咽喉肿痛、腐烂，舌苔或白如积粉，或薄腻而黄，脉或浮数……轻则荆防败毒散……重则麻杏石甘汤；如壮热、口渴、烦躁、咽喉肿痛、腐烂、舌边尖红绛，中有黄苔，丹痧密布，甚则神昏、谵语，此时疫邪化火，渐由气入营，即当生津清营解毒，佐使疏透，仍望邪从气分而解，轻则用黑膏汤、鲜石斛、豆豉之类，重则犀豉汤、犀角地黄汤，必待舌色光红或焦燥，痧子布齐，气分之邪已透，当用大剂清营凉解，不可再行表散。此治时疫喉痧用药之次第也。假使早用寒凉，则邪遏在内，必至内陷神昏或泄泻等，致面不救；如表散太过，则火炎愈炽，伤津劫液，引动肝风，发为痉厥等危象，仍当大剂清营凉解，或可挽回。先哲云：丹痧有汗则生，无汗则死。金针度人，二语尽之矣。故此症当表则表之，当清则清之，或用釜底抽薪法，亦急下存阴之意。谚云：救病如救火，走马看咽喉。用药贵乎迅速，万不可误时失机。

《喉痧证治概要·时疫烂喉痧麻正痧风痧红痧白喉总论》

（五）针灸科

刺骨者无伤筋，刺筋者无伤肉，刺肉者无伤脉，刺脉者无伤皮；刺皮者无伤肉，刺肉者无伤筋，刺筋者无伤骨。

《黄帝内经素问·刺齐论》

形乐志苦，病生于脉，治之以灸刺。形苦志乐，病生于筋，治之以熨引。形乐志乐，病生于肉，治之以针石。形苦志苦，病生于咽喝，治之以甘药。形数惊恐，筋脉不通，病生于仁，治之以按摩醪药。是谓形。

《灵枢经·九针论第七十八》

五脏六腑之有病者，皆取其原也。

《难经·第六十六难》

难曰：《经》言春夏刺浅，秋冬刺深者，何谓也？然：春夏者，阳气在上，人气亦在上，故当浅取之；秋冬者，阳气在下，人气亦在下，故当深取之。

《难经·第七十难》

难曰：诸井者，肌肉浅薄，气少不足使也，刺之奈何？然：诸井者，木也；荥者，火也。火者，木之子，当刺井者，以荥泻之，故《经》言补者不可以为泻，泻者不可以为补，此之谓也。

《难经·第七十三难》

难曰：《经》言迎而夺之，安得无虚，随而济之，安得无实，虚之与实，若得若失；实之与虚，若有若无，何谓也？然"迎而夺之者，泻其子也；随而济之者，补其母也。假令心痛，泻手心主俞，是谓迎而夺之者也；补手心主井，是谓随而济之者也。所谓实之与虚者，牢濡之意也，气来实牢者为得，濡虚者为失，故曰若得若失也。

《难经·第七十九难》

脉浮热甚，而反灸之，此为实。实以虚治，因火而动，必咽燥唾血。

《注解伤寒论·辨太阳病脉证并治法第六》

微数之脉，慎不可灸。因火为邪，则为烦逆；追虚逐实，血散脉中；火气虽微，内攻有力，焦骨伤筋，血难复也。脉浮，宜以汗解，用火灸之，邪无从出，因火而盛，病从腰以下，必重而痹，名火逆也。欲自解者，必当先烦，烦乃有汗而解。

《伤寒论·辨太阳病脉证并治中》

医之治病用灸，如做饭需薪，今人不能治大病，良由不知针艾故也。世有百余种大病，不用灸艾、丹药，如何救得性命，劫得病回？如伤寒、疽疮、劳瘵、中风、肿胀、泄泻、久痢、喉痹、小儿急慢惊风、痘疹黑陷等证。若灸迟，真气已脱，虽灸亦无用矣；若能早灸，自然阳气不绝，性命坚牢。又世俗用灸，不过三五十壮，殊不知去小疾则愈，驻命根则难。故《铜人针灸图经》云：凡大病宜灸脐下五百壮。补接真气，即此法也。若去风邪四肢小疾，不过三、五、七壮而已。仲景毁灸法云：火气虽微，内攻有力，焦骨伤筋，血难复也。余观亘古迄今，何尝有灸伤筋骨而死者！彼盖不知灸法之妙故尔。(《灵枢》论虚而至陷下，温补无功，借冰台以起陷下之阳耳。若仲景所言微数之脉，慎不可灸。脉而至于微矣，似有似无，则真阳已漓，又至于数矣，则真阴已竭，阴阳漓竭，灸亦无益。但有炎焰而无温存，宁不焦骨伤筋而血难复？非毁灸也。)

孙思邈早年亦毁灸法，逮晚年方信，乃曰：火灸，大有奇功。昔曹操患头风，华佗针之，应手而愈，后佗死复发。若于针处灸五十壮，永不再发。或曰：人之皮肉最嫩，五百之壮，岂不焦枯皮肉乎？曰：否。已死之人，灸二三十壮，其肉便焦，无血荣养故也。若真气未脱之人，自然气血流行，荣卫环绕，虽灸千壮，何焦烂之有哉。故治病必先别其死生，若真气已脱，虽灸亦无用矣。唯是膏粱之人，不能忍耐痛楚，当服睡圣散，即昏不知痛，其睡圣散余自用灸膝神效，放心服之，断不误人。(以救己之心，推以救人。所谓见身说法，其言诚真，其心诚切，其论诚千古不磨之论，无如天下之不信何。)

《扁鹊心书·卷上·大病宜灸》

　　夫阴病在阳者，是天外风寒之邪乘中而外入，在人之背上腑腧、脏腧，是人之受天外客邪。亦有二说：中于阳则流于经。此病始于外寒，络归外热，故以治风寒之邪，治其各脏之腧；非止风寒而已，六淫湿、暑、燥、火，皆五脏所受，乃筋骨血脉受邪，各有背上五脏腧以除之。伤寒一说从仲景，中八风者，有风论；中暑者，治在背上小肠腧；中湿者，治在胃腧；中燥者，治在大肠腧。此皆六淫客邪有余之病，皆泻在背之腑腧。若病久传变，有虚有实，各随病之传变，补泻不定，只治在背腑腧。

　　另有上热下寒。经曰：阴病在阳，当从阳引阴，必须先去络脉经隧之血。若阴中火旺，上腾于天，致六阳反不衰而上充者，先去五脏之血络，引而下行，天气降下，则下寒之病自去矣，慎勿独泻其六阳。此病阳亢，乃阴火之邪滋之，只去阴火，只损血络经隧之邪，勿误也。阳病在阴者，病从阴引阳，是水谷之寒热，感则害人六腑。又曰：饮食失节，及劳役形质，阴火乘于坤土之中，致谷气、营气、清气、胃气、元气不得上升，滋于六腑之阳气，是五阳之气先绝于外，外者，天也。下流伏于坤土阴火之中。皆先由喜、怒、悲、忧、恐，为五贼所伤，而后胃气不行，劳役饮食不节继之，则元气乃伤。当从胃合三里穴中推而扬之，以伸元气，故曰从阴引阳。若元气愈不足，治在腹上诸腑之募穴；若传在五脏，为九窍不通，随各窍之病，治其各脏之募穴于腹。故曰，五脏不平，乃六腑元气闭塞之所生也。又曰：五脏不和，九窍不通，皆阳气不足，阴气有余，故曰阳不胜其阴。凡治腹之募，皆为元气不足，从阴引阳勿误也。若错补四末之腧，错泻四末之余，错泻者，差尤甚矣。按岐伯所说，况取穴于天上，天上者，人之背上五脏六腑之腧，岂有生者乎？兴言及此，寒心彻骨！若六淫客邪及上热下寒，筋骨皮肉血脉之病，错取穴于胃之合及诸腹之募者必危，亦岐伯之言下工，岂可不慎哉。

《脾胃论·卷中·阴病治阳阳病治阴》

（六）五官科

眼　科

夫目之有血，为养目之源，充和则有发生长养之功，而目不病，少有亏滞，目病生矣。犹水为生物之泽，雨露中和，则滋生之得宜，而草木秀，亢旱淫潦，则草木坏矣。皆一气之失中使然也。是故天之正气不和，则阴阳偏盛，旱潦乘之，水之盈亏不一，物之秀槁不齐，雨旸失时，而为物之害也，譬之山崩水涌，滂沛妄行，不循河道而流，不得已而疏塞决堤，以泄其泛滥，使无淹溢害物之患。人之六气不和，水火乖违，淫亢乘之，血之衰旺不一，气之升降不齐，荣卫失调，而为人害也。盖由其阴虚火盛，炎炽错乱，不遵经络而来，郁滞不能通畅，不得已而开滞导郁，以泄其瘀，使无胀溃损目之害，其理与战法同。而开导之要穴有六，谓迎香、内脾、上星、耳际、左右太阳穴也。内脾：乃破贼正队之前锋也，其功虽迟，渐可收而平顺，两太阳，击其左右翼也，其功次之；上星：绝其粮道也；迎香：攻贼之巢穴也，成功虽速，乘险而征也；耳际：乃击其游骑耳，道远功卑，智者所不取此六穴者，皆拯危之良术，挫敌之要机，与其闭门捉贼，不若开门待去之一法也。夫盗人岂所欲遇乎？倘不幸而遇之，若盗寡而势弱，我强而势盛，贼成擒矣。设或群盗猖獗，又不若开门逐之为愈也。资财虽损，竭力经营，犹可补其损也。若一闭门，必有激变焚杀之势。目人岂所欲患乎？倘不幸而患之，病浅而邪不胜者，攻其内而邪自退，目自明矣。若六阳炽盛，不若开导以通之，则膏液虽损，随以药补之，犹无损也。不然，火邪瘀滞之极，目必有溃烂枯凸之害。虽然，但开导之一法，其中有利害二者存焉。有大功于目，而人不知，有隐祸于目，而人亦不知。若论其摧锋挫锐，拯祸戡乱，则其功之大者也。至于耗液伤膏，弱光华而损滋生，又其祸之隐者也。医人若能识病之轻重，察病之虚实，宜开导而开导之，既导之后，随即补之，使病目者，气血无伤害之弊，庶可称通权达变之良医矣。

《审视瑶函·卷一·开导之后宜补论》

问曰：点服之治，俱各不同，有点而不服药者，有服药而不点者，有点服并行者，何谓乎？曰病有内外，治各不同。内疾已成，外症若无，不必点之，点之无益，惟以服药内治为主。若外有红丝赤脉，如系初发，不过微邪，邪退之后，又为余邪，点固可消，服药夹攻犹愈。倘内病始发，而不服药内治，只泥外点者，不惟徒点无益，恐反激发其邪，必生变证之害。若内病既成，外症又见，必须内外并治，故宜点服俱行。但人之性，愚拗不同，有执己之偏性，喜于服药而恶点者，有喜于点而恶服者，是皆见之偏也。殊不知内病既发，非服药不除。古云：止其流者，莫若塞其源；伐其枝者，莫若治其根。扬汤止沸，不如灶底抽薪，此皆治本之谓也。若内有病，不服药而愈者，吾未之信也。至于外若有翳，不点不去。古云：物秽当洗，镜暗须磨。脂膏之釜，不经涤洗，焉能洁净，此皆治标之谓也。若外障既成，不点而退者，吾亦未之信也。凡内障不服药而点者，反激其火，耗散气血，徒损无益，反生变症，又有内病成而外症无形，虽亦服药，而又加之以点，此恐点之反生他变。至于外症有翳，单服药而不点，如病初起，浮嫩不定之翳，服药亦或可退，若翳已结成者，服药虽不发不长，但恐不点，翳必难除，必须内外兼治，两尽其妙，庶病可愈矣。故曰：伐标兼治本，伐本兼治标。治内失外是为愚，治外失内是为痴，内外兼治，是为良医。

《审视瑶函·卷一·点服之药各有不同问答论》

……当细察其形症色脉，因症而用药，此内治之大法也。若日久失调，致气血凝滞，火热壅结，而为赤肿腐烂，翳膜遮蔽，致成外障，譬之镜受污垢，必当濯磨，须用点药，若但服药，必不能愈。至于内障之症，但宜服药，倘用点药，徒伤其气血，必无益而有损。更当知目眦白珠属阳，故昼痛，点苦寒药则可效；瞳子黑睛属阴，故夜痛，点苦寒药则反剧。是外治之法，亦当以阴阳区别也。

若夫偏正头风，属气虚痛者，朝重暮轻；血虚痛者，朝轻暮重。亦有外感、内因之别。此症当以补养正气为主，略兼治表，倘概以风热而论，专于表散，最易损目。更有肝阴亏耗，木火上炎，头痛、恶心、眉棱骨痛、不欲饮食、眼胞红肿、睛珠刺痛、眵泪如脓、白睛如翳、目珠上窜不下、不得瞑寐，甚则巅顶脑后如破如裂，此内发之风也。夫肝属木，木主风，热盛化风，其体必本阴亏，男子或有遗精、白浊、肠风、痔漏下血等疾，女子或犯淋带、崩漏诸症。此系阴伤阳升，内风沸起，大忌发散，宜用育阴熄风、柔肝滋肾等法，或可救十中之四、五。凡羌活、防风、川芎、细辛、藁本、升麻等药，皆不可用。倘或失治，必致膏伤低陷，青黄牒出，致成痼疾而不可救。专是科者，不可不留意焉。叶先生虽非眼目专科，观其案内诸法，真补前贤之未备，较之惯用苦寒升散及概用点药者，不啻如霄壤之殊矣。学者当细心而参玩之。（丁圣彦）

《临证指南医案·卷八·目》

口腔科

口疮，上焦实热，中焦虚寒，下焦阴火，各经传变所致，当分别而治之。如发热、作渴、饮冷，实热也，轻则用补中益气，重则用六君子汤；饮食少思，大便不实，中气虚也，用人参理中汤；手足逆冷，肚腹作痛，中气虚寒，用附子理中汤；日晡热，内热，不时而热，血虚也，用八物加丹皮、五味、麦门；发热、作渴、唾痰、小便频数，肾水虚也，用八味丸。日晡发热，或从小腹起，阴虚也，用四物参、术、五味、麦冬，不应，用加减八味丸；若热来复去，昼见夜伏，夜见昼伏，不时而动，或无定处，或从脚起，乃无根之火也，亦用前丸。及十全大补加麦门、五味，更以附子末唾津调，抹涌泉穴。若概用寒凉，损伤生气，为害匪轻。

或问：虚寒何以能生口疮，而反用附子理中耶？盖因胃虚谷少，则所胜者肾水之气，逆而乘之，反为寒中，脾胃衰虚之火，被迫炎上，作为口疮。《经》曰：岁金不及，炎火乃行；复则寒雨暴至，阴厥乃格，阳反上行，民病口疮是也。故用参、术、甘草补其土，姜、附散其寒，则火得所助，接引而退舍矣。

按《圣济总录》有元藏虚冷，上攻口舌者，用巴戟、白芷、高良姜末、猪腰煨服。又有用丁香、胡椒、松脂、细辛末，苏木汤调涂舌上。有用当归、附子，蜜炙含咽。若此之类，皆治龙火上迫，心肺之阳不得下降，故用此以引火归原也。

《医贯·卷之五·口疮论》

咽喉科

假如其脉洪大而实，其人气粗而躁，此有余之证。用药则以散风下气清火消痰……若脉洪大而浮软无力，或弦缓而涩，其人气委而静，此不足之证，用药则以凉血、生血、滋润、消痰……其脉洪实有力，大便不行，宜急下之。若脉洪弦而浮无力，宜凉血行血为主，若过用疏风散火之剂，恐变别证，最称难治。又有一种出外急走远路脱力，而伤肺气，喘息难舒，以致喉痛舌胀，地阁下肿，突如锁喉之状，内视之非重舌，外视之非痰毒，寒热大作，痰涎汹涌，六脉洪大中空，面色发黄而浮，初以防风通圣散探之，或效一二，即以凉血生血顺气之药治之。又有似喉证非喉证者，其喉亦痛，牙关紧闭，胸胁疼痛，或腹胀痛，四肢拳厥作痛，此因受有重伤，或用力太过，致瘀血凝滞，当以行血破瘀为要，初起可救，过五六日不治。

又如弱证喉癣，虽是肺经之病，亦有兼他经而起者，何以知之？假如喉间红癣作痛，是肺经火盛之故。若颈项之筋，有时或左或右，作胀而硬，气闷不快，此怒气伤肝，左关脉必洪大而弦，当清肝火，以舒筋凉血为主。

……若小儿痘后，或疟后患乎此，当以犀角、黄连败其热毒，更以凉血补血健脾之药为佐，术、草、参、芪断不可用，此外用药与大人相同。

若女人胎前患此者，先以安胎为主，次以凉血为佐。

《咽喉脉证通论·总论》

喉证之原，既属心火刑金，血热生津毒，则其始自以清心凉血保肺为要。《白喉治法忌表抉微》本《重楼玉钥》、《白喉捷要》等书，师《温病条辨》养阴、润下、清宫诸法，于义为得。然其表中所列去取之药，亦尚有可议者。且谓郁勃之火，全集肺胃二经，则亦似是而非，盖既集于胃，则在经者可表而去，在里者可下而去，不为难治矣。盖心主三焦之脉均络于喉，故二经热毒发见于此，而肺脏受困于无形，最为酷烈，故难治耳。大概白喉初起，以清血通阳利小便为主，可于导赤散中加犀角、羚羊角、丹皮、白芍、川连、连翘、沙参、麦冬、人中黄、人中白、鲜茅根、芦根等，以凉血清心，养阴败毒，使郁结之伏热，均得从小便而去。舌苔厚腻，或胸腹微满者，加大黄、元明粉、枳实、瓜蒌等，下其痰沫秽浊，川朴温燥，未可骤加，须舌苔不燥、胸满、时吐白沫者，方可少加。

毒稍重者，即用西法血清追毒以佐之，不必俟困。盖药物入胃始得分布，不如血清直追之速。以肠胃为多血多气之府，去其垢秽，虽减杀其势，然必为血之本脏，其脉络贯于全身，毒敷殆遍，肠胃一隅所减甚微，故擒贼擒王，不如直取三焦心主耳。西医治喉用血清之法，实与《素问》暗合。亦有火毒郁结已甚，或膜原有伏邪，清润下夺，一时格不能入，则火郁发之，温开之药，如川朴、生姜、郁金、菖蒲、附片等，亦可暂时酌用以为引，所谓反佐耳。但一剂之后，即当舍之。须知从治反治，不过暂借其力以夺门斩关，用之得当，其后尚有流弊，况不当乎！

服药之外，漱洗外敷，尤不可缺。一见白点，即宜以冷薄荷硼砂汤时时漱之，漱后即用犀角、辰砂、冰片、雄精、人中黄、硼砂等药合散吹之，腐重者加脑砂少许，或用雷氏六神丸数粒研入，吐出痰涎，旋吹旋漱，漱后更以新棉拭之，务令白腐脱尽。譬如疮疡，脓腐不尽，新肌不长，而脓水所至，更蚀好肉，此理甚喻。然揩拭须轻重得宜，必精手术，西医之法甚良，为喉科者，所当习之。

其证身热者尚轻，无热者为重，以其火热不得出行，郁结尤甚，锢蔽尤深耳。其脉浮洪弦数沉细不等。大抵浮洪者，毒浅易治，沉细者毒深，且多积滞，当辨其有力无力。若沉细而有力者，急下之，下之必得痰沫酱垢如胶漆者为止，不厌频也。自利者，仍当下之，此与协热下利，瘖疹不忌同法，大毒得行也。声哑者重，速理肺系。神昏不醒者难治。其余治法。如《抉微》所述，此主治之大要也。

《温热论·治要》

原夫喉证这盛，虽有时为疫气感，然感其气者，大抵平日将息失宜，脏腑先病，如燃放鞭炮，一个既响，全串皆及。然寻视其处，有未发者，则必其中空无引火之药也。鞭炮处烈焰之中，而空者能立。故知人当疫疬之际，其脏腑盛者，能免于患也。今西医防疫，如临大敌，中医每非笑之。夫疫虫固有是物，但视其人之所感何如耳！是以防其已然，防之未必能止；不如防其未然，使不能传之为得也。夫白喉之传，其人血必先热，肺气已溃，故疫虫得随气吸入，集于肺中，物必自腐而后虫生，理固然也。今欲防喉证，莫如使血毋热，欲血毋热，当慎其居处，节其饮食，时其药饵而调之，无病之时，常如有病，则病无自入矣。居处之法，春夏宜凉，秋季宜温，温清适中，常如秋深，衣被欲轻，风火欲避，烈焰寒冰，当知所忌。至于饮食，淡泊最宜，熏炙寒冷，皆能伤肺，血气凝迫，火热郁伏，始于皮毛，中及经络，既入三焦，有感斯作，酒助心火，药治已病，醇醪温补，不可常进，冬夏入房，尤宜谨慎，四时醉饱，皆病之本，天和宜养，节欲惩愤，婴孩饥寒，古有明训。男女老少，所感皆同，慎之慎之，允记于衷。营血流通，卫气自固，升降出入，无有所阻。此防患之至言，养生之要道也。

《温热论·知防》

喉间起白如腐一症，其害甚速。乾隆四十年前无是症，即有亦少。自二十年来患此者甚多，惟小儿尤甚，且多传染。一经误治，遂至不救。虽属疫气为患，究医者之过也。按白腐一证，即所谓白缠喉是也，诸书皆未论及，惟医学心悟言之。至于论治之法，亦未详备。缘此症发于肺肾，凡本质不足者，或遇燥气流行，或多食辛热之物，感触而发。初起者发热，或不发热鼻干唇燥，或咳或不咳，鼻通者轻，鼻塞者重。音声清亮气息调匀易治，若音哑气急即属不治。近有好奇之辈，一遇此症。即用象牙片动手于喉中。妄刮其白。益伤其喉。更速其死。岂不哀哉。余与既均三弟疗治以来。未尝误及一人。生者甚众。经治之法。不外肺肾。总要养阴清肺。兼辛凉而散为主。

　　　　　《重楼玉钥·卷上·论喉间发白治法及所忌诸药》

肺为音所自出，而肾为之根，以肺通会厌，而肾脉挟舌本也。失音一症，亦如金实则喑，金碎则哑，必辨其虚实，而后治法可详。其寒包内热，闭窒气分致失音者，以麻杏汤之属开其痹。其醉卧当风，邪干肺窍猝失音者，以苏子汤之属降其痰。其木火犯肺，咽干喉痹致失音者，以麦冬汤之属润其燥。其痰热客肺，喘急上气致失音者，以桔干汤之属疏其壅。其逆风叫号，致伤会厌者，以养金汤之属清其音。其暴嗽失音者，杏仁桑皮汤。久咳失音者，蛤蚧散。若由阴虚劳嗽声嗄者，相火烁金也。百合固金汤去元参、桔梗，加五味、诃子，或扶嬴汤去秦艽、柴胡。其内夺而厥，为喑痱者，肾虚也。地黄饮子减桂、附、戟。其中风症，舌喑不能言者，音如故而舌不掉也。虚者六君子汤加竹茹、姜汁，实者大秦艽汤，仍宜加减。其总治气血枯燥，喉音不清者，清音汤、加减诃子汤、脂蜜膏方。此失音症治，大约润肺滋肾之品，为宜也。

　　　　　　　　《类证治裁·卷之二·失音论治》

鼻　科

经云：肺和则鼻能知香臭矣。又云：胆移热于脑，令人辛鼻渊，传为衄瞑目。是知初感风寒之邪，久则化热，热郁则气痹而塞矣。治法利于开上宣郁，如苍耳散、防风通圣散、川芎茶调散、菊花茶调散等类。先生则佐以荷叶边、苦丁茶、蔓荆、连翘之属以治之，此外感宜辛散也。内热宜清凉者，如脑热鼻渊，用羚羊、山栀、石膏、滑石、夏枯草、青菊叶、苦丁茶等类，苦辛凉散郁之法也。久则当用咸降滋填，如虎潜减辛，再加镇摄之品。其有精气不足，脑髓不固，淋下无腥秽之气者，此劳怯根萌，以天真丸主之。此就案中大概而言之也，然症候错杂，再当考前贤之法而治之。(华玉堂)

　　　　　　　　　　　　　《临证指南医案·卷八·鼻》

　　肺开窍于鼻，阳明胃脉亦挟鼻上行。以窍言之，肺也；而以用言之，心也。然总之鼻症不一，非风寒外感，即阴虚火炎。治外感者，宜辛散；治外热者，宜滋阴以降火。治法大纲，尽乎是矣。

　　　　　　《罗氏会约医镜·卷之六·鼻病治法大纲》

耳　科

　　耳鸣证或鸣甚如蝉，或左或右，时时闭塞，世人多作肾虚，殊不知此是痰火上升，郁于耳中而为鸣，郁甚则壅闭矣。若遇此证，但审其平昔饮酒厚味，上焦素有痰火，只作清痰降火治之。

　　　　　　　　　　《明医杂著·卷之三·耳鸣如蝉》

　　精不足，气有余，则聋为虚；若其人瘦而色黑，筋骨健壮，此精气俱有余，固藏闭塞，是聋为实，乃高寿之兆也。二者皆禀所致，不须治之。

　　又有因虚而外邪乘聋者，如伤寒邪入少阳，则耳聋、胁痛之类，当各经分治之。

　　又有耳痛、耳鸣、耳痒、耳脓、耳疮，亦当从少阴正窍，分寒、热、虚、实而治之者多，不可专作火与外邪治。

　　　　　　　　　　　　　《医贯·卷之五·耳论》

　　体虚不足而久聋者，宜以养血滋阴降火为要……久聋难治，先用小柴胡汤清痰理气以治其标，后用补中益气汤扶阳益阴以治其本。

《医林绳墨·耳》

肾开窍于耳，心亦寄窍于耳，胆络脉附于耳。体虚失聪，治在心肾；邪干窍闭，治在胆经。盖耳为清空之窍，清阳交会流行之所，一受风热火郁之邪，与水衰火实，肾虚气厥者，皆能失聪。故先生治法，不越乎通阳、镇阴、益肾、补心、清胆等法，使清静灵明之气，上走空窍，而听斯聪矣。如温邪暑热火风侵窍，而为耳聋胀痛者，用连翘、山栀、薄荷、竹叶、滑石、银花，轻可去实之法，轻清泄降为主。如少阳相火上郁，耳聋聤胀者，用鲜荷叶、苦丁茶、青菊叶、夏枯草、蔓荆子、黑山栀、羚羊角、丹皮，辛凉味薄之药，清少阳郁热，兼清气热为主。如心肾两亏，肝阳亢逆，与内风上旋蒙窍，而为耳鸣暴聋者，用熟地、磁石、龟甲、沉香、二冬、牛膝、锁阳、秋石、山萸、白芍，味厚质重之药，壮水制阳，填阴镇逆，佐以酸味入阴、咸以和阳为主。因症施治，从虚从实，直如疱丁之导察窍矣。

《临床指南医案·卷之八·耳》

[附录一]

引用书目

黄帝内经素问	1956 年人民卫生出版社据明·顾从德翻宋刻本影印
灵枢经	1979 年人民卫生出版社铅印本
难经（秦越人）	引自《难经集注》（1956 年人民卫生出版社影印本）
中藏经（汉·华佗）	1963 年人民卫生出版社孙星衍校本
伤寒论（汉·张机）	1955 年重庆出版社铅印本
金匮要略方论（汉·张机）	1956 年人民卫生出版社据明·赵开美《仲景全书》本影印
脉经（晋·王叔和）	1940 年商务印书馆铅印本
针灸甲乙经（晋·皇甫谧）	1950 年人民卫生出版社影印本
诸病源候论（隋·巢元方等）	1955 年人民卫生出版社影印本
备急千金要方（唐·孙思邈）	1955 年人民卫生出版社影印本
千金翼方（唐·孙思邈）	1955 年人民卫生出版社影印本
外台秘要（唐·王焘）	1958 年人民卫生出版社影印本
太平圣惠方（宋·王怀隐等）	1958 年人民卫生出版社铅印本
小儿药证直诀（宋·钱乙）	1955 年人民卫生出版社影印本

伤寒类证活人书（宋·朱肱）	1955 – 1957 年上海商务印书馆重印本
本草衍义（宋·寇宗奭）	清·光绪三年（1877）归安陆心源十万卷楼重刊本
注解伤寒论（宋·成无己）	1963 年人民卫生出版社铅印本
伤寒明理论（宋·成无己）	1956 年商务印书馆铅印本
伤寒百证歌（宋·许叔微）	1956 年商务印书馆重印本
伤寒九十论（宋·许叔微）	1956 年商务印书馆重印本
伤寒发微论（宋·许叔微）	1956 年商务印书馆重印本
普济本事方（宋·许叔微）	1956 年商务印书馆重印本
圣济总录（宋·赵佶著 吴堤注）	清·光绪十三年（1887）归安陆氏重刊本
扁鹊心书（宋·窦材）	清·光绪七年（1881）刊本
三因极一病证方论（宋·陈言）	1957 年人民卫生出版社铅印本
医说（宋·张杲）	1933 年陶风楼影印本
外科精要（宋·陈自明）	引自《薛氏医案》
咽喉脉证通论（宋·异僧传 清·许楗校定）	1958 年上海卫生出版社铅印本
妇人良方（宋·陈自明）	1956 年上海卫生出版社铅印本
小儿病源方论（宋·陈文中）	1958 年商务印书馆铅印本

严氏济生方（宋・严用和）	1956 年人民卫生出版社影印本
女科百问（宋・齐仲甫）	1983 年上海古籍书店出版
黄帝素问宣明论方（金・刘完素）	明・万历二十九年（1601）吴勉学校刻本
素问玄机原病式（金・刘完素）	1956 年人民卫生出版社影印本
素问病机气宜保命集（金・刘完素）	1959 年北京出版社铅印本
洁古家珍（金・张元素）	引自《济生拔粹》
医学启源（金・张元素）	1978 年人民卫生出版社铅印本
儒门事亲（金・张从正）	1958 年上海卫生出版社铅印本
活法机要（金・李杲）	引自《医统正脉全书》
医学发明（金・李杲）	1959 年人民卫生出版社铅印本
内外伤辨惑论（金・李杲）	1959 年人民卫生出版社铅印本
东垣试效方（金・李杲）	1984 年上海科学技术出版社铅印本
兰室秘藏（金・李杲）	1957 年人民卫生出版社影印本
脾胃论（金・李杲）	1952 年人民卫生出版社影印本
珍珠囊补遗药性赋（金・李杲）	经国堂藏版刊本
此事难知（元・王好古）	1956 年人民卫生出版社影印本
阴证略例（元・王好古）	1956 年商务印书馆重印本
汤液本草（元・王好古辑）	1956 年人民卫生出版社影印本

卫生宝鉴（元·罗天益）	1959 年商务印书馆铅印本
世医得效方（元·危亦林）	1961 年上海科学技术出版社铅印本
脉因症治（元·朱震亨）	清·乾隆四十年（1775）合惠堂刊本
局方发挥（元·朱震亨）	清·光绪三十三年（1907）京师医局修补江阴朱文震刻本重印
丹溪治法心要（元·朱震亨撰 明·高叔宗校辑）	明校铅印本
金匮钩玄（元·朱震亨）	1980 年人民卫生出版社铅印本
格致余论（元·朱震亨）	1956 年上海科学技术出版社铅印本
活幼新书（元·曾世荣）	清·宣统二年（1910）武昌医馆据艺风堂藏至元放刻本重校刊本
十药神书（元·葛乾孙）	1956 年人民卫生出版社影印本
证治要诀（明·戴元礼）	1925 年上海中华新教育社石印本
推求师意（明·戴元礼）	明·嘉靖间刊本
医经溯洄集（元·王履）	1956 年人民卫生出版社影印本
普济方（明·朱橚）	1958 年人民卫生出版社据四库抄本排印本
伤寒全生集（明·陶华）	清·嘉庆十五年（1801）刊本
伤寒家秘的本（明·陶华）	引自《医统正脉全书》（1923 年北京中医学社补刊本）
医经秘旨（明·盛寅）	引自《三三医书》（杭州三三医社 1924 年铅印本）

续表

玉机微义（明·徐彦纯）	清·康熙四十二年（1703）张延绥、沈延扬校刊本
医学正传（明·虞抟）	1965年人民卫生出版社铅印本
明医杂著（明·王纶）	日本承应三年（1654）刻本
石山医案（明·汪机）	明·嘉靖十年（1531）陈桷校勘本
松奎医经（明·程玠）	明·万历二十八年（1600）刊本
保婴撮要（明·薛铠）	引自《薛氏医案》
丹溪心法附余（明·方广）	1899年越徐氏印行石印本
内科摘要（明·薛己）	引自《薛氏医案》
外科枢要（明·薛己）	引自《薛氏医案》
医宗摘要（明·薛己）	清·嘉庆十七年（1912）刻本
薛氏医案（明·薛己）	清·光绪二十一年（1896）大成书局石印本
幼科发挥（明·万全）	1957年人民卫生出版社铅印本
万氏妇人科（明·万全）	清·同治二（1863）京都篆云斋刻本
片玉心书（明·万全）	引自《万密斋医学全书》[清·康熙五十一年（1712）视履斋刻本]
医学入门（明·李梴）	1930年上海锦章图书局印行本
婴童百问（明·鲁伯嗣）	1961年人民卫生出版社铅印本
本草纲目（明·李时珍）	味古斋重校刻本
生生子医案（明·孙一奎）	成都昌福公司铅印本

医旨绪余（明·孙一奎）	1914 年上海著易堂藏版铅印《赤水玄珠》本
赤水玄珠（明·孙一奎）	清·康熙间歙邑黄鼎刊本
慎斋遗书（明·周慎斋）	1959 年商务印书馆铅印本
古今医鉴（明·龚信）	1958 年商务印书馆铅印本
云林神彀（明·龚廷贤）	清·道光间聚奎堂刻本
万病回春（明·龚廷贤）	明·万历四十三年（1615）经偏堂重刊本
寿世保元（明·龚廷贤）	1959 年上海科学技术出版社铅印本
先醒斋医学广笔记（明·缪希雍）	清·光绪十七年（1891）池阳周氏校刻本
医统正脉全书（明·王肯堂）	明·万历二十九年（1601）吴勉学校刻本
幼科证治准绳（明·王肯堂）	1957 年上海卫生出版社影印本
证治准绳（明·王肯堂）	1957 年上海卫生出版社影印本
肯堂正论（明·王肯堂）	引自《三三医书》
外科正宗（陈实功）	1956 年人民卫生出版社影印本
医贯（明·赵献可）	1959 年人民卫生出版社铅印本
类经（明·张介宾类注）	1980 年人民卫生出版社铅印本
类经附翼（明·张介宾）	引自《类经图翼》1980 年人民卫生出版社铅印本
景岳全书（明·张介宾）	1959 年上海科学技术出版社影印本
质疑录（明·张介宾）	引自《医林指月》

续表

济阴纲目（明·武之望）	1958 年上海科学技术出版社铅印本
温疫论（明·吴有性）	清·光绪二十二年（1896）令德堂新刻本
医林绳墨（明·方隅）	1957 年上海商务印书馆铅印本
医方考（明·吴昆）	1936 年中国医学大成单行本
尚论篇（明·喻昌）	1957 年商务印书馆铅印本
寓意草（明·喻昌）	1959 年上海科学技术出版社铅印本
医门法律（明·喻昌）	1959 年上海科学技术出版社铅印本
痘疹传心录（明米惠明）	1925 年上海千顷堂石印本
病机沙篆（明·李中梓）	清·康熙十五年（1676）刻本
颐生微论（明·李中梓）	明·崇祯间刊本
医宗必读（明·李中梓）	1957 年上海卫生出版社铅印本
审视瑶函（明·傅仁宇）	1977 年上海人民出版社铅印本
症因脉治（明·秦昌遇）	1959 年上海科学技术出版社铅印本
理虚元鉴（明·汪绮石）	引自《世补斋医书十种》（1939 年上海卫生书局排印本）
国医宗旨（明·梁学孟）	1984 年上海科学技术出版社铅印本
婴童类萃（明·王大纶）	1983 年人民卫生出版社铅印本
明医指掌（明·皇甫中）	清·乾隆四十四年（1779）翰海楼藏刻本
折肱漫录（明·黄承昊）	修敬堂刻本

丹台玉案（明·孙文胤）	明·崇祯十二年（1637）孙氏仁寿堂藏板刊本
轩岐救正论（明·萧京）	1983 年中医古籍出版社
证治心传（明·袁班）	引自《三三医书》
伤寒补天石（明·戈维城）	1932 年上海中华书局铅印本
傅青主女科（清·傅山）	1978 年上海人民出版社铅印本
伤寒论集注（清·张志聪）	炼石书局印行本
侣山堂类辨（清·张志聪）	引自《医林指月》
伤寒论翼（清·柯琴）	清·光绪十九年（1893）苏州谢文翰斋刊本
医方集解（清·汪昂）	1959 年上海科学技术出版社铅印本
张氏医通（清·张璐）	1959 年上海科学技术出版社铅印本
医学真传（清·高世栻）	引自《医林指月》
伤寒大白（清·秦之桢）	1982 年人民卫生出版社铅印本
证治汇补（清·李惺庵）	1959 年江苏人民出版社铅印本
风劳臌膈四大证治（清·姜礼）	1957 年中医古籍出版社
医学入门万病衡要（清·洪正言）	1985 年中医古籍出版社
辨证奇闻（清·陈士铎）	清·光绪七年（1881）文奎堂刊本
辨证录（清·陈士铎）	1956 年人民卫生出版社铅印本

石室秘录（清·陈士铎）	清·嘉庆三年（1798）崇文堂刊本
冯氏锦囊秘录（清·冯兆张）	上海千顷堂石印本
医宗说约（清·蒋士吉）	1954 年上海锦章图书局印行
寿世青编（清·尤乘）	引自《士材三书》（经国堂刻本）
医效秘传（清·叶桂）	清·道光十一年（1831）贮春仙馆吴氏刻本
叶氏竹林女科（清·叶桂）	上海广益书局印行
临证指南医案（清·叶桂）	1959 年上海科学技术出版社铅印本
温热论（清·叶桂）	引自《温热经纬》
种福堂公选良方（清·叶桂）	1960 年人民卫生出版社铅印本
评点叶案存真类编（清·叶桂著 周学海评）	清·光绪十二年（1886）常熟抢芳阁刊本
痧胀玉衡（清·郭志邃）	1957 年上海卫生出版社据《中国医学大成》本重印
伤寒辨正（清·陈尧道）	1957 年人民卫生出版社影印本
图书集成医部全录（清·陈梦雷等撰修）	1959 年人民卫生出版社铅印本
外科全生集（清·王维德）	1956 年上海卫生出版社铅印本
金匮翼（清·尤怡）	1957 年上海卫生出版社铅印本
伤寒贯珠集（清·尤怡）	1957 年上海卫生出版社铅印本
医学心悟（清·程国彭）	1955 年人民卫生出版社影印本

名医汇粹（清·罗美辑）	清·道光三年（1837）嘉兴盛新甫刊本
广温疫论（清·戴天章）	千顷堂石印本
温热病篇（清·薛雪）	引自《温热经纬》
医宗金鉴（清·吴谦等）	1954 年锦章书局铅印本
女科经纶（清·肖赓六）	1957 年上海卫生出版社铅印本
杂病源（清·徐大椿）	引自《医略六书》
慎疾刍言（清·徐大椿）	回澜社影印医书
伤寒论类方（清·徐大椿）	1956 年人民卫生出版社影印本
洄溪医案（清·徐大椿）	1934 年上海三民图书公司铅印本
医学源流论（清·徐大椿）	引自《徐氏医书六种》（清·乾隆间半松斋刻本）
医略六书（清·徐大椿）	清·光绪二十九年（1903）上海赵翰香居铅印本
医碥（清·何梦瑶）	1922 年千顷堂书局石印本
幼科铁镜（清·夏鼎）	1958 年上海卫生出版社铅印本
嵩崖尊生全书（清·景冬阳）	上海锦章书局石印本
三科备要（清·舒明奎）	析存璧邑治国堂
幼幼集成（清·陈复正）	1962 年上海科学技术出版社铅印本
成方切用（清·吴仪洛）	1958 年上海科学技术出版社铅印本
古今医案按（清·俞震）	1959 年上海科学技术出版社铅印本

妇科玉尺（清·沈金鳌）	1958 年上海卫生出版社铅印本
幼科释迷（清·沈金鳌）	1959 年上海科学技术出版社铅印本
沈氏尊生书（清·沈金鳌）	清·光绪二十一年（1895）图书集成印书局铅印本
杂病源流犀烛（清·沈金鳌）	引自《沈氏尊生书》
顾松园医镜（清·顾靖远）	1961 年河南人民出版社铅印本
续名医类案（清·魏之琇）	1957 年人民卫生出版社影印本
柳州医话（清·魏之琇）	引自《中国医学大成》（1936 –1937 年大东书局仿南宋大字本铅印）
医权初编（清·王三尊）	引自《珍本医书集成》（1936 年世界书局铅印本）
医学举要（清·徐镛）	1957 年上海卫生出版社铅印本
重楼玉钥（清·郑宏纲）	1917 年上海大成书局石印本
杨氏提纲（清·杨旭东辑）	清·道光十三年（1833）刊本
不居集（清·吴澄）	1935 年上海中医书局刊行本
疫疹一得（清·余霖）	1956 年人民卫生出版社影印本
医学从众录（清·陈念祖）	1958 年上海卫生出版社铅印本
时方妙用（清·陈念祖）	1956 年人民卫生出版社影印本（与《时方歌括》合刻）
杂证会心录（清·汪文绮）	清·乾隆二十年（1755）刊本

医医病书（清·吴塘）	1915 年绍兴育新书局石印本
吴鞠通医案（清·吴塘）	1960 年人民卫生出版社铅印本
温病条辨（清·吴塘）	1955 年人民卫生出版社影印本
女科辑要（清·沈又彭）	1983 年江苏科学技术出版社铅印本
医林改错（清·王清任）	1966 年上海科学技术出版社铅印本
伤寒指掌（清·吴坤安）	1918 年上海鸿宝斋石印本
痢症汇参（清·吴立本）	清·乾隆三十八年（1733）敦厚学堂藏板刊本
通俗伤寒论（清·俞根初）	1934 年上海六也堂书局铅印本
医门棒喝（清·章楠）	1919 年绍兴裘氏刊本
胎产新书（清·竹林寺僧）	清·光绪十二年（1886）皋成女美堂重刊本
罗氏会约医镜（清·罗国纲）	清·乾隆五十四年（1789）大成堂刊本
类证治裁（清·林佩琴）	1959 年上海科学技术出版社铅印本
王旭高医书六种（清·王泰林）	1965 年上海科学技术出版社铅印本
伤寒寻源（清·吕震名）	清·光绪七年（1881）刊本
医源纪略（清·沙书玉）	清·光绪三年（1877）大港培远堂藏板刊本
疡科心得集（清·高秉钧）	清·光绪三十二年（1906）上海文瑞楼石印本
理瀹骈文（清·吴尚先）	1955 年人民卫生出版社影印本

银海指南（清·顾锡）	1960 年人民卫生出版社铅印本
医书汇参辑成（清·蔡宗玉）	清·道光十九年（1839）崇让堂藏极重镌
吴医汇讲（清·唐大烈）	清·嘉庆元年（1796）刊本
王氏医案（清·王士雄）	引自《潜斋医书三种》
王氏医案续编（清·王士雄）	1958 年上海科学技术出版社铅印本
温热经纬（清·王士雄）	1956 年人民卫生出版社影印本
医彻（清·怀远）	1958 年上海科学技术出版社铅印本
言医（清·裴一中）	引自《潜斋医学丛书十四种》（1918 年集古阁石印本）
医方论（清·费伯雄）	清·同治四年（1865 年）刊本
孟河费氏医案（清·费伯雄 费绳甫）	1964 年上海科学技术出版社铅印本
医醇賸义（清·费伯雄）	1957 年上海卫生出版社铅印本
儿科醒（清·芝屿樵客）	1937 年上海千顷堂铅印本
履霜集（清·藏达德）	引自《珍本医书集成》
世补斋医书（清·陆懋修等）	1950 年上海中华书局铅印本
柳选四家医案（清·柳宝诒编）	1957 年上海卫生出版社铅印本
医经余论	清·嘉庆十七年（1812）刊本
冷庐医话（清·陆以湉）	1959 年上海科学技术出版社印本

重庆堂随笔（清·王秉衡）	清·光绪三十一年（1905）上海书局石印本
蜀中医纂（清·陈清富）	1923 年铅印本
中风论（清·熊笏）	1922 年上海文瑞楼石印本
医述（清·程文囿）	1955 年安徽人民出版社铅印本
程杏轩医案（清·程文囿）	清·光绪六年（1880）刊本
笔花医镜（清·江涵暾）	1957 年上海卫生出版社铅印本
医钞类编（清·翁藻）	奉新许振祎重刊本
医纲提要（清·李宗源）	清·道光十一年（1831）敬畏堂刊本
验方新编（清·鲍相璈）	清·同治十年（1871）山东书局刊本
女科秘诀大全（清·陈莲舫）	1928 年上海广益书局石印本
医的（清·石蒂南）	清·咸丰十一年（1861）留耕书屋刊本
幼科切要（清·王锡鑫）	引自《医学切要》[清·光绪八年（1882）善成堂刊本]
赵李合璧（清·赵延儒 李玉峰）	清·光绪三十四年（1908）新都张福堂刊本
知医必辨（清·李冠仙）	引自《中国医学大成》
市隐庐医学杂著（清·王德森）	引自《中国医学大成》
读医随笔（清·周学海）	引自《中国医学大成》
医理汇精（清·李馥垣）	清·同治十二年（1873）成蹊书屋刊本

谢映庐医案（清·谢星焕）	1962 年上海科学技术出版社铅印本
七松岩集（清·郑树玥）	1959 年河北人民出版社
金匮要略浅注补正（清·唐容川）	千顷堂书局刊本
血证论（清·唐容川）	1963 年上海科学技术出版社铅印本
医学见能（清·唐容川）	1930 年上海中医书局石印本
研经言（清·莫枚士）	月河莫氏原刊本
高注金匮要略（清·高学山）	1956 年上海卫生出版社铅印本
中风斠诠（清·张寿颐）	1922 年兰溪中医学校铅印本
痧症度针（清·胡凤昌）	清·同治十二年（1873）浙江赵宝墨斋刊本
引经证医（清·程梁）	清·光绪八年（1882）刊本
医法圆通（清·郑钦安）	清·同治十三年（1874）刊本
医学集成（清·刘仕廉）	清·同治十二年（1873）醉吟山房刊本
医存（清·王燕昌）	清·同治十三年（1874）皖城黄竹友斋刊本
医学求是（清·吴达）	1919 年江阴宝文堂书庄刊本
存存斋医话（清·赵晴初）	清·同治七年（1881）刊本
医法心传（清·程芝田）	清·光绪十三年（1887）养鹤山房刊本
时病论（清·雷少逸）	清·光绪二十四年（1898）养鹤山房重刻本

医家四要（清·程曦）	1958年上海科学技术出版社铅印本
一得集（清·心禅）	清·光绪十六年（1890）永禅堂藏板刊本
虚劳心传（清·何嗣宗）	清·光绪十一年（1889）行素草堂藏板刊本
医学薪传（清·凌奂）	引自《医学薪传·鹤亭集方》[清·光绪十九年（1893）归安凌氏铅印本]
拾慧集（清·何德藻）	引自《拾慧集正续集》（1920年何家鲲铅印本）
医学辨正（清·张学醇）	1920年绍兴医药学报刊印
张聿青医案（清·张乃修）	1963年上海科学技术出版社铅印本
医宗己任编（清·杨乘六辑）	1958年上海卫生出版社铅印本
医学妙谛（清·何其伟）	引自《三三医书》
医学课儿策（清·高上池王泰林）	引自《三三医书》
治痢捷要新书（清·丁国瑞辑）	引自《三三医书》
千里医案（清·张千里）	引自《三三医书》
医宗说约（清·秋田散人）	引自《三三医书》
鱼孚溪医论选（陆平一）	上海文敬斋石印本
医学衷中参西录（张锡纯）	1957年河北人民出版社铅印本
药庵医案（恽树珏）	1936年上海章巨膺医寓铅印本

续表

温病明理（恽树珏）	（同上）
保赤新书（恽树珏）	（同上）
经历杂论（刘恒瑞）	引自《三三医书》
丁甘仁医案（丁甘仁）	1960 年上海科学技术出版社铅印本
喉痧证治概要（丁甘仁）	1927 年辑者铅印本
全国名医验案类编（何廉臣选编）	1959 年上海科学技术出版社铅印本
重订广温热论（何廉臣）	1960 年人民卫生出版社铅印本
清代名医医案精华（秦伯未选编）	1959 年上海科学技术出版社铅印本
医学心传全书	1932 年著者铅印本
中国医药汇海（蔡陆仙）	1941 年上海中医书局铅印本
治病法规（王汝霖）	（同上）

附：

医方类聚（〔朝〕金礼蒙）	1981 年人民卫生出版社铅印本
东医宝鉴（〔朝〕许浚等）	1955 年人民卫生出版社影印本
济众新编（〔朝〕康命吉）	1983 年中医古籍出版社
医断（〔日〕鹤冲元逸）	引自《皇汉医学丛书》1936 年上海世界书局铅印本
伤寒广要（〔日〕丹波元坚）	（同上）
药治通义〔日〕丹波元坚）	（同上）
杂病广要〔日〕丹波元坚	1958 年人民卫生出版社铅印本

[附录二]

《黄帝内经素问》注释主要参考书目

1. 《针灸甲乙经》（晋·皇甫谧）
   清·光绪十一年四明存存轩刻本
2. 《黄帝内经太素》（隋·杨上善）
   人民卫生出版社 1955 年据兰陵堂仿宋嘉祐本影印
3. 《补注黄帝内经素问》（唐·王冰）
   人民卫生出版社 1956 年据顾从德翻宋刻本影印
4. 《吴注黄帝内经素问》（明吴崐）
   清·宏道堂刊本
5. 《黄帝内经素问注证发微》（明·马莳）
   清·嘉庆十年右歔氏慎余堂刻本
6. 《类经》（明·张介宾）
   人民卫生出版社 1957 年据金闾童涌泉刊本影印
7. 《黄帝内经集注》（清·张志聪）
   上海科学技术出版社 1959 年铅印本
8. 《素问直解》（清·高世栻）
   清·光绪浙江书局重刊本

《难经》注释主要参考书目

1. 《难经集注》（吴·吕广等注　明·王九思等辑）
   人民卫生出版社 1956 年影印本
2. 《难经经释》（清·徐灵胎注）
   清·雍正五年徐氏洄溪草堂精刊本
3. 《古本难经阐述》（清·丁锦注）
   人民卫生出版社 1963 年版本